大展好書　好書大展

品嘗好書　冠群可期

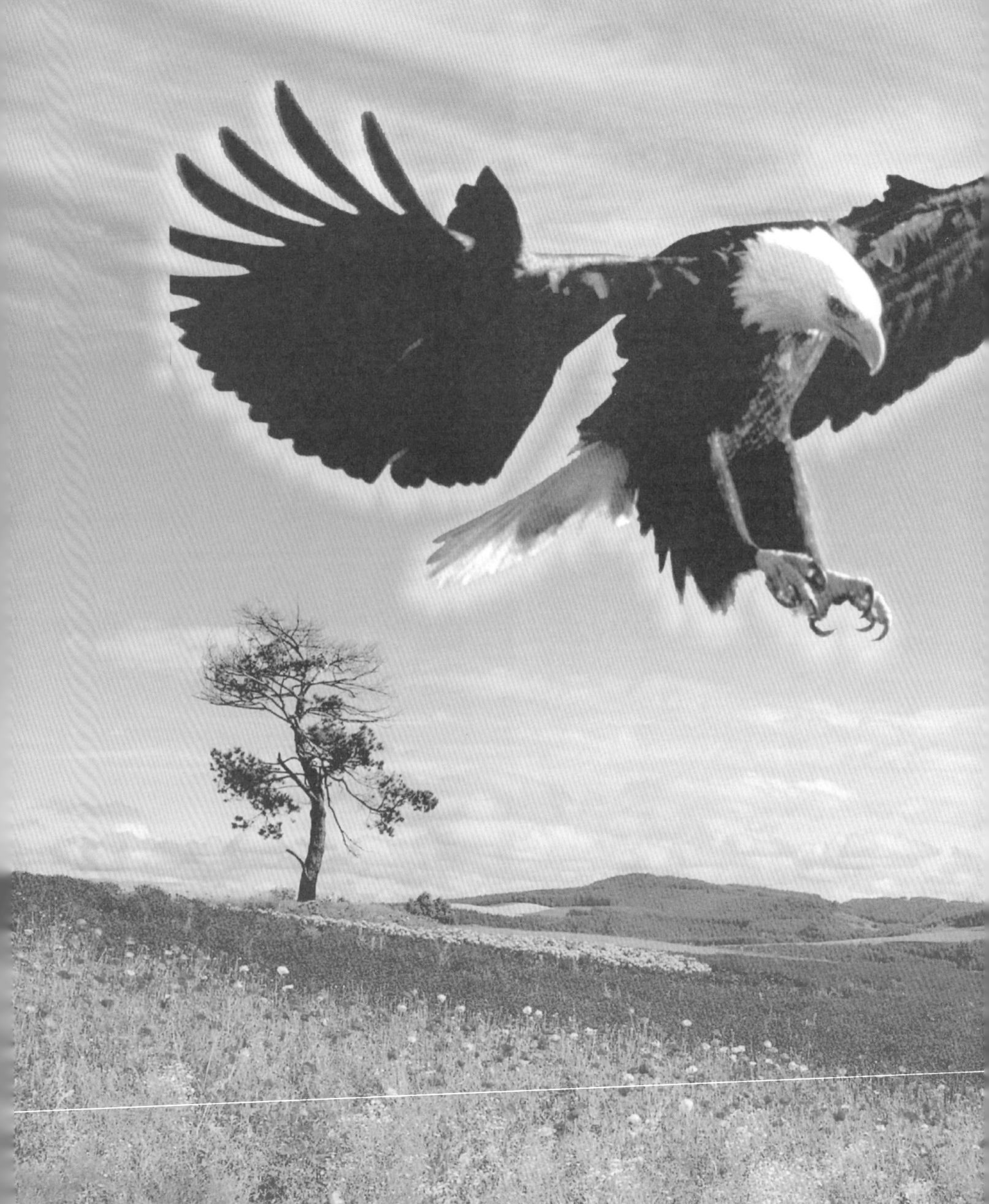

大展好書　好書大展

品嘗好書　冠群可期

中醫保健站：98

季秦安 手診手療

季秦安 著

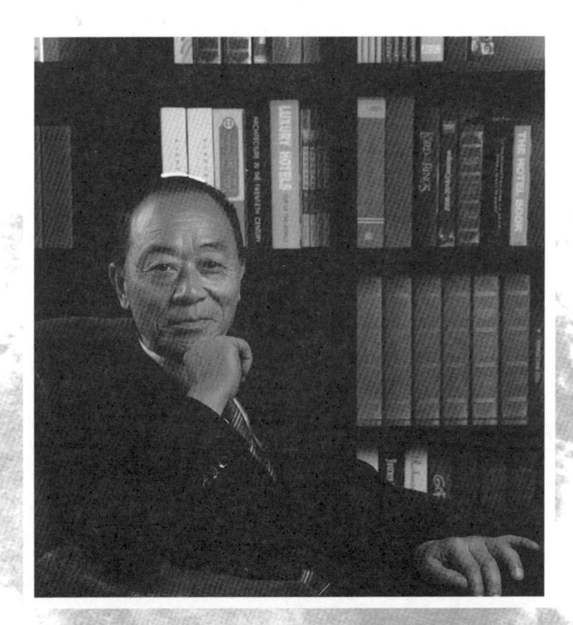

大展出版社有限公司

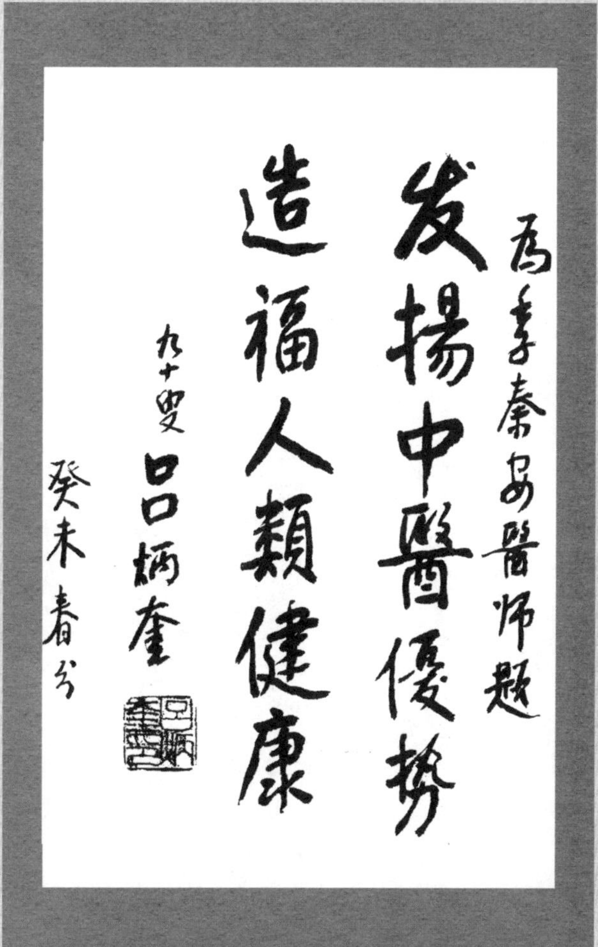

為李秦安醫師題

發揚中醫優勢

造福人類健康

九十叟 呂炳奎

癸未春分

呂炳奎，中醫泰斗，中國原衛生部中醫司司長

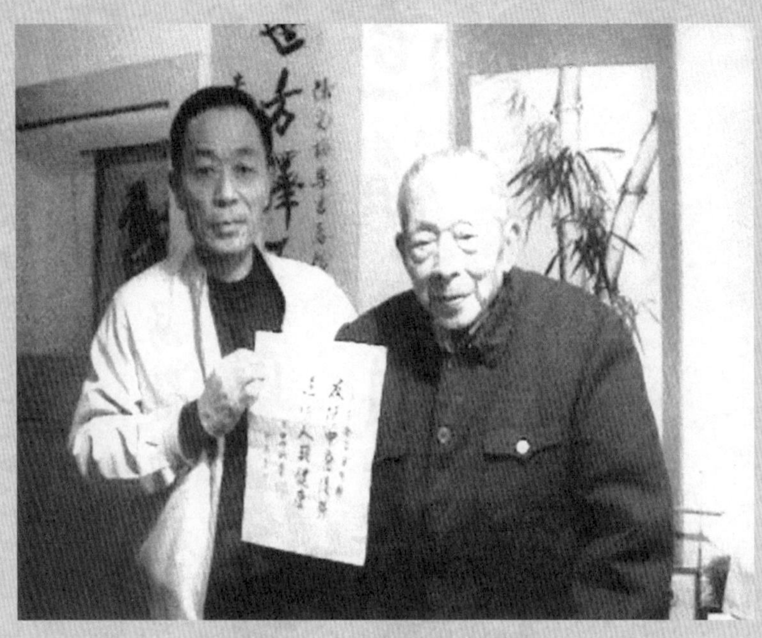

本書作者季秦安（圖左）與呂炳奎（圖右）老先生合影

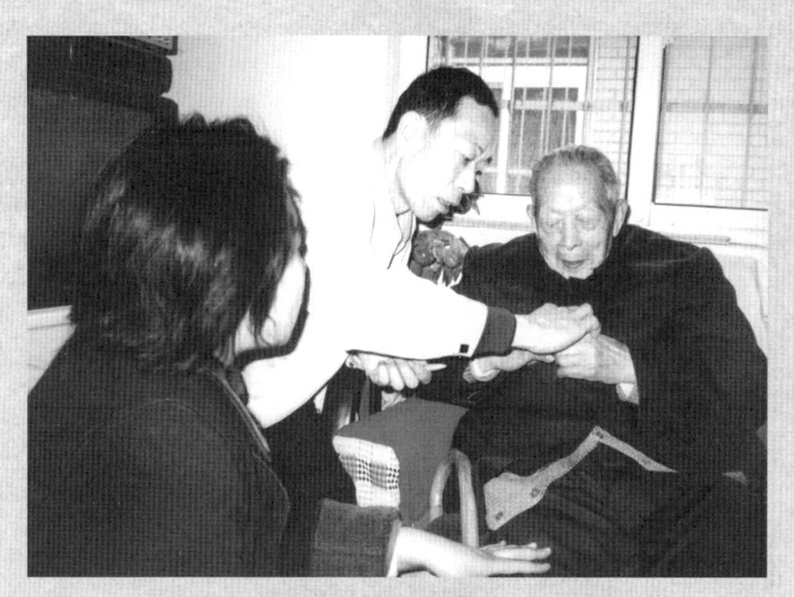

季秦安向呂炳奎老先生匯報季氏手診手療法

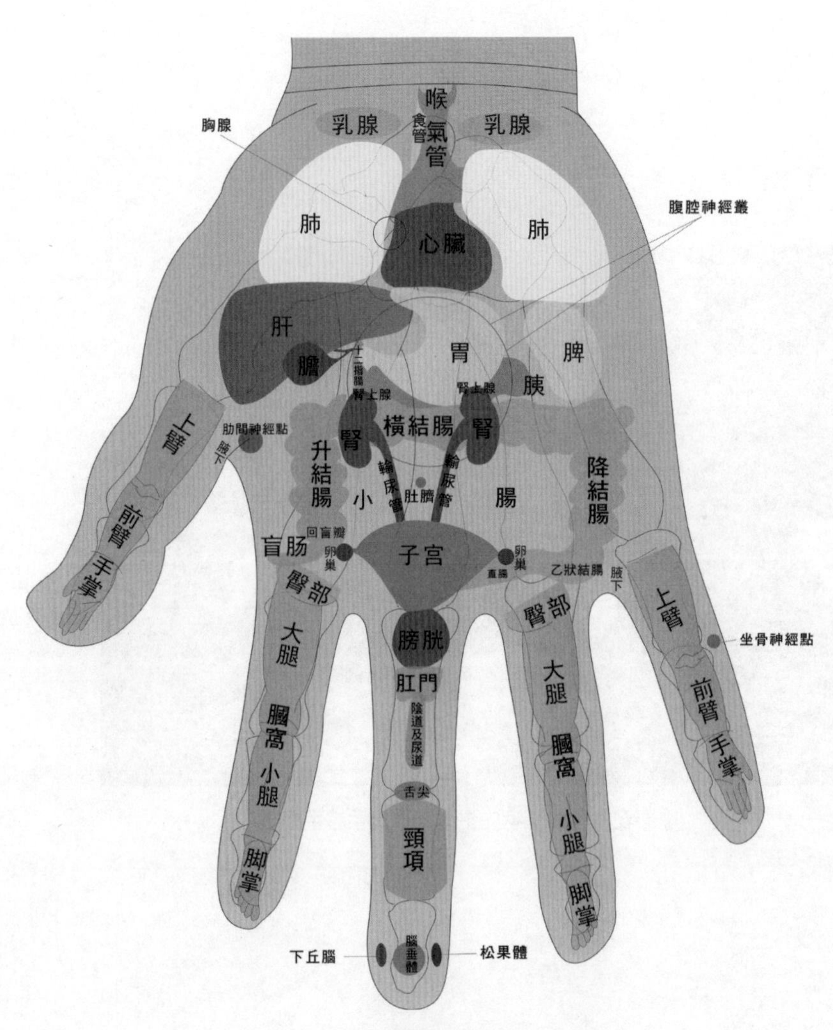
喉
乳腺
食管
氣管
乳腺
胸腺
腹腔神經叢
肺
心臟
肺
肝
膽
十二指腸
胃
脾
腎上腺
腎上腺
胰
上臂
肋間神經點
腋下
腎
橫結腸
腎
升結腸
輸尿管
輸尿管
降結腸
小
肚臍
腸
前臂
手掌
回盲瓣
盲肠
卵巢
子宮
卵巢
直腸
乙狀結腸
腋下
上臂
臀部
臀部
大腿
膀胱
坐骨神經點
肛門
大腿
前臂
膕窩
陰道及尿道
膕窩
手掌
小腿
舌尖
小腿
頸項
腳掌
腳掌
腦垂體
下丘腦
松果體

手診手療定位圖——右手

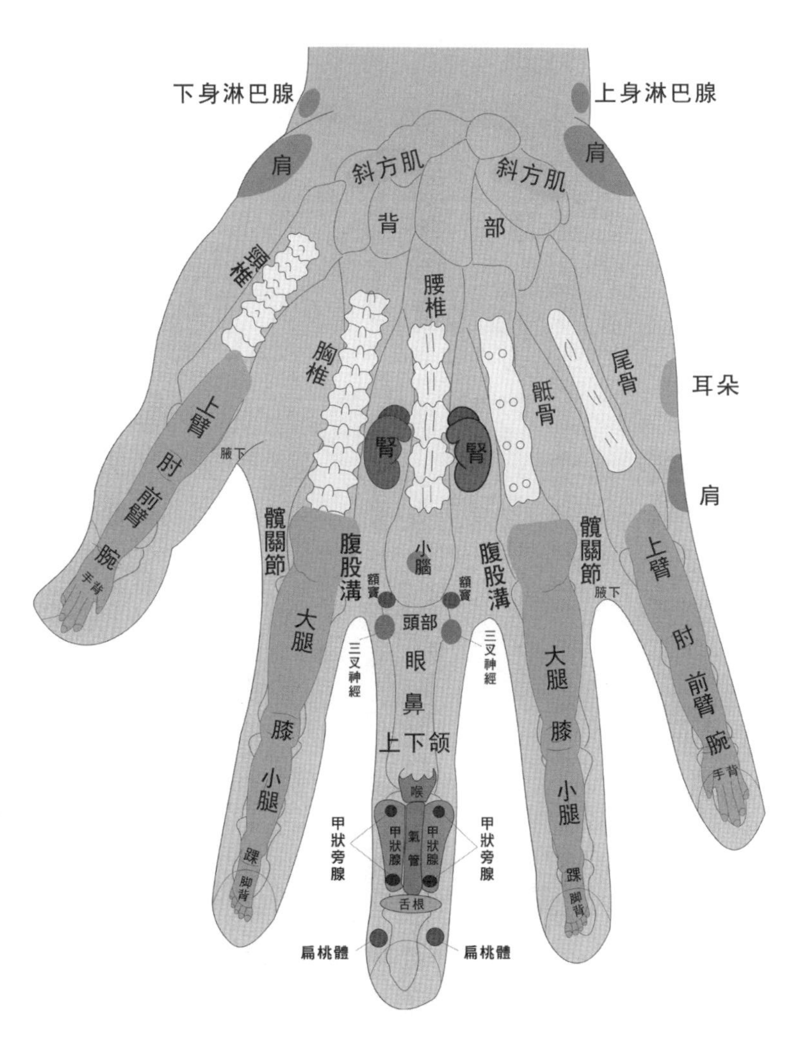
下身淋巴腺
上身淋巴腺
肩
斜方肌
斜方肌
肩
背
部
頸椎
腰椎
胸椎
尾骨
耳朵
骶骨
腎
腎
上臂
腋下
肘
前臂
肩
髖關節
腹股溝
小腦
腹股溝
髖關節
上臂
腕
手背
額竇
額竇
腋下
頭部
大腿
三叉神經
眼
三叉神經
肘
大腿
鼻
前臂
膝
上下頷
膝
腕
手背
小腿
喉
小腿
甲狀旁腺
甲狀腺
氣管
甲狀腺
甲狀旁腺
踝
腳背
舌根
踝
腳背
扁桃體
扁桃體

手診手療定位圖——手背

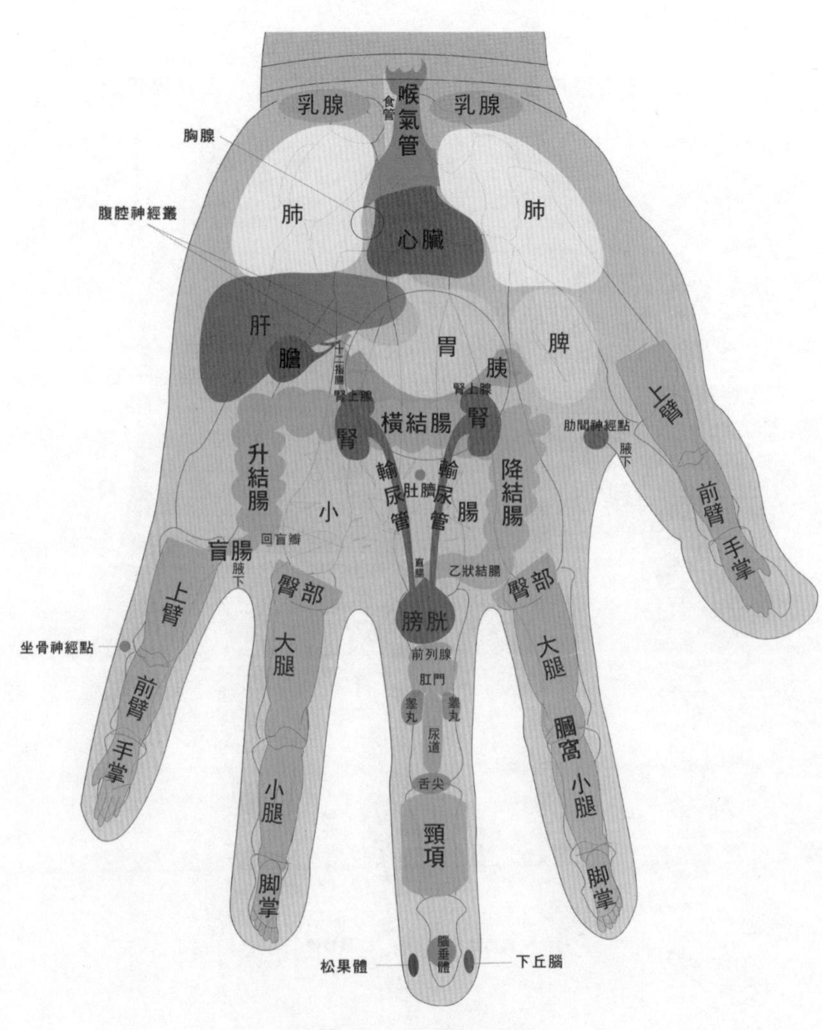
乳腺
食管
喉氣管
乳腺
胸腺
腹腔神經叢
肺
心臟
肺
肝
膽
十二指腸
胃
胰
脾
腎上腺
腎上腺
橫結腸
腎
腎
上臂
肋間神經點
腋下
升結腸
輸尿管
肚臍
輸尿管
降結腸
小
腸
前臂
手掌
回盲瓣
盲腸
腋下
直腸
乙狀結腸
上臂
臀部
臀部
膀胱
坐骨神經點
大腿
大腿
前列腺
前臂
肛門
睪丸
睪丸
尿道
膕窩
手掌
舌尖
小腿
小腿
頸項
腳掌
腳掌
腦垂體
松果體
下丘腦

手診手療定位圖——左手

手部反射區

右手

手背

左手

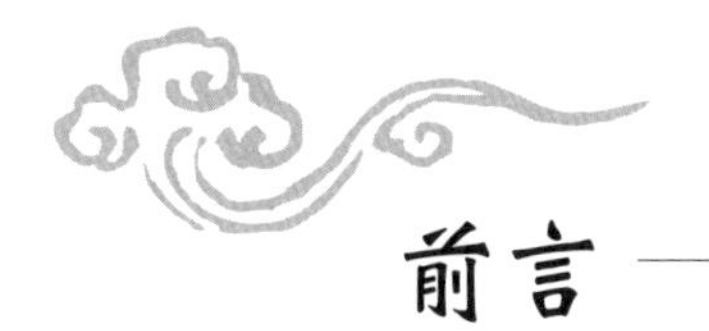

前言

健康，自古以來就是全人類的共同願望。隨著物質生活的不斷提高和精神生活的日益豐富，人們的生活方式與思想觀念也在不斷地發生著變化，對事業成功及生活幸福的理解也與以往大不相同。特別是進入 21 世紀，隨著社會經濟的飛速發展，人們的生活水準得到了大幅度提高，身心健康成為衡量人們生活幸福的重要標誌。

如今，人們更加關注自身的健康狀況，希望自己健康長壽，生活幸福。但是，由於化學合成藥物的種種弊端日漸顯現，其對人體健康的危害已到了我們必須正視的時候。因此，尋求一種更為有效、簡便易學、易操作、易掌握的，集預防、保健、治療、康復為一體的綠色健康療法的呼聲越來越高。由此，自然療法成為當今的熱門話題之一。

自然療法是直接利用或應用大自然的物質資源和非藥物、非創傷、無副作用的方法來防治疾病及保健的方法。諸如中國傳統醫學的推拿、按摩、藥枕、藥佩、藥敷、膏藥、藥酒、礦浴、醋療、薰灸、蒸騰、練功、導引、音樂、食療、心理等自然療法，古已有之，且歷代都有所發展和創新，內容非常豐富，而且還積累了豐富的理論和經驗。這些各具特色的自然療法，以無痛苦、無創傷、無毒副作用、效驗兼優的特點，深受人們青睞。這裡我為大家介紹一種更為簡便易學、易操作、易掌握的，集預防、保健、治療、康復為一體的自然療法，即「季秦安手診手療法」。

季秦安手部診療法是中國傳統醫學的寶貴遺產之一，是我國廣大勞動人民和歷代醫家在與疾病長期抗爭及醫療實踐中，經由反覆探索、驗證、總結所創立的一種獨特的診療方法。這種方法簡單直觀、經濟實用，由於其具有超早期診斷的特點，可使疾病得到及時治療，將疾病消滅在萌芽狀態之中；對亞健康人群身體機能的恢復作用更佳，極易推廣和普及。

季秦安手部診療法是以中國醫學為理論基礎，以全息反射學原理為依據，由手部的經絡（包括手部全息微經絡）與全身臟腑及組織、器官之間的聯繫進行診療的方法。根據生物全息律原理，手部各反射區反映了人體各器官的相應訊息，也就是說，全身的臟腑、組織、器官在手部都有相對應的部位。當人體內部發生生理和病理變化時，疾病的各種訊息就會在手部的對應反射區及反應區反映出來。於是，我們對手部的反射區、反應區和手部穴位進行不同力度、不同技巧的刺激，就能獲得治療訊息能量，繼而由身體的經絡、神經及生物反射的傳遞，調動和激發內源性藥物因子，進而提高免疫力，達到自我修復的目的，從而調節臟腑、組織、器官的生理功能，使身體得以康復。

季秦安手部診療法是在繼承家傳醫術及宮廷傳統手法的基礎上，挖掘中國醫學寶藏，並吸收了古今中外各學派的優點，進一步充實完善了季秦安手診手療反射區、反應區及區域圖譜，並獨創了各種新手法。結合幾十年的實踐經驗和理論修正，創立了「季秦安手診手療診斷、預防、保健、治療、康復體系」。這一體系是將中國醫學中的陰陽、五行、經絡、腧穴、微型全息經絡與生物全息醫學、兩極全息及相對全息理論相結合，因人而異、因時而異、因病而異，相輔相成的診斷治療體系。診法上，在繼承家傳醫術及宮廷傳統手法的基礎上，創新了季秦安五指、斑點及斑點暈的快捷診斷法。手法上，在繼承家傳醫術及宮廷傳統手法的基礎上，擷取了中外傳統按摩手法的精華，並根據幾十年的臨床效證，結合家傳心法創立了拇指推按法、拇指按壓法、拇指按揉法、滾法、捻法、浮摸法、手部牽引法、整形美容法、刮壓法等一套易學、易掌握、易操作且具有獨特療效的季秦安新療法。

20 多年的推廣和應用實踐證明，季秦安手診手療法易於推廣和普及，療效極佳，被廣大群眾譽為「奇妙的手法、神奇的療效、特殊的享受」，並得到了眾多專家的好評。

本書在 1998 年版《季氏手診手療法》基礎上，介紹了季秦安手部診療的基本理論、基本原理、反射區及反應區定位方法及操作手法、臨床診斷和應用範圍等，並增加了手部牽引術、脊椎病手部調理、手部針刺法、手部美容法等內容。全書內容全面、豐富、翔實，圖文並茂，反射區圖的立體感較強，通俗易懂。值得一提的是，本書首次公開了「季秦安手部經脈腧穴全息圖」，便於讀者在預防、養生、保健、治療、康復時參考和使用。

季秦安

於西安

目錄

悟　道

大道行來大道行，
悟道出自自心中，
空靜虛無求妙應，
靈性一亮慧明通。

天人指路上九霄，
成道只是一線遙，
抽出絲線成正果，
難能可貴上天霄。

（季秦安）

第一章
概　述

宇宙在乎手，萬化生乎身。

（《黃帝陰符經》）

第一節　手部診斷與按摩療法的淵源

手部診斷與按摩療法，是一種古老而又新穎的診療方法，也是中國傳統醫學的一個組成部分。中國是世界上應用手診醫學最早的國家。1953 年，在西安半坡遺址出土的陶器上就有製陶者的指紋，距今有 6000 多年的歷史，這是世界上最早的指紋印跡。

縱觀醫學史的發展，手部診斷療法早於其他的各種療法。從猿到人，即開始了對手的運用，手能創造各種財富，感知各種外界刺激，也必然引起人們對手所感知事物的關心。原始社會，人類穴居野外，天氣寒冷時，人們就會本能地摩擦、按揉、活動雙手，用以改善血液循環，防凍保暖，增強抗寒機能；當身體不舒服或疼痛時，就會不自覺地用手去撫按病痛之處，以求疼痛減輕或緩解，達到改善機體臟腑、組織、器官生理功能的目的。

正如中國古老的按摩、針灸起源一樣，手診手療也是以某些外部固定的部位病痛反應，尋找記錄人體健康狀況的外部可感知的部位，去捕捉疾病的訊息和探索診療方法，並一代一代地積累和發展。

我國古籍《黃庭經》載：「手為人關把盛衰。」手診是中醫學診斷疾病的主要方法，由中醫學的「四診」──「望、聞、問、切」中的「望」診發展演變而來。

據我國文字史料記載，「望」診最早出現在甲骨文時代，1973 年長沙馬王堆三號漢墓出土的《五十二病方》中記載了 103 種疾病，涉及內、外、婦、兒諸科，所載痛首、股痛、瘻等，這些病名的確立，「望」診是主要的診察手段。到了公元前 5 世紀，「望診學」已引起當時醫學家們的高度重視，其中首推「神醫」扁鵲，他的「入虢之診」「望齊侯之色」被稱為曠世絕妙之診，令後人歎服。

到了公元前 3 世紀，《黃帝內經》問世，書中有一精闢論語「有諸內者，必形諸外」，主張只有全面、系統、客觀周密地使用「望診」，才能知常達變、揆度奇恆、明辨是非，才能真正把握病機的所在。「視其外應知其內臟」，這是後人在「有諸內者，必形諸外」的又一重大理論發展。

古典醫學著作《黃帝內經》認為人體局部與整體是辯證統一的。關於手部反映整體，書中有大量關於手部與內部臟腑相關聯的介紹以及內部疾病在手部反應的典型論述，如《黃帝內經・靈樞・論疾診尺》載：「掌中熱者，腹中熱；掌中寒者，腹中寒」；《黃帝內經・靈樞・本臟》載：「有諸於內，必行於外」，「視其外應，以知其內臟，則知其病矣」。《黃帝內經》望診，主要望色診病。《難經・六十一難》曰：「望而知之謂之神，聞而知之謂之聖，問而知之謂之工，切脈而知之謂之巧」；「望而知之者，望見其五色，以知其病」。

唐代王超《仙人水鏡圖訣》提出小兒指紋脈絡診法。

元代朱丹溪《丹溪心法》載：「欲知其內者，當以觀乎外；診於外者，斯以知其內。蓋有諸內者，必形諸外。」

明代楊繼洲《針灸大成》中曾描述「陽掌圖，陰掌圖」小兒推拿手圖。

清代《小兒推拿廣義》詳細記述了透過手掌診斷來治療疾病的方法。

隨著時代的發展，尤其是世界範圍內反射學在醫學領域的廣泛進展，生物全息律在醫學領域也有了多學科突破，相關學科的交叉和融合使人們逐漸創立出多種手部療法，如手功療法、手針灸法、手浴療法、手印療法和手部按摩療法等。近幾年來，「生物全息律」理論在自然療法中的廣泛推廣和應用，又為手部診斷按摩療法充實了新的理、法、方、技，促進了學科的進展。

手部診療法的讀物在各國陸續出版，這對當今的手部診斷與按摩療法的日臻成熟起到了極有力的推動作用。

季秦安手診手療法是在雙手的特定區域，利用視覺、觸覺、痛覺進行診斷，以及採用不同力度刺激的方法，從而達到防病、治病和自我保健的目的。中醫理論認為，人體是一個有機的整體，局部與整體是辯證統一的，二者緊密聯繫，不可分割。所以，當人體局部發生疾患時，往往在人體的其他相應位置有所反應。

手是人體的一個重要器官，包含著人體全部的生物訊息。人體的臟腑器官、四肢孔竅在手部均有其對應的部位。

臟腑組織器官的任何病理變化，在手部對應的部位也會發生相應的改變。過去的病變會留下痕跡，現在的病變會有明顯的反映，潛伏的病變也會有預兆出現。用中醫理論分析研究手部各區域的訊息特徵，可以查過去、診現在、知未來。

第二節 雙手與健康

從古到今，人們對雙手都很重視，並作了深入的研究和探索。《靈樞・動輸》篇曰：「夫四末陰陽之會者，此氣之大絡也。」意思是說手足是陰陽經脈氣血會合聯絡的部位。人體生命力的旺盛和衰弱，都與手足的功能有著密切的聯繫。手足靈活，則四肢發達，生命力旺盛；手足不靈活，行動緩慢，人體的機能就差。

手是人體非常重要的一個組成部分，在人體上肢的前端從腕到指尖，稱之為手。雙手由 54 塊骨（腕骨、掌骨、指骨）、幾十個關節、數十條肌肉和多條韌帶組成，這些解剖特點使雙手動作靈活自如。

手掌皮膚有汗腺而無汗毛，這種皮膚現象是掌部皮膚的重要特徵之一；手背溫度與體表溫度相仿，手掌溫度高於體表溫度 0.2℃～0.8℃；手掌皮下的血液循環極為豐富，微循環密集；手部有極為豐富的末梢神經，兩條與心臟聯繫的經脈和三條通向頭部的經脈，與全身溝通。手部有 360 多個穴位、80 多個反射區，這些特性使雙手特別敏感，功能齊備，為人體使用最多的組織器官，與身體健康有著密切的聯繫。

人體是一個統一的整體，五臟六腑、四肢百骸、五官九竅各司其職，有著不同的生理功能，共同維持著人體的生命活動。

根據中醫的整體學說和生物全息律學說，臟腑、組織、器官的生理功能變化都能反映到手部，所以經常活動雙手和按摩雙手可起到防病治病和保健的作用。雙手經常摩擦按揉，可改善血液循環，防治血脂偏高、腦動脈硬化，使消化系統暢通；常按摩雙手大小魚際，可以宣肺防咳、理脾調肝明目，使心臟功能正常；按揉五指，可使四肢活動自如；常擦手背，可使脊柱伸彎自如，頸椎活動靈活。

靈活的雙手是人們智力發達的表現，即所謂「心靈手巧」，經常摩擦按揉雙手可激發大腦潛能和提高智力。有學者做實驗得出，手部運動對腦部有著明顯的影響，雙手的活動可促進腦部血液循環，防治腦動脈硬化。

身體體表感覺在大腦皮層有相應特定的代表區，感覺靈敏的手和口唇，在大腦皮層的代表區很大，而軀幹在大腦皮層的代表區則很小，說明大腦中對手、唇感覺靈敏的部位具有較大的感覺裝置，皮層與其聯繫的神經細胞數量必然較多，這些結構有利於對來自手的感覺進行精細的感覺和分析。

運動愈精細而複雜的肌肉，其代表區也愈大，手與五指所占的區域幾乎與整個下肢所占的區域大小相等，以手指運動中樞在大腦皮層中所占的區域最廣。例如，大腦皮層中單是大拇指的運動區就相當於整個大腿運動區的 10 倍。

當你用力運動自己的手指時，大腦皮層中央的血流量增加可達 54%，其他區的血流量也要增加 11%。隨著活動量的增加，增加血流量的區域也會擴展。

所以，經常做手部運動，特別是對腦的高級神經活動，有利於促進腦功能的康復，改善癱瘓肢體功能障礙，提高患者的自理能力和生存質量。

可見，雙手與臟腑、組織、器官有著密切的聯繫，雙手確實能提高人體的健康水準。那麼，用簡便易行，又行之有效的手部診斷與按摩療法，為人類的防病治病和保健長壽提供長期服務，就是最佳的選擇。

第三節 雙手與保健

健康是一件非常重要的大事。沒有健康、強壯的體魄，其他就無從談起。歷來人們對健康都非常重視。隨著人類文化的發展，物質生活水準的提高，人們希望自身有一個健康的體魄，去適應當前快節奏的生活方式與環境，更希望找到一種簡便、易行、有效的自我保健方法，達到防治疾病的目的。

採取手部診斷與按摩的方法進行自我保健，關鍵在於堅持。根據個人不同的環境與條件安排按摩的時間，一天可多做，也可少做，但不能不做，身體好了還要做。開會、看電視、坐車、行走、隨時隨地都可以進行。

反射區記不清，可全手都做，在做的過程中慢慢記憶反射區。要經常活動雙手掌、手指，如擦手、揉手、扳手指、揉手指等，使其各處都能活動到。

也可以藉助一些健身器材，如健身球、健身環、理療儀、太極棒等配合手部按摩及活動。按摩後，雙手相互擦揉，然後抖動雙手放鬆。只要循序漸進、持之以恆，就可以達到強身健體與自我保健的功効。

手部診斷與按摩，簡便易學，經濟實用，不受時間、地點、條件及環境的限制，療效好、見效快、無任何副作用，是當今自我保健中較理想的一種療法。

經常按摩和活動雙手，不但能調節全身的機能，促進血液循環，而且有助於恢復大腦功能，延緩衰老，達到強身保健的目的。

第四節　雙手治療作用

手部按摩是在人體手部的一定部位（反射區），因症而異地運用不同手法來防治疾病的一種療法。因此，療效的產生與手法的質量及施術部位（反射區）及其經絡與穴位的特異作用有著密切的關係。

運用各種手法技巧，在患者手部反射區反覆按摩刺激，其應力的直接作用發揮了平衡陰陽、行氣活血、化瘀止痛、祛風散寒、清腦寧神、開通閉塞、軟堅散結、驅邪扶正之效。另一方面，力轉化為「能」滲透到體內，改變其相關的系統功能，這種「能」可作為訊息載體，通過反射區臟腑、組織、器官的傳導，反射性地影響津液、氣血、營衛、腦髓、臟腑以及神經、情志等生理活動和病理狀態，從而起到全身性的調治作用。

第二章
手部診療與按摩療法

第一節 手部診療健康法

「季秦安手部診療健康法」就是在雙手部位的特定區域，利用視覺、觸覺、痛覺進行診斷，以及採用不同力度刺激的方法，從而達到防病、治病和自我保健的目的。

人體各部位、各組織器官在人體雙手相對應的特定區域叫作「反射區」。「反射區」這一概念，以「局部是整體的縮影，局部包含著整體的全部訊息」及張穎清教授提出的「生物全息律」為依據，逐漸發展形成。

人體各臟腑、組織、器官在其雙手有相對應的投影特定區域，也就是指人體的各臟腑、組織、器官在其雙手均有相對應的解剖位置。在手部這一解剖位置和投影特定區域稱之為「反射區」。在這裡，「反射區」指的是一個區域，而不是一個點，它們的界線分明。

人體的某個臟腑、組織、器官發生病理變化時，人體雙手相對應的反射區上就會產生組織異變現象。觸摸這些病變反射區時，就可能感覺到像沙粒狀、條索狀、包塊狀等組織異變現象，按摩刺激這些反射區時就會有疼痛感覺，這些變化對診治疾病十分重要。傳統醫學認為「有諸內，必形諸

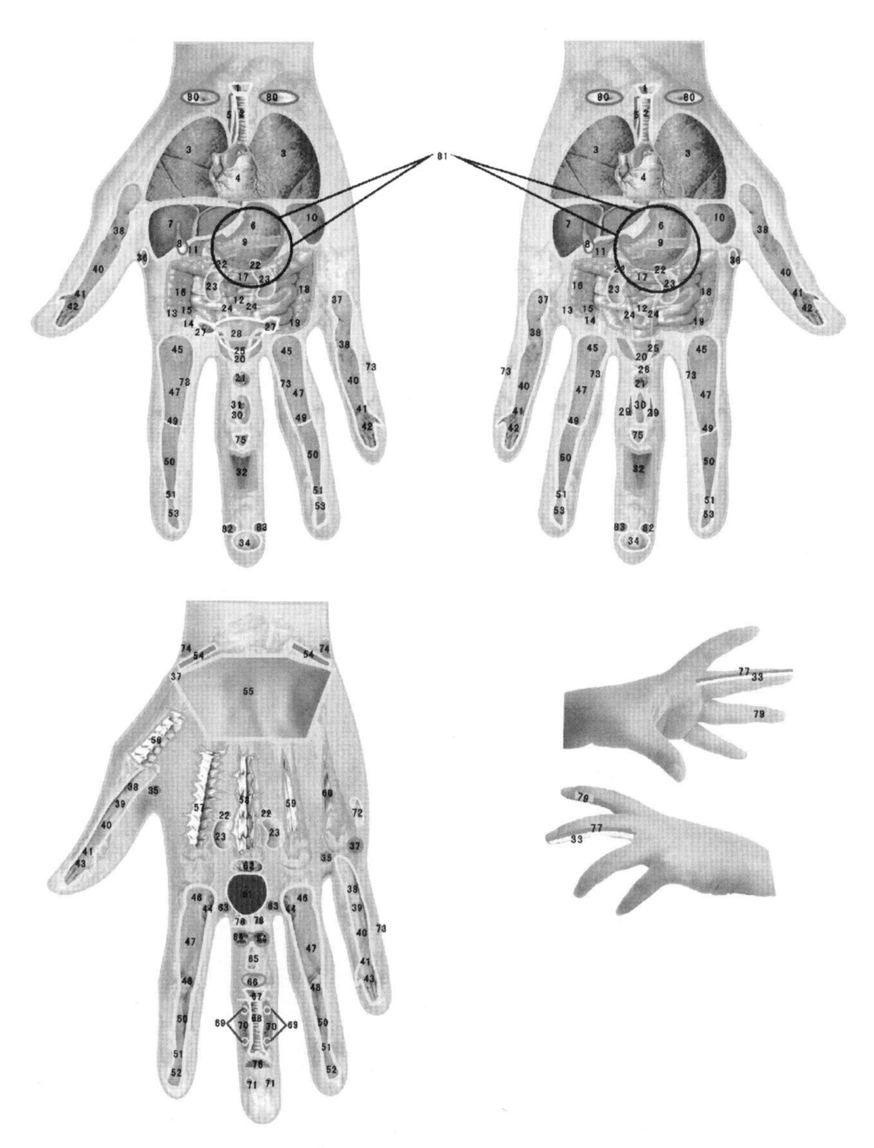

外」，反射區就是手部反映其相對應的臟腑、組織、器官的生理與病理變化的一個部位，反射區的不同變化，可反映出人體的健康狀況。

刺激手部各反射區，是一種物理療法（主要藉助手或按摩棒、板等器械）。在雙手相對應的各臟腑、組織、器官反射區，用不同的力度進行按壓、揉、搓、滾動、點、推、掐、捻、刮等按摩，就能調節人體各臟腑、組織、器官的生理功能，使之恢復到正常的狀態，從而達到診斷、治療、預防疾病和自我保健的目的。我們稱這一物理療法為手部診斷與按摩療法。

經常對雙手的這些反射區進行按摩，可以緩解人體的緊張狀態，調整機體陰陽失調，從而使相對應的臟腑、組織、器官的生理功能得以正常發揮，進而調動機體本身的自我修復能力。在不吃藥、不打針的情況下，使機體各臟腑、組織、器官處於一個相對平衡的狀態當中，互相協調、互相合作、互相聯繫，更好地發揮機體抵禦外邪的抗病能力。手診手療是一種更合乎自然、完全無副作用的好療法，也是一種簡便有效的有病治病、無病強身的自然療法。

第二節 手部診療法的特點及意義

1. 簡單、直觀、易行

在日常生活、工作、學習和交往中，我們人人都離不開靈巧自如的雙手。手的變化，我們自己隨時隨地就可以觀察到，從而瞭解自我的身體健康狀況，做到及時發現問題、及時治療，早日康復。

手部診斷無須藉助任何儀器，只憑視覺、觸覺和痛覺，就可直接從手部反射區得知各臟腑、組織、器官的生理變化和病理變化，及時作出判斷。治療時，用雙手或簡單的按摩器具，甚至用我們日常生活中的一些物品，如鋼筆、筷子、硬幣、鑰匙等即可施術治療，而且方法簡單，便於操作，用一到兩個反射區就可達到防治疾病的目的。

相對我們現行的某些常規診療方法而言，該療法再簡單、直觀、易行不過了。

2. 經濟實用

不論是發達國家，還是發展中國家，醫療費用對家庭和社會來說都是一筆沉重的負擔。學會既能診病又能治病，而且無任何副作用的手部診斷與按摩療法，能很容易地解決問題，極大地節省患者的醫療費用和時間，對個人、集體、國家都有好處。可以說，手部診斷與按摩是很經濟實用的一種自然療法。

3. 早期診斷、早期治療

早期診斷出身體疾病，對人們身體健康來說是一個很重要的環節。人們受著自然界和社會環境的影響，身心健康狀況是千變萬化的。目前的醫療檢查手段和方法，只有當人體出現明顯不適症狀或反應時才能做出診斷。即使是這樣，有時也有誤差，如冠心病，早期就有反應，但不發作時其心電圖往往無異常變化。還有很多疾病，一旦經現代醫學手段檢查出來，往往已是中、晚期，治療難度也很大了。

因此，尋求疾病早期診斷、早期治療，防患於未然，使機體保持旺盛的生命力，是目前醫學發展的趨勢。手部診斷與按摩療法正符合這個發展趨勢。

當人們感覺到機體稍有不適或精神不振時，手部反射區就會有反應。我們透過對雙手部反射區進行望、觸摸、按壓等診斷方法，就能發現手的形態與皮膚顏色有變化。比如能觸摸到皮下組織沙粒狀、包塊狀和條索狀阻礙感，按壓時就會有疼痛感覺，這就初步反應出手部反射區相對應臟腑、組織、器官的生理及病理變化。可據此作出判斷，並立即制訂相應的治療方案，採取手部按摩治療，調整病患臟腑、組織、器官的機能，使之恢復正常，將疾病消滅在萌芽狀態。

這類早期診斷功能是現代醫學檢查手段無法達到的，因此，手部診療法對人體疾病的早期診斷、早期治療起著極其重要的作用。

4. 雙向調節功能

手部按摩如同針灸療法，有其獨特的雙向調節功能。按摩手部血壓反應區可治療高血壓，也可治療低血壓。按摩手部腸反射區可治療腹瀉，也可治療便秘。即透過對手部反射區的刺激，使機體各臟腑、組織、器官從不協調到協調，從不平衡狀態恢復到平衡狀態。同時，對人體各系統功能既拾遺又補缺，既疏導又激活，以使人體的內外環境保持相對的平衡穩定，使機體各系統功能恢復正常。

5. 易於推廣普及

手部診斷與按摩是一種無針、無藥、無創傷、無任何副作用的物理療法。它是一種標本兼治的全身治療方法，尤其是對一些慢性病和痛症的治療，能顯示出其獨特的療效。同時，該療法不受時間、地點、環境、條件的限制，具有易學、易掌握、易操作、見效快的特點。

而且，手部反射區全方位性強、立體感明顯、接受刺激面大、產生的生物功能多、向體內傳導的訊息多。所以，這種療法適合於各階層人士學習、掌握和應用，具有普及推廣的經濟價值和社會價值。

第三章
手部診療的原理

第一節 促進體液循環

人體的各臟腑、組織、器官的新陳代謝，是依靠體液的正常循環來維持的。體液在人體內的正常循環，主要依靠血液循環。血液循環可以把氧和營養物質、內分泌激素輸送到全身的各臟腑、組織、器官，然後再將各臟腑、組織、器官的代謝產物、二氧化碳、血液中多餘的水分及有害物質，透過排泄器官（肺、皮膚、汗腺、腎、輸尿管、膀胱等）排出體外。透過循環，促進白細胞、淋巴細胞發揮其免疫防禦功能。因此，促進體液循環對機體的健康和內外環境的相對穩定極其重要。

血液的正常循環，有賴於心臟的生理功能正常。手部有兩條和心臟直接相關的經脈（即手少陰心經和手厥陰心包經）。手部有極為豐富的毛細血管和密集的微循環。常言道「十指連心」，說明雙手和心臟有著特殊的關係。

靈活的雙手，是人們智力發達的水準，正所謂「心靈手巧」。手部運動可以使腦部功能達到最優化水準，並指揮人們整體的活動。

手和心臟有著特殊的關係，可以說手是人體的又一個心臟。雙手皮下有著極為豐富的毛細血管網、淋巴網、末梢神經網及經絡。

由對雙手反射區實施按摩，給予適當刺激，可引起部分細胞蛋白質分解，產生組織胺或類組織胺物質。同時，按摩能產生熱能等綜合作用，促使毛細血管擴張、淋巴管擴張，末梢神經產生興奮，從而改善微循環和淋巴循環。其作用可以將代謝產物清除乾淨，掃清微循環中的障礙，以維持循環管道的暢通，促使人體遠端的血流速度加快，使心臟的回流血量增加，從而促進機體血液循環的機能，減輕心臟的負擔，增強心臟的生理功能，使遠心端的指尖、手部末梢循環都處於最佳循環狀態。

更重要的是，增進了腦部的血液供給，使大腦這個指揮部處於最佳狀態，全身的循環自然就會得到改善和增強，從而達到保健和防病治病的目的。

第二節 經絡學說原理

經絡學說是研究人體各部位之間相互聯繫、相互影響的學說，是解釋人體生理活動和病理變化的一種學說。經絡是人體內經脈和絡脈的總稱。「經」含有「路徑」的意思，是經絡系統中縱行的一些主要幹線，叫作經脈；細小橫行的許多分支，好像網絡一樣，左右相穿插，叫作絡脈。經脈處在深層，而絡脈處在淺表。

經絡是人體氣血運行的通路，內連臟腑，外絡肢節，溝通內外，貫穿上下及左右等。

內部連接於臟腑，外部聯繫著五官九竅、四肢百骸，網絡全身，運行氣血，周流體內和體表，使人體各部位緊密聯繫起來，成為一個統一的整體，從而調節人體的多種生理功能活動，保持人體機能的協調和相對平衡。經絡學說以聯繫和調節人體生理功能為基本特徵。

經絡包括十二經脈、十二經別、奇經八脈等。以十二經脈為主體，又叫十二正經。它們是手三陰和手三陽經，足三陰和足三陽經。陰經起自五臟（心、肝、脾、肺、腎）和心包。陽經起自六腑（膽、胃、小腸、大腸、膀胱、三焦）。

十二經脈相互表裡配偶、銜接循行。手三陰經從胸到手，交手三陽經。手三陽經從手到頭，交足三陽經。足三陽從頭到足，交足三陰經。足三陰經從足到胸，交手三陰經。如此首尾相貫，無環無端，構成一個傳注氣血循環的通路。

由於十二經脈行至手指和足趾時相互銜接，因此，人體各臟腑、組織、器官的生理功能變化、病理變化的訊息，都可由經絡彙集於雙手，使雙手成為反映全身健康最敏感點。所以，透過對雙手進行施術按摩刺激，並運用經絡的傳導功能，就可以起到調節各臟腑、組織、器官的生理平衡和陰陽平衡，改變臟腑、組織、器官產生的病理變化，從而達到防病、治病和自我保健的目的。

第三節 生物全息律學說

全息生物醫學以全息論為理論基礎，是醫學的一門分支新學科。回顧醫學發展的歷史，全息醫學並非今日才有。在我國傳統醫學經典著作《黃帝內經》中就有著豐富的全息思想萌芽。我國的不少學者在 20 世紀 80 年代初又創立了較為完整的全息生物醫學這門生物學的新學科，專門研究人體各相對獨立部分與整體之間的有機聯繫，並將其用於臨床診斷疾病和治療疾病。

「全息」一詞，最早始於物理學，是「全部訊息」的簡稱。1948 年，物理學家蓋柏和羅傑斯發明了雷射照相術。用這種攝影術得到的底片如果被損壞，每一個小的碎片上，仍然能夠重現整體的影像。就像照鏡子一樣，完整的鏡子和破碎的鏡片，都能照出我們的影像，只是它們的比例縮小了。從訊息角度來看，小碎片上包含的影像訊息與原物上包含的影像訊息相同。這樣，就得出了「局部是整體的縮影，局部包含著整體訊息」的結論。

山東大學張穎清教授於 1973 年首先發現了人體手部第二掌骨側全息穴位群，之後又對很多人進行了臨床測試，從而得出了人體任一節肢體都有穴位群的結論。如果用機體上的部位來命名的話，則每一節都是整體的一個縮影，它們包含著人體各部位的生理訊息與病理訊息。

對於第二掌骨側穴位群，張穎清教授稱之為「全息胚」，並將其定義為「全息胚是生物體上，在結構和功能上與其周圍部分有明確的邊界的相對獨立的部分。全息胚的內部具有結構和功能相對完整性」。

張穎清教授提出：「生物體（包括人）的每一個組成部分甚至小到一個細胞，都隱藏著整個生命最初形態的基本結構特徵。」也就是說，生物體（包括人）的每一個細胞、每一個組織及每一個器官等都像是一個整體的縮影。它包括全部整體，各個部位的生理和病理訊息、能量、組成，能真實地反映出整體的全部特徵。因此，每一個局部實際上是一個縮小的整體。

全息胚學說是全息生物學說的核心理論。全息胚是作為生物體組成部分處於某個發育階段的特殊胚胎。生物全息論是從手先起步的，手部是理想的全息胚。手這一獨立靈活的器官，作為人的標誌，更能全方位、立體地反映整個人體。全息胚生物體在結構和功能上都有相對的完整性，與周圍的部分有明顯的界線。

人體雙手部可將心、肝、脾、肺、腎、膽、胃、小腸、大腸、膀胱、眼、耳、鼻、喉、手、臂、腿、關節、腳等一一反映出來，與機體各相對應部位相同。而區域與區域之間有較為明顯的界線。

這些區域的生理變化和病理變化，能反映出相關對應臟腑、組織、器官的生理變化和病理變化。

整個手部就是人體的一個完整的縮影，如膽有了病理變化時，在手部膽反射區上按壓，就會產生明顯的疼痛反應及出現皮下組織異變現象。

又如，右腿有了病變，在手部右腿的反射區按壓並觀察，也會產生明顯的疼痛或出現組織異變現象。總之，人體各臟腑、組織、器官的生理變化與病理變化的真實狀況，均能由雙手的反射區客觀地反映出來。

所以，按摩手部反射區，能使血管擴張，血流量增加，內分泌功能得到調整，免疫功能得到增強，促進各臟腑、組織、器官生理功能的恢復，使機體各系統之間相互協調、相互合作、相互聯繫，從而保持良好的狀態。

第四節 手部按摩療法刺激疼痛的效應

手部按摩療效可靠，無任何副作用，但也有它唯一的缺點──「疼痛」，這就是反射區內的反應痛。為什麼疼痛就會有效呢？這個現象使我們想到許多治病方法，尤其是物理療法，幾乎都要給人體帶來一定程度的疼痛，如針灸、推拿、捏筋、藥棒、耳針、刮痧、抓痧等。

手部按摩療法能夠引起相應臟器、組織或某些部位的直接反應。如按摩脾臟反射區，敏感的患者就會出現明顯的有節律的波動；按摩胃反射區和腹腔神經叢反射區，患者的胃部會出現熱乎乎的感覺；按摩腰椎反射區，患者的腰部就會出現熱的感覺等，不敏感的患者也會出現舒適感或疼痛減輕等反應。

這種直接的感覺在其他任何治療中是極為少見的，但在手部按摩中卻是很常見的現象。這是因為手部反射區是各器官、組織的投影。反射區和其相對應的臟腑器官、組織有著直接的聯繫，所以，刺激反射區時，它所對應的臟腑、組織、器官就一定會出現各種不同的反應，有些反應能被患者立即覺察到，有些不能立即覺察到，但很快就會在療效上體現出來。

綜上所述，手部反射區是人體健康的一面鏡子，是有根據的。手部反射區既能全面又能系統地反映人體健康狀況，同時進行手部按摩又能及時準確地治療所反應的疾病，這是其他醫療方法所無法比擬的。

按摩手部反射區所產生的疼痛，不同於其他原因所產生的疼痛，它是一種非常敏感的「反應痛」，患者感覺很痛，有時是劇烈的疼痛。這種疼痛的範圍一般都比較小，在治療中要仔細地體會，這一點和耳針的診斷方法有點兒相似。這種疼痛是良性疼痛，是帶有良性訊息的疼痛，因為疼痛過後人體會覺得格外舒服，精神狀況也隨之改善。這種帶有良性訊息的疼痛能很快打破疾病的「穩態」，它能喚起並強化人體的自治潛能，從而能很快治好相應的疾病。

這種由按摩引起的疼痛，會產生強烈的神經衝動，傳入神經中樞，阻斷疾病病理衝動的傳入，打破疾病對機體的惡性循環，也就是疾病的「穩態」，並產生新的良性的訊息傳入神經中樞。

這種良性訊息的能量大大超過病理訊息的能量，從而使神經中樞不能接收疾病的訊息，將疾病訊息的衝動拒之門外，而良性訊息集中作用於患病部位，喚起並加強該部位細胞、組織、器官的自治潛能，起到保健治療的作用。

同時，這種由按摩產生的疼痛，透過神經反射到神經中樞，能很快調節體內各分泌腺體的機能，促進各種激素的產生和釋放，對人體機能起到綜合、廣泛、持久的調節作用，使機體得以平衡而康復。

第四章
中醫學基礎知識

第一節 中醫學的基本特點

中醫學的理論體系是經過長期臨床實踐，在唯物論和辯證法思想指導下，逐步形成的，它來源於實踐，又指導實踐。這一獨特的理論體系具有兩個基本特點：一是整體觀念，二是辨證論治。

1. 整體觀念

整體就是統一性和完整性。中醫學非常重視人體本身的統一性、完整性，及其與自然界的相互關係。它認為人體是一個有機整體，構成人體的各個組成部分之間在結構上是不可分割的，在功能上是相互協調、互為補充的，在病理上是相互影響的。同時也認識到人體與自然環境有著密切關係，人類在能動地適應自然和改造自然的鬥爭中，維持著機體的正常生命活動。這種機體自身整體性和內外環境統一性的思想，即為整體觀念。

2. 辨證論治

辨證論治是中醫認識疾病和治療疾病的基本原則。所謂辨證，就是將四診（望、聞、問、切）所收集的資料（症狀和體徵），透過分析、綜合，辨清疾病的原因、性質、部位，以及邪正之間的關係，從而概括、判斷為某種性質的證。論治，又稱施治，則是根據辨證的結果，確定相應的治療方法。

第二節 陰陽五行

陰陽五行學說是陰陽學說和五行學說的總稱，是我國古代用以認識自然和解釋自然的一種宇宙觀和方法論，是我國古代樸素的唯物論和自發的辯證法思想。

1. 陰陽學說

陰陽是中國古代哲學的一對範疇（它是對自然界相互關聯的某些事物和現象對立雙方的概括，即含有對立統一的概念）。陰陽的最初含義是很樸素的，是指日光的向背，向日為陽，背日為陰，後來引申為氣候的寒暖，方位的上下、左右、內外，運動狀態的躁動和寧靜等。

陰陽學說認為，世界是物質性的整體，世界本身是陰陽二氣對立統一的結果。所以，宇宙間的任何事物都包含著陰陽相互對立的兩個方面。一般來說，凡是劇烈運動的、外向的、上升的、溫熱的、明亮的，都屬於陽；相對靜止的、內守的、下降的、寒冷的、晦暗的，都屬於陰。

陰陽學說在診斷和治療疾病方面具有十分重要的意義。疾病的發生和發展是陰陽失去相互協調的結果。所以，臨床診斷中常用的「八綱辨證」就是以陰陽作為總綱來統領其他的六綱（表、熱、實，屬陽證；裡、寒、虛，屬陰證）。四診中同樣以色澤鮮明者屬陽，晦暗者屬陰；脈象浮數滑實屬陽，沉遲澀虛屬陰來劃分。

在疾病治療方面，也是，以陰陽對立統一的觀點來指導治療，以陰陽平衡作為治療的目標。因而，治療的原則必然是從調整陰陽出發，補偏救弊，促使陰平陽秘，恢復陰陽之間的協調。

2. 五行學說

「五行學說」同「陰陽學說」一樣，也是一種哲學概念，是一種認識和分析事物的思想方法。

（1）五行及五行學說：

五行指的是木、火、土、金、水。五行學說認為，世界是物質的，宇宙是由木、火、土、金、水這五種基本物質構成，是由它們相雜相和而化生。

「五行學說」是指這五種物質的運動變化，以及它們之間的相互關係，以相生、相剋作為解釋事物之間相互關聯及運動變化規律的說理工具。

（2）五行的屬性：

木——代表生氣旺盛的——「木曰曲直」。曲，屈也。直，伸也。曲直，指樹木的枝條具有生長、柔和、能屈能伸的特性。引申為凡有生長、升發、條達、舒暢等性質和作用的事物，均歸屬於木。

火——代表炎熱的、向上的——「火曰炎上」。炎上，指火具有溫熱、上升的特性。引申為凡有溫熱、向上等性質或作用的事物，均歸屬於火。

土——代表具有營養作用的——「土曰稼穡」。稼，種植穀物。穡，收穫穀物。稼穡，泛指人類種植收穫穀物的農事活動。引申為凡有生化、承載、受納等性質或作用的事物，均歸屬於土。

金——代表具有摧殘殺傷作用的——「金曰從革」。從，順也；革，即變革，指金有剛柔相濟之性，引申為凡有沉降、肅殺、收斂等性質或作用的事物，均歸屬於金。

水——代表寒冷的、向下的——「水曰潤下」。潤，滋潤、濡潤。下，向下、下行。引申為凡有滋潤、下行、寒涼、閉藏等性質或作用的事物，均歸屬於水。

《尚書・大傳》載：「水火者，百姓之所飲食也；金木者，百姓之所興作也；土者，萬物之所資生也。是為人用。」

《春秋繁露・五行相生》載：「天地之氣，合而為一，分為陰陽，判為四時，列為五行。行者，其行不同，故為五行。比相生而間相剋也。」

3. 常見事物五行屬性的歸類

根據事物五行屬性的兩種歸類的方法，古人對自然界和人體多種事物進行了歸類。常見事物五行屬性歸類見下表：

五行配屬表

自然界							五行	人體							
五音	五味	五色	五化	六氣候	五方	五季		五臟	六腑	五官	五體	五指	五志	五聲	五動
角	酸	青	生	風	東	春	木	肝	膽	目	筋	食指	怒	呼	握
徵	苦	赤	長	熱、火	南	夏	火	心	小腸 三焦	舌	血脈	中指	喜	笑	憂
宮	甘	黃	化	濕	中	長夏	土	脾	胃	口	肌肉	大拇指	思	歌	噦
商	辛	白	收	燥	西	秋	金	肺	大腸	鼻	膚	無名指	悲	哭	咳
羽	鹹	黑	藏	寒	北	冬	水	腎	膀胱	耳	骨、髓	小指	恐	呻	栗

4. 中醫五行學說

在中醫五行學說中，木、火、水、金、土是氣的五種運動方式。

「木」代表氣的展放運動。

「火」代表氣的上升運動。

「土」代表氣的平穩運動。

「金」代表氣的內收運動，因為金屬密度大，象徵著收斂和鬱積。

「水」代表氣的潛降運動。

春季「木」氣的展放和夏季「火」氣的上升是氣的陽性運動，秋季「金」氣的內收和冬季「水」氣的潛降是氣的陰性運動。氣由陽轉陰有一個平穩的過渡，於是將夏末秋初這段時間（三伏天）就稱之為「長夏」。這個時候，暑熱未退，陰雨綿綿，悶熱潮濕，也就是我們所說的「桑拿天」，植物的果實已經結好並在慢慢長大，動物的胎兒也在慢慢長大。自然界是一個平穩的變化狀態，用「土」代表氣的平穩運動。

中國醫學中，首先以五行歸類的方法來說明人體各部位與外在環境之間的相互關係；其次，在五行歸類的基礎上，以五臟為中心，以五行的相生、相剋關係來說明人體各部位之間在生理過程中的關係。在病理情況下，也以這種關係來分析判斷病情。

五行之間存在著相互滋生（即相生）和相互制約（即相剋）的關係。如木生火、火生土、土生金、金生水、水生木；木剋土、土剋水、水剋火、火剋金、金剋木。

肝（木）生心（火）、心（火）生脾（土）、脾（土）

生肺（金）、肺（金）生腎（水）、腎（水）生肝（木）。

肝（木）剋脾（土）、脾（土）剋腎（水）、腎（水）剋心（火）、心（火）剋肺（金）、肺（金）剋肝（木）。

五行之間除有相生相剋的關係外，還有相乘相侮的關係。這是五行之間的生剋制化遭到破壞後出現的不正常相剋現象。五行在臨場診斷時，可以綜合四診，根據五行的歸屬及其生剋乘侮的變化來推斷病情，也可在治療臟腑疾病時加以運用。

第三節 藏象

「藏象」一詞，首見於《素問・六節藏象論》。藏，指藏於體內的內臟；象，指表現於外的生理、病理現象。如張景岳在《類經》中說:「象，形象也。藏居於內，形見於外，故曰藏象。」

藏象學說，是由對人體生理、病理現象的觀察，研究人體各個臟腑的生理功能、病理變化及其相互關係的學說。藏象學說，在中醫理論體系中占有極其重要的地位，對於闡明人體的生理和病理及指導臨床實踐具有普遍的指導意義。

藏象學說，是以臟腑為基礎。臟腑是內臟的總稱。按照臟腑的生理功能特點，可分為臟、腑、奇恆之腑三類：

臟，包括心、肝、脾、肺、腎五個器官（五臟），主要指胸腹腔中內部組織充實的一些器官，它們的共同功能是貯藏精氣。精氣是指能充養臟腑、維持生命活動不可缺少的營養物質。

腑，包括膽、胃、大腸、小腸、膀胱、三焦六個器官

（六腑），大多是指胸腹腔內一些中空有腔的器官，它們具有消化食物、吸收營養、排泄糟粕的功能。

除此之外，還有「**奇恒之腑**」，指的是在五臟六腑之外，生理功能方面不同於一般腑的一類器官，包括腦、髓、骨、脈、女子胞等，其共同特點是它們同是一類相對密閉的組織器官，卻不與水穀直接接觸，即似腑非腑；但具有類似於五臟貯藏精氣的作用，即似臟非臟。應當指出的是，中醫學裡的臟腑，除了指解剖的實質臟器官外，更重要的是對人體生理功能和病理變化的概括。

一、五　臟

五臟，是心、肺、脾、肝、腎的合稱。五臟的生理功能，雖然各有專司，但心臟的生理功能起著主宰的作用。五臟之間各種生理功能活動的相互依存、相互制約和相互協調平衡，主要是以陰陽五行學說的理論為基礎來進行闡明的。

（一）心

心居於胸腔，膈膜之上，圓而尖長，形似倒垂未開之蓮蕊，有心包衛護於外。心為神之居、血之主、脈之宗，在五行屬火，起著主宰生命活動的作用。《素問》稱之為「君主之官」。

1. 心的主要生理功能

（1）心主血脈，包括主血和主脈兩個方面。全身的血，都在脈中運行，依賴於心臟的搏動而輸送到全身，發揮其濡養的作用；脈是血液運行的通道，脈道的通利與否，營氣和血液的功能健全與否，直接影響著血液的正常運行。心主血脈功能正常，則血脈充盈，脈搏和緩有力；若心主血脈功能不健全，則血脈空虛，脈搏變得細弱無力或節律不整。

（2）心主神志，即心主神明，或稱心藏神。神有廣義和狹義之分。廣義的神，是指整個人體生命活動的外在表現，如整個人體的形象及面色、神態、言語、姿態等，也就是通常所說的「神氣」。狹義的神，即是心所主之神志，是指人的精神、意識、思維活動。它不僅僅是人體生理功能的重要組成部分，而且在一定條件下，又能影響整個人體各方面生理功能的協調平衡。

2. 心的在志、在液、在體和在竅

（1）心在志為喜：指心的生理功能與精神情志的「喜」有關。也就是說，人對外界訊息的反應，喜屬於良性刺激，有益於心主血脈等生理功能，但喜之過度，反之又可使心神受傷。

（2）心在液為汗：汗液為津液所化生，血與津液同出一源，故有「汗血同源」說法。而心主血，又有「汗為心之液」之稱。如：當人精神高度緊張時，往往出汗增多；心陽不足時，輕者會出現自汗，重者會大汗淋漓。

（3）心在體合脈，其華在面：心合脈，是指全身的血脈都屬於心。其華在面，即指心臟的生理功能是否正常，可以表現在面部的色澤變化上。如：久病之人，氣血虧虛，則面色無華；發燒的病人，體溫升高，血行加快，則面色紅赤。

（4）心在竅為舌：在竅，亦是開竅。心開竅於舌，是指舌為心之外候，又稱舌為「心之苗」。舌的功能是主司味覺和語言表達。心功能正常，則舌體紅潤靈活，味覺靈敏，語言流利。若心有病變時，如心火旺盛，則舌紅，甚至生瘡；心氣虛時，則舌淡白嫩；神志不清時，則舌捲、舌強等。

（二）肺

肺位於胸腔，左右各一，在人體臟腑中位置最高，故稱為五臟之華蓋。為魄之處、氣之主，在五行屬金。肺的主要生理功能是主氣、司呼吸，主宣發肅降，通調水道，朝百脈、主治節。肺上通喉嚨，外合皮毛，開竅於鼻，在志為悲，在液為涕。

1. 肺的主要生理功能

（1）主氣、司呼吸：肺主一身之氣和呼吸之氣。肺主一身之氣，是指一身之氣都歸屬於肺，由肺所主。肺將吸收的清氣和體內水穀之精氣相結合而生成宗氣，宗氣可以維持肺呼吸功能又可由肺入心，推動血液循環，為各組織器官提供生理活動的需要。肺主呼吸之氣，是說人由肺的呼吸運動，呼出體內濁氣，吸入自然界清氣，吐故納新，使體內外氣體不斷交換，為人體新陳代謝提供重要條件。

（2）主宣發和肅降：「宣發」是宣通、布散，是肺氣向上的升宣和向外周布散。「肅降」是清肅、潔淨和下降，是肺氣向下的通降和使呼吸道保持潔淨。肺的宣發和肅降，是一對相反相成的矛盾。在生理上，相互依存、相互制約，病理上常常相互影響。可以說，沒有正常的宣發，就沒有很好的肅降；沒有很好的肅降，也必然會影響正常的宣發。

（3）通調水道：疏通調節水液的運動和排泄，主要是依靠肺的宣發和肅降來發揮作用，故「肺為水之上源」。人體水液排泄途徑有排尿、出汗和蒸發，少部分由大便、痰、淚、涕、涎、唾排出。肺氣宣發，可使津液輸布全身；肺氣肅降，使水流下輸膀胱，排出體外。若宣發、肅降出現失常，調節水道受到影響，就會出現小便不利、尿少、水腫、痰飲等水流運行障礙的病變。

（4）朝百脈、主治節：朝百脈，是指全身的血液都由經脈會聚於肺，經過氣體變換後，再輸布到全身。心主血，而血的運行有賴於肺氣的推動。主治節，即治理和調節，主要包括肺的呼吸，調節全身氣機，輔助心臟推動和調節血液運行，調節津液輸布排泄等功能。

2. 肺的在志、在液、在體和在竅

（1）肺在志為悲：憂愁悲傷，對人體生理活動的影響大致相同，主要是使氣不斷地消耗，但由於肺主氣，所以悲憂易於傷肺。反之，肺虛時，亦易於產生悲傷憂愁的情緒。

（2）肺在液為涕：涕為鼻黏膜分泌的黏液，並有潤澤鼻竅的功能。在正常狀態下，鼻涕潤澤鼻竅不外流。若肺寒，則流清涕；若肺熱，則流黃涕；若肺燥，則鼻乾。

（3）肺在體合皮，其華在毛：皮膚、汗腺、汗毛等組織，是一身之表，依賴於肺氣正常發揮，將津液輸散全身，以求溫養和潤澤。肺功能正常，則皮膚緻密，汗毛光澤，抵抗力強；肺氣虛，則皮毛枯槁，抵抗力弱，易於感冒。反之，如外邪束表，腠理閉塞，也能影響到肺。

（4）肺在竅為鼻：肺開竅於鼻，鼻與喉相通而聯於肺，鼻和喉是呼吸的門戶。鼻的嗅覺與喉部的發音，都是肺氣的作用。所以，外邪襲肺多從鼻喉進入；肺病，也多有鼻、喉的症狀表現（鼻塞、流涕、喉癢、音啞和失音等）。

（三）脾

脾位於腹中，它的主要生理功能是主運化、升清、統攝血液。脾開竅於口，其華在唇，在五行屬土，在志為思，在液為涎，主四肢與肌肉。

中醫的脾未有具體的位置，一般認為是抽象化的臟器。中醫認為脾為水穀運化之臟，是人體主要的消化器官。「脾胃」是一個範圍很廣的功能性概念，概括了人體對飲食物的消化吸收及營養代謝。中醫理論的「脾」，基本包括了胰臟的功能，把脾和胰臟作為了一個整體的功能單位。

1. 脾的主要生理功能

（1）主運化：脾主運化，是指脾能夠把水穀（飲食物）化為精微物質，並將精微物質轉輸至全身的生理功能。其可分為運化水穀和運化水液兩個方面。運化水穀，就是對飲食物的消化吸收。運化水液，是指對水液的吸收、轉輸和布散。

運化水穀精微旺盛，則營養充足，保證人體進行生理活動的物質需要。所以，古人有「脾為後天之本」的說法。反之，則會引起消化、吸收和運輸障礙，發生腹脹、腹瀉、食慾不振及倦怠消瘦等病症。脾的運化水液功能健旺，就能防止水液在體內發生不正常的停滯。反之，脾的運化水液功能減退，必然導致水液在體內停滯，從而產生濕、痰、飲等病理產物，甚則水腫。

（2）主升清：是指水穀精微等營養物質的吸收和上輸於心肺、頭目，由心肺的作用化生氣血，以營養全身。升清功能正常，水穀精微才能正常輸布和吸收，脾氣的升發，也可防止內臟下垂。反之，則氣血生化無源，就會出現神疲乏力、頭目眩暈、腹脹、泄瀉。脾氣下陷，則見久泄脫肛或內臟下垂等病症。

（3）主統血：脾有統攝血液在經脈中流行，防止逸出脈外的功能。

這種功能實際上是氣的固攝作用。脾運化健旺，脾氣充盈，固攝就較為健全；反之，脾運失健，導致脾氣虧虛，固攝無力，就會出現血液離經逸出脈外，形成便血、尿血、崩漏等出血現象。

2. 脾的在志、在液、在體和在竅

（1）脾在志為思：思為思考、思慮。正常思考問題對機體生理活動不會產生不良影響，只有思慮過度、所思不遂，才會影響機體正常的生理活動，直接導致氣的運動異常，脾氣不升，從而引起不思飲食、脘腹脹悶、頭目眩暈等症。

（2）脾在液為涎：涎為口津，唾液中較清稀的稱作涎，它具有保護口腔黏膜和潤澤口腔的作用。涎出於脾而溢於胃，有助於食物消化。若脾胃不和，涎液分泌過多，口涎自出。

（3）脾在體合肌肉，主四肢：脾為生化之源，全身肌肉組織都依賴於化生的精微來滋養，所以脾健則肌肉豐滿、四肢有力；反之，脾虛，則肌肉瘦削、四肢倦怠，甚至萎弱不用。

（4）脾在竅為口，其華在唇：口是攝入食物的門戶，脾功能健全，口唇紅潤有光澤。脾的功能不良，則食慾不振，口唇淡白無華。

（四）肝

肝位於腹部，橫膈之下，右肋之下。肝為魂之處、血之藏、筋之宗，五行屬木，主動、主升。肝的主要生理功能是主疏泄和主藏血。肝開竅於目，其華在爪，在志為怒，在液為淚。

中醫的肝，是一個功能活動系統，是一個較抽象的概念，包括現代醫學的消化系統、血液系統、神經系統、內分泌系統等。

1. 肝的主要生理功能

（1）主疏泄：疏泄即疏通、發泄、升發。主要表現在三方面：

其一，調暢全身氣機。機體各臟腑、經絡、器官的活動，有賴於氣的升降出入。氣機疏通暢達，升降出入平衡協調，則機體功能正常；若肝失疏泄，氣機不暢，鬱結，則出現胸脅、兩乳或少腹等局部脹痛不適等病理現象。若升發太過，氣機下降不及，肝氣上逆，則出現頭目脹痛、面紅目赤、易怒等病理表現。

其二，促進脾胃運化功能。肝的疏泄正常，可以協助脾胃正常升降；反之，影響到脾胃的升降，就會出現嘔逆、噯氣、脘腹脹痛及便秘等症。另外，膽汁的分泌與排泄，也是肝主疏泄功能的一個方面。肝疏泄正常，膽汁正常分泌、排泄，有助於脾胃運化。肝氣鬱結，影響膽汁分泌、排泄，出現脅下脹滿、疼痛、口苦、納食不化，甚至黃疸。

其三，調暢情志。正常的情志活動，依賴於氣血的正常運行，肝疏泄正常，則氣機調暢、氣血調和，心情就易於開朗；肝疏泄減退，則肝氣鬱結，心情抑鬱。

（2）**主藏血**：是指肝有貯藏血液和調節血量的生理功能。人體內各部分血流量常隨著不同生理狀態而有所增減。休息和睡眠時，部分血液回流至肝，並貯藏起來；當勞動或工作時，肝臟就排出其貯藏的血液，運送到有關臟器，供它們活動的需要。藏血功能失常時，就會引發血液方面的病變，如肝血不足，可見兩目昏花、筋肉拘攣、屈伸不利，以及婦女月經量少或閉經；肝氣橫逆，不能維持藏血功能，血隨氣逆而外溢，可見吐血、衄血及婦女血崩等病變。

2. 肝的在志、在液、在體和在竅

（1）**肝在志為怒**：怒是人情緒激動時的一種情志變化，是一種不良刺激，可使氣血上逆，造成肝的陽氣升發太過，故又說「怒傷肝」。反之，肝之陰血不足，肝陽氣升泄太過，則稍有刺激即易發怒。

（2）**肝在液為淚**：肝開竅於目，淚從目出，淚具有濡潤和保護眼睛的功能。肝的陰血不足時，兩目乾澀，實質上是淚液分泌不足；如肝經濕熱，風火赤眼，可見目眵增多，迎風流淚。

（3）**肝在體合筋，其華在爪**：主要是指筋膜有賴於肝血的滋養，肝的血液充盈，才能養筋，筋得其所養，才能運動有力而靈活。肝血不足，筋失所養，可出現手足震顫、肢體麻木、屈伸不利等症。同樣，肝血的盛衰，可影響爪甲的榮枯。肝血充足，則爪甲堅韌明亮、紅潤有光澤；若肝血不足，則爪甲軟薄，枯而無色，甚則變形脆裂。

（4）**肝在竅為目**：肝氣上通於目，目的視力要靠肝血濡養。肝虛則視物不明，肝火上升則兩目紅腫疼痛。

（五）腎

腎位於腰部，脊椎兩旁，左右各一。腎有「先天之本」之說，在五行屬水，它的主要生理功能為藏精，主生長、發育、生殖和水液代謝；腎主骨生髓，外榮於髮，開竅於耳和二陰，在志為恐，在液為唾。

中醫學的腎，其綜合功能相當於現代醫學中的內分泌、泌尿、生殖、神經、血管、消化、免疫等多方面的作用。中醫所講的「腎水」，實質指的是人體內分泌腺所分泌的物質（稱為激素、荷爾蒙），對機體各器官的生長、發育、機能活動、新陳代謝起著十分複雜而又重要的作用。

1. 腎的主要生理功能

（1）藏精，主生長、發育與生殖：藏精，是腎的主要生理功能，是指腎對精氣具有閉藏的作用。精氣是構成人體的基本物質，也是人體生長發育及各種功能活動的物質基礎。腎所藏的精氣包括「先天之精」和「後天之精」。

「先天之精」是稟受於父母的生殖之精。它與生俱來，是構成胚胎發育的原始物質。「後天之精」是指出生後，來源於攝入的飲食物，由脾胃運化功能而生成的水穀之精氣，以及臟腑生理活動中化生的精氣透過代謝平衡後的剩餘部分，藏之於腎。二者相互依存、相互為用，在腎中密切結合，組成腎中精氣。其主要生理效應是促進生長、發育和逐步具備生殖能力。

（2）主水：腎為水之下源，主要是指腎中精氣的氣化功能，對於體內津液的輸布和排泄及維持體內津液的代謝平衡起著重要作用。

在正常的生理狀況下，津液的代謝，就是由胃的攝入、脾的運化和轉輸、肺的宣散和肅降、腎的蒸騰氣化，以三焦為通道，輸送到全身；經過代謝後的津液，則化為汗液、尿液和氣排出體外。

腎中精氣的蒸騰氣化，實際上主宰著整個津液代謝，肺、脾等內臟對津液的氣化，均依賴於腎中精氣的蒸騰氣化，特別是尿液的生成和排泄，更是與腎中精氣的蒸騰氣化直接相關。而尿液的生成和排泄，在維持體內津液代謝平衡中又起著極其關鍵的作用，故腎主水液。

（3）主納氣：腎主納氣是指腎有攝納肺所吸入的清氣，防止呼吸表淺作用，才能保證體內外氣體的正常交換。實際上就是腎的閉藏作用在呼吸運動中的具體體現。肺的呼吸要保持一定的深度，就要依賴於腎的納氣作用。因此，腎的納氣正常，則呼吸均勻調和。若腎的納氣功能減退，攝納無權，呼吸表淺，可出現動輒氣喘、呼多吸少等病理現象，也稱「腎不納氣」。

2. 腎的在志、在液、在體和在竅

（1）腎在志為恐：恐是人們對事物懼怕的一種精神狀態。恐為自知，又稱膽怯。恐對機體的氣機運行會產生不良的影響，可使上焦氣閉不暢，氣迫下焦，下焦脹滿，甚至遺尿。

（2）腎在液為唾：唾為口津，唾液中較稠厚的稱為唾，是由腎精所化，咽而不吐，有滋養腎中精氣的作用。若多唾或久唾，則易耗損腎中精氣。

（3）腎在體為骨，主骨生髓，其華在髮：腎主骨生髓，是指腎的精氣具有促進機體生長發育的功能。骨的生長發育，有賴於骨髓的充盈及其供養。腎的精氣充盈，才能充養骨髓；而且髮的生長與脫落、潤澤與枯槁，不僅依賴於腎中精氣的滋養，而且有賴於血液的濡養。一般來說，除正常規律以外，臨床所見未老先衰、頭髮枯萎、早脫早白等都與腎中精氣不足和血虛有關。

（4）腎在竅為耳及二陰：耳為聽覺器官。腎中精氣充盈，髓海得養，則聽覺靈敏，分辨力較高；反之，腎之精氣虛衰時，髓海失養，則聽力減退，或見耳鳴甚至耳聾。

二陰，是指前陰和後陰（外生殖器和肛門），前陰是排尿和生殖的器官，後陰是排泄糞便的通道。腎精充足，氣化正常，排尿、生殖及排便功能正常；反之，則大小便異常，性機能減退。

二、六　腑

六腑，即膽、胃、大腸、小腸、膀胱、三焦的總稱。它們共同的生理功能是：將飲食物腐熟、消化、傳化為糟粕。

1. 膽

為六腑之首，又隸屬於奇恆之府。膽與肝相連，附著於肝之短葉間。主要生理功能是貯存和排泄膽汁，助胃消化。

2. 胃

又稱胃脘，可分為上、中、下三部。上部為上脘，包括賁門；中部為中脘，即胃體；下部為下脘，包括幽門。主要生理功能是受納與腐熟水穀，胃以降為和。亦即是容納並消化食物，將食糜下移於腸道。

3. 小腸

是一個相當長的管道器官，位於腹中，上口與胃相接，下口與大腸相連。小腸的主要生理功能是受盛化物和泌別清濁，即接受並消化食物中的精華部分，而將糟粕排到大腸或膀胱（水液）成為大便和尿液。

4. 大腸

在腹中，上口在闌門處與小腸相接，下端緊接肛門。大腸的主要生理功能是傳化糟粕。

5. 膀胱

位於小腹中央，為貯尿器官，與腎直接相通。膀胱的主要生理功能是貯尿和排尿。

6. 三焦

是上焦、中焦、下焦的合稱，主要生理功能是主持清氣，通行水道。它既是全身氣機升降出入的通道，又是氣化的場所，具有疏通水道、運行水液的作用，是水液升降出入的通路。

三、臟腑之間的關係

人體是一個統一的有機整體，它是由臟腑、經絡等許多組織器官構成的。各臟腑、組織、器官的活動不是孤立的，而是整體活動的一個組成部分，它們不僅在生理功能上存在著相互制約、相互依賴和相互為用的關係；而且還以經絡為聯繫通道，在各臟腑、組織之間相互傳遞各種訊息，在氣血津液環周於全身的情況下，形成一個非常協調的統一整體。

（一）臟與臟之間的關係

1. 心與肺

心主血，肺主氣。心肺相互配合，保證了氣血的正常運行，維持了人體各臟腑、組織、器官的功能活動。心血與肺氣互為利用、相互依存。血行靠氣的推動，而氣行靠血的運載，故古人有「氣為血之帥，血為氣之母」之說。

在病理上，肺氣虛弱，則宗氣不足，推動心血無力，血行不暢，久則形成心血瘀阻，就會出現胸痛、氣短、心悸、舌青紫等症。反之，心主血脈功能減退，血行不暢，也會影響肺氣的宣發和肅降，從而出現咳嗽、喘息等症。

2. 心與脾

心主血，脾統血、生血。脾運健旺，化生充足，統攝有力，則心血充實，血液循經而行，二者維護血液的正常產生及運行。

在病理上，脾失健運，生化無源，或脾不統血，可致心血不足，或思慮過度，耗損心血，影響脾的健運，都可形成心悸、失眠、食少、肢倦、面色無華等「心脾兩虛」之證。

3. 心與肝

心主血，肝藏血。血脈充盈，則心有所主，肝有所藏，從而維持各自的正常生理功能。若血液不足，則心血虛、肝血少，臨床上則常見心悸、面色無華等心血不足之象，以及視物昏花、爪甲不榮、月經澀少等肝血不足之證。

同時，二者都與精神情志活動有關。所以，在某些精神因素影響下，二臟也相互影響。如：心之陰血不足，虛火內盛，心煩、失眠便會同時出現，兼見肝陰不足、肝陽上亢的急躁易怒等精神症狀。

4. 心與腎

心屬火，腎屬水。在正常生理狀態下，心火下降以溫養腎陽，腎水上升以滋養心陰，這樣二者的生理功能才能協調。

在病理上，心陽不足，心火不能下溫腎陽，以致腎水不化、上凌於心，則會出現水腫、心悸、心慌等「水氣凌心」的症候；若腎水不足，不能上滋心陰，會使心陽偏亢，而見心悸、心煩、失眠等「心腎不交」的症候。

5. 脾與肺

脾主運化，肺主氣。二者之間的關係，主要表現在氣的生成和津液輸布代謝兩個方面。

肺氣的盛衰，取決於脾運化功能的強弱；另一方面，脾運化的水穀精微需肺氣的宣發而輸布全身，脾運化的水液要靠肺氣的肅降而水道通調。脾肺相互配合，參與人體對營養的輸送和水液的代謝過程。

在病理上，脾運失健，可致肺氣不足，而見體倦乏力、少氣懶言等症；水液不行凝聚成痰，影響肺氣的宣降，而出現喘咳痰多等症。故有「脾為生氣之源，肺為主氣之樞」及「脾為生痰之源，肺為貯痰之器」的說法。反之，肺病也可影響到脾。如肺久病，則肺氣虛，宣降失常，可引起水液代謝障礙，以致水濕滯留、脾陽受困，出現水腫、腹脹、便溏等症。

6. 肝與肺

肝與肺的關係，主要表現在氣機調節的方面。肺主降而肝主升，二者相互協調，對全身氣機調暢起著重要作用。若肝升太過，或肺降不及，則致氣火上逆，出現咳逆，甚則咯血的病理表現。相反，肺失清肅，燥熱內盛，亦可影響到肝，肝失條達，疏泄不利，則咳嗽同時，出現胸脅引痛脹滿、頭暈頭痛、面紅目赤等症。

7. 肺與腎

肺與腎的關係，主要表現在水液代謝和呼吸運動兩個方面。腎為主水之臟，肺為「水之上源」，肺的肅降及通調水道，有賴於腎的蒸騰氣化。反之，腎的主水功能，亦有賴於肺的宣發肅降和通調水道。若肺失宣肅，通調水道失職，累及於腎，形成尿少，甚則水腫；腎氣化失司，關門不利，則水泛為腫，甚則上為喘呼，咳逆倚息而不能平臥。

肺主氣、司呼吸的功能需要腎的納氣作用來協助。腎氣充盛，吸入的氣才能經肺之肅降而下納於腎，故有「肺為氣之主，腎為氣之根」之說。若腎之精氣不足，攝納無權，氣浮於上；或肺氣久虛，久病及腎，均可導致腎不納氣，出現動則氣喘等症。

此外，肺與腎之間的陰液也是相互滋生的。腎陰為一身陰液之根本，所以肺陰虛可損及腎陰。反之，腎陰虛亦不能上滋肺陰。故肺腎陰虛常同時並見，而出現顴紅、潮熱盜汗、乾咳音啞、腰膝痠軟等症。

8. 肝與脾

肝藏血，主疏泄。脾統血，主運化，為氣血生化之源。二臟關係為：①脾的運化，有賴於肝的疏泄，肝疏泄正常，則脾運化功能健旺。若肝失疏泄，就會影響脾的運化功能，可引起「肝脾不和」，可見精神抑鬱、胸脅脹滿、腹脹腹痛、泄瀉便溏。②肝與脾在血的生成、貯藏及運行等方面有著密切聯繫。脾運健旺，生血有源，且血不逸出脈外，則肝有所藏：若脾虛生化無源或不足，或脾不統血，失血過多，可致肝血不足。

此外，如脾胃濕熱鬱蒸、膽熱液泄，則可形成黃疸。在病理上，肝病可以傳脾，脾病也可及肝，二臟常常互為影響。

9. 肝與腎

肝藏血，腎藏精，二臟關係實際就是精和血之間相互滋生、相互轉化的關係。血的化生，有賴於腎中精氣的氣化；腎中精氣的充盛，亦有賴於血液的滋養。所以說精能生血、血能化精，即「精血同源」。在病理上，精與血的病變亦常相互影響。腎精虧損，可致肝血不足；反之，肝血不足可引起腎精虧損。

另外，肝腎的陰陽之間是互相聯繫、相互制約的，病理上也是相互影響的。如：腎陰不足，可引起肝陰不足，導致肝陽上亢，出現眩暈、頭痛、急躁易怒等症。反之，肝陽妄動化火，下劫腎陰，腎陰不足，出現煩熱、盜汗、男子遺精、女子月經不調等症。

10.脾與腎

脾為後天之本，腎為先天之本。脾的運化須靠腎陽的溫煦，腎中精氣有賴於脾陽化生水穀精微來充養，它們相互資助、相互促進。在病理上，相互影響。如腎陽不足，不能溫煦脾陽，則可見腹部冷痛，下利清穀，或五更泄瀉、水腫等症。若脾陽久虛，損及腎陽，會出現脾腎陽虛之病症。

（二）臟與腑之間的關係

臟與腑的關係，實際上就是陰陽表裡關係。由於臟屬陰、腑屬陽，臟為裡、腑為表，一臟一腑、一陰一陽、一表一里相互配合，並有經脈相互絡屬，從而構成了臟腑之間的密切聯繫。

1. 心與小腸

心的經脈屬心而絡小腸，小腸的經脈屬小腸而絡心，二者通過經脈的相互絡屬構成了表裡關係。表現在病理方面，如心有實火，可移熱於小腸，引起尿少、尿熱赤、尿痛等症。反之，如小腸有熱，亦可循經上炎於心，可見心煩、舌赤、口舌生瘡等症。

2. 肺與大腸

肺與大腸亦是由經脈的絡屬而構成表裡關係。肺氣的肅降，有助於大腸傳導功能的發揮；大腸傳導功能正常，則有助於肺的肅降。若大腸實熱，腑氣不通，則可影響肺的肅降，會產生胸滿、喘咳等症。如肺失清肅，津液不能下達，可見大便困難；肺氣虛弱，氣虛推動無力，則可見大便艱澀而不行，稱之為「氣虛便秘」。若氣虛不能固攝，清濁混雜而下，可見大便溏泄。

3. 脾與胃

脾與胃由經脈相互絡屬而構成表裡關係。胃主受納，脾主運化，兩者之間的關係是「脾為胃行其津液」，共同完成飲食物的消化吸收及其精微的輸布，從而滋養全身，故稱脾胃為「後天之本」。

脾主升，胃主降，相反相成。脾氣升，則水穀之精微得以輸布；胃氣降，則水穀及糟粕才得以下行。故《臨證指南醫案》說：「脾宜升則健，胃宜降則和。」胃屬燥，脾屬濕，胃喜潤惡燥，脾喜燥惡濕，兩臟燥濕相濟，陰陽相合，方能完成飲食物的傳化過程。故《臨證指南醫案》又說：「太陰濕土得陽始運，陽明燥土得陰自安。」

由於脾胃在生理上的相互聯繫，因而在病理上也是相互影響的。如脾為濕困，運化失職，清氣不升，即可影響胃的受納與和降，可出現食少、嘔吐、噁心、脘腹脹滿等症。反之，若飲食失節，食滯胃脘，胃失和降，亦可影響脾的升清與運化，可出現腹脹泄瀉等症。

4. 肝與膽

膽附於肝，有經脈互為絡屬，構成表裡關係。膽汁來源於肝之餘氣，膽汁所以能正常排泄和發揮作用，依靠肝的疏泄功能。若肝的疏泄功能失常，就會影響膽汁的分泌與排泄；反之，若膽汁排泄不暢，亦會影響肝的疏泄。因此，肝與膽在生理和病理上密切相關，肝病常影響膽，膽症常波及肝，終則肝膽同病。如肝火旺，出現肝膽濕熱等症。

5. 腎與膀胱

腎與膀胱由經脈互為絡屬，構成表裡關係。膀胱的貯尿和排尿功能有賴於腎的氣化，腎氣充足，則固攝有權，膀胱開合有度，從而維持水液的正常代謝。腎氣不足，氣化失常，固攝無權，膀胱開合失度，即可出現小便不利或失禁、遺尿、尿頻等症。

第四節 氣、血、津液

氣、血、津液，是構成人體的基本物質，是臟腑、經絡等組織器官進行生理活動的物質基礎。

氣，是不斷運動著的具有很強活力的精微物質；血，基本上是指血液；津液，是機體一切正常水液的總稱。從氣、血、津液的相對屬性來分陰陽，則氣具有推動、溫煦等作用，屬於陽；血和津液，都為液態物質，具有濡養、滋潤等作用，屬於陰。

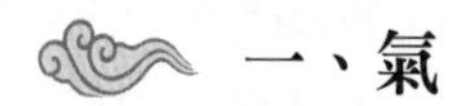

一、氣

1. 氣的基本概念

氣是構成人體的最基本物質，也是維持人體生命活動的最基本物質。

2. 氣的生成

人體的氣，來源於稟受父母的先天之精氣、飲食物中的營養物質（即水穀之精氣，簡稱「穀氣」）和存在於自然界的清氣。由肺、脾、胃和腎等臟器生理功能的綜合作用，將三者結合起來而生成。

其中，脾胃的運化功能尤為重要。因為我們人類自出生後，必須依賴飲食物的營養來維持生命活動；而機體從飲食物中攝取營養，又完全依賴於脾胃的受納和運化功能，才能對食物進行消化、吸收，把其中的營養物質化為水穀精氣。先天精氣必須依賴於水穀精氣的充養，才能發揮其生理效應。故古人曰：「穀不入，半日則氣衰，一日則氣少矣。」

3. 氣的生理功能

（1）**推動作用**：氣是活動力很強的精微物質，它對於人體的生長發育，各臟腑、經絡等組織器官的生理活動，血的生成和運行，津液的生成、輸布和排泄等，均起著推動作用和激發其運動的作用。

（2）**溫煦作用**：即是說氣是人體熱量的來源。人體的體溫，是依靠氣的溫煦作用來維持恆定；各臟腑、經絡等組織器官，也要在氣的溫煦作用下進行正常的生理活動；血和津液等液態物質，也要依靠氣的溫煦作用，進行正常的循環運行，故說「血得溫而行，得寒則凝」。

（3）**防禦作用**：主要體現於護衛全身肌表，防禦外邪入侵。人體氣虛，抵抗力就會下降，病邪就會乘虛而入，機體也易患病。

（4）**固攝作用**：氣的固攝作用，主要是對血、津液等液態物質具有防止其無故流失的作用。具體表現在：固攝血液，可使血液循脈而行，防止其逸出脈外；固攝汗液、尿液，以及唾液、胃液、腸液和精液等，控制其分泌排泄量，以防止其無故流失。

（5）**氣化作用**：氣化，是指由氣的運動而產生的各種變化。具體地說，是指精、氣、血、津液各自的新陳代謝及其相互轉化。例如：氣、血、津液的生成，都需要將飲食物轉化成水穀之精氣，然後再化生成氣、血、津液等；津液經過代謝，轉化成汗液和尿液；飲食物經過消化和吸收後，其殘渣轉化成糟粕等，都是氣化作用的具體表現。

4. 氣的運動和活動形式

人體的氣，是不斷運動著的具有很強活力的精微物質。它流行於全身各臟腑、經絡等組織器官，無處不在，時刻推動和激發著人體的各種生理活動。氣的運動，稱作「氣機」。氣的運動形式，雖然是多種多樣，但在理論上可以將它們歸納為升、降、出、入四種基本運動形式。

5. 氣的分類與分佈

（1）**元氣**：又名「原氣」「真氣」，是人體最基本、最重要的氣，是人體生命活動的原動力。元氣的組成以腎所藏的精氣為主，依賴於腎中精氣所化生。元氣是由三焦而流行於全身的，作用於機體的各部分。

元氣的主要功能是推動人體的生長和發育，溫煦和激發各臟腑、經絡等組織器官的生理活動。

（2）**宗氣**：是積於胸中之氣，可稱為「氣海」或「膻中」。宗氣是肺從自然界吸入的清氣和脾胃從飲食物中運化生成的水穀精氣相互結合而成。宗氣聚集於胸中，貫注於心肺之脈。宗氣的功能是：①走息道以行呼吸（語言聲音、呼吸的強弱與宗氣的盛衰有關）；②貫心脈以行氣血（氣血運行、肢體寒濕、活動能力、視聽能力、心搏強弱及節律與宗氣的盛衰有關）。

（3）**營氣**：營氣是與血共行於脈中之氣。營氣主要來自脾胃運化的水穀精氣，尤其中的精華部分所化生。營氣分佈於血脈之中，成為血液的組成部分，循脈上下營運全身。營氣的主要功能是營養和化生血液。

（4）**衛氣**：是運行於脈外之氣。衛氣主要由水穀精氣所化生，其活動性強、流動迅速。衛氣分佈於皮膚、肌肉之間，薰於肓膜，散於胸腹。其主要功能是：①護衛肌表，防禦外邪入侵；②溫養臟腑、肌肉、皮毛；③調節控制腠理開合、汗液的排泄，維持體溫相對恆定。

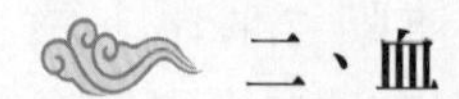

二、血

1. 血的基本概念

血，紅色樣液態物質，是構成人體和維持人體生命活動的基本物質之一，具有很高的營養和滋潤作用。

血必須在脈中運行，才能發揮它的生理效應。

2. 血的生成

血，主要由營氣和津液所組成。營氣和津液，都來自所攝入的飲食物經脾和胃的消化吸收而生成的水穀精微，所以說脾和胃是氣血生化之源。

3. 血的功能

血具有營養和滋潤全身的生理功能。人體各臟腑、組織、器官，以及感覺和運動都必須依賴血所提供的營養和滋潤才能發揮作用。

血是機體精神活動的主要物質基礎。人的精力充沛、神志清晰、感覺靈敏、活動自如，均有賴於血氣的充盛、血脈的調和與流利。

4. 血的運行

血在脈管中運行不息，流佈於全身，環周不休，為全身各臟腑、組織、器官提供豐富的營養。血的運行主要依賴於氣的推動作用和固攝作用。

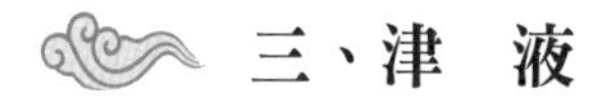

三、津　液

1. 津液的基本概念

津液，是機體一切正常水液的總稱，包括各臟腑、組織、器官的內在體液及其正常的分泌物，如胃液、腸液及涕和淚等。津液，同氣和血一樣，是構成人體和維持人體生命活動的基本物質。

2. 津液的生成、輸布和排泄

津液的生成、輸布和排泄，是一個複雜的生理過程，涉及多個臟腑的一系列生理功能。

津液來源於飲食水穀，是飲食物經過胃的「游溢精氣」和小腸的「分清別濁」「上輸於脾」而生成。津液的輸布和排泄，主要是由脾的轉輸、肺的宣發肅降和腎的蒸騰氣化等生理功能的協同作用，以三焦為通道，輸布全身。

3. 津液的功能

津液具有滋潤和濡養的生理功能。如：布散於肌表，可以滋潤皮毛和肌膚；流注於孔竅，可以滋潤眼、鼻、口等孔竅；滲入於血脈，可以充養和滑利血脈，且為血液的基本組成物質；注入內器官，可濡養和滋潤各臟腑、組織、器官；滲入於骨，可充養濡潤骨髓、脊髓和腦髓。

四、氣、血、津液之間的關係

氣、血、津液的性狀和功能各具特點，但三者均是構成人體和維持人體生命活動的最基本物質。三者的組成均離不開脾胃運化而生成的水穀精氣。三者的生理功能又存在著相互依存、相互制約和相互為用的關係。

1. 氣和血的關係

氣和血的關係表現在以下四個方面：

氣能生血——指血的組成及其生成過程中，均離不開氣和氣的運動變化。

氣能行血——血不能自行，有賴於氣的推動；氣行則血行，氣滯則血瘀。

氣能攝血——血在脈中循行而不逸出脈外，主要依賴於氣對血的固攝作用。

血為氣之母——血是氣的載體，並給氣以充足的營養。

2. 氣和津液的關係

氣和津液的關係，與氣和血的關係雷同。津液的生成、輸布和排泄，有賴於氣的升降出入運動和氣的氣化、溫煦、推動和固攝作用；而氣在體內的存在，不僅依附於血，且亦依附於津液，故津液亦是氣的載體。

3. 血和津液的關係

二者的生成都源於水穀精氣，都具有滋潤和濡養的作用，故有「津血同源」之說。津液滲注於脈中，即成為血液的組成部分。

第五節 經絡概況

經絡學說，是研究人體經絡的生理功能、病理變化及其與臟腑相互關係的學說，是中醫學理論體系的重要組成部分。

經絡學說是古人在長期的醫療實踐中，從針灸、推拿、氣功等各個方面積累了經驗，並結合當時的解剖知識，將其逐步上升為理論而產生。

它不僅是針灸、推拿、氣功等學科的理論基礎，而且對指導中醫臨床各科均有十分重要的意義。

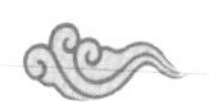

一、經絡的概念和經絡系統的組成

1. 經絡的概念

經絡是運行全身氣血，聯絡臟腑、肢節，溝通上下、內外的通路。經絡是經脈和絡脈的總稱。經脈是主幹，絡脈是分支。經脈大多循行於深部，絡脈循行於較淺的部位，有的絡脈還顯現於體表。

2. 經絡系統的組成

經絡系統由經脈和絡脈組成。在內連屬於臟腑，在外連屬於筋肉、皮膚。

- 經絡系統
  - 經脈
    - 正經十二（十二經脈）——氣血運行的主要通道，同內在臟腑有直接的絡屬關係
      - 手三陰經
        - 手太陰肺經
        - 手厥陰心包經
        - 手少陰心經
      - 手三陽經
        - 手陽明大腸經
        - 手少陽三焦經
        - 手太陽小腸經
      - 足三陰經
        - 足太陰脾經
        - 足厥陰肝經
        - 足少陰腎經
      - 足三陽經
        - 足陽明胃經
        - 足少陽膽經
        - 足太陽膀胱經
    - 奇經八脈——十二經脈以外的一些重要經脈，包括任脈、督脈、衝脈、帶脈、陰蹻脈、陽蹻脈、陰維脈、陽維脈，有統率、聯絡和調節十二經脈的作用
    - 十二經別——從十二經脈別出的經脈，有加強十二經脈中相為表裡的兩經之間聯繫的作用
  - 絡脈
    - 十五別絡——從十二經脈及任脈、督脈各分出一支別絡，再加上脾之大絡，具有加強表裡兩經在體表的聯繫和滲灌氣血的作用
    - 孫絡——最細小的絡脈
    - 浮絡——浮現於體表的絡脈
  - 十二經筋——十二經脈之氣結、聚、散、絡於筋肉、關節的體系有聯綴四肢百骸、主司關節運動的作用
  - 十二皮部——十二經脈的功能活動反映於體表的部位

經絡系統簡圖

（1）經脈：分為正經和奇經兩類。正經有十二，即「手足三陰經」和「手足三陽經」，是氣血運行的主要通道。奇經有八條，即督、任、衝、帶、陽蹻、陰蹻、陽維、陰維，合稱「奇經八脈」，具有統率、聯絡和調節十二經脈的作用。

（2）絡脈：是經脈的分支，有別絡、浮絡和孫絡之分。別絡是較大的和主要的絡脈。十二經脈與督脈、任脈各有一支別絡，再加上脾之大絡，合為「十五別絡」。別絡的主要功能是加強相為表裡的兩條經脈之間的體表的聯繫。浮絡是循行於人體淺表部位而常浮現的絡脈。孫絡是最細小的絡脈。

（3）十二經筋：經筋和皮部，是十二經脈與筋肉和體表的連屬部分。經絡學說認為，人體的經筋是十二經脈之氣「結、聚、散、絡」於筋肉、關節的體系，是十二經脈的附屬部分，所以稱「十二經筋」。經筋有連綴四肢百骸、主司關節運動的作用。

（4）十二皮部：全身皮膚，是十二經脈的功能活動反映於體表的部位，也是經絡之氣的散佈所在，所以，把全身皮膚分為十二個部分，分屬於十二經脈，稱為「十二皮部」。

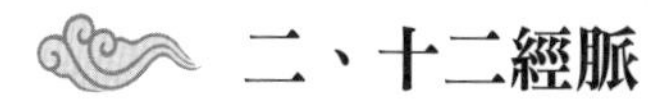

二、十二經脈

1. 名稱

十二經脈對稱地分佈於人體的兩側，分別循行於上肢或下肢的內側或外側，每一經脈分別屬於一個臟或一個腑，因此，十二經脈中每一經脈的名稱，包括手或足、陰或陽、臟或腑三個部分。手經行於上肢，足經行於下肢；陰經行於四肢內側，屬臟，陽經行於四肢外側，屬腑。

	陰經（屬臟）	陽經（屬腑）	循行部位（陰經行於內側，陽經行於外側）	
手	太陰肺經	陽明大腸經	上肢	前緣
	厥陰心包經	少陽三焦經		中線
	少陰心經	太陽小腸經		後緣
足	太陰脾經	陽明胃經	下肢	前緣
	厥陰肝經	少陽膽經		中線
	少陰腎經	太陽膀胱經		後緣

*在小腿下半部和足背部，肝經在前緣，脾經在中線；至內踝上八寸處交叉之後，脾經在前緣，肝經在中線。

2. 走向、交接、分佈、表裡關係及流注次序

（1）走向和交接規律：十二經脈的走向和交接具有一定的規律。《靈樞‧逆順肥瘦》載：「手之三陰，從臟走手；手之三陽，從手走頭；足之三陽，從頭走足；足之三陰，從足走腹。」

手三陽經止於頭部，足三陽經起於頭部，手三陽經與足三陽經在頭面部交接，所以說「頭為諸陽之會」。

（2）分佈規律：十二經脈在體表的分佈（循行部位）也有一定的規律，即：在四肢部，陰經分佈在內側面，陽經分佈在外側面。內側分三陰，外側分三陽。大體上，太陰、陽明在前緣，少陰、太陽在後緣，厥陰、少陽在中線。在頭面部，陽明經行於面部、額部；太陽經行於面頰、頭項及頭後部；少陽經行於頭側部。

在軀幹部，手三陽經行於肩胛部；足三陽經則陽明經行於前（胸、腹面），太陽經行於後（背面），少陽經行於側面。手三陰經均從腋下走出，足三陰經均行於腹面。循行於

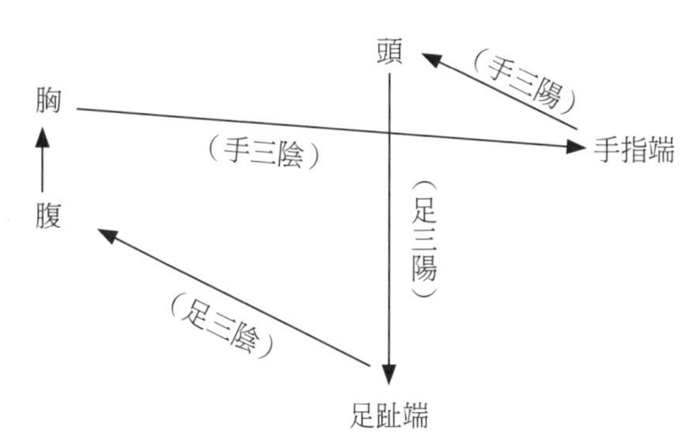

手足陰陽經脈走向和交接規律示意圖

腹面的經脈，自內向外的順序為足少陰、足陽明、足太陰、足厥陰。

（3）**表裡關係**：手足三陰、三陽，由經別和別絡互相溝通，組合成六對「表裡相合」關係。《素問・血氣形志篇》載：「足太陽與少陰為表裡，少陽與厥陰為表裡，陽明與太陰為表裡，是為足陰陽也。手太陽與少陰為表裡，少陽與心主為表裡，陽明與太陰為表裡，是為手之陰陽也。」

（4）**流注次序**：十二經脈分佈在人體內外，經脈中的氣血運行是循環貫注的。即：從手太陰肺經開始，依次傳至足厥陰肝經，再傳至手太陰肺經，首尾相貫，如環無端。

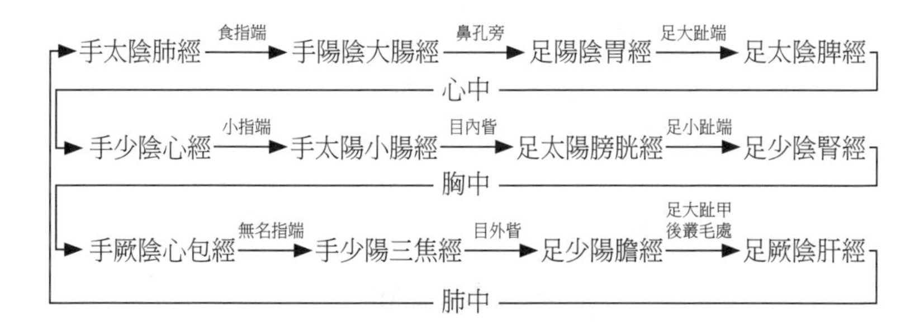

3. 循行部位

（1）手太陰肺經

【循行部位】手太陰肺經起於中脘部，下行至臍（水分穴）附近絡於大腸，復返向上沿著胃的上口穿過橫膈膜，直屬於肺，上至氣管、喉嚨，沿鎖骨橫行至腋下（中府、雲門二穴），沿著上肢內側前緣下行，至肘中，沿前臂內側橈骨邊緣進入寸口，經大魚際部，至拇指橈側尖端（少商穴）。

【分支】從腕後（列缺穴）分出，前行至食指橈側尖端（商陽穴），與手陽明大腸經相接。

【聯繫臟腑】屬肺，絡大腸，通過橫膈，並與胃和腎等有聯繫。

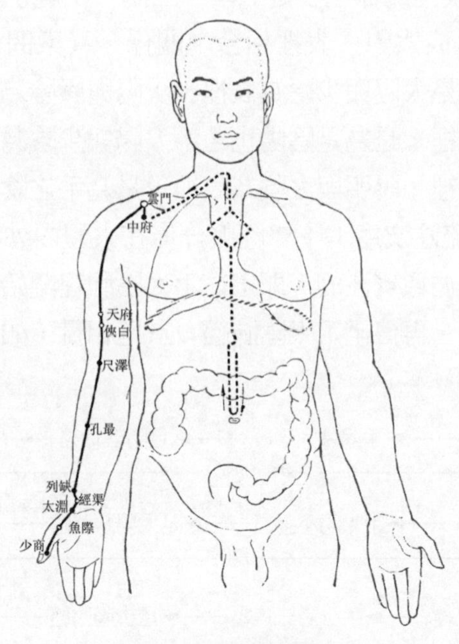

手太陰肺經腧穴圖

（2）手陽明大腸經

【循行部位】手陽明大腸經起於食指橈側尖端（商陽穴），沿食指橈側上行，經過合谷（第一、二掌骨之間）進入兩筋（拇長伸肌腱和拇短伸肌腱）之間，沿上肢外側前緣，上行至肩前，經肩髃穴（肩端部），過肩後，至項後督脈的大椎穴（第七頸椎棘突下），向前下行入足陽明經的缺盆穴（鎖骨上窩），絡於肺，下行通過橫膈，屬大腸。

【分支】從缺盆上行，經頸旁（天鼎、扶突）至面頰，入下齒齦中，復返出挾口，通過足陽明胃經地倉穴，繞至上唇鼻中央督脈的水溝穴（人中溝中央近鼻孔處），左脈右行，右脈左行，分別至鼻孔兩旁（迎香穴），與足陽明胃經相接。

【聯繫臟腑】屬大腸，絡肺，並與胃經有直接聯繫。

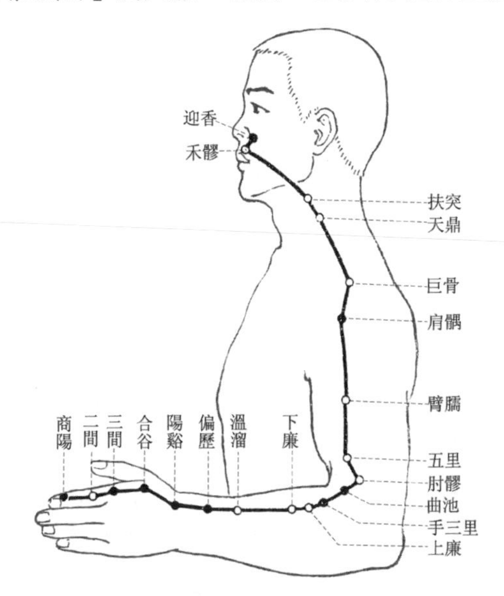

手陽明大腸經腧穴圖

(3)足陽明胃經

【循行部位】足陽明胃經起於鼻翼兩側(迎香穴),上行至鼻根部,旁行會足太陽膀胱經(睛明穴),向下沿鼻的外側(承泣、四白),進入上齒齦內,復出繞過口角左右相交於頦唇溝承漿(任脈)處,再向後沿著下頜出大迎穴,沿下頜角頰車穴上行耳前,經顴弓上行,沿著前髮際,到達前額(頭維穴)。

【分支】

a. 面部分支:從大迎穴前方下行到人迎穴,沿喉嚨旁進入缺盆,向下通過橫膈,屬於胃,絡於脾。

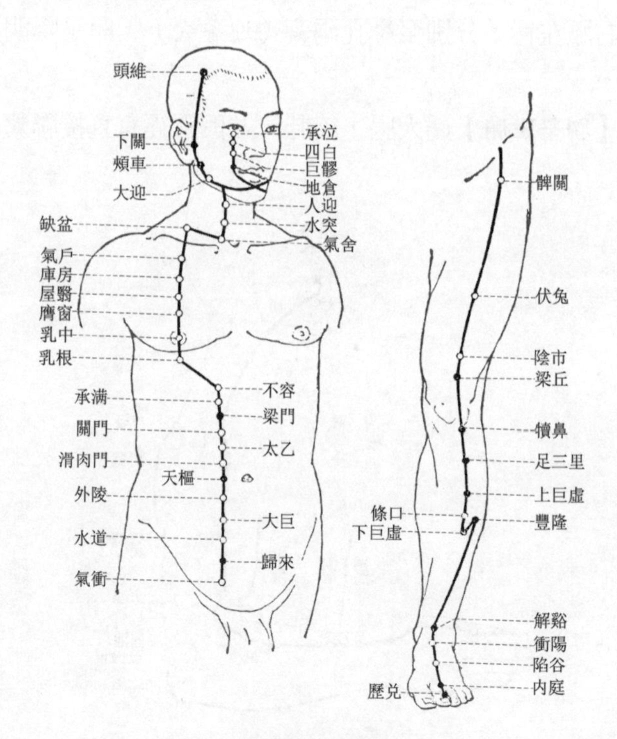

足陽明胃經腧穴圖

b. 缺盆部直行分支：從缺盆下行，沿乳中線下行，夾臍兩旁（沿中線旁開二寸），至鼠蹊部的氣衝穴（又名氣街穴）。

c. 胃下口分支：從胃下口幽門處附近分出，沿腹腔深層，下行至氣衝穴，與來自缺盆的直行脈會合於氣衝穴。再由此斜向下行至大腿前側（髀關穴）；沿下肢外側前緣，經過膝蓋，沿脛骨外側前緣下行至足背，進入第二趾外側（厲兌穴）。

d. 脛部分支：從膝下三寸（足三里穴）分出，下行至第三趾外側端。

e. 足背分支：從足背（衝陽穴）分出，進入足大趾內側端（隱白穴），與足太陰脾經相接。

【聯繫臟腑】屬胃，絡脾，並與心和小腸有直接聯繫。

（4）足太陰脾經

【循行部位】

足太陰脾經起於足大趾內側端（隱白穴），沿大趾內側赤白肉際上行，經內踝前面（商丘穴），上小腿內側，沿脛骨後緣上行，至內踝上八寸處（漏谷穴）交出足厥陰肝經前面，經膝、股內側前緣

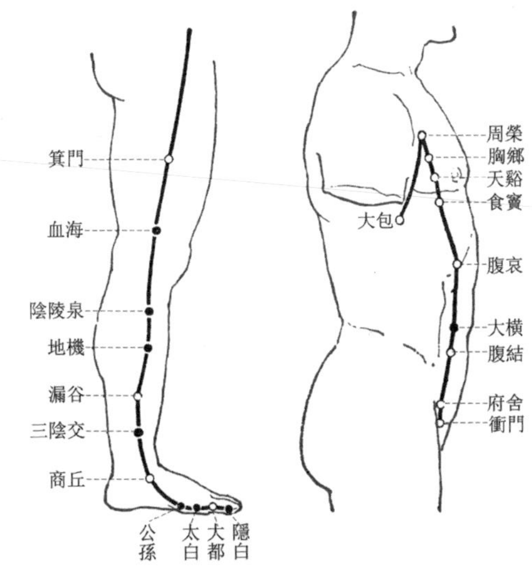

足太陰脾經腧穴圖

至衝門穴，進入腹部，屬脾絡胃，向上由橫膈，挾食管兩旁（絡大包，會中府），連於舌根，散於舌下。

【分支】從胃部分出，向上由橫膈，於任脈的膻中穴處注入心中，與手少陰心經相接。

【聯繫臟腑】屬脾，絡胃，與心、肺等有直接聯繫。

（5）手少陰心經

【循行部位】手少陰心經起於心中，出屬於「心系」（心系，指心臟與其他臟器相聯繫的脈絡），向下通過橫膈至任脈的下脘穴附近，絡小腸。

【分支】

a.「心系」向上的分支：從心系上行，挾咽喉，經頸、顏面深部聯繫於「目系」（目系，又名眼系、目本，是眼球內連於腦的脈絡）。

b.「心系」直行的分支：復從心系上行於肺部，再向下出於腋窩下（極泉穴），沿上臂內側後緣，行於手太陰、手

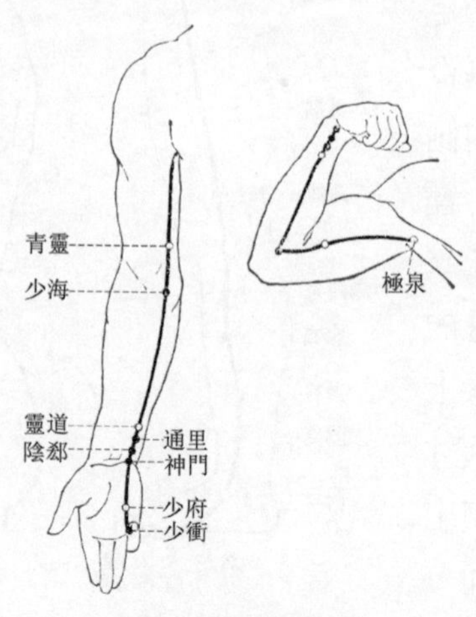

手少陰心經腧穴圖

厥陰經之後，到達肘內（少海穴），沿前臂內側後緣至腕部尺側（神門穴），進入掌內後緣（少府穴），沿小指的橈側出於末端（少衝穴），交於手太陽小腸經。

【聯繫臟腑】屬心，絡小腸，與肺、脾、肝、腎有聯繫。

（6）手太陽小腸經

【循行部位】手太陽小腸經起於小指尺側端（少澤穴），沿手掌尺側，直上過腕部外側（陽谷穴），沿前臂外側後緣上行，經尺骨鷹嘴與肱骨內上髁之間（小海穴），沿上臂外側後緣，出於肩關節後面（肩貞穴），繞行於肩胛岡上窩（肩中俞）以後，交會於督脈之大椎穴，從大椎向前經足陽明胃經的缺盆，進入胸部深層，下行至任脈的膻中穴處，絡於心，再沿食道通過橫膈，到達胃部，直屬小腸。

【分支】

a. 缺盆分支：從缺盆沿著頸部向上至面頰部（顴髎穴），上至外眼角，轉入耳中（聽宮穴）。

b. 頰部分支：從頰部分出，上行目眶下緣，直達鼻根進入內眼角（睛明穴），與足太陽膀胱經相接。

【聯繫臟腑】屬小腸，絡心，與胃有聯繫。

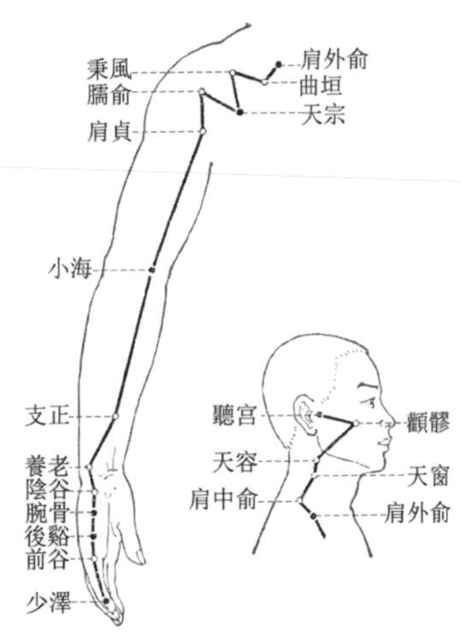

手太陽小腸經腧穴圖

（7）足太陽膀胱經

【循行部位】足太陽膀胱經起於內眼角（睛明穴），上過額部，直至巔頂交會於督脈的百會穴。

【分支】

a. 巔頂部的分支：從巔頂（百會穴）分出至耳上角。

b. 巔頂向後直行分支：從巔頂下行（至腦戶穴）入顱內絡腦，復返出來下行項後（天柱穴）。下分為兩支：

其一，沿肩胛內側（大椎穴始），挾脊旁，沿背中線旁一寸五分，下行至腰部，進入脊旁肌肉進入內腔，絡於腎，下屬膀胱。再從腰中分出下行，挾脊旁，通過臀部，經大腿後面，進入膕中。

其二，從肩胛內側分別下行，通過肩胛，沿背中線旁三寸下行，通過臀部，經過髖關節部（環跳穴），沿大腿外側後邊下行，與腰部下來的支脈會合於膕中，向下通過腓腸肌，經外踝後面（崑崙穴），在足跟部折向前，經足背外側至足小趾外側端（至陰穴），與足少陰腎經相接。

【聯繫臟腑】屬膀胱，絡腎，與心、腦有聯繫。

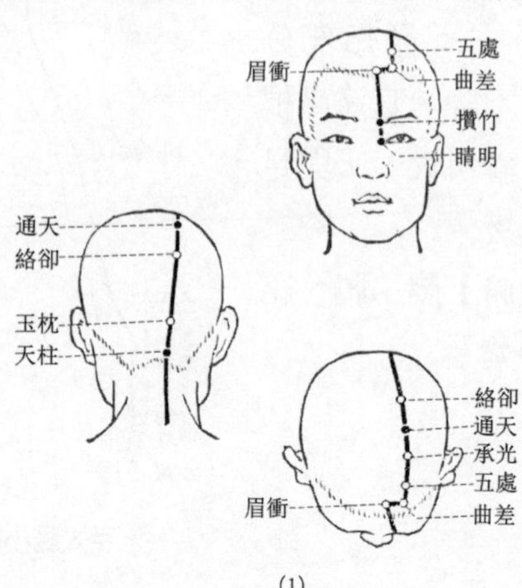

(1)

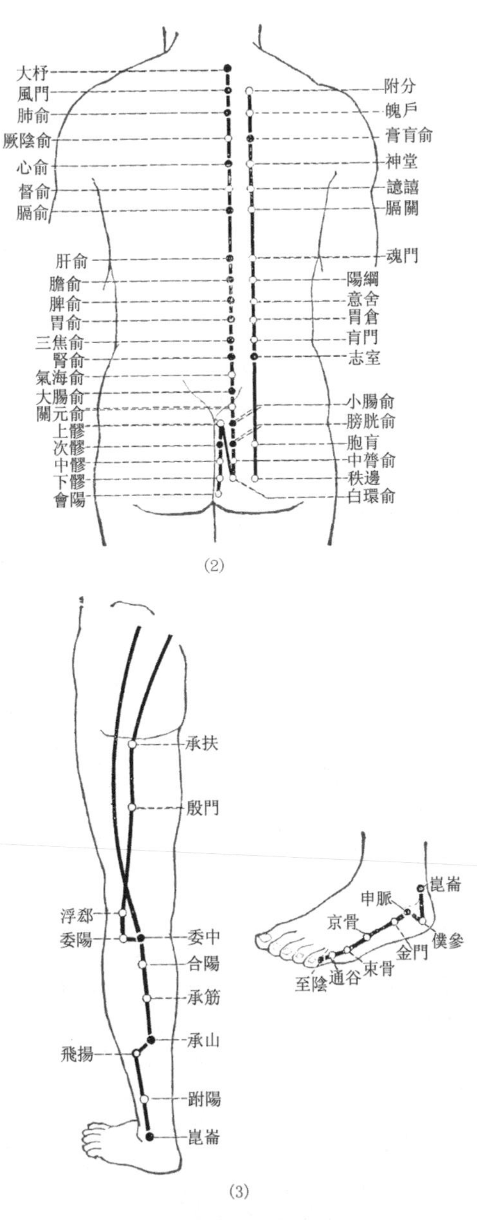
大杼
風門
肺俞
厥陰俞
心俞
督俞
膈俞
肝俞
膽俞
脾俞
胃俞
三焦俞
腎俞
氣海俞
大腸俞
關元俞
上髎
次髎
中髎
下髎
會陽
附分
魄戶
膏肓俞
神堂
譩譆
膈關
魂門
陽綱
意舍
胃倉
肓門
志室
小腸俞
膀胱俞
胞肓
中膂俞
秩邊
白環俞
(2)
承扶
殷門
浮郄
委陽
委中
合陽
承筋
承山
飛揚
跗陽
崑崙
(3)
崑崙
申脈
京骨
僕參
金門
束骨
通谷
至陰

足太陽膀胱經腧穴圖

（8）足少陰腎經

【循行部位】足少陰腎經起於足小趾端，斜行於足心（湧泉穴），出於舟骨粗隆下（然谷穴），經內踝後進入足跟，再向上沿小腿內側後緣上行，出窩內側，直至大腿內側後緣，入脊內，穿過脊柱，屬腎，絡膀胱。

【分支】

a. 腰部的直行分支：從腎上行，通過肝臟，上經橫膈，進入肺中，沿喉嚨，上至舌根兩側。

b. 肺部的分支：從肺中分出，絡於心，流注於胸中（膻中穴），與手厥陰心包經相接。

【聯繫臟腑】屬腎，絡膀胱，與肝、肺、心有直接聯繫。

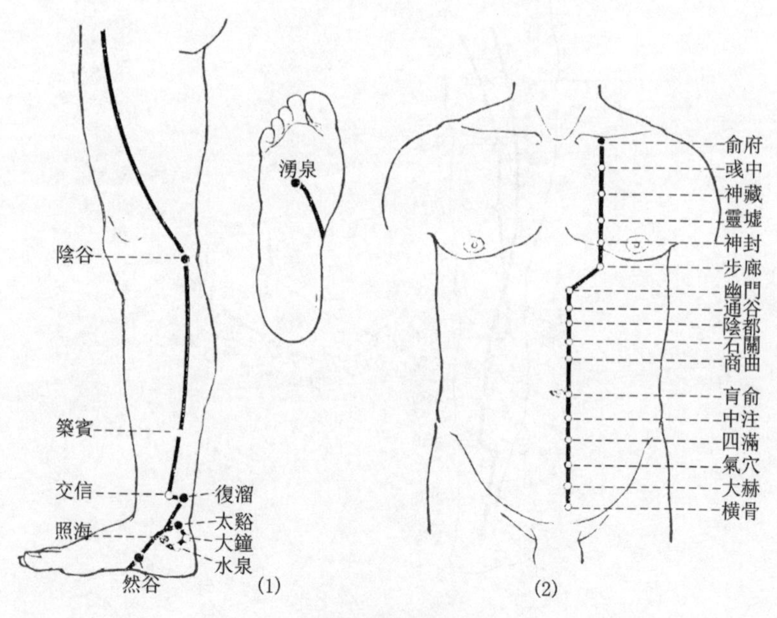

足少陰腎經腧穴圖

（9）手厥陰心包經

【循行部位】手厥陰心包經起於胸中，出屬心包絡，通過橫膈，依次循序下行，由胸部、上腹、中腹、下腹，聯絡三焦。

【分支】

a. 胸部分支：從胸中出於脅部，經腋下三寸處（天池穴），上行至腋窩，沿上臂內側，行於手太陰經和手少陰經之間，直至肘窩中，下向前臂，走兩筋（橈側腕屈肌腱與掌長肌腱）之間，過腕部，入掌心（勞宮穴），到達中指橈側末端（中衝穴）。

b. 掌中分支：從掌中（勞宮穴）分出，沿無名指尺側至指端（關衝穴），與手少陽三焦經相接。

【聯繫臟腑】屬心包，絡三焦。

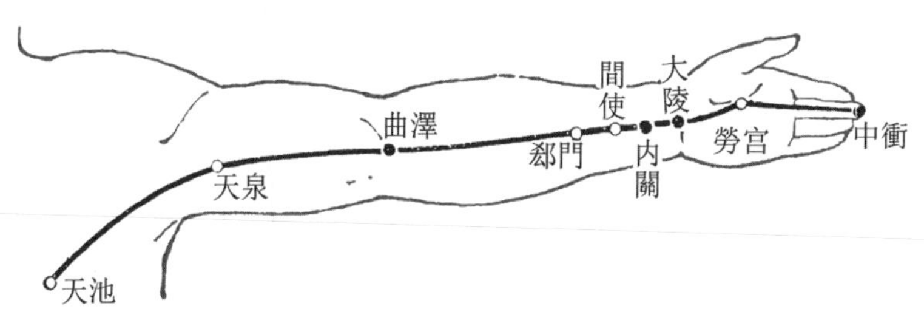

手厥陰心包經腧穴圖

（10）手少陽三焦經

【循行部位】手少陽三焦經起於無名指尺側端（關衝穴），沿無名指尺側緣，上過手背，出於前臂伸側兩骨（尺骨、橈骨）之間，直上穿過肘部，沿上臂外側，上行至肩部，交出足少陽經的後面，進入缺盆，於任脈的膻中穴處散絡於心包，向下通過橫膈廣泛遍屬三焦。

【分支】

a. 胸中分支：從膻中穴分出，向上走出缺盆，至項後與督脈的大椎穴交會，上走至項部，沿耳後（翳風穴）上行至耳上方，再屈曲向下走向面頰部，至眼眶下部。

b. 耳部分支：從耳後（翳風穴）分出，進入耳中，出走耳前（過聽宮、耳門等穴），經過上關穴前，在面頰部與前一分支相交。上行至眼外角，與足少陽膽經相接。

【聯繫臟腑】屬三焦，絡心包。

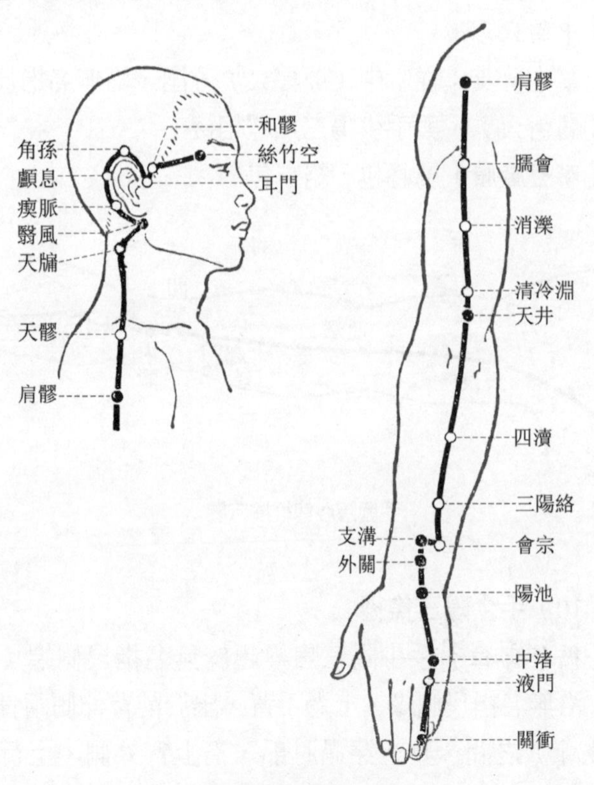

手少陽三焦經腧穴圖

（11）足少陽膽經

【循行部位】足少陽膽經起於眼外角（瞳子髎穴），向上到達額角部，下行至耳後（完骨穴），外折向上行，經額部至眉上（陽白穴），復返向耳後（風池穴），再沿頸部側面行於手少陽三焦經之前，至肩上退後，交出於手少陽三焦經之後，入缺盆。

【分支】

a. 耳部分支：從耳後（完骨穴）分出，經手少陽三焦經的翳風穴進入耳中，過手太陽小腸經的聽宮穴，出走耳前，至眼外角的後方。

b. 眼外角分支：從眼外角分出，下行至下頷部足陽明胃經的大迎穴附近，與手少陽經分佈於面頰部的支脈相合，其經脈向下覆蓋於頰車穴部，下行頸部，與前脈會合於缺盆後，下入胸中，穿過橫膈，絡肝，屬膽，沿脅裡淺出氣街（腹股溝動脈處），繞陰部毛際，橫向進入髖關節部（環跳穴）。

c. 缺盆部直行分支：從缺盆分出，向下至腋窩，沿胸側部，經過季脅，下行至髖關節部（環跳穴）與前脈會合，再向下沿大腿外側，出膝關節外側，行於腓骨前面，直下至腓骨下段，淺出外踝之前，沿足背外側進入第四足趾外側端（足竅陰穴）。

d. 足背分支：從足背（足臨泣穴）分出，沿第一、第二蹠骨間，出大趾端，回轉通過趾甲，出於趾背毫毛部，與足厥陰肝經相接。

【聯繫臟腑】屬膽，絡肝，與心有聯繫。

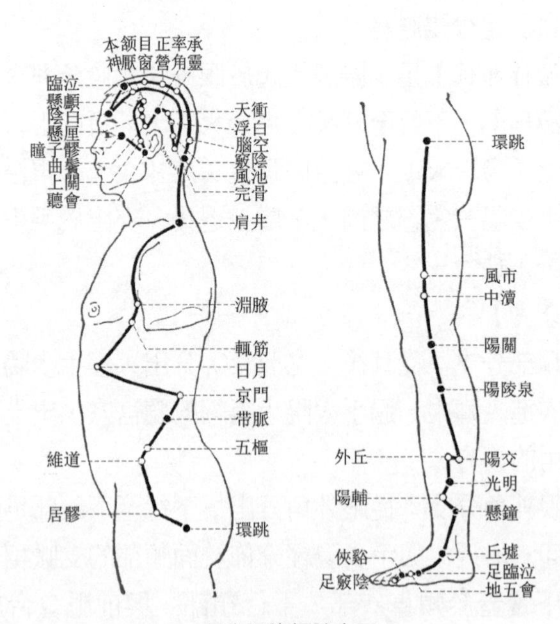

足少陽膽經腧穴圖

（12）足厥陰肝經

【循行部位】足厥陰肝經起於足大趾爪甲後叢毛處（大敦穴），沿足背內側向上，經過內踝前一寸處（中封穴），上行小腿內側（經過足太陰脾經的三陰交），至內踝上八寸處交出於足太陰脾經的後面，至膝內側（曲泉穴），沿大腿內側中線進入陰毛中，環繞過生殖器，至小腹，挾胃旁，屬肝，絡膽，向上通過橫膈，分佈於脅肋部，沿喉嚨之後，向上進入鼻咽部，連接於「目系」（眼球聯繫於腦的部位），上經前額到達巔頂與督脈交會。

【分支】

a.「目系」分支：從目系走向面頰的深層，下行環繞口唇之內。

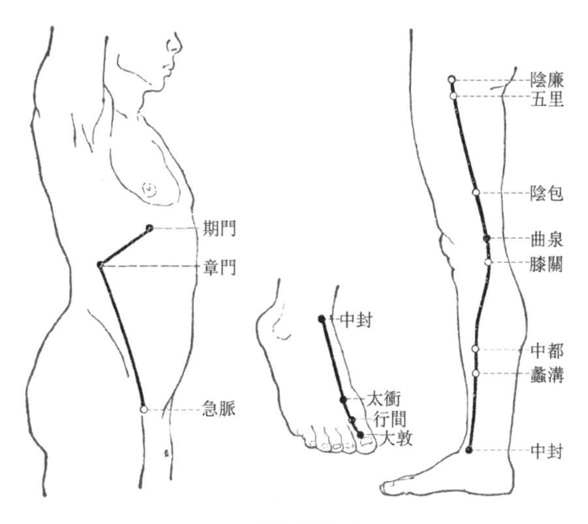

足厥陰肝經腧穴圖

b. 肝部分支：從肝分出，穿過橫膈，向上流注於肺，與手太陰肺經相接。

【聯繫臟腑】屬肝，絡膽，與肺、胃、腎、腦有聯繫。

三、奇經八脈

奇經八脈是指十二經脈之外的八條經脈，包括任脈、督脈、衝脈、帶脈、陰蹻脈、陽蹻脈、陰維脈、陽維脈。奇者，異也。因其異於十二正經，故稱「奇經」。它們既不直屬臟腑，又無表裡配合。其生理功能，主要是對十二經脈的氣血運行起涵蓄、調節的作用。

奇經八脈的生理特點：（1）奇經八脈與臟腑無直接絡屬關係。（2）奇經八脈之間無表裡配合關係。（3）奇經八脈的分佈不像十二經脈分佈遍及全身，人體的上肢無奇經八脈的分佈。

奇經八脈的走向也與十二經脈不同，除帶脈外，餘者皆由下而上循行。

奇經八脈的共同生理功能：

（1）進一步加強十二經脈之間的聯繫。如督脈能總督一身之陽經；任脈聯繫總任一身之陰經；帶脈約束縱行諸脈；二蹻脈主宰一身左右的陰陽；二維脈維絡一身表裡的陰陽。即奇經八脈進一步加強了機體各部分的聯繫。

（2）調節十二經脈的氣血。十二經脈氣血有餘時，則蓄藏於奇經八脈；十二經脈氣血不足時，則由奇經「溢出」，及時給予補充。

（3）奇經八脈與肝、腎等臟及女子胞、腦、髓等奇恆之府有十分密切的關係，相互之間在生理、病理上均有一定的聯繫。

1. 督脈的循行及其生理功能

【循行部位】督脈起於小腹內，下出會陰，向後至尾骶部的長強穴，沿脊柱上行，經項部至風府穴，進入顱內，絡腦，沿頭部正中線，上至巔頂的百會穴，經前額下行鼻柱至鼻尖的素髎穴，過人中，至上齒正中的齦交穴。

【分支】第一支，與衝、任二脈同起於胞中，出於會陰部，在尾骨端與足少陰腎經、足太陽膀胱經的脈氣會合，貫脊，屬腎。第二支，從小腹直上貫臍，向上貫心，至咽喉與衝、任二脈相會合，到下頜部，環繞口唇，至兩目下中央。第三支，與足太陽膀胱經同起於眼內角，上行至前額，於巔頂交會，入絡於腦，再別出下項，沿肩胛骨內，脊柱兩旁，到達腰中，進入脊柱兩側的肌肉，與腎臟相聯絡。

【生理功能】

（1）調節陽經氣血，為「陽脈之海」。督脈循身之背，背為陽，說明督脈對全身陽經脈氣具有統率、督促的作用。另外，六條陽經都與督脈交會於大椎穴，督脈對陽經有調節作用，故有「總督一身陽經」之說。

（2）反映腦、腎及脊髓的功能。督脈屬腦，絡腎。腎生髓，腦為髓海。督脈與腦、腎、脊髓的關係十分密切。

（3）主生殖功能。督脈絡腎，與腎氣相通，腎主生殖，故督脈與生殖功能有關。

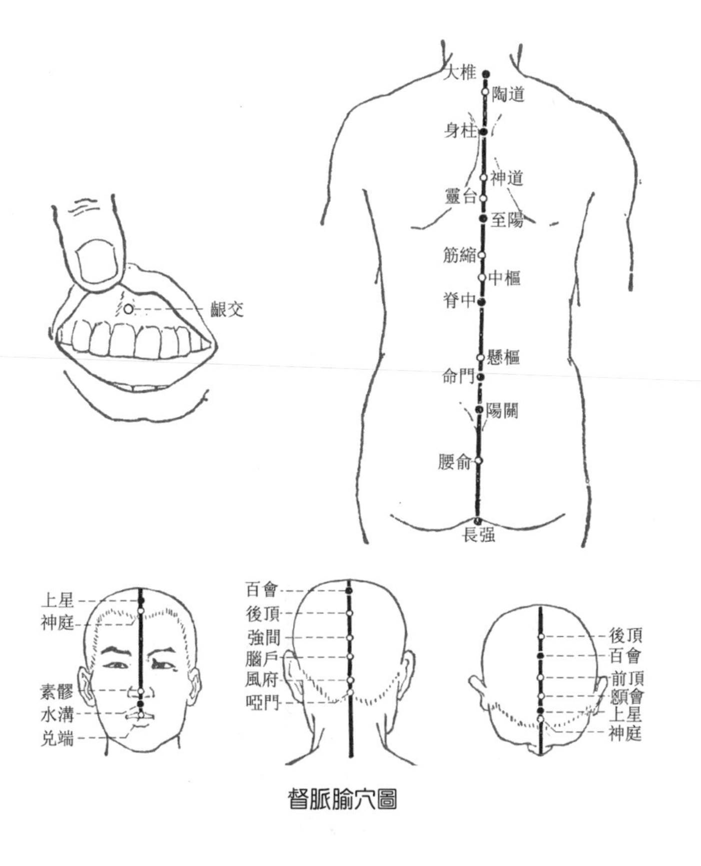

督脈腧穴圖

2. 任脈的循行及其生理功能

【循行部位】任脈起於胞中，下出於會陰，經陰阜，沿腹部正中線上行，經咽喉部（天突穴），到達下唇內，左右分行，環繞口唇，交會於督脈之齦交穴，再分別通過鼻翼兩旁，上至眼眶下（承泣穴），交於足陽明胃經。

【分支】由胞中貫脊，向上循行於背部。

【生理功能】

（1）調節陰經氣血，為「陰脈之海」。任脈循行於腹部正中，腹為陰，說明任脈對一身陰經脈氣具有總攬、總任的作用。另外，足三陰經在小腹與任脈相交，手三陰經借足三陰經與任脈相通，因此任脈對陰經氣血有調節作用，故有「總任諸陰」之說。

（2）調節月經，妊養胎兒。任脈起於胞中，具有調節月經和促進女子生殖功能的作用，故有「任主胞胎」之說。

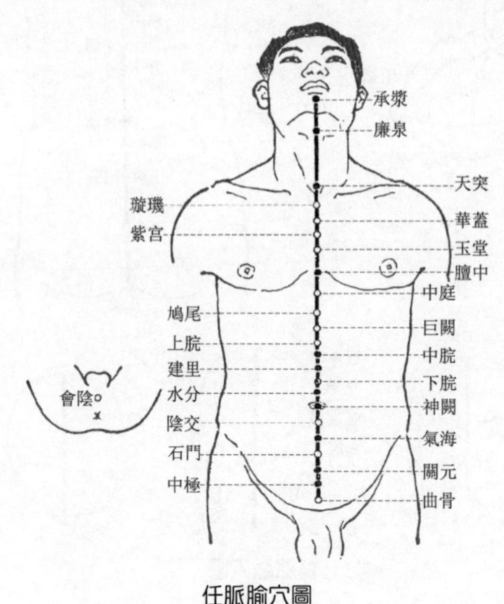

任脈腧穴圖

3. 衝脈的循行及其生理功能

【循行部位】起於胞宮，下出於會陰，並在此分為兩支。

上行支：其前行者（衝脈循行的主幹部分），沿腹前壁挾臍上行，與足少陰腎經相併，散佈於胸中，再向上行，經咽喉，環繞口唇；其後行者，沿腹腔後壁，上行於脊柱內。

下行支：出會陰下行，沿股內側下行至大趾間。

【生理功能】

（1）調節十二經氣血：衝脈上至於頭，下至於足，貫穿全身，為總領諸經氣血的要衝。當經絡臟腑氣血有餘時，衝脈能加以涵蓄和貯存；經絡臟腑氣血不足時，衝脈能給予灌注和補充，以維持人體各組織器官正常生理活動的需要。故有「十二經脈之海」、「五臟六腑之海」和「血海」之稱。

（2）主生殖功能：衝脈起於胞宮，又稱「血室」「血海」。衝脈有調節月經的作用。衝脈與生殖功能關係密切，女性「太衝脈盛，月事以時下，故有子」，「太衝脈衰少，天癸竭地道不通」。這裡所說的「太衝脈」，即指衝脈而言。另外，男子或先天衝脈未充或後天衝脈受傷，均可導致生殖功能衰退。

（3）調節氣機升降：衝脈在循行中並於足少陰，隸屬於陽明，又通

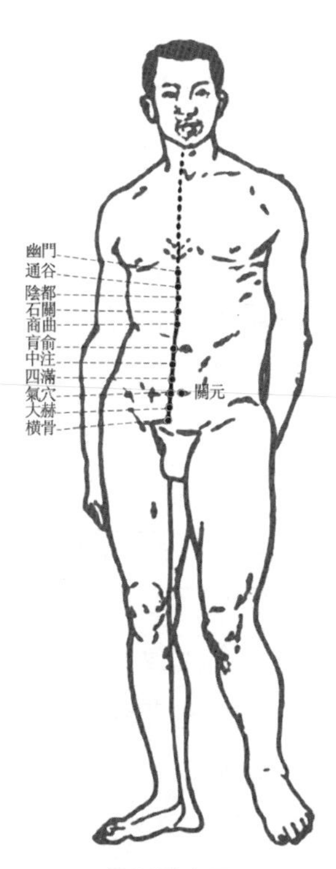

衝脈腧穴圖

於厥陰，及於太陽。衝脈有調節某些臟腑（主要是肝、腎和胃）氣機升降的功能。

4. 帶脈的循行及其生理功能

【循行部位】帶脈起於季脅，斜向下行，交會於足少陽膽經的帶脈穴，繞身一周，並於帶脈穴處再向前下方沿髖骨上緣斜行至少腹。

【生理功能】約束縱行的各條經脈，司婦女的帶下。

5. 陰蹻脈的循行及其生理功能

【循行部位】陰蹻脈起於足跟內側足少陰經的照海穴，通過內踝上行，沿大腿的內側進入前陰部，沿軀幹腹面上行，至胸部入於缺盆，上行於喉結旁足陽明經的人迎穴之前，到達鼻旁，連屬眼內角，與足太陽經與陽蹻脈會合而上行。

【生理功能】控制眼睛的開合和肌肉的運動。

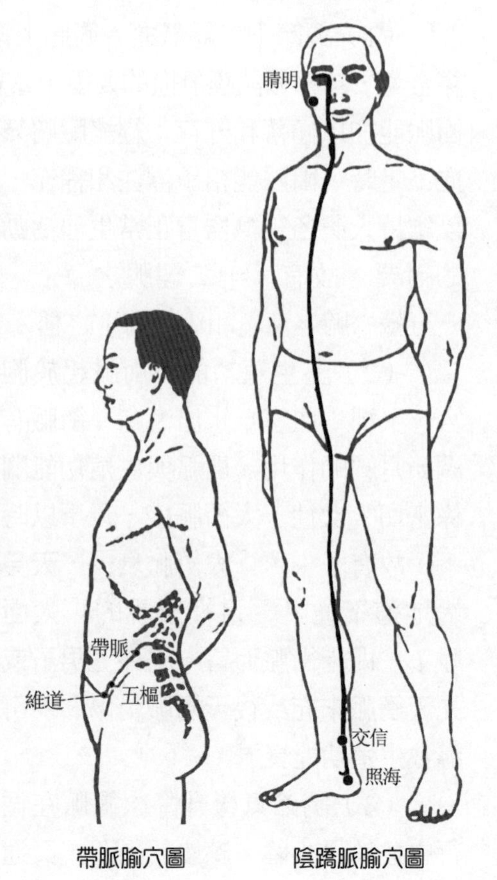

帶脈腧穴圖　　陰蹻脈腧穴圖

6. 陽蹻脈的循行及其生理功能

【循行部位】陽蹻脈起於足跟外側足太陽經的申脈穴，沿外踝後上行，經下肢外側後緣上行至腹部。沿胸部後外側，經肩部、頸外側，上挾口角，到達眼內角，與陰蹻脈會合，再沿足太陽經上行，與足少陽膽經會合於項後的風池穴。

【生理功能】控制眼睛的開合和肌肉運動。

7. 陰維脈的循行及其生理功能

【循行部位】陰維脈起於足內踝上5吋足少陰經的築賓穴，沿下肢內側後緣上行至腹部，與足太陰脾經同行到脅部，與足厥陰肝經相合，再上行交於任脈的天突穴，止於咽喉部的廉泉穴。

【生理功能】維脈的「維」字，有維繫、維絡的意思。陰維具有維繫陰經的作用。

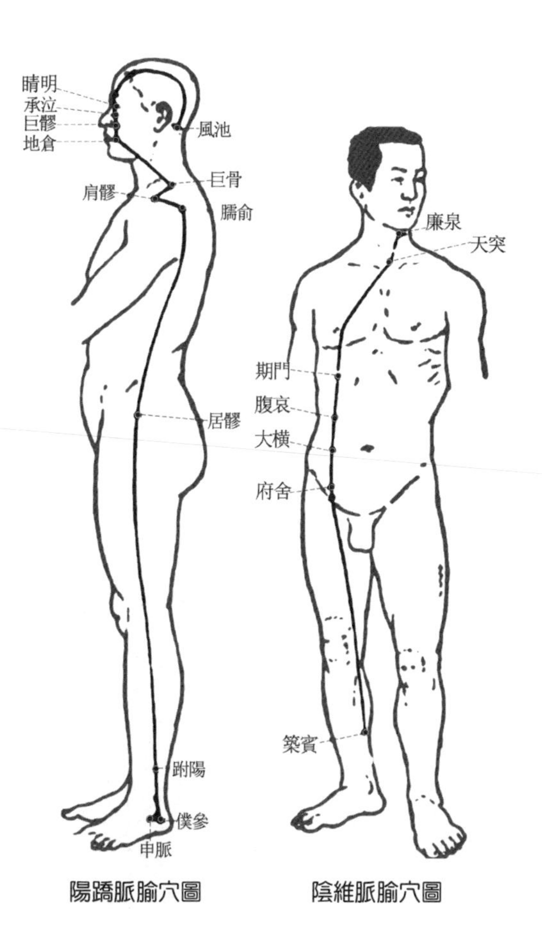

陽蹻脈腧穴圖　陰維脈腧穴圖

8. 陽維脈的循行及其生理功能

【循行部位】陽維脈起於足太陽的金門穴，過外踝，向上與足少陽膽經並行，沿下肢外側後緣上行，經軀幹部後外側，從腋後上肩，經頭部、耳後，前行到額部，分佈於頭側及項後，與督脈會合。

【生理功能】維繫陽經。

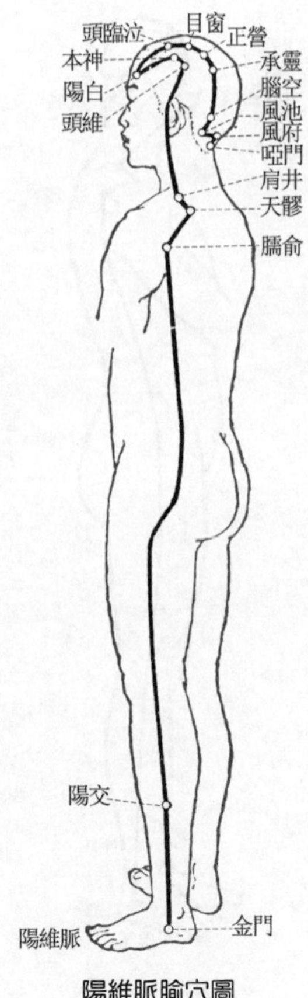

陽維脈腧穴圖

第五章
人體系統解剖概述

第一節 骨學

骨是一種器官，主要由骨組織（包括骨細胞、膠原纖維和基質等）構成，具有一定的形態和構造，外被骨膜，內容骨髓，含有豐富的血管、淋巴管及神經，不斷進行新陳代謝和生長發育，並有修復、再生和改建的能力。

骨髓還有造血功能。經常活動骨骼，經常鍛鍊可促進骨質良好發育，增強造血機能，長期廢用則出現疏鬆。

骨的分類：成人有 206 塊骨，可分為顱骨、軀幹骨和四肢骨三部分。顱骨和軀幹骨統稱為中軸骨。

（1）軀幹骨包括 24 塊椎骨、1 塊骶骨、1 塊尾骨、1 塊胸骨和 12 塊肋骨。

（2）頸椎共 7 個，胸椎共 12 個，腰椎共 5 個，骶骨由 5 個骶椎融合而成，尾骨由 4～5 塊退化的尾椎融合而成。

（3）上肢骨包括上肢帶骨（鎖骨、肩胛骨）和自由上肢骨（肱骨、橈骨、尺骨、手骨）。

（4）下肢骨包括下肢帶骨（髖骨、坐骨、恥骨）和自由骨（股骨、髕骨、脛骨、腓骨和足骨）。

（5）顱骨共 23 塊，另有 6 塊小骨。除下頜骨和舌骨外，其他各骨都牢固地結合在一起，彼此間不能活動。

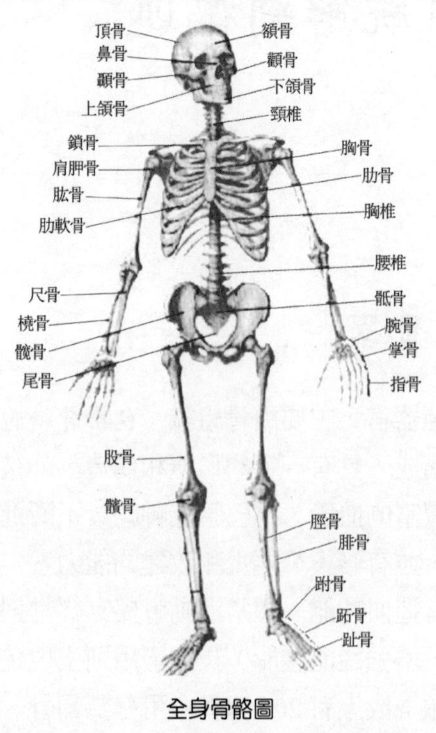

全身骨骼圖

第二節 肌學

人體的肌肉按結構和功能的不同可分為平滑肌、心肌和骨骼肌三種。平滑肌主要構成內臟和血管，具有收縮緩慢、持久、不易疲勞等特點；心肌構成心壁。兩者都不隨人的意志收縮，故稱不隨意肌。骨骼肌分佈於頭、頸、軀幹和四肢，通常附著於骨，具有收縮迅速、有力、容易疲勞和可隨人的意志舒縮的特點，故稱隨意肌。骨骼肌在顯微鏡下觀察，呈橫紋狀，故又稱橫紋肌。

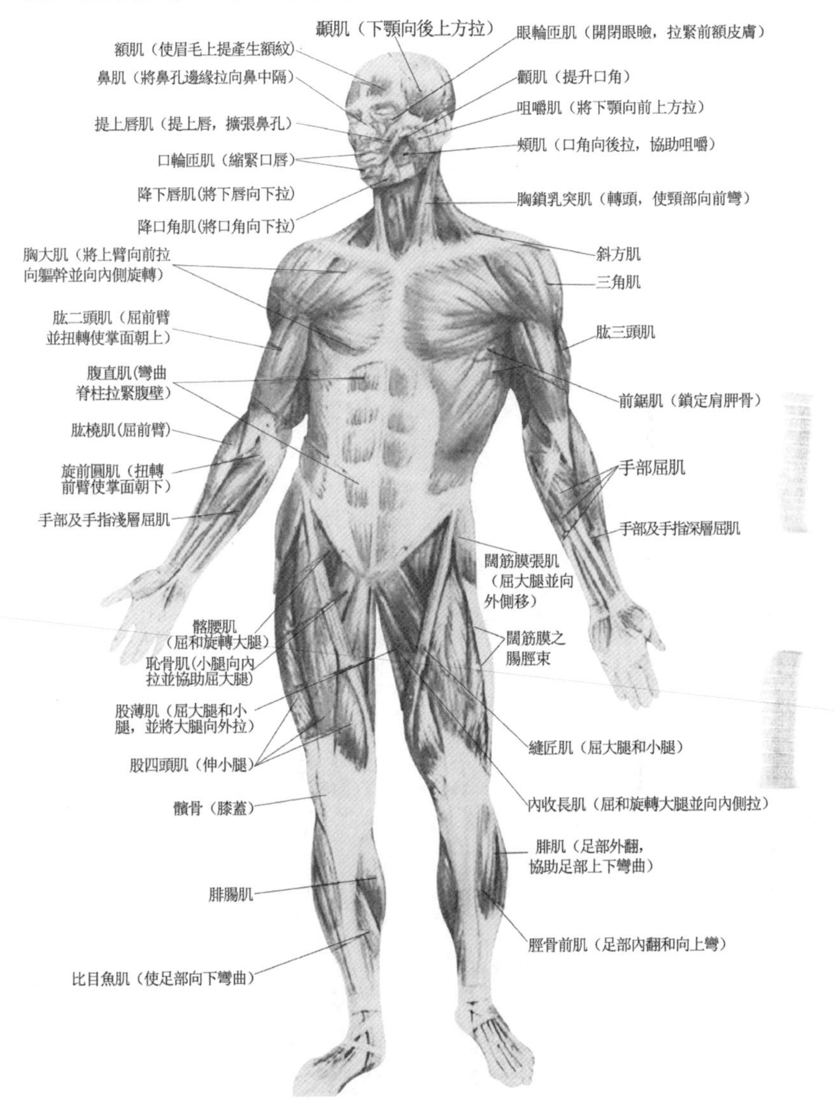

全身肌的配布圖（前面觀）

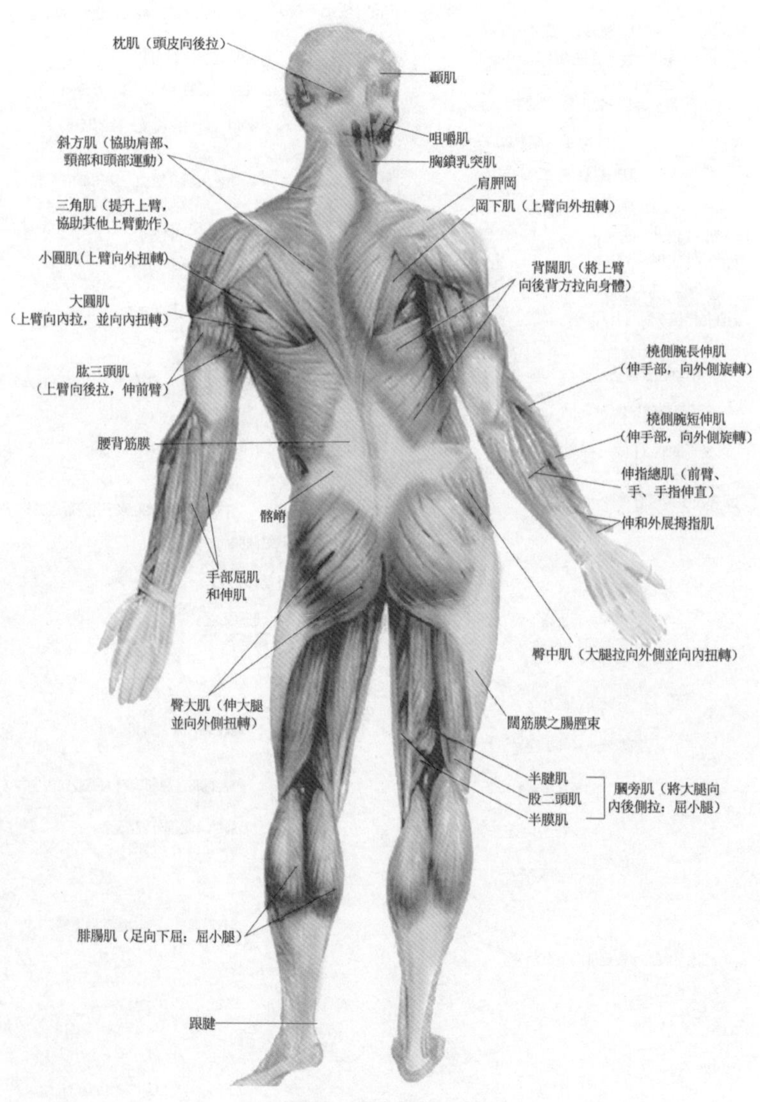

枕肌（頭皮向後拉）
顳肌
咀嚼肌
斜方肌（協助肩部、頸部和頭部運動）
胸鎖乳突肌
肩胛岡
岡下肌（上臂向外扭轉）
三角肌（提升上臂，協助其他上臂動作）
小圓肌(上臂向外扭轉)
背闊肌（將上臂向後背方拉向身體）
大圓肌（上臂向內拉，並向內扭轉）
橈側腕長伸肌（伸手部，向外側旋轉）
肱三頭肌（上臂向後拉，伸前臂）
橈側腕短伸肌（伸手部，向外側旋轉）
腰背筋膜
伸指總肌（前臂、手、手指伸直）
髂嵴
伸和外展拇指肌
手部屈肌和伸肌
臀中肌（大腿拉向外側並向內扭轉）
臀大肌（伸大腿並向外側扭轉）
闊筋膜之腸脛束
半腱肌
股二頭肌
半膜肌
膕旁肌（將大腿向內後側拉：屈小腿）
腓腸肌（足向下屈：屈小腿）
跟腱

全身肌的配布圖（後面觀）

（1）人體骨骼肌共有 600 多塊，分佈廣，約占體重的40%。

（2）肌的起至：一般接近身體正中線或肢體近側端的附著點是起點，反之是止點。在一定條件下，兩者可以互換。

（3）全身的肌除運動功能外，還是人體新陳代謝、儲存能量和產生體溫的重要器官。

（4）骨骼的問題，重要的是調整好兩邊的肌肉，練瑜伽、頸椎的拉伸都容易傷骨骼肌、筋腱等。椎間盤的突出，就是因為周邊肌肉勞損而形成。膝關節炎，主要是腿後部肌肉、韌帶僵硬，要調整腿後彎肌肉和大筋。腰痛、頸椎痛，按壓腳外踝一圈，找痛點。最容易產生疲勞的是頸椎 5、6、7 節，腰椎 3、4、5 節，運動幅度大，容易拉傷，造成椎體滑脫。人體有 600 多塊骨骼肌，其橫紋走向都不同，按摩時每一塊都要根據構造特點，採用不同的手法。

第三節 人體的系統

一、呼吸系統

（1）組成：由肺外呼吸道和肺兩大部分組成。呼吸道包括鼻、咽、喉、氣管、支氣管（含主支氣管和肺內各級支氣管）。通常把鼻、咽、喉稱為上呼吸道，把氣管、支氣管合稱為呼吸道。

（2）主要功能：呼吸系統是進行機體與外界環境間的氣體交換，即吸入氧，呼出二氧化碳。機體利用呼吸系統從

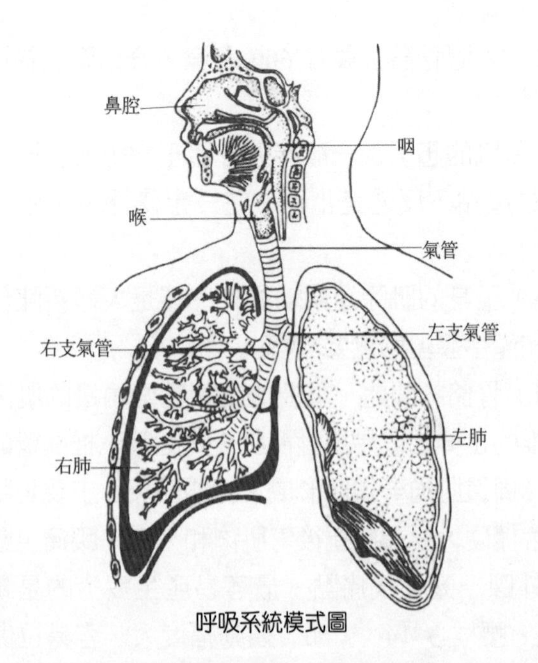

呼吸系統模式圖

外界吸入氧，經過生物氧化產生能量供新陳代謝所需，而在生物氧化過程中產生的二氧化碳則最終由呼吸系統排出體外，以保證機體生理活動的正常進行。此外，鼻兼有嗅覺功能，喉兼有發音功能。

（3）肺的位置：位於胸腔內，縱隔的兩側，膈的上方，左、右各一。

（4）肺的形態：近似圓錐體，具有一尖（肺尖）、一底（肺底）、兩面（肋面、縱隔面）、三緣（前緣、後緣、下緣）。

由於右肺因膈下有肝向上隆起，而左肺因心臟偏向左側，故右肺形狀寬而短，而左肺形狀則窄而長。

左肺分為左肺上葉和左肺下葉兩葉；右肺分為右肺上葉、右肺中葉和右肺下葉三葉。

肺是由肺內各級支氣管以及肺泡構成。肺外呼吸道和肺內各級支氣管是氣體進出的通道，肺泡則是進行氣體交換的主要場所。

二、循環系統

循環系統是人體內一套封閉的連續管道系統，分佈於身體各部。一般所說的循環系統指的是心血管系統。

心血管系統，由心、動脈、毛細血管和靜脈組成，內有血液進行週而復始的循環流動，其主要功能是將消化道吸收的營養物質、肺吸入的氧運送到全身各器官、組織和細胞，供其生理活動的需要；同時，將它們的代謝產物，如二氧化碳、尿素等運送到肺、腎、皮膚等器官排出體外，以保證機體新陳代謝的正常進行。

此外，還將內分泌系統分泌的激素運送到相應的靶器官或靶細胞，以實現體液的調節功能。

心，是中空的肌性器官。在神經、體液的調節下，心有節奏地收縮和舒張，像泵一樣不停地將血液從靜脈吸入，由動脈射出，從而推動血液在血管內不停地循環流動，故心為血液循環的動力器官。

（1）心的外形：心近似倒置、前後略扁的圓錐體，大小似本人拳頭。可分一尖（心尖）、一底（心底）、兩面（胸肋面、膈面）、三緣（心右緣、心左緣、心下緣），表面有三條溝（冠狀溝、前室間溝、後室間溝）。

（2）心的位置：心位於胸腔的中縱隔內，外面圍著心包，約 2/3 居於身體正中矢狀面的左側，1/3 在其右側。上方與出入心的大血管相連，下方為膈。兩側借縱隔胸膜、胸

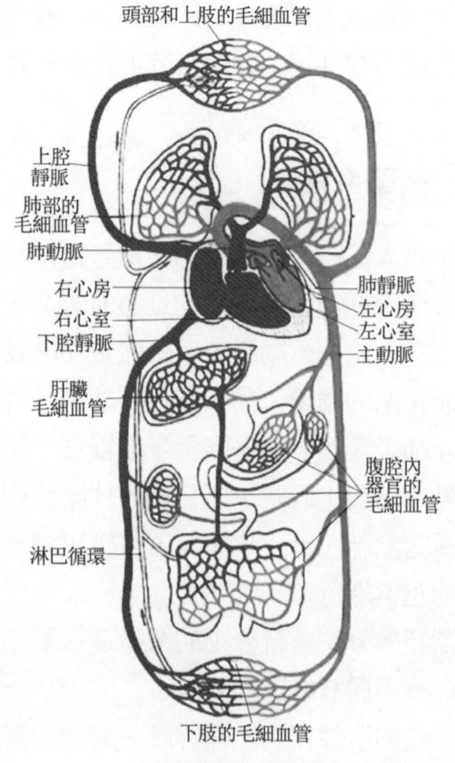

血液循環示意圖

膜腔與肺相鄰。後方有食管、迷走神經和胸主動脈等，平對第5～8胸椎。前方平對胸骨體和第2～6肋軟骨，大部分被肺和胸膜遮蓋。

（3）**心的表面投影**：左上點，在左側第2肋軟骨下緣；右上點，在右側第3肋軟骨上緣；左下點，在左側第5肋間隙，即心尖位置；右下點，在右側第6胸肋骨關節處。

（4）**心的各腔**：右心房，右心室，左心房，左心室。心像一個「血泵」，瓣膜類似閘門，保證了心內血液的定向流動。左側，動脈血離心而去；右側，靜脈血導回心房。

三、消化系統

消化系統由消化管和消化腺兩部分組成。

消化管是一條口腔至肛門部的迂迴肌性管道，長約 9 公尺，包括口腔（齒、舌）、咽腔、食管、胃、小腸（十二指腸、空腸、迴腸）、大腸（盲腸、闌尾、結腸、直腸、肛管）。口腔至十二指腸的一段稱為上消化道，空腸至肛門前一段稱為下消化道。

消化腺是分泌消化液的腺體，包括大消化腺和小消化腺。大消化腺是肉眼可以看見的獨立存在的器官，如：大唾液腺（腮腺、下頜下腺、舌下腺）、肝、胰等。小消化腺則

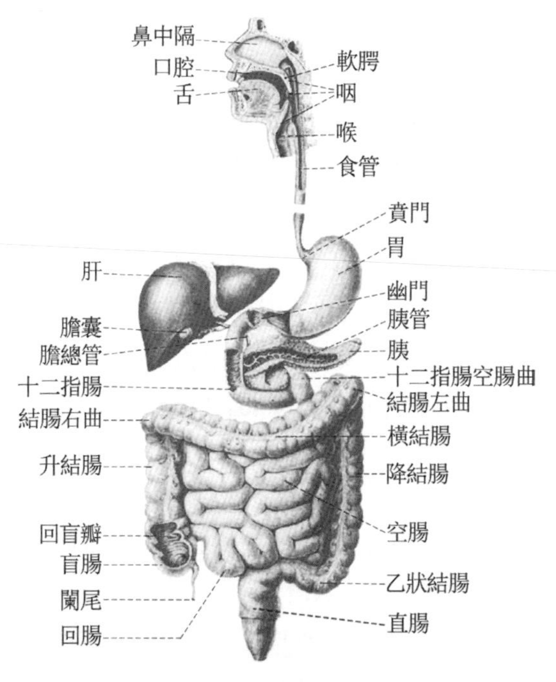

消化系統模式圖

是散在於整個消化壁內的無數小腺體，如：唇腺、頰腺、食道腺、胃腺、腸腺等。

消化系統的主要功能是攝取食物、消化食物，吸收食物中的營養物質作為機體活動的能量來源和生長發育的物質原料，排出糟粕（消化吸收後剩餘的食物殘渣）。此外，口腔、咽部等還參與呼吸、語言活動。

嘴與肛門成為一條直線，胃在中部偏上。治療嘴歪（受風）就找肛門，所謂「上樑不正下樑歪」，利用槓桿原理，在手部肛門反射區扎針，一針就調整過來。

（1）食道：是一前後略扁的肌性管道。它有三個生理性的狹窄部：第一個狹窄位於咽與食管相續處；第二個狹窄位於食管與左主支氣管交叉處；第三個狹窄位於食道穿過膈的食管裂孔處。這些狹窄處是食管異物易滯留的部位，尤其是第二狹窄處，也是腫瘤的易發部位。

（2）胃：是消化管各部中最膨大的部分，上連食管，下續十二指腸，具有受納食物、分泌胃液和初步進行消化的功能。

①胃的形態：胃空虛時可縮成管狀。胃有上、下兩口（賁門、幽門），前、後兩壁，大、小兩彎（胃小彎、胃大彎）。胃可分為四個部分，即賁門部、胃底、胃體、幽門部。

②胃小彎和幽門部是潰瘍、腫瘤的易發部位。

③胃的位置：在中等充盈時，其大部分位於左季肋區，小部分位於腹上區。

④胃脹按揉時，要從兩側向中間擠，到腹部後再往下推。千萬不要直接從上往下做，容易造成胃下垂。

⑤胃幽門部有個幽門括約肌，若受尼古丁的刺激，幽門括約肌失調，膽汁會反流儲存在胃幽門胃小彎處，積為「瀦留液」，形成「膽汁反流性胃炎」。這樣的患者首先應戒菸，消除尼古丁來源。還應該注意不能受涼、受累、生氣，否則易引起幽門括約肌失調。

（3）小腸：是消化道最長的一段，成人 5～7 公尺。小腸不僅是食物消化吸收最重要的場所，而且可以分泌消滅細菌的液體，空、迴腸黏膜有很多散在的孤立淋巴濾泡及集合淋巴濾泡，具有防禦功能。小腸內多餘的水分會進入膀胱。尿頻、尿急，治療時還應該按揉、調整小腸。

（4）大腸：具有吸收水分、維生素和無機鹽，並將食物殘渣形成糞便排出體外的功能。盲腸、闌尾也是免疫系統的器官。

大腸與美容息息相關。凡患牛皮癬者，大多數都便秘。肺主皮毛，大腸與肺相表裡，大腸經是多氣、多血的經絡。調理皮膚，不要忘記肺和大腸。

（5）回盲瓣：功能是阻止小腸內容物過快地流入大腸，以便食物在小腸內充分消化吸收，並可防止大腸內容物逆流入小腸。一般大便不成形，是因為回盲瓣失控失調，使小腸內容物過快進入大腸。可按揉回盲瓣反射區。

（6）肝：是人體中最大的腺體，也是最大的消化腺，具有分泌膽汁，參與物質代謝，排泄、解毒和吞噬，以及造血和再生的功能。

①肝的形態：肝呈不規則的楔形，可分上、下兩面（膈面、臟面），左、右兩葉（肝左葉、肝右葉）。

②肝的位置：肝大部分位於右季肋區和腹上區，小部分

可達左季肋區。

（7）**膽囊**：位於肝右葉下面的膽囊窩內，上面借結締組織與肝相連，下面由腹膜覆蓋。膽囊呈長梨形，可分為底、體、頸、管四部分。膽囊的功能是儲存和濃縮膽汁。膽囊收縮可促進膽汁的排出。

（8）**胰**：呈長稜柱狀，可分為頭、體、尾三部分。胰頭較寬大，胰體是胰的中間大部分，胰尾是左端狹細部，抵達脾門後下方。

①胰的位置：位於胃的後方，位置較深，在第 1、2 腰椎水平橫貼於腹後壁，為腹膜外位器官。

②胰的功能：胰是人體第二大腺體，有外分泌部和內分泌部兩部分組成。外分泌部分泌胰液，經胰管排入十二指腸，有分解蛋白質、糖類和脂肪的功能；內分泌部即胰島，散在於胰的實質內，大多存在於胰尾，主要分泌胰島素和胰高血糖素，直接進入血液，調節血糖的代謝。

中醫系統沒有胰腺之名，但在古代稱之為「脺」。《難經》亦稱「散膏」。其生理功能應歸屬於「脾主運化」的範疇。中醫理論的「脾」，其實對應的就是現代醫學的「胰臟」。

四、泌尿系統

泌尿系統由腎、輸尿管、膀胱和尿道四部分組成，是人體代謝產物最重要的排泄途徑。其主要功能是排出機體在新陳代謝中產生的廢物（尿素、尿酸）和多餘的水分等，保持機體內環境的平衡和穩定。腎還有內分泌功能，分泌對血壓有重要影響的腎素等。

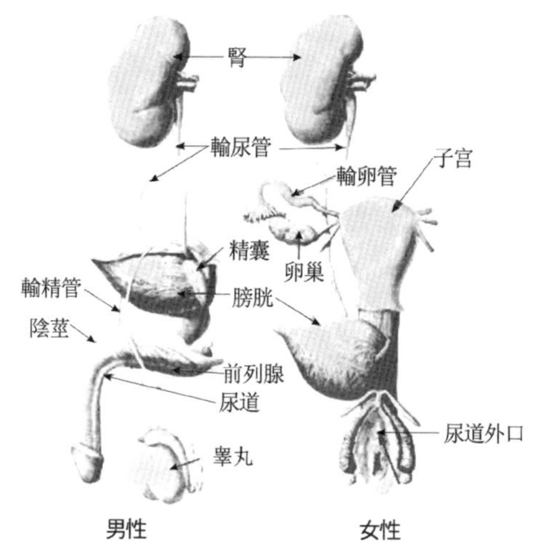

泌尿生殖系統模式圖

腎為成對的實質性器官，形似「豇豆」，分上、下兩端，前、後兩面和內、外兩緣。腎位於腹腔的後上部，脊柱的兩側，前面有腹膜覆蓋。左腎上端平第 11 胸椎下緣，下端平第 2 腰椎體下緣；右腎上方因有肝，故比左腎略低約半個椎體的高度。

五、生殖系統

根據性別分為男性生殖系統和女性生殖系統。它們包括內生殖器和外生殖器兩部分。內生殖器由生殖腺、生殖管道和附屬腺組成，外生殖器則以兩性交接的器官為主。

男性生殖系統的內生殖器包括睪丸、附睪、輸精管道和附屬腺（精囊、前列腺、尿道球腺）；外生殖器包括陰囊、陰莖、男性尿道。女性生殖系統的內生殖器包括卵巢、輸卵管、子宮、陰道和附屬腺（前庭大腺）；外生殖器包括陰阜、大陰唇、小陰唇、陰道前庭、陰蒂。

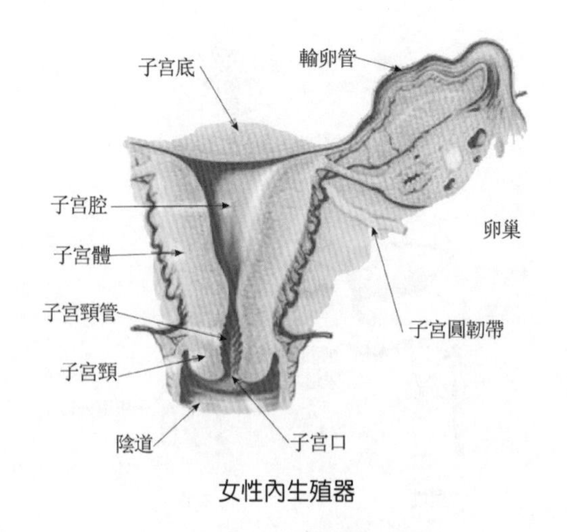

女性內生殖器

膀胱
恥骨
陰莖
海綿體
龜頭
包皮
尿道外口
乙狀結腸
直腸
精囊
射精管
前列腺
尿道球腺
肛門
輸精管
附睾
睾丸

男性生殖器

生殖系統的功能是產生生殖細胞，繁殖後代，延續種族，分泌性激素以維持第二性徵。

前列腺為不成對的實質性器官，位於膀胱與尿生殖膈之間，包繞尿道起始部，其大小和形狀均似前後稍扁的栗子。

前列腺由腺組織、平滑肌和結締組織構成，表面包有筋膜鞘，稱為前列腺囊。老年以後，腺組織逐漸老化，結締組織增生，常形成前列腺肥大，可壓迫尿道，引起排尿困難。

子宮為一壁厚腔小的肌性器官，是產生月經和孕育胎兒的場所。其形態、結構、大小和位置隨年齡、月經和妊娠情況而變化。子宮位於骨盆腔的中央，膀胱和直腸之間。成年女子，子宮的正常姿勢為前傾和前屈位。

六、內分泌系統

內分泌系統是神經系統以外的另一個重要調節系統，是由全身的內分泌腺構成。內分泌腺無排泄管，又稱無管腺。其分泌物稱激素，直接進入血液或淋巴，借循環系統輸送至全身。

按內分泌腺存在的形式分為兩大類：

（1）內分泌器官：為形態結構上獨立存在的、肉眼可見的器官，如甲狀腺、甲狀旁腺、腎上腺、垂體、胸腺和松果體等。

（2）內分泌組織：指分散在其他器官內的內分泌細胞團塊，如胰腺內的胰島、卵巢內的卵泡細胞和黃體細胞、睪丸內的間質細胞及胃腸道、腎內分泌的內分泌細胞和組織。

內分泌腺所分泌的激素對機體的新陳代謝、生長發育、生殖功能和維持機體內的穩定具有重要的調節作用。

甲狀腺，呈「H」形，分左右兩葉和中間連接兩葉的甲狀腺峽。左右兩葉貼於喉下部和氣管兩側。甲狀腺分泌含碘的甲狀腺素，其主要作用是促進機體的新陳代謝，維持機體的正常生長發育，尤其對骨骼和神經系統的發育極為重要。

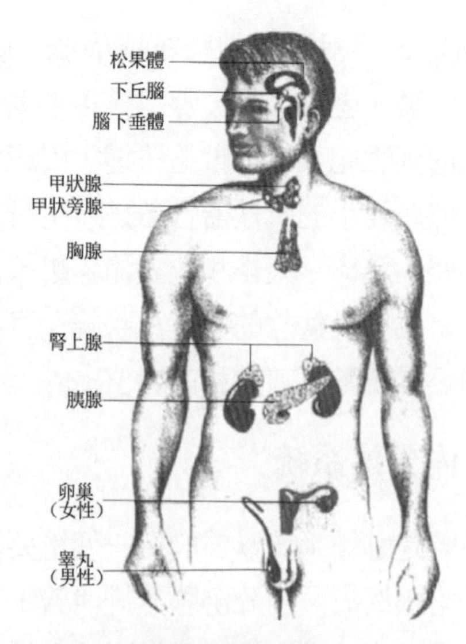

內分泌腺分佈圖

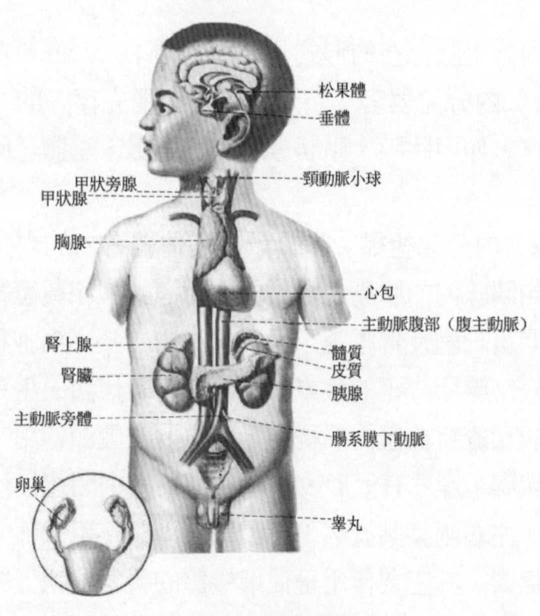

內分泌系統模式圖

甲狀旁腺，為呈扁橢圓形、綠豆大的小腺體。一般有上、下兩對，上甲狀旁腺位置較穩定，一般在甲狀腺左、右葉後上方、中 1/3 交界處的結締組織內；下甲狀旁腺多位於甲狀腺左、右下端甲狀腺下動脈附近。甲狀旁腺分泌甲狀旁腺素，其主要功能是參與調解體內鈣、磷的代謝，維持血鈣平衡。在進行甲狀腺切除術時，若誤將甲狀旁腺切除，則可引起血鈣降低，出現手足抽搐等症狀。

腎上腺，是人體重要的內分泌腺，左、右各一，右側呈三角形，左側近似半月形。它們分別位於左、右腎上端的內上方。腎上腺實質可分為表面的皮質和內部的髓質兩部分。腎上腺皮質分泌鹽皮質激素、糖皮質激素和性激素，調節人體的水鹽代謝、碳水化合物的代謝和影響性行為、副性特徵。腎上腺髓質分泌腎上腺素和去甲腎上腺素，主要功能是使心跳加快、心肌收縮力加強、小動脈收縮，從而參與維持血壓穩定和調節內臟平滑肌的活動。

垂體，為不成對的腺體，呈橢圓形；一般女性的垂體較男性的大，妊娠期更為明顯。垂體位於顱中窩內，借漏斗連於下丘腦。垂體可分為腺垂體和神經垂體兩部分。腺垂體能分泌多種激素，如生長激素、催乳激素、促甲狀腺激素、促腎上腺皮質激素、促性腺激素及黑色素細胞激素等；神經垂體為儲存與釋放加壓素（抗利尿激素）和催產素的場所。

松果體，為位於背側丘腦後上方的橢圓形小體。松果體分泌的激素有抑制性成熟的作用，在小兒期如發生病變，則可出現性早熟或生殖系統過度發育。

胸腺，既是淋巴器官，又是內分泌器官。胸腰位於胸骨柄後方，上縱隔的前部，可分為大、小不等的左、右兩葉。

胸腺能產生 T 淋巴細胞，參與細胞免疫功能。胸腺還能分泌胸腺素，其主要功能是促進 T 淋巴細胞成熟和提高免疫力。

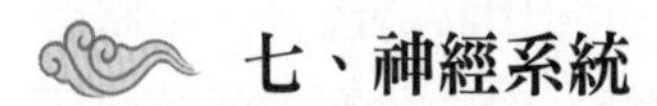

七、神經系統

神經系統由腦、脊髓以及與其相連的腦神經和脊神經組成，在機體各器官、各系統中處於主導地位。其基本功能如下：

（1）可調節和控制其他各系統的功能活動，使機體成為一個完整的統一體。

（2）透過調整機體的功能活動，使機體適應不斷變化的外界環境，維持機體與外界環境的平衡。

（3）人類在長期的進化發展過程中，神經系統特別是大腦皮質得到了高度的發展，產生了語言和思維。人類不僅能被動地適應外界環境的變化，而且能主動地認識客觀世界，改造客觀世界，使自然界為人類服務。

神經系統的分類如下：

（1）按位置和功能分為中樞神經系統（包括腦、脊髓）和周圍神經系統（包括與腦連接的 12 對腦神經和與脊髓相連的 31 對脊神經）。

（2）按分部對象分為軀體神經和內臟神經（自主神經系統）。軀體神經，主要分佈於皮膚和運動系統（骨、骨連接和骨骼肌），管理皮膚的感覺與運動器的感覺與運動。內臟神經，主要分佈於內臟、心血管和腺體，管理它們的感覺和運動。內臟運動神經又根據其功能分為交感神經和副交感神經。

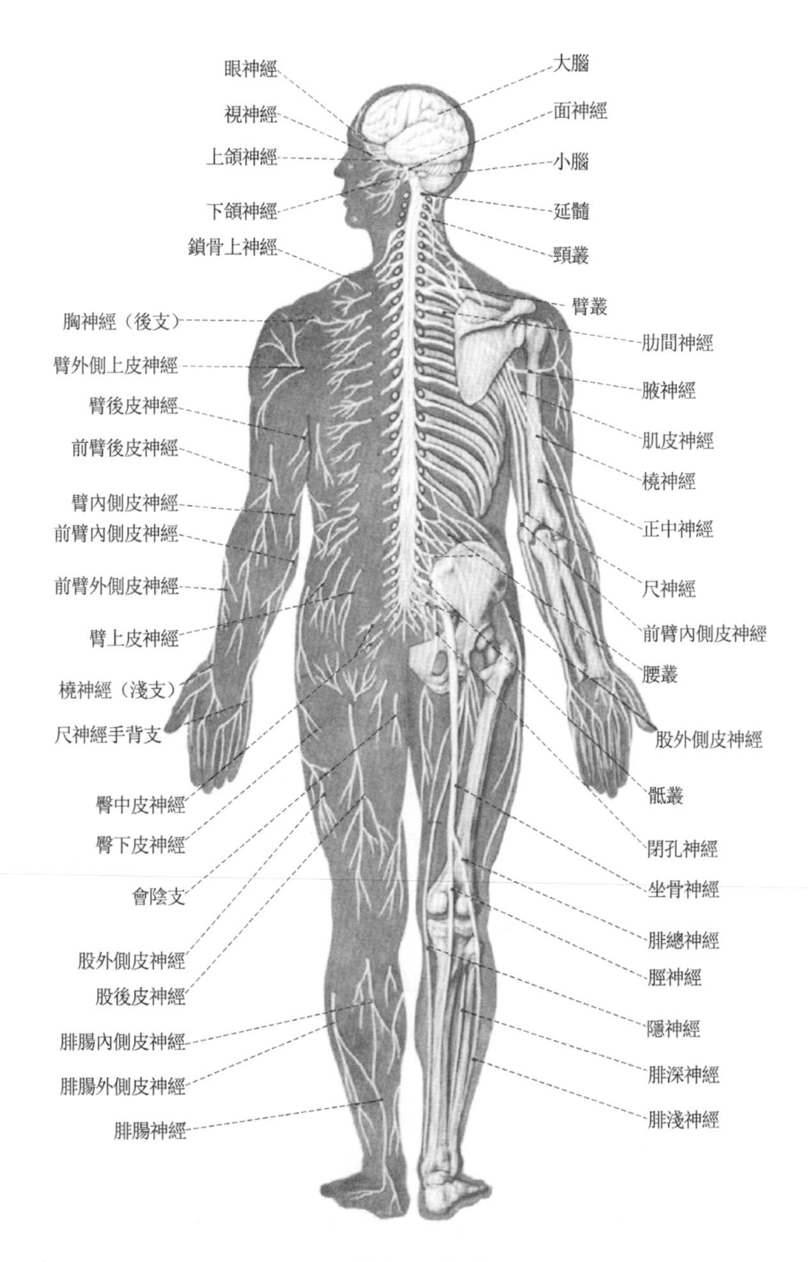
眼神經
視神經
上頜神經
下頜神經
鎖骨上神經
胸神經（後支）
臂外側上皮神經
臂後皮神經
前臂後皮神經
臂內側皮神經
前臂內側皮神經
前臂外側皮神經
臂上皮神經
橈神經（淺支）
尺神經手背支
臀中皮神經
臀下皮神經
會陰支
股外側皮神經
股後皮神經
腓腸內側皮神經
腓腸外側皮神經
腓腸神經
大腦
面神經
小腦
延髓
頸叢
臂叢
肋間神經
腋神經
肌皮神經
橈神經
正中神經
尺神經
前臂內側皮神經
腰叢
股外側皮神經
骶叢
閉孔神經
坐骨神經
腓總神經
脛神經
隱神經
腓深神經
腓淺神經

神經系統模式圖

下丘腦，位於背側丘腦的前下方，構成第三腦室的底和側壁的下部。下丘腦內一些神經元既是神經細胞又是內分泌細胞，它既可傳導神經衝動，又可合成和分泌激素。其大細胞分泌系統產生加壓素和催產素。小細胞系統含有促垂體激素，如促甲狀腺素釋放激素等，對垂體前葉各種腺細胞的激素分泌起促進或抑制作用。

八、淋巴系統

淋巴系統由淋巴管道、淋巴器官和淋巴組織組成。淋巴結的淋巴竇和淋巴管道內含有淋巴（液）。淋巴器官包括淋巴結、脾、胸腺和顎扁桃體等。淋巴組織為含有大量淋巴細胞的網狀組織。淋巴系統的主要功能是產生淋巴細胞、濾過淋巴和參與免疫反應等。

脾是人體內最大的淋巴器官，位於左季肋區，與第 9—11 肋相對，脾的長軸與第 10 肋相一致。在正常情況下，脾在左肋弓下不能觸及。脾呈橢圓形，為暗紅色，質軟而脆，受暴力打擊時易破碎。

脾可分為膈、臟兩面，前後兩端和上下兩緣。脾的主要功能是造血、儲血、濾血、清除衰老的紅細胞和參與機體的免疫反應等。造血功能主要是在胎兒期。在成人，正常情況下，脾臟不再擔負造血功能，除非是在少數病理情況下。

第六章
手部解剖概況

第一節 手的發生與胚胎發育初期

一、人在胚胎期，手的發生經歷三個階段

第一個階段是間充質期，它在胚胎形成後的第一個月末期。胚胎的兩側以小的膨出形式出現了肢芽，身體軀幹的中胚層伸展到這些肢芽之中。它的外面是外胚層，裡面是以細胞分裂的方式形成的組織團塊，也就是間充質。

第二個階段是軟骨期，它在胚胎形成後的第二個月開始。肢芽的長度不斷增加，間充質在內部也逐漸伸長，上肢的後臂、前臂、手這三部分已經能夠區分，細胞團塊的中軸部分凝縮形成肢體的軟骨，它的周圍部分則形成肢體的內在肌，出現了手骨的軟骨雛形。

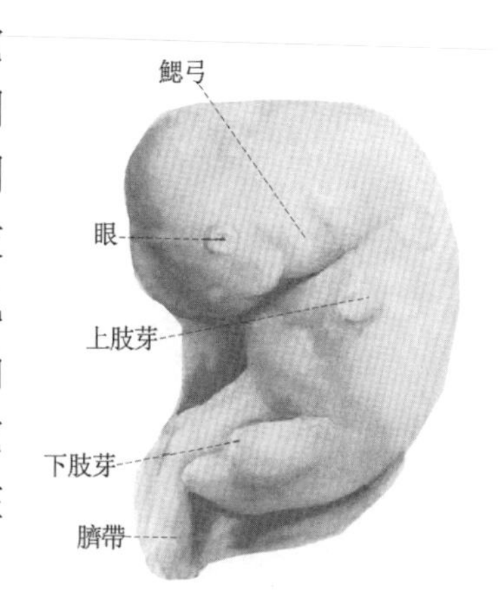

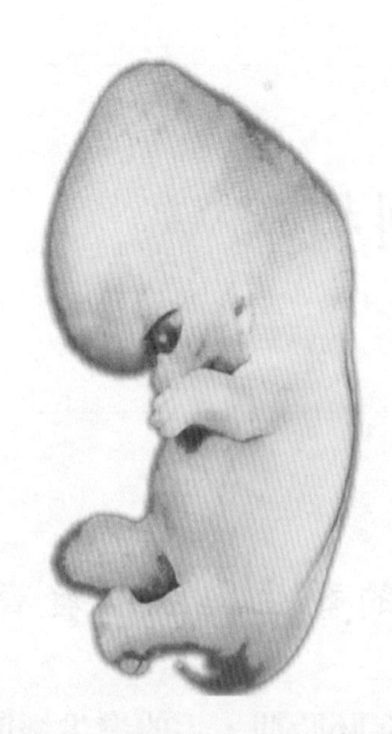

手在肢體的部分出現了縱溝，形成了指頭與指頭之間的分界。

第三個階段是骨性期，它在胚胎形成的第二個月末期。軟骨內出現了骨化點。胎兒在出生之際，手骨中除了八塊腕骨之外，各骨的骨化點都已具備，開始進入骨性階段。

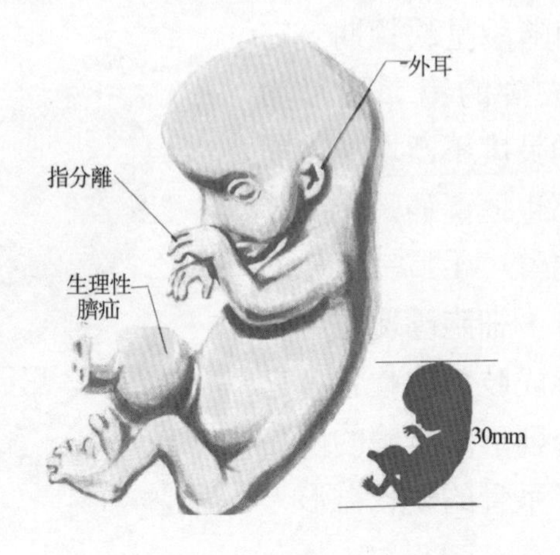

 二、胚胎期四肢的發育過程

第 4 週，體節出現，在頸區出現一對，以後逐漸從頸區向前向後增至 44 對（後頭部 4 對，頸部 8 對，胸部 12 對，腰部 5 對，骶部 5 對，尾部 8～10 對）。上下肢芽出現於第 4 週至第 5 週，由胚體兩側上、下體壁中胚層細胞增生，向胚體兩側突出而成，上肢芽稍早於下肢芽。

第 6 週，前肢芽分化出肘及腕部，手板呈扇形狀，開始出現指嵴。

第 8 週，上、下肢初步形成，下肢分化出足趾。

第 10 週，手指甲開始長出。

第 12 週，上肢發達，與軀體長度略相等，指與指甲分化良好；下肢也已具備人腿特徵，但是趾較原始。

第 14 週，下肢發育明顯。

第 18 週，腳趾甲開始長出。

第 20 週，下肢伸長，但仍較上肢為短。

第 24 週，手指甲明顯。第 30 週，腳趾甲明顯。第 32 週，手指甲到達指尖。第 36 週，腳趾甲到達趾尖。第 38 週，手指甲超出指尖。

人類的手指，是全體節的肢體遺留痕跡，因此與其內臟相連。從胚胎中手的發生過程來看，胚胎的中胚葉部分中有一半的末端是前肢的起源，所以，人體的手部與內臟具有緊密的聯繫是十分自然的事情。

手胚胎是人類之手的自然基礎，也是人類之手的原始狀態。人體手部的許許多多不解之謎，其答案也許就隱藏在這一萌芽狀態中。

第二節 手部骨骼

1. 腕骨

腕骨屬於短骨，共 8 塊，排成兩列。近側列由橈側向尺側依次為：手舟骨、月骨、三角骨、豌豆骨。遠側列依次為：大多角骨、小多角骨、頭狀骨、鉤骨。

2. 掌骨

掌骨，共 5 塊，由橈側向尺側分別稱為第 1、2、3、4、5 掌骨。掌骨的近側端為底，接腕骨；遠側端為頭，接指骨；頭、底之間的部分為體。握拳時，掌骨頭即顯露於皮下。

3. 指骨

指骨，共 14 節。拇指有兩節指骨，其餘各指都有 3 節指骨。由近側至遠側依次為近節指骨、中節指骨和遠節指骨。指骨的近側端為底，中部為體，遠側端為滑車。遠節指骨遠側端無滑車，其掌面有粗糙隆起，稱為遠節指骨粗隆（甲粗隆）。

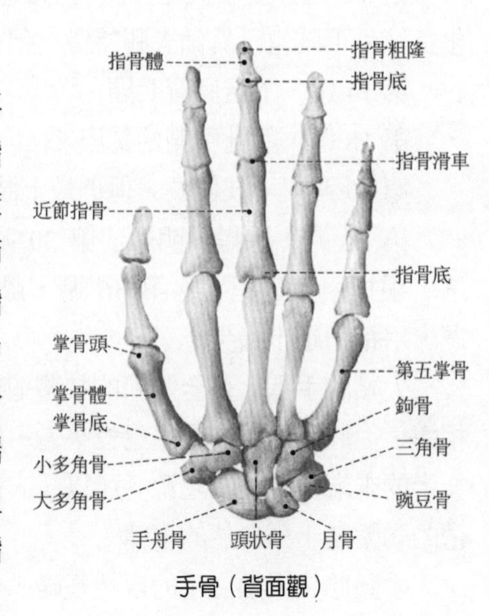

手骨（背面觀）

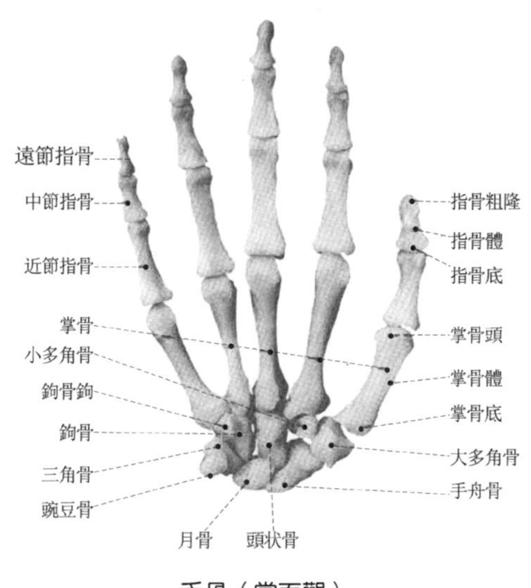

手骨（掌面觀）

第三節 手部肌肉

手指活動有很多肌參與，除有從前臂來的長肌腱外，還有很多短小的手肌，這些肌都在手掌面，可分為外側、中間和內側三群。

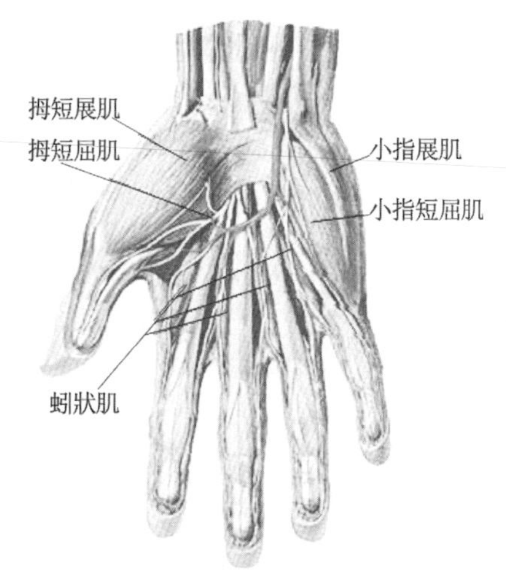

手掌面的肌肉

（1）外側群：在拇指側構成一隆起，稱為大魚際，有 4 塊肌，這些肌使拇指做屈、收、展和對掌等動作。

（2）**內側群**：在小指側，構成小魚際，主要有 3 塊肌，使小指做屈、外展和對掌等動作。

（3）**中間群**：包括 4 塊蚓狀肌和 7 塊骨間肌。蚓狀肌的作用為屈掌指關節、伸指間關節。骨間肌可分為骨間掌側肌 3 塊，收縮時，可使 2、4、5 指向中指靠攏（內收）；骨間背側肌 4 塊，它們是以中指的中線為中心，能外展第 2、3、4 指。

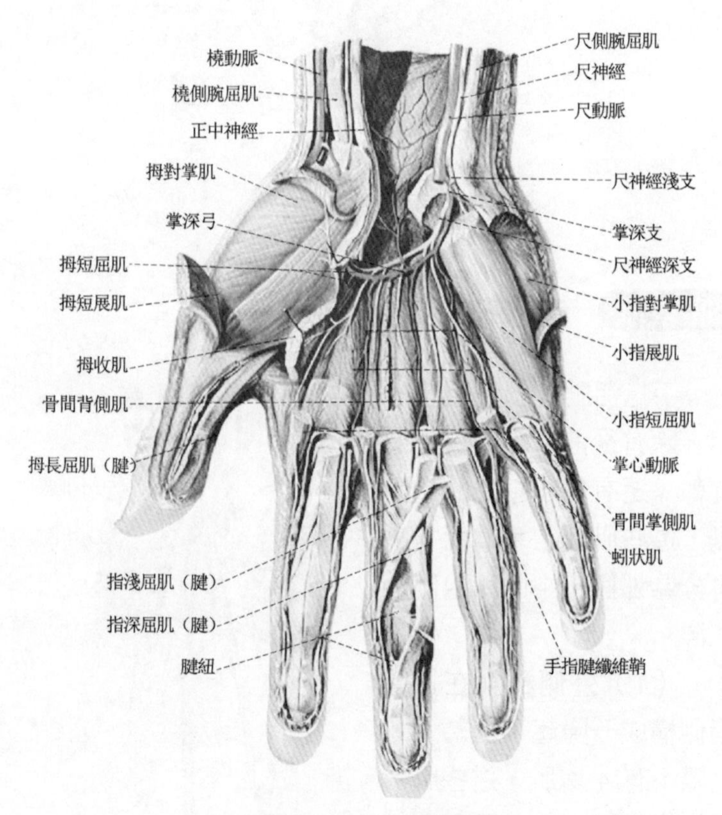

手掌面的肌肉、血管和神經

第四節 手部血管

1. 掌淺弓和掌深弓

（1）**掌淺弓**：由尺動脈的末端和橈動脈的掌淺支吻合而成，位置較淺，表面除皮膚和淺筋膜外，僅覆以掌腱膜。

（2）**掌深弓**：由橈動脈的末端和尺動脈的掌深支組成，平腕掌關節高度，位於屈指肌腱深面。

（3）**腕背網**：位於腕關節背面，由橈動脈、尺動脈的腕背支和骨間前後動脈的分支組成。

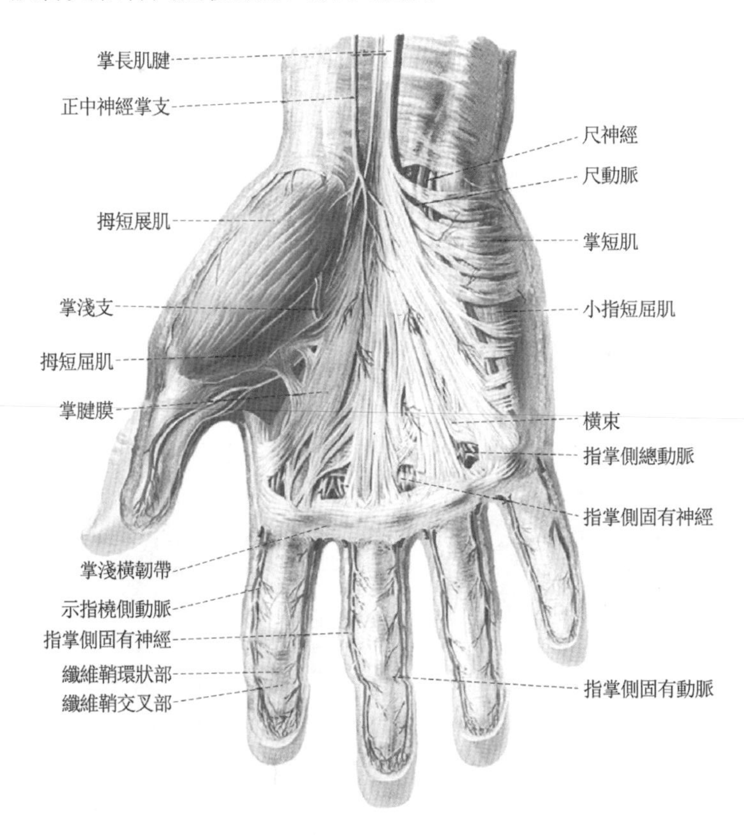

2. 手部靜脈

手部的靜脈較豐富，在各指背面形成兩條相吻合的指背靜脈，上行至指跟附近分別合成三條掌背靜脈，它們在手背中部形成不恆定的手背靜脈網。

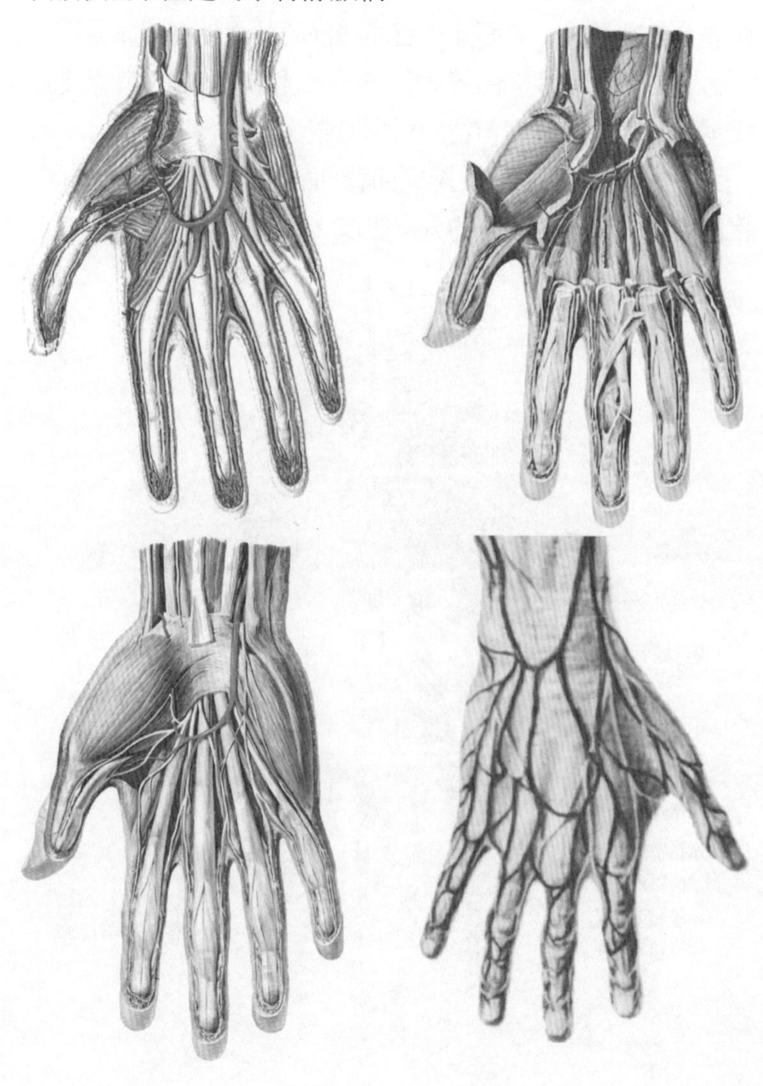

第五節 手部神經

脊神經出椎管後的前支形成的神經叢中，臂叢到手部的分支為：

（1）**正中神經**：在腕上方，位於橈側腕屈肌腱和掌長肌腱之間的深面，位置較淺，易發生切割傷。分支有肌支和皮支。分佈於拇指掌側面、食指側面，及食指、中指、無名指掌側面等。

（2）**尺神經**：在尺側腕屈肌深面，隨尺動脈內側下行，於豌豆骨外側入手掌。分支有肌支和皮支。分佈於手背尺側，小指、無名指掌側，小魚際肌及掌深部諸肌等。

（3）**橈神經**：分為深淺兩支。淺支較細，沿肱橈肌尺側下降達手背，分佈於手背橈側半及拇指、食指和中指背側橈側半的皮膚。深支主要由運動纖維組成，貫穿旋後肌至前臂背側，在淺深兩層伸肌群間，分為多數肌支，分佈於前臂的一切伸肌。

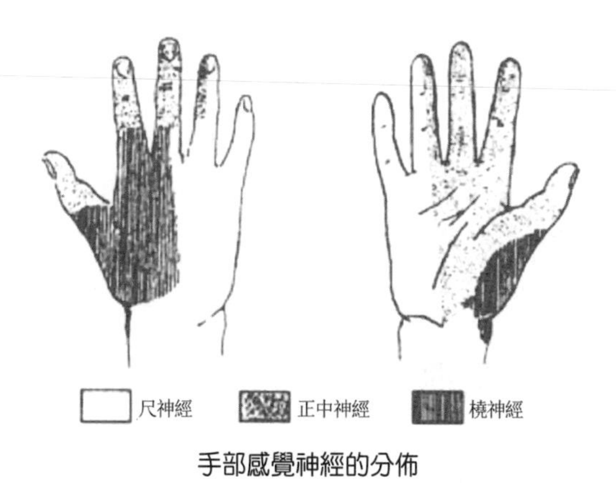

手部感覺神經的分佈

第七章
手部經絡與腧穴

第一節 手部經絡

一、手太陰肺經

1. 經脈手部循行：沿上臂內側下行，行於手少陰經和手厥陰經的前面，經肘窩入寸口，沿魚際邊緣，出拇指內側端（少商）。手腕後方支脈，從列缺處分出，走向食指內側端，與手陽明大腸經相接。

2. 主要症候：咳嗽氣喘氣短、咯血咽痛，外感傷風，循行部位痛麻或活動受限等。

3. 主治概要：主治外感、頭痛、項強、咳痰喘等證。

4. 肺經的主要穴位有 12 個，起於中府，終於少商，手部有太淵、魚際、少商等穴。

二、手陽明大腸經

1. 經脈手部循行：起於食指末端（商陽），沿食指內（橈）側向上，由一、二掌骨之間（合谷）向上進入兩筋

（拇長伸肌腱與拇短伸肌腱）之間的凹陷處，沿前臂前方，並肘部外側，再沿上臂外側前緣，上走肩端（肩髃）。

2. 主要症候：腹痛、腸鳴、泄瀉、便秘、咽喉腫痛、齒痛，以及本經循行部位疼痛、熱腫或寒冷麻木等。

3. 主治概要：主治頭面、五官、咽喉病，熱病及經脈循行部位的其他病證。

4. 大腸經的主要穴位有 20 個，起於商陽，終於迎香，手部有合谷、三間、二間、商陽等穴。

三、手少陰心經

1. 經脈手部循行：起於心中，至掌後豌豆骨部入掌內，沿小指內側至末端（少衝）交於手太陽小腸經。

2. 主要症候：心痛、咽乾、口渴、目黃、脅痛、上臂內側痛、手心發熱等。

3. 主治概要：主治心、胸、神經病及經脈循行部位的其他病證。

4. 心經的主要穴位有 9 個，起於極泉，終於少衝，手部有神門、少府、少衝等穴。

四、手太陽小腸經

1. 經脈手部循行：起於手小指外側端（少澤），沿手背外側至腕部直上，沿前臂外側後緣。

2. 主要症候：少腹痛、腰脊痛引睾丸、耳聾、目黃、頰腫、咽喉腫痛、肩臂外側後緣痛等。

3. 主治概要：主治頭、項、耳、目、咽喉病，熱病、神志病及經脈循行部位的其他病證。

4. 小腸經的主要穴位有 19 個，起於少澤，終於聽宮，手部有少澤、前谷、後谿、腕骨、陽谷等穴。

五、手厥陰心包經

1. 經脈手部循行：起於胸中，沿上臂內側行於手太陰經和手少陰經之間，經肘窩下行於前臂中間進入掌中，沿中指到指端（中衝）。掌中支脈：從勞宮分出，沿無名指到指端（關衝），與手少陽三焦經相接。

2. 主治症候：心痛、胸悶、心驚、心煩、癲狂、腋腫、肘臂攣痛、掌心發熱等。

3. 主治概要：心、胸、胃、神志病及經脈循行部位的其他病證。

4. 心包經的主要穴位有 9 個，起於天池，終於中衝，手部有內關、大陵、勞宮、中衝等穴。

六、手少陽三焦經

1. 經脈手部循行：起於無名指末端（關衝），上行於第四、五掌骨間，沿腕背，出於前臂外側尺橈骨之間，經肘尖沿上臂外側達肩部。

2. 主要症候：腹脹、水腫、遺尿、小便不利、耳聾、咽喉腫痛、目赤腫痛、頰腫、耳後痛、肩臂肘部外側痛等。

3. 主治概要：頭、耳、目、胸脅、咽喉病，熱病及經脈循行部位的其他病證。

4. 三焦經的主要穴位有 23 個，起於關衝，終於絲竹空，手部有關衝、液門、中渚、陽池、外關等穴。

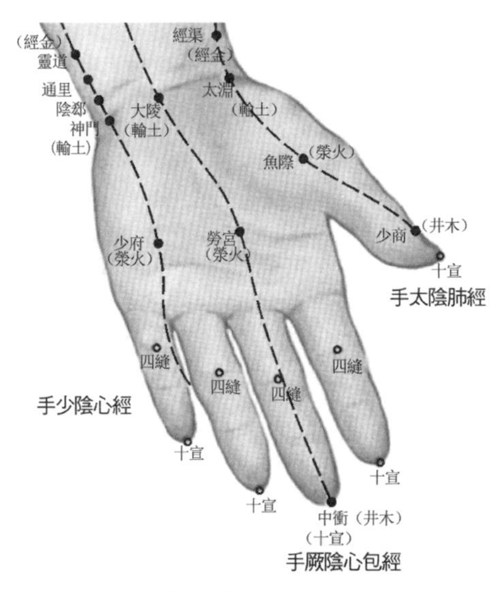

手掌部經脈穴位圖

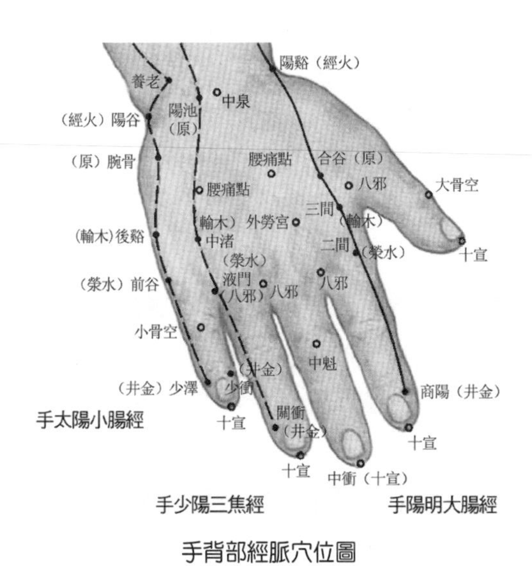

手背部經脈穴位圖

第二節 手部的經脈分佈

1. 拇指

拇指部位有手太陰經的經脈從腕後（寸口）走向大魚際，沿著大魚際邊緣，延伸至大拇指橈側的末端。

【經筋】有手太陰經筋分佈，起於拇指，循指上行至魚際後，沿寸口外緣，上達前臂。

【皮部】拇指掌面為手太陰經所分佈，拇指背面為手陽明經所分佈。

2. 食指

食指分佈有手陽明經和手太陰經兩條經脈。手太陰肺經從腕後橈骨莖突上方分出分支，向手背走向食指橈側的末端，與手陽明大腸經交接。手陽明大腸經從食指末端橈側起始，沿食指橈側上緣，走出於第一和第二掌骨間，向上伸入拇長肌腱和拇短肌腱中。

【經筋】有手陽明經筋分佈，從食指的末端，向上到達腕部。

【皮部】食指掌面為手太陰經所分佈，食指背面為手陽明大腸經所分佈。

3. 中指

中指部位有手厥陰心包經從掌長肌腱和橈側肌腱正中進入手掌，沿中指內側延伸到中指末端。

【經筋】有手厥陰筋經分佈，從中指由手掌向上到達腕部。

【皮部】中指掌面為手厥陰心包經所分佈，中指背面為手少陽三焦經所分佈。

4. 無名指

無名指分佈有手少陽三焦經和手厥陰心包經兩條經脈。手少陽三焦經從無名指靠小指一側的末端向上走出，在第四和第五掌骨的中間，沿手背到達腕關節外側。另一條經脈是從掌中分出的手厥陰心包經，沿無名指靠小指的一側分佈於手指末端，接於手少陽三焦經。

【經筋】有手少陽經筋分佈，從無名指的末端向上接於腕部。

【皮部】無名指掌側為手厥陰心包經所分佈，無名指背側為手少陽三焦經所分佈。

5. 小指

小指分佈有手少陰心經和手太陽小腸經兩條經脈。

手少陰心經從手掌沿著小指內側走到指甲內側末端，與手太陽小腸經相接。另一條是起於手小指外側末端的手太陽小腸經，沿著掌側和背側的交界線向上到腕部。

【經筋】有手少陰經筋分佈，起於小指內側，結於掌後銳骨；還有手太陽經筋分佈，起於小指之上，向上接於腕背部。

【皮部】小指掌側為手少陰心經所分佈，小指背側為手太陽小腸經所分佈。

6. 手背部

手背部的經脈分佈有 3 條陽經，包括手陽明大腸經、手少陽三焦經、手太陽小腸經。其中，手陽明大腸經從手指向上到達手背，分佈於手背第一掌骨和第二掌骨之間；手少陽三焦經從手指到達手背後，行走在第四掌骨和第五掌骨的中間；手太陽小腸經從手指出來後，走在手背側和掌側的交界線處。

【經筋】有手陽明經筋、手少陽經筋和手太陽經筋分佈。

【皮部】手陽明大腸經分佈在前側，手少陽三焦經分佈在中部，手太陽小腸經分佈在後側。

7. 手掌部

手掌部分佈有手太陰肺經、手厥陰心包經和手少陰心經 3 條經脈。手太陰肺經在手掌大魚際邊緣。手厥陰心包經行走於第二、第三掌骨間。手少陰心經行走於第四、第五掌骨間。

【經筋】有手太陰經筋、手厥陰經筋、手少陰經筋分佈。

【皮部】手太陰肺經分佈在前側，手厥陰心包經分佈在中部，手少陰心經分佈在後側。

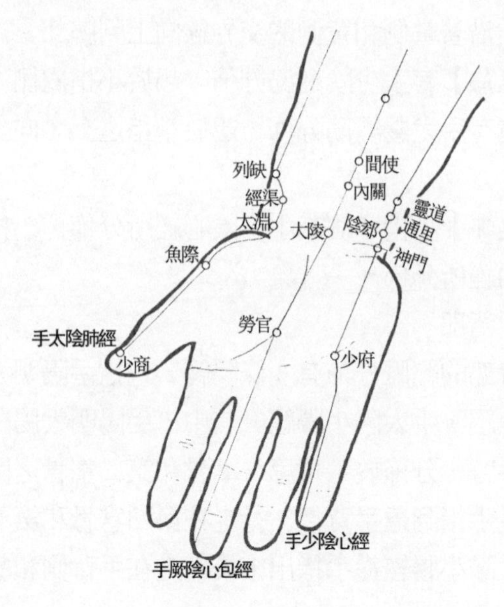

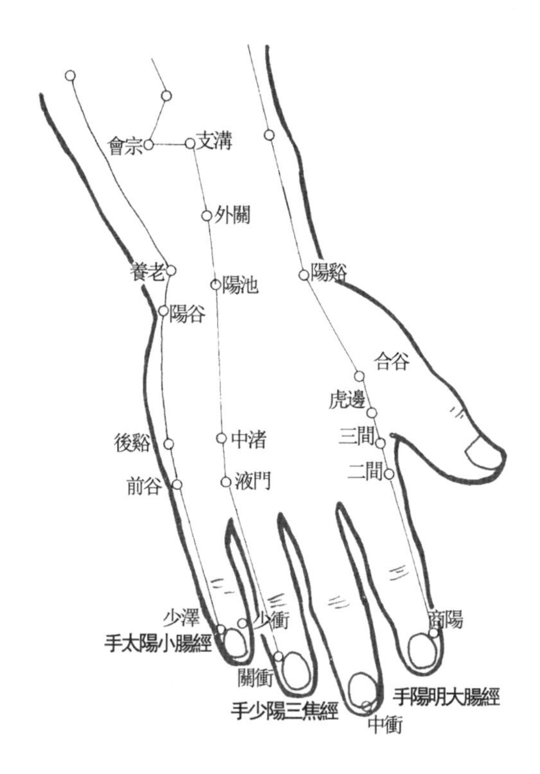

第三節 手部腧穴

1. 太淵（手太陰肺經之輸穴，肺之原穴，八會穴之脈會）

【定位】在腕掌側橫紋橈側，橈動脈搏動處。

【主治病症】支氣管炎、百日咳、流感、哮喘、肺結核，多種原因所致的胸痛，以及橈腕關節及周圍軟組織疾患。

2. 魚際（手太陰肺經之滎穴）

【定位】仰掌，第一掌骨中點之橈側，赤白肉際之間。

【主治病症】咽喉痛、急慢性咽喉炎、扁桃體炎、腮腺炎、感冒發熱、咳嗽、咯血、肺炎、中風昏迷、精神分裂症、小兒消化不良、小兒疳積、自汗、岔氣、屈拇指長肌腱鞘炎等。

3. 少商（手太陰肺經之井穴）

【定位】拇指橈側距指甲角約 0.1 吋處。

【主治病症】上呼吸道疾病，如：扁桃體炎，急、慢性咽喉炎，支氣管炎，腮腺炎，感冒，鼻衄，中風昏迷，肢端麻木等。

4. 商陽（手陽明大腸經之井穴）

【定位】食指橈側，距指甲角約 0.1 吋處。

【主治病症】中風昏迷、高熱不退、咽喉腫痛、痄腮、耳鳴、耳聾、青光眼、牙痛、肺心病心衰、癔症（歇斯底里）、肢端麻木等。

5. 二間（手陽明大腸經之滎穴）

【定位】食指橈側，指掌關節前凹陷處。

【主治病症】頭痛、牙痛、鼻衄、目昏、咽喉腫痛、頷腫、熱痛、肩背痛、面癱、三叉神經痛。

6. 三間（手陽明大腸經之輸穴）

【定位】食指橈側第二掌骨小頭後方凹陷處。

【主治病症】牙痛、咽喉痛、結膜炎、三叉神經痛、手背紅腫、便秘、唇口乾。

7. 合谷（手陽明大腸經之原穴）

【定位】位於手背虎口處，拇、食指伸張時，第一、二掌骨間，第二掌骨橈側的中點。

【主治病症】頭痛、牙痛、鼻出血、暈厥、面神經麻痺、半身不遂、神經衰弱、高血壓、小兒驚風、感冒等。

8. 陽谿（手陽明大腸經之經穴）

【定位】位於腕關節橈側兩筋間。拇指上翹時，在拇短伸肌腱與拇長伸肌腱之間的凹陷中。

【主治病症】腕關節及周圍軟組織疾病，腰背扭傷、癮疹、小兒消化不良、目赤腫痛。

9. 神門（手少陰心經之輸穴，心之原穴）

【定位】仰掌，腕橫紋尺側端，尺側腕屈肌腱的橈側凹陷處。

【主治病症】神經衰弱引起的心悸、失眠、健忘、多夢、易驚、精神疲憊等；癔症、婦科疾病；冠心病、心絞痛。

10.少府（手少陰心經之滎穴）

【定位】以手指屈向掌中，手小指指掌關節後，小指與無名指之間，與勞宮穴相平。

【主治病症】有強心作用，對風心病、心肌病、肺心病及其他原因所致的心功能不全、心律不整、心房纖顫等有效。亦可治冠心病、心絞痛及泌尿系統的某些疾病。

11.少衝（手少陰心經之井穴）

【定位】小指橈側指甲角旁 0.1 吋處。

【主治病症】高熱、中風昏迷、小兒驚厥、癔症、精神病、胸脅痛。

12.少澤（手太陽小腸經之井穴）

【定位】小指尺側，距指甲角 0.1 吋處。

【主治病症】乳腺炎、乳汁分泌不足、頭痛、語言不利、黃疸、指攣臂痛。

13.前谷（手太陽小腸經之滎穴）

【定位】手掌尺側緣，第五指掌關節前的掌指橫紋頭赤白肉際處。

【主治病症】手指麻癢或痛、乳腺炎、頭痛、目痛、耳鳴、咽腫、咳嗽。

14.養老（手太陽小腸經之隙穴）

【定位】在前臂背面尺側，當尺骨小頭近端橈側凹陷中。

【主治病症】上肢關節痛、肩背痛、偏癱、落枕、腰扭傷、疝痛、目不明。

15.後谿（手太陽小腸經之輸穴，八脈交會穴之一，通督脈）

【定位】輕握拳，在手掌尺側緣，第五指掌關節後，掌橫紋盡頭。

【主治病症】頭、項、肩背、肘臂疼痛，以及落枕、癔症、肩關節周圍炎、瞼腺炎、小兒高熱驚厥、瘧疾、癲癇、腰痛。

16.腕骨（手太陽小腸經之原穴）

【定位】輕握拳，手掌尺側緣，第 5 掌骨基底與鉤骨之間，赤白肉際凹陷處。

【主治病症】腕關節疼痛、頭痛、項強、耳鳴。

17.陽谷（手太陽小腸經之經穴）

【定位】在腕關節尺側凹陷處，尺骨莖突與三角骨之間的凹陷處。

【主治病症】腮腺炎、熱病、耳鳴、耳聾、臂外側痛。

18.大陵（手厥陰心包經之輸穴、原穴）

【定位】仰掌，腕關節橫紋正中，兩筋之間。

【主治病症】心肌炎、心悸、胃炎、扁桃體炎、失眠、肋間神經痛、精神病、腕關節及周圍軟組織疾患。

19.勞宮（手厥陰心包經之滎穴）

【定位】掌中央，第二、三掌骨之間，當屈指握拳時，中指指尖所指點處稍外。

【主治病症】手顫、中風昏迷、中暑、暈厥、心絞痛、口腔炎、小兒驚厥、肺癌、手掌多汗。

20.中衝（手厥陰心包經之井穴）

【定位】手中指末節尖端中央，距指甲游離緣 0.1 吋處。

【主治病症】各種原因所致的休克、中風、中暑、高熱、小兒夜啼、心絞痛。

21.關衝（手少陽三焦經之井穴）

【定位】無名指外側，距指甲角 0.1 吋處。

【主治病症】各種原因所致的休克、咽喉炎、結膜炎、外感熱痛及多種原因引起的頭痛。

22.液門（手少陽三焦經之滎穴）

【定位】握拳，在手背部，第四、五指間赤白肉際處，指蹼中間。

【主治病症】手臂痛、手握不能伸、咽喉炎、耳聾、耳鳴、目赤。

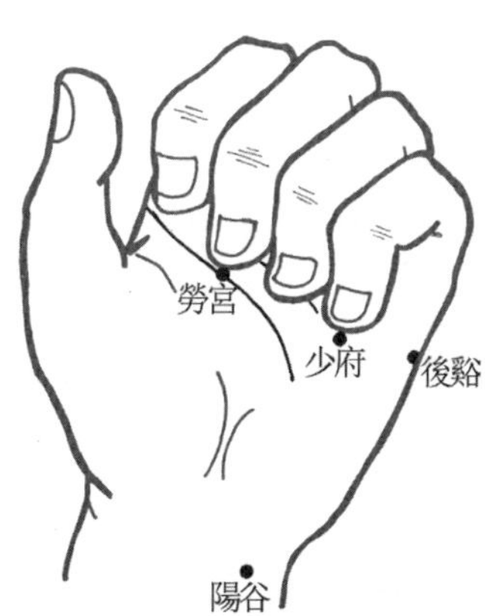

【備考】本穴出自《靈樞・本輸》，別名掖門、腑門、太陽陰。

23.中渚（手少陽三焦經之輸穴）

【定位】握拳，在手背第四、五掌骨間，掌指關節凹陷處。

【主治病症】肩周炎、手握不能伸、肋間神經痛、腰扭傷痛、急性扁桃體炎、牙痛、頭痛、胃脘痛、耳鳴、耳聾。

24.陽池（手少陽三焦經之原穴）

【定位】在腕背橫紋中，當指伸肌腱的尺側緣凹陷處。

【主治病症】肩臂痛、手腕痛、胃痛、胃潰瘍、糖尿病、感冒、瘧疾。

第四節 手部經外奇穴

1. 十宣穴

【定位】手十指尖端，距指甲游離緣約 0.1 吋處。

【主治病症】一切急性之失神、休克、吐瀉；扁桃體炎、高血壓、狂癲、中暑、乳蛾、小兒驚厥、指端麻木、卒中、癔症等疾病的急救。

2. 手四穴

【定位】雙拇指、中指末端，指甲尖部橈側，近指甲 0.1 吋處。

【主治病症】食物中毒、急慢性腸炎、痢疾、消化不良。

3. 四縫穴

【定位】在掌面手食、中、無名、小指近節與中節指骨間之橫紋中央處，左右手共八穴。

【主治病症】小兒疳積、百日咳、腸寄生蟲症、指痛、消瘦虛弱、咳喘氣逆。

4. 虎邊穴

【定位】三間穴與合谷穴之間。

【主治病症】精神分裂症。

5. 八邪穴

【定位】手背五指指蹼間，第一、二，第二、三，第三、四及第四、五掌骨頭之間，左右手共八穴，即大都、上都、中都、下都。

【主治病症】手臂紅腫、五指麻痛、鵝掌風、頭風、牙痛、項痛、大熱眼瞳鼓出、蛇咬傷。

6. 三字穴

【定位】工字穴，手背第二、三掌骨底交接處；陽字穴，手背第三、四掌骨底交接處；永字穴，手背第四、五掌骨底交接處。

【主治病症】具有消腫、止痛、抗休克的作用。胸部外傷，取陽字穴療效顯著；腰部外傷，取工字穴、永字穴療效顯著；頭面部外傷，取工字穴療效顯著；四肢處傷，三個穴任選兩個即可。

7. 落枕穴

【定位】手背第二、三掌骨間，掌指關節後約 0.5 吋處。

【主治病症】落枕、肩背痛、手麻、腰扭傷、項痛、頭痛、胃痛。

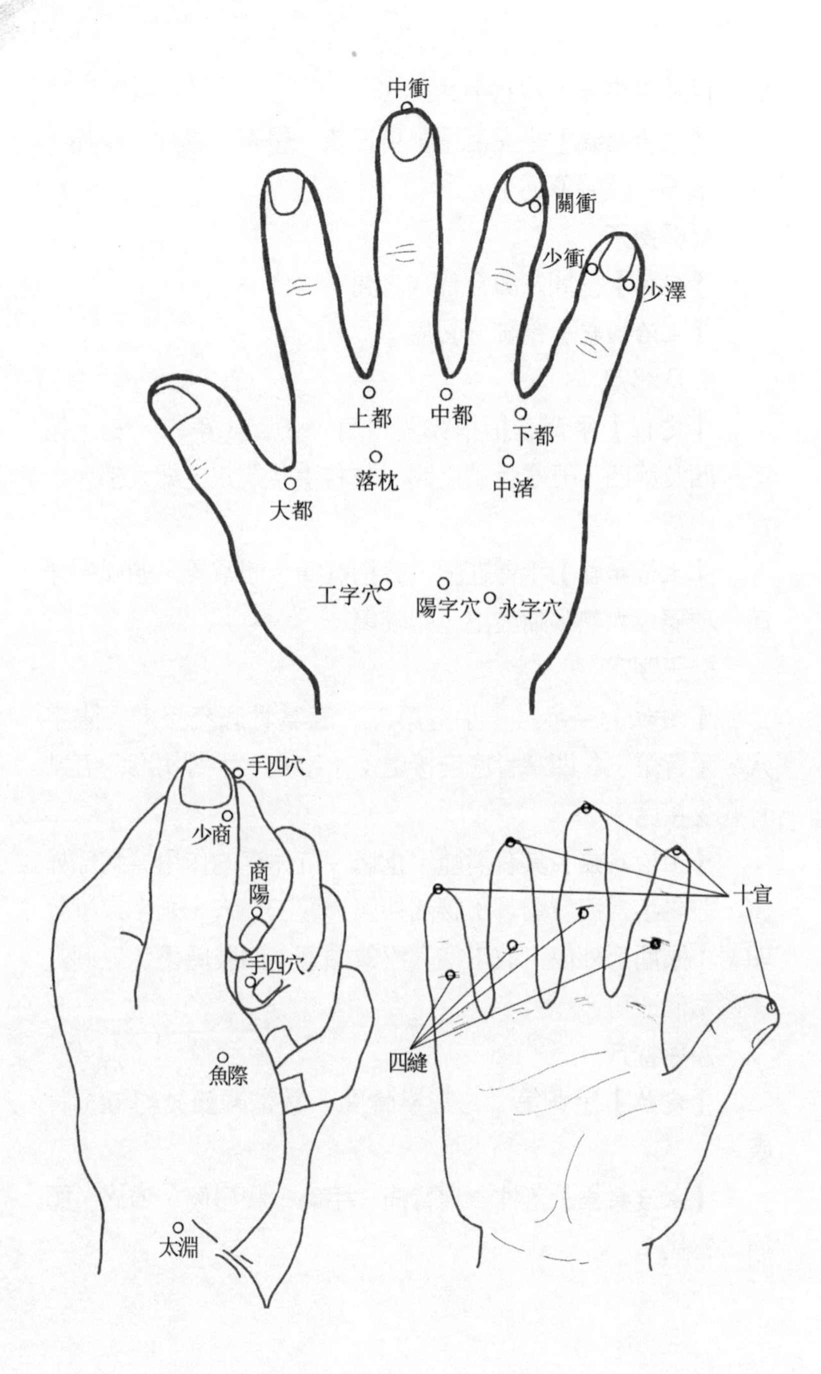
中衝
關衝
少衝
少澤
上都
中都
下都
落枕
中渚
大都
工字穴
陽字穴
永字穴
手四穴
少商
商陽
手四穴
魚際
太淵
十宣
四縫

第五節 經絡腧穴與反射區的關係

手部有 6 條經絡，手三陰經和手三陽經與反射區有著一定的關係。

大魚際處有肺經，其循行沿上肢內側前邊到達手掌大魚際緣，沿著拇指橈側到達指端。大魚際上有青筋（即靜脈顯現）就和肺部有關係。

小魚際上有青筋（即靜脈顯現），不僅是肺反射區，還要考慮心經和小腸經因素。心經在上肢循行沿前臂內側後緣，到掌後豌豆骨部進入掌內後邊，沿小指的橈側出於末端。心主血，肺主氣，主要是肺氣和心血的關係，血的運行有賴於氣的推動，氣的運行有賴於血的運載。心肺相互配合，保證氣血正常運行。肺氣虛弱，則宗氣不足，推動心血無力，血行不暢，心主血脈功能減退，也會影響肺氣的宣發和肅降。

大魚際肺臟反射區望診異常，要聯繫肺經、大腸經。若靠近肺經循行線上有斑點，就要調理肺經上的穴位，找敏感點。若靠近大腸經循行線上有斑點，要調理大腸經上的穴位。

小魚際肺臟反射區異常，就得考慮心經、小腸經，選擇心經、小腸經上的穴位調理，並要檢查心臟、小腸的功能是否正常。若在小魚際發現包塊，顏色有變化，並有氣喘、乾咳、小便發黃、顏面發熱等病狀，要調理心經、小腸經和肺經。

掌中有心包經循行，沿前臂內側中線，過腕部，入掌中，沿第三掌骨、中指橈側，出中指橈側端。中指指肚中間為腦垂體反射區，掌中有子宮、宮頸、陰道、膀胱、前列腺及氣管、食道等反射區，治療這些組織器官時要相應調理心包經和心臟。在調理哮喘及食道中的問題時，應同時調理心包經。

女性婦科、男性前列腺有毛病，心臟功能大多不理想，在手部可用刮板刮掌面中心（心臟、婦科、前列腺反射區和心包經），離心方向從腕部刮到指肚，效果很好。包括有內分泌紊亂、老年性陰道炎、卵巢囊腫、更年期綜合徵等都要做好心臟的調理。

心主汗液，「汗為心之液」。許多人不出汗，憋得很難受。若不出汗，體內水出不來，可在手掌調理，用另一隻手的食指、中指、無名指、小指指腹（肝、心、肺、腎）在掌心運用撫摸法旋揉 7 圈，再反掌用指背從掌跟向指尖推（推心包經）7 次。左右手都做，在左手順時針，在右手逆時針，向大拇指方向旋轉。注意動作要緩慢、速度要均勻。推心包經，就調理了心臟，推了馬上出汗，起到排毒的作用，因此做完後手指上會有異味。對心律不整及心動過速、過緩等症狀，調理效果都很好。

左手脾臟反射區在大腸經循行線上，右手肝臟反射區和大腸經也有關係。大腸經循行，從食指橈側端開始，沿著食指的橈側緣，向上經過第一、第二掌骨之間，進入拇長伸肌腱和拇短伸肌腱的中間，沿上肢外側前緣上行。

左手肝臟反射區在三焦經循行線上，右手脾臟反射區也在三焦經循行線上。手少陽三焦經起於無名指尺側端，向上沿無名指尺側至手腕背面，上行尺骨、橈骨之間。循行線上有骶骨、婦科等反射區。

肝、脾都是氣血生化之源，都是促進水液代謝的臟腑器官。肝藏血，主疏泄，若失疏泄，氣機不通；脾統血，主運化水液傳輸，脾運水液功能減退，必導致水液停滯，生濕生痰，甚至水腫。而三焦經是氣血循環、水液升降出入的通路，主持清氣，通行水道。肝、脾功能正常與否和三焦經的通暢有密不可分的關係。

無名指是下肢的反射區，橈側有血糖反射區，三焦經循行於尺側。有很多人經常外出，走路多就腿疼，可在手部無名指用另一隻手的拇指向心推指掌面，從指肚推到掌部，直至發熱。推 21 次，調理下肢氣血循環。此外，也可在腿部推摩，用掌心推摩小腿肚、膕窩、大腿內側，從小腿部向大腿部推摩，發熱為度。

三焦通，下肢暢。很多人（特別是女性）經常感到下肢發冷，兩腳冰涼，這是因為腿部距離心臟遠，氣血循環慢，三焦不通暢，再加之地球的吸引力等因素。針對這種情況，可以在手部調理三焦經，用另一隻手的拇指指腹從無名指指背向指尖方向推，調通上焦；在無名指指腹面向心方向推，調通下焦；用拇指、中指在無名指兩側來回推摩，調理中焦。以 7 為基數，做 7 的倍數，雙手都要做。

脊柱反射區、頸椎反射區與手太陰肺經，胸椎反射區與手陽明大腸經，腰椎反射區與手厥陰心包經，骶骨反射區與手少陽三焦經，尾骨反射區與手少陰心經、手太陽小腸經，它們之間有著密切的關係。在反射區診斷、調理、治療時，要仔細觀察經絡循行向上的斑點、顏色、形態等的變化，並做相應的調理。

頸椎問題，還要調理肺經。胸椎不舒服，背部痛，在大腸經上找穴位調理，關鍵是找敏感點。可點按在商陽或迎香穴上活動胸椎，體驗經脈與脊柱的關係。手陽明大腸經循行起於食指末端（商陽），經指掌橈側、前臂前方、上臂外側前緣、肩胛上部、頸項前外側通過面頰，止於鼻孔對側（迎香），共20個穴位。

腰椎不舒服，可在手厥陰心包經上找敏感點調理。「內關穴」，尤其調理第3腰椎效果好。手指輕輕地掐在內關穴上，輕力度向心方向施力，患者可以動動腰部體會感覺。關鍵是方向和力度，力度一定要輕，方向是關鍵。若離心方向點按，第3腰椎馬上就有疼痛的感覺。

骶胯部和三焦經有著密切的關係。有的人不小心腳脖子崴了，只注意腳，不想骶胯部，腳不痛了但骶胯部還有問題。腳部反射區是三焦經的起始點，骶胯部疼痛，三焦經也會有問題。手部調理方法：患者手背向上，男先左手，女先右手，施術者中指墊在患者無名指指肚下，拇指和食指掐在指肚兩側，三指同時用力掐（三角力）。掐左手治左側，掐右手治右側。三焦經有問題，在手部骶骨反射區按揉，同樣可以調理。

尾骨反射區與小腸經、心經、生殖系統、泌尿系統也有關聯。小腸經循行經過第五掌骨尺側，心經循行經過第四、五掌骨間，尾骨有問題，還要調理小腸經、心經。尾骨尖後勾，可採用板直小指遠節指骨段的方法調理。

心臟問題（心肌梗塞、冠狀動脈等），可掐按尾骨反射區找敏感點調理。在尾骨反射區上下按壓揉動，可調理心臟病，調整血壓。在尾骨反射區中點（少府）上下按壓揉動81次，調整血壓。

第八章
手部反射區操作及原則

第一節 手部操作的方法

季秦安手部操作防治疾病法，是一項專門的技能，也是保健康復的一種手段。手法（力度）操作的品質及熟練程度，直接影響防治疾病的效果，因此，手部操作應在中醫理論的指導下，明確診斷，辨證施術，嫻熟地掌握各種手法與規範的操作技能。

如《醫宗金鑑》載：「法之所施，使患者不知其苦」；「一旦臨症，機觸於外，巧生於內，手隨心轉，法從手出，內乎外應」，從而達到最佳的防治疾病的效果。

1. 手法與力度

用手部刺激防治疾病靠的是手法，手法的優劣直接關係到防治疾病的效果，一定要講究技術要求和動作規範。要提高在手部防治疾病的臨床效果，精湛的手法是關鍵。要想熟練地掌握手法的功能和技巧，需要認真、刻苦、長期反覆地應用與練習，直到熟練，做到運用自如、得心應手、靈活應用，達到剛中有柔、柔中有剛，既要輕快，節律又要準確穩妥，應熟練到「一旦臨症，機觸於外，巧生於內，手隨心轉，法從手出，內乎外應」（《醫宗金鑑》）。

手法品質的優劣，取決於手法操作時力度的輕重、頻率、速度、方向、技巧組合所產生的一種動態力的形式，即手法的「動力形式」。

這種「動力形式」的手法作用力會產生機械振盪波與生物電磁波，其能量被人體內微觀結構（因遵循共振吸收的原理）而吸收，繼而引起某些特異性生物效應（人體的內源性藥物因子）。

另一方面，「動力形式」所產生的手法作用力，由手部相對應的臟腑、組織、器官反射區到人體臟腑、組織、器官的傳導，反射性地影響津液、氣血、營衛、腦髓、臟腑以及精神、情志等生理活動和病理狀態，從而起到全身性的調治作用，達到預防、治療、康復、保健的作用。

2. 手部防治疾病的操作方向

任何一種按摩都非常重視方向。尤其是季秦安手部防治疾病的按摩，對方向要求更嚴格。如方向掌握不好，就達不到預期的療效，甚至還會出現反作用。

如：在手部脾臟反射區順時針地旋轉揉動，人體口腔內的口水就會增多；逆時針地旋轉揉動，人體口腔內的口水就會減少。疾病的性質不同，操作時的方向也不同，一定要掌握好方向。

3. 操作時間與順序

【時間】在手部防治疾病時，不論是治病還是自我保健，都應當掌握好時間，以達到防治的效果。這主要是根據患者及疾病的情況而定，時間可長可短，但一般不得超過

45 分鐘或一個小時。

對於疼痛性疾病，在疼痛發作時可隨時進行，直到疼痛緩解或止痛，一天可按摩 2～3 次，10 天為一個療程。保健時，可根據每個人的具體情況、地點、環境、條件進行按摩，以身體舒適為宜。

【順序】在手部操作防治疾病可促進血液循環，機體裡的新陳代謝得到適當的調整，使體內的污濁物或毒素排出體外，從而達到防治疾病和保健康復的目的。

我們應在操作前，首先用不同手法去調整與排泄有關的手部相對應的反射區，再按不同的疾病，依據中國傳統醫學的陰陽五行相生相剋的理論，排列好所要做的手部相對應的臟腑、組織、器官反射區，然後一一去做。預防保健要按照臟腑、組織、器官的上下前後的順序去做。

第二節 手部反射區操作的基本手法

1. 拇指按揉法

操作者拇指伸直，其他四指彎曲緊貼於掌面，用拇指指腹按於施術反射區上（見圖 1）。

【著力點】拇指指腹。

【操作】以一定的方向旋轉揉動，力度要輕柔緩慢，動作協調有節奏，不能忽快忽慢，時輕時重，要一直保持同一力度。

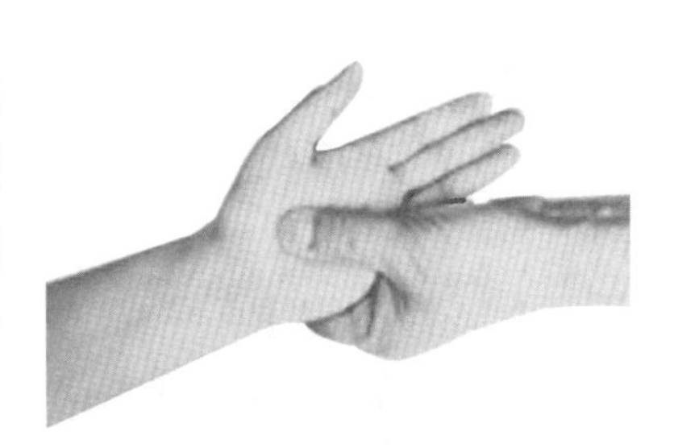

圖1　拇指按揉法

【適應範圍】肺臟、脾

臟、胃、心臟、胰、子宮、小腸、腹腔神經叢、膀胱、肩、臂、大腿、小腿、各關節、直腸等反射區。

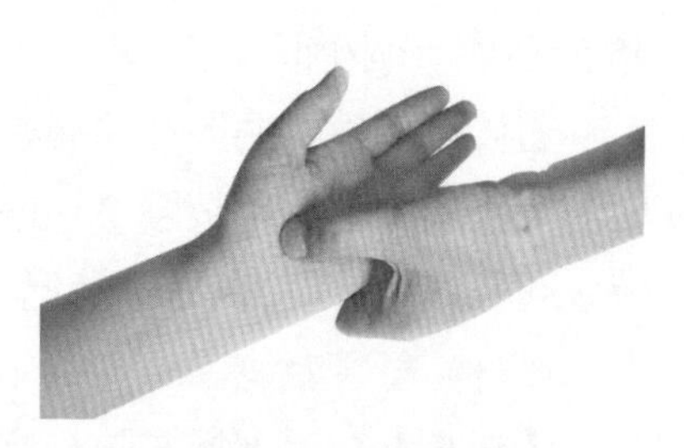
圖2　拇指按壓法

2. 拇指按壓法

操作者拇指伸直，其他四指彎曲緊貼於掌面，用拇指指腹垂直用力按於施術反射區上（見圖 2）。

【著力點】拇指指腹或橈側偏峰。

【操作】用拇指指腹或橈側偏峰按壓在反射區上，上下垂直運動，動作移動範圍不可過大，用力要均勻，穩而持續，緩緩壓下，然後再慢慢抬起。

【適應範圍】肩、臂、大腿、小腿、卵巢、腰椎、骶椎、心臟、腳掌、手掌、肛門、胸椎、膽囊、喉、頸椎等反射區。

3. 拇指點按法

操作者拇指伸直，其他四指彎曲成空握拳狀，用拇指指端垂直用力點於施術反射區上（見圖 3）。

【著力點】拇指指端。

【操作】用拇指指端點於反射區上，垂直用力，力度要大，由輕而重，不可突然發力，宜緩慢點下，輕快放鬆抬起。

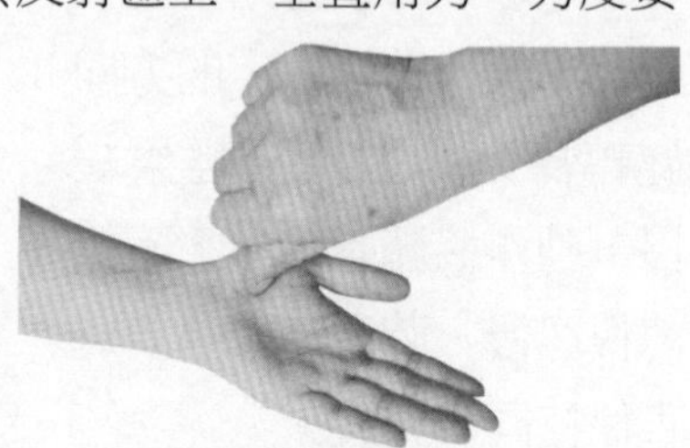
圖3　拇指點按法

【適應範圍】喉、氣管、腎（手背）、胰、眼、鼻、髖關節、腹股溝、睾丸、前列腺、尿道、卵巢、各關節等反射區。

4. 拇指推壓法

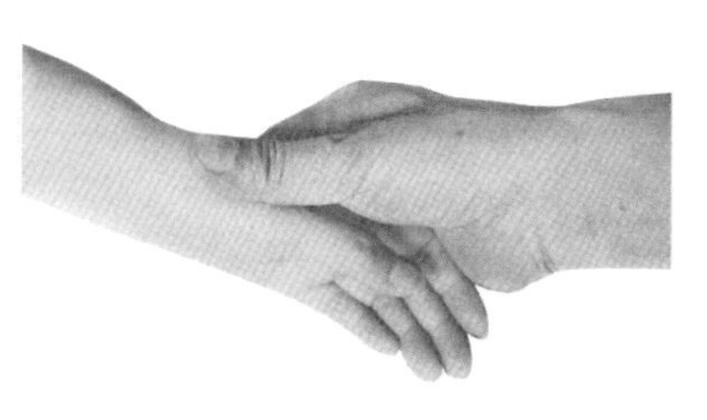

圖4 拇指推壓法

操作者虎口張開，腕關節伸平，其餘四指伸直或略彎曲，起輔助或固定作用，用拇指指腹或橈側面緊貼於反射區上（見圖 4）。

【著力點】拇指指腹或橈側偏峰。

【操作】用拇指指腹或橈側偏峰緊貼於反射區上，單向移動，速度緩慢均勻，用力穩健，不可忽輕忽重，起始和收尾用力要一樣。

【適應範圍】腿、臂、頸椎、胸椎、腰椎、骶椎、尾骨、橫結腸、升結腸、降結腸、乙狀結腸、尿道及陰道等反射區。

5. 捻法

操作者拇指和食指成鉗狀，其餘三指彎曲貼於掌面，拇指指腹與食指指腹或橈側面，緊夾在反射區上（見圖 5）。

【著力點】拇指指腹、食指指腹或食指橈側面。

【操作】用拇指指腹和食指指腹或食指橈側面夾住施術反射區，來迴旋轉運動，力度要輕柔緩慢，動作協調有節奏。

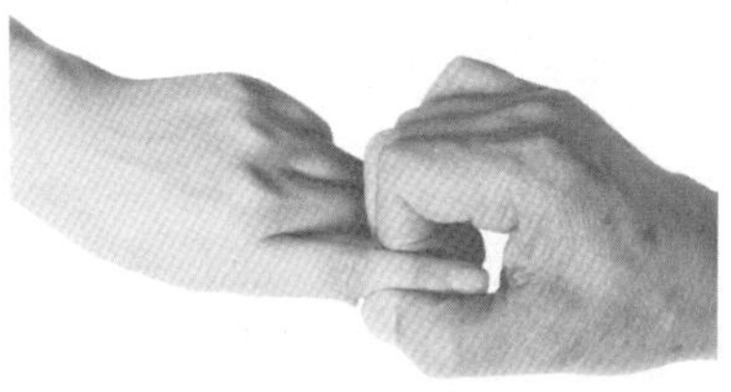

圖5 捻法

【適應範圍】甲狀腺、甲狀旁腺、上臂、前臂、大腿、小腿、膝關節、踝關節、肘關節、腕關節、扁桃體、眼、鼻、上下頜等反射區。

6. 浮摸法

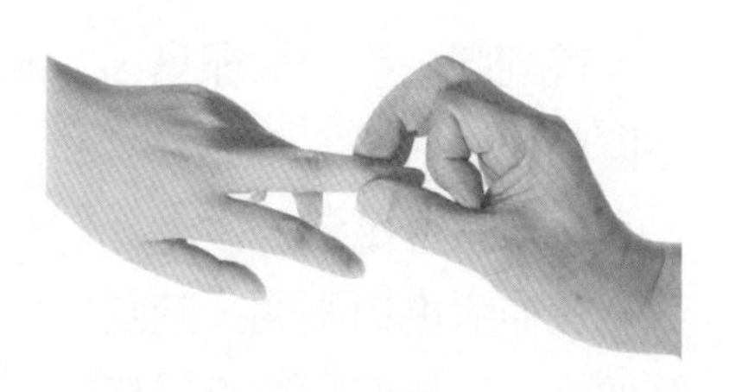
圖6　浮摸法

操作者拇指和中指成鉗狀，或用拇指按揉手式，拇指指腹和中指指腹輕輕貼浮於施術反射區上（見圖 6）。

【著力點】拇指指腹和中指指腹。

【操作】用拇指指腹和中指指腹輕輕貼於反射區上，單向或旋轉運動，用力非常輕，與反射區有種似貼非貼的感覺，用力要輕柔緩慢，越輕越好，穩而持續，絕對不能快。

【適應範圍】肝臟、脾臟、小腸、頸椎、腰椎、胸椎、氣管等反射區及血壓反應區。肝臟、脾臟用此法主要調節其功能紊亂，頸、腰、胸椎用此法主要起到牽引的作用。

7. 拇指掐法

操作者將拇指和食指分開，呈圓弧形狀，其餘三指彎曲緊貼於掌面，拇指指端和食指指腹夾住施術反射區（見圖 7）。

【著力點】拇指指端和食指指腹。

【操作】用拇指指端和食指指腹夾住反射區，掐時要逐漸用力，時間要短，當反射區有疼痛感覺就立即鬆開，然後再重複此動作，一次時間不能過長，不能移動。

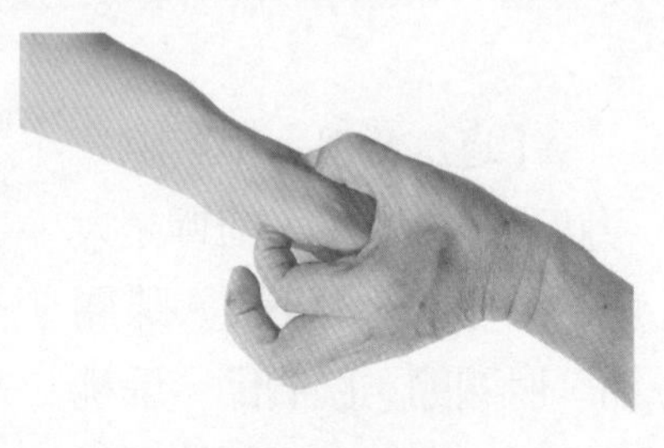
圖7　拇指掐法

【適應範圍】上下頜、扁桃體、腳掌、手掌、舌尖點、舌根點、頸項、喉、腦垂體、髖關節、腹股溝、坐骨神經點、耳、大腿、小腿及各關節、子宮、卵巢、前列腺等反射區。

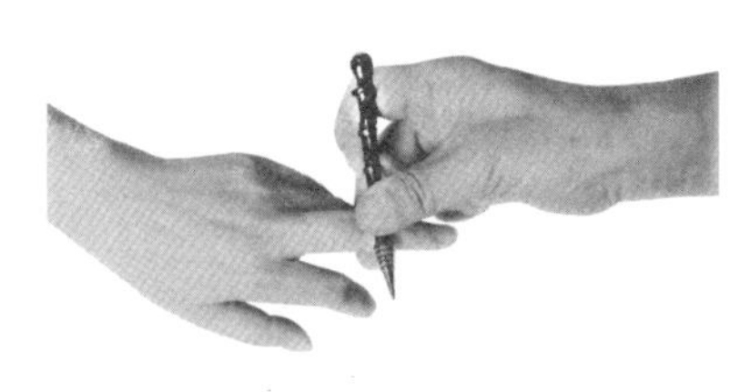
圖 8 滾動法

8. 滾動法

操作者用一根與筷子一樣粗細的圓棒貼於反射區上，拇指指腹按壓在圓棒上，食指橈側面擔住圓棒的另一端（見圖 8）。

【著力點】拇指指腹。

【操作】圓棒貼於反射區上，前後滾動，力度適中，緩慢進行，不能猛然用力，不能速度過快，始終掌握在一個力度上。

【適應範圍】喉、眼、鼻、上下頜、上臂、前臂、氣管、甲狀腺、甲狀旁腺、小腿、大腿、頸椎、肘關節、腕關節、膝關節、踝關節、頸項等反射區。

9. 刮法

操作者用刮具放於反射區上，刮具與反射區表面呈 45° 角，拇指與其餘四指捏住刮具（見圖 9）。

【著力點】手腕部與刮具前緣。

【操作】將刮具緊貼於反射區表面，一下一下地刮，單向移動，速度緩慢均勻，用力穩健，動作協調有節奏，不能忽慢忽快，用力不能忽輕忽重，角度始終保持在 45°。

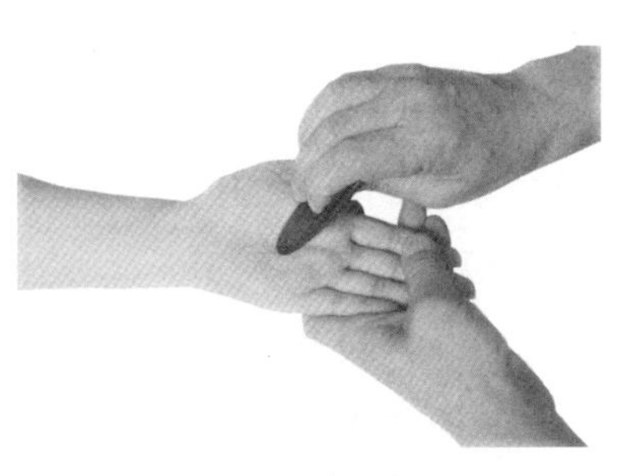
圖 9 刮法

【適應範圍】肺臟、肝臟、脾臟、胃、子宮、小腸、大腸、大腿、小腿、上臂、前臂、頸項、氣管、肩、頸椎、胸椎、腰椎、骶椎、甲狀腺、甲狀旁腺、尿道及陰道等反射區及血壓反應區。

10.手部牽引法

操作者用拇指近節指骨段與遠節指骨段連接處和食指成鉤分別貼於掌骨頭的手背面及手掌面，然後輕輕地伸拉。

【著力點】在拇指近節指骨段與遠節指骨段連接處和食指彎鉤處。

【操作】伸拉時，輕輕地拉動，放時也要緩緩地放回。速度緩慢均勻，用力穩健，動作協調有節奏，不能快和猛，用力始終一致。

【適應證】頸椎病、胸椎病、腰椎病、骶尾骨病、脊柱生理曲度變直、椎間盤突出、椎間盤膨出、椎體滑脫、椎體小關節紊亂、駝背、脊柱彎曲等。

手部牽引分為陽掌牽引、陰掌牽引和側掌牽引，還有一指牽引、兩指牽引、三指牽引、四指牽引等之分。

患者主要採用臥位（仰、俯、側），調整頸椎可採用坐姿。牽引前，施術者和患者要全身放鬆，心平氣和，以利經絡氣血通暢。施術者一手拇指指腹翹起，近、遠節指關節卡在患者手背掌骨頭凹陷處，下面食指勾回，中節指骨段卡在掌骨頭凹陷處，與拇指對捏。另一隻手托扶住患者前臂，借力輕拉。

（1）陽掌牽引：調理背部、脊柱、筋腱、經筋、肌肉。調整脊柱本身的生理和病理變化，還可以調陽虛、陽盛及實證、熱證。多用於背部疾病的調理。牽引時，患者手背向上，背側肌肉運動（見圖 10）。

（2）**陰掌牽引**：調理內臟、腹部、臟腑。與脊柱相關的臟腑疾病予以調整，還可以調陰虛、陰盛、血液、津液。多用於腹部、婦科疾病的調理。牽引時，患者手心向上，腹部肌肉運動。即在手部調理前，先牽引開相關脊柱部位反射區（見圖 11）。

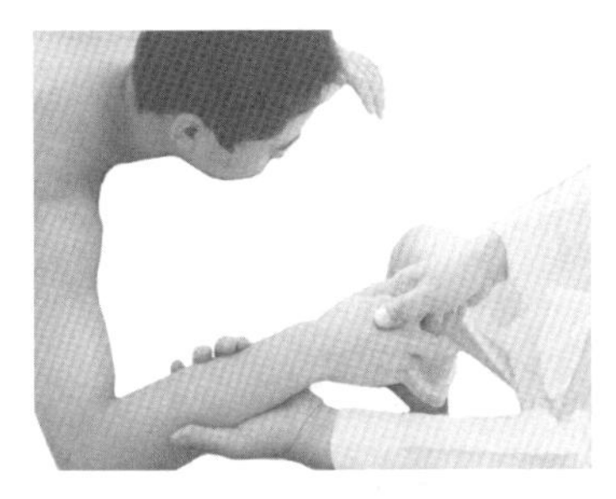

圖 10　陽掌牽引

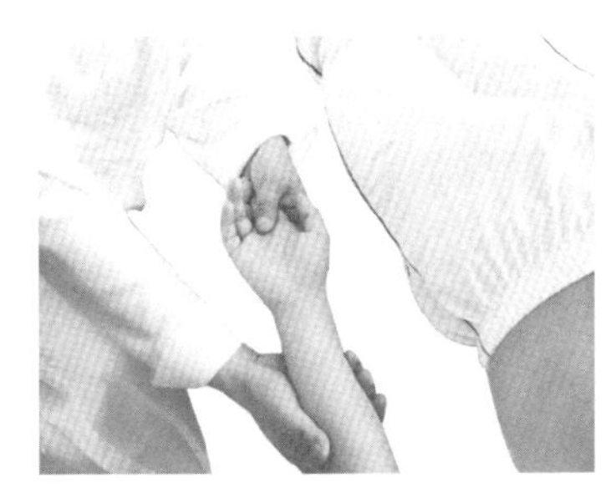

圖 11　陰掌牽引

（3）**側掌牽引**：脊柱側彎，骨盆調整。可調整脊柱周圍軟組織的變化、韌帶老化、脊柱側彎等，還可調不明原因的陰陽不平衡。調胸椎時，手的橈側面在上進行牽引；調骨盆時，手的尺側面在上進行牽引（見圖 12）。

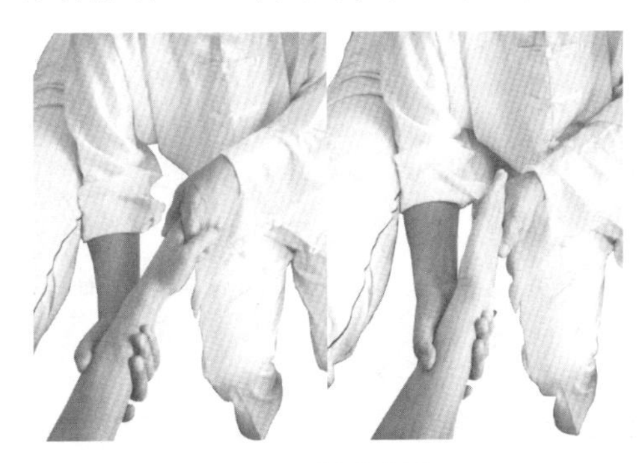

圖 12　側掌牽引

（4）**雙指牽引與多指牽引**：兩個手指或多個手指一起牽，也就是兩個椎體或多個椎體一起牽，同時牽引兩個掌骨以上，可調理臨近兩脊椎段之間連接處疾患。如頸椎與胸椎之間，牽引第一、二掌骨。胸腰骶都有問題，同時牽引第三、四、五掌骨，胸腰骶椎同時可鬆弛（見圖 13）。

【注意】手部不同方式牽引，即是人體不同姿勢狀態的不同牽引法。

手部牽引開後，按揉病灶反射區，再做牽引旋轉、牽引上下移動、左右擺動，調理效果增強，滲透力加大，疼痛感

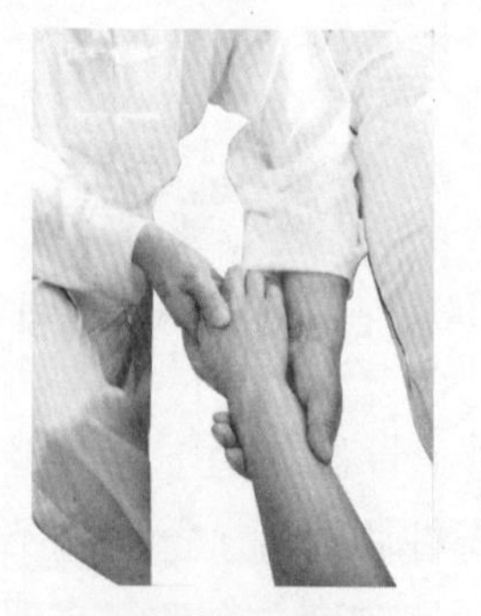

a. 牽引胸椎反射區

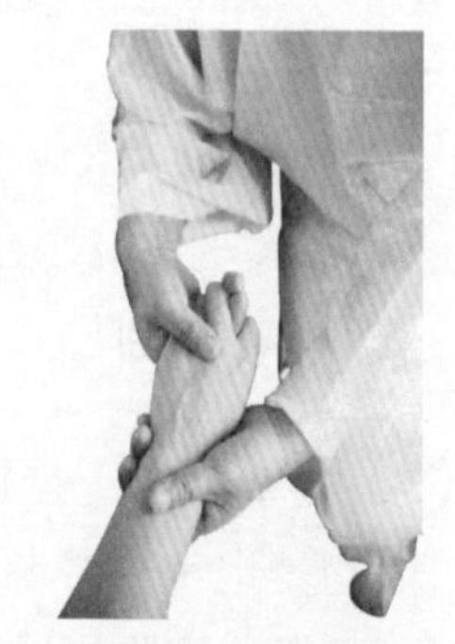

b. 牽引骶、尾骨反射區

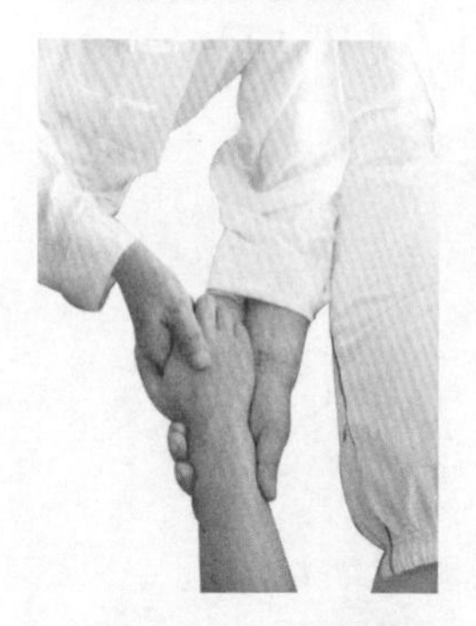

c. 牽引胸、腰、骶反射區

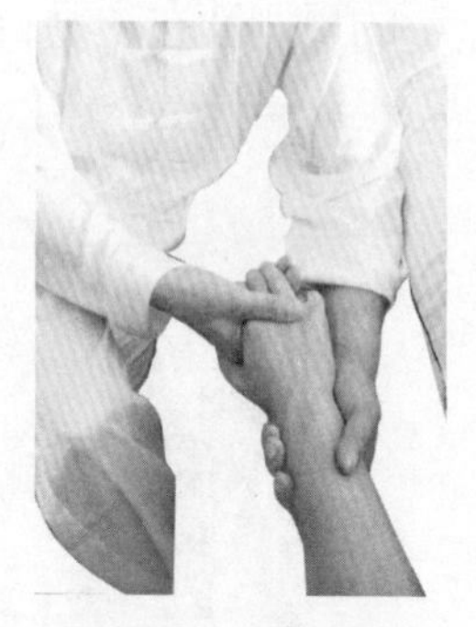

d. 牽引胸、腰椎反射區

圖 13　雙指牽引與多指牽引

減輕。當手部牽引開後，相應脊椎關節間隙拉大，腹腔內臟腑之間空間增大，體內氣血循環流注暢通，調理效果增強。

脊椎牽引開後，腔體內臟腑器官與體表之間距離縮短，按摩穿透力相應增強。

先做手部牽引。牽引開後，在相應反射區用手指按壓或手指彈擊、手指按揉，或者針刺等。

【機理】手部牽引開後，以指按之，以指彈之，以指揉之，或以針刺之相應的反射區，可提高相對應的臟腑、組織、器官的按摩、刺激力度，更進一步地加深滲透和傳遞力，從而增強保健、預防、康復與治療的效果。

做手部牽引時，可同時將手部臟腑、組織、器官的反射區伸拉開來，這樣相對應的臟腑、組織、器官得以舒展，長期被擠壓的血管、肌肉、筋腱、神經等就會放鬆、暢通。再加以對其刺激，就會使經脈氣血流速加快，機體沉積的污濁物及有害廢物加快排出。

第三節 手部反射區的選取、適應範圍及注意事項

1. 手部反射區的選取

人體是一個對立統一的整體，雖然各臟腑、組織、器官的生理功能不同，但他們之間相互依存、相互制約、相互促進，以其密切的聯繫來維持機體正常的生命活動，所以，我們在為防治疾病或自我保健而選取反射區時，要以臟腑、組織、器官相關的理論為基礎，這樣才能做到辨證施治，取得良好的治療效果。

應用手部按摩方法治療疾病和自我保健時，選取反射區的原則，主要是根據不同臟腑、組織、器官的生理變化和病理變化及中國傳統醫學陰陽五行相生相剋的原則而定，應靈活掌握，巧妙應用。

雙手反射區可分為以下幾個部分：

（1）**基本反射區**：指在治療疾病和自我保健時，開始和結束都必須做的反射區，其功能與新陳代謝、排泄解毒有關，肺、脾、腎、輸尿管、膀胱等為基本反射區。

（2）**症狀反射區**：主要是指與病變臟腑、組織、器官相對應的反射區。如胃痛，就做胃反射區。

（3）**相關反射區**：是指除症狀反射區外，與現症狀或與疾病有關的其他臟腑、組織、器官相對應的反射區。比如高血壓病，症狀是血壓高，在治療調理時，除做血壓反應區外，還配有心、肝、脾、腎、頭部、腦垂體等反射區。心、肝、脾、腎、頭部、腦垂體等在這裡就是相關反射區。

2. 適應範圍

（1）**呼吸系統**：如感冒、哮喘、肺炎、肺氣腫、咳嗽、支氣管炎、上呼吸道感染等。

（2）**消化系統**：食慾不振、消化不良、呃逆、嘔吐、胃腸功能紊亂、胃腸炎、肝臟功能失調、胃痛、腹瀉、便秘、腹脹等。

（3）**循環系統**：心臟功能不全、心臟病、心絞痛、高血壓、低血壓、高血脂、貧血等。

（4）**神經系統**：神經衰弱、神經官能症、神經麻痺、頭痛、神經痛、頸椎病、坐骨神經痛等。

（5）**泌尿系統**：慢性腎炎、腎結石、腎絞痛、尿失禁、尿頻、遺尿、膀胱炎、泌尿系統感染、輸尿管結石、膀胱結石等。

（6）生殖系統及婦科疾病：前列腺炎、前列腺肥大、月經不調、痛經、子宮肌瘤、盆腔炎、乳腺炎、乳腺增生、卵巢囊腫等。

（7）五官疾病：近視、青光眼、白內障、耳鳴、鼻炎、鼻塞、牙痛、面部整形美容等。

（8）運動系統：各種關節炎、腰腿疼痛、肩周炎、下肢浮腫、腿腳活動困難、手腳麻木、肩臂疼痛、椎間盤突出及膨出、脊柱生理曲度變形、各種頸椎病、頸肩綜合徵等。

（9）內分泌系統：糖尿病、甲狀腺功能亢進、甲狀腺機能低下、更年期綜合徵、過敏、抽筋、肥胖症、內分泌功能紊亂、單純性甲狀腺腫大等。

（10）皮膚病：濕疹、皮膚粗糙、粉刺、皮下囊腫等。

3. 注意事項

（1）女性妊娠早期和末期應用操作時宜慎重。

（2）大怒、大悲、大恐之中或精神緊張，待平靜後方可施術。

（3）為小孩、老人操作時，不可用力過度，宜用指腹。

（4）手部有瘡、感染或化膿性病症時禁止操作。

（5）操作結束後，雙手相互摩擦，不能立即接觸冷水。

（6）慢性病患者用此法操作治療，必須堅持 10 天，才能見效。

（7）保健操作要有信心、恆心、耐心，不能「三天打魚，兩天曬網」。

（8）操作後，患者要飲用溫開水300～500毫升。嚴重腎臟病、心臟病、水腫患者，根據情況適當減量。

（9）手部牽引必須做到輕、緩、慢、柔，以免損壞手部骨骼及筋腱。

（10）操作時，方向一定要準確。

第九章
手部反射區定位方法

第一節 手部反射區定位特點

1. 季秦安手診手療手部反射區定位，全方位強，立體感明顯，接受刺激面大，產生的生物功能多，向體內傳導的訊息多。

2. 根據張穎清教授的全息生物學（全息胚）理論，季秦安手診法的反射區定位的特點為：掌面就是人體臟腑解剖位置圖的投影，也就是整個腔體在手部的縮影，各臟腑、組織、器官反射區的相對位置和實體是完全一致的。

3. 手掌上臟腑反射區符合人體生理解剖學標準姿勢，與人體胸腔、腹腔和盆腔位置相同。

人體解剖學標準姿勢：身體直立，面向前，兩眼平視前方，兩腳併攏，足尖向前，上肢下垂於軀幹的兩側，掌心向前。描述人體任何結構時，均應以此姿勢為標準。

4. 腕部為上，掌指關節為下，從腕部到掌指關節依次為胸部、上腹部、下腹部反射區。

5. 頭部反射區在手背部第三掌指關節處，脊柱反射區在手背部五個掌骨處，上肢反射區在拇指和小指，下肢反射區在食指和無名指。

6. 左右手定位特點：季秦安手診手療定位圖，左右手定位方向完全相同，即左右方向一樣，比如心臟反射區靠人體左側，在左手反射區也是靠左側（橈側），在右手同樣靠左側（尺側）。

第二節 臟腑簡易分區法

從人體胸骨柄上端頸靜脈切跡處向下至恥骨聯合上緣處，大約可分為五掌零三指，組成人體的胸腔和腹腔。

具體分法如下：

第一、二橫掌為胸腔。

第三、四、五橫掌零三指為腹腔。

第一、二橫掌，人體正中線兩側為左、右肺。

第二橫掌，人體正中線左 2/3、右 1/3 為心臟。

第一橫掌橈側到尺側正中線為氣管。

第一橫掌橈側到第二橫掌尺側人體正中線，稍向右側為食管。

第三橫掌，人體（右上腹部）右季肋是肝臟，小部分在左季肋內及劍突之下。膽位於鎖骨正中線到第八至第十肋交叉處。

人體正中線偏向左側則是胃，胃竇部在中腹部，十二指腸在右側，胰在胃的後下部，脾臟位於左上腹部，在季肋區後外方肋弓深處。

第四橫掌，是橫結腸和兩腎，有部分小腸。

右側為升結腸，左側為降結腸。升結腸從右側腹股溝正中上移至第四橫掌，降結腸從第四橫掌左側下移至腹股溝正中。

輸尿管從第四橫掌兩腎處下移至恥骨聯合上緣。

第五橫掌，為小腸及女性子宮、卵巢。

零三指，為乙狀結腸。

第三節 臟腑在手掌的簡易定位法

1. 手掌反射區定位方法

手掌反射區定位方法為左手定位法，以自身右手食指在左手掌側測量定位為例。

這裡所指上、下，指的是解剖學意義上的方位，指尖方向為下，向手腕方向為上。

從腕橫紋處起向指尖移動，讓出一橫指寬（約 1 公分）後，以食指測量至指根。在測量時，食指與被測手掌呈 90° 角，依次為第一、二、三、四、五橫指和餘下半指。

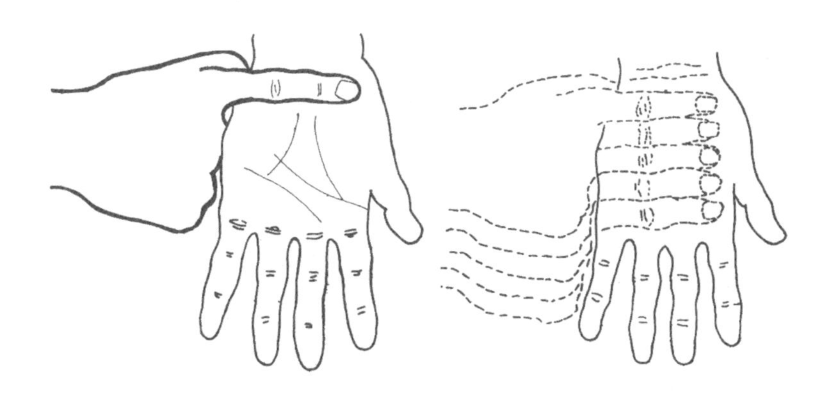

第一、二橫指手中心線兩側為肺反射區，靠中心線處為氣管、食管。

第三橫指處為肝、胃、脾、膽、胰等反射區。第三橫指中節指骨段所壓處為掌心，即為「腹中」反射區。《黃帝內經》曰：「掌中熱者，腹中熱；掌中寒者，腹中寒。」

第四橫指處為橫結腸反射區。第四橫指中節指骨段兩個連接紋所壓部位是兩腎反射區。

第五橫指處為子宮、卵巢反射區。

2. 左、右手反射區定位

雙手掌心向前，右手背部壓左手掌心，合掌，雙手反射區位置投影疊壓，即左手橈側與右手尺側反射區位置相同，左手尺側與右手橈側反射區位置相同。

第十章
手部反射區分部定位

第一節 手掌反射區定位

1. 喉；2. 氣管；3. 肺；4. 胸腺；5. 心臟；6. 食管；7. 肝臟；8. 膽囊；9. 胃；10. 胰；11. 脾臟；12. 十二指腸；13. 小腸；14. 盲腸；15. 闌尾；16. 回盲瓣；17. 升結腸；18. 橫結腸；19. 降結腸；20. 乙狀結腸；21. 直腸；22. 腎；23. 腎上腺；24. 輸尿管；25. 子宮；26. 卵巢；27. 乳腺；28. 腹腔神經叢；29. 肚臍。

1. 喉

【反射區位置】腕橫紋中間點。

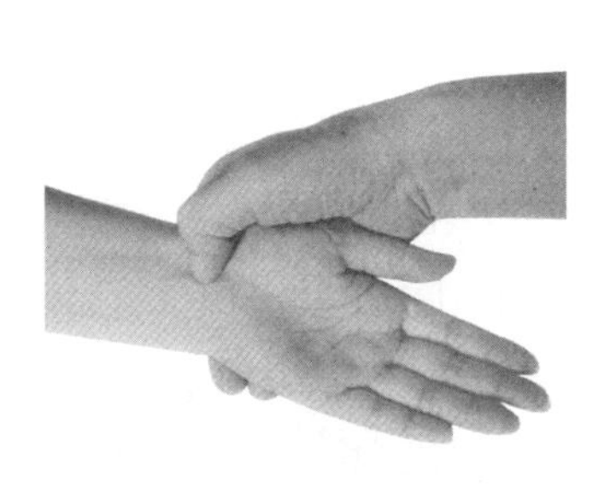

【解剖位置】喉位於頸前部，咽腔喉部前方，向上借喉口與咽腔喉部相通，向下與氣管相通，女子較男子的稍高。

【生理功能】既是呼吸的管道，又是發音的器官。

【適應證】喉炎、咽炎、咳嗽、聲音嘶啞、喉痛、氣喘、聲音微弱、氣管炎等。

【手法】點按。

2. 氣管

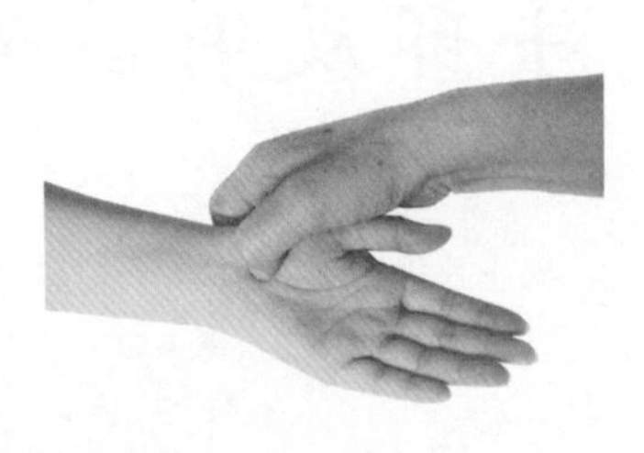

【反射區位置】第一橫指所壓掌正中線部位。

【解剖位置】上端起自環狀骨下緣，向下至胸骨角平面（相當於第 4、5 胸椎體間平面），分左、右兩支氣管，由 14～16 個氣管軟骨構成。

【生理功能】氣管是氣體的通道，並有濕潤、濾化氣體及排痰的作用。

【適應證】氣管炎、哮喘、支氣管炎、上呼吸道感染、氣喘、咳嗽、胸悶、扁桃腺炎等。

【手法】推、拉。

3. 肺

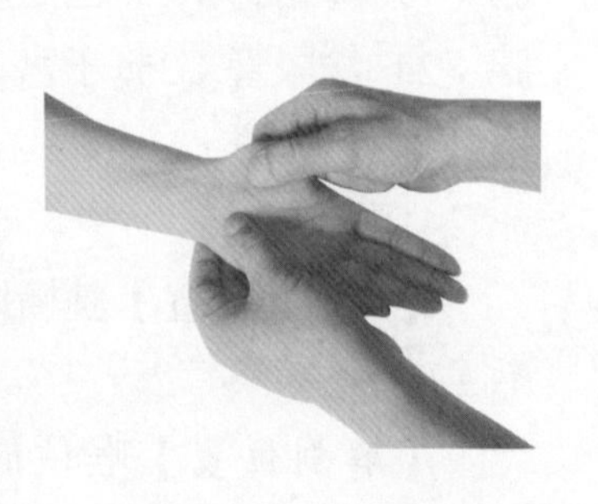

【反射區位置】第一、二橫指所壓掌正中線兩側，遠節指骨段所壓為左肺，近節指骨段所壓為右肺。

【解剖位置】肺位於胸腔之間，左右兩肺分居縱隔兩側，橫膈以上。

【生理功能】從外界攝取氧氣，並將二氧化碳排出體外，確保機體新陳代謝的進行和環境的相對恆定。肺是人體進行氣體交換的主要器官。

【適應證】急慢性支氣管炎、肺炎、肺氣腫、肺心病、支氣管哮喘、上感、胸悶、氣喘及氣急等。

【手法】按揉、分推、刮法等。

4. 胸腺

【反射區位置】第二橫指所壓掌中線右側，即右肺葉與心臟之間。

【解剖位置】位於胸骨柄後方，上縱隔前部。

【生理功能】胸腺是人體重要的免疫器官。分泌胸腺素，並能使來自骨髓等處的原始淋巴細胞從無免疫能力轉化為具有免疫能力的 T 細胞，參與機體免疫功能。老年期胸腺萎縮，功能衰退，造成細胞免疫功能下降，機體容易發生感染和腫瘤。

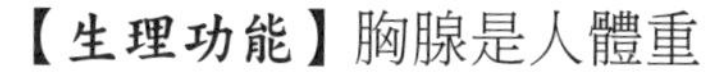

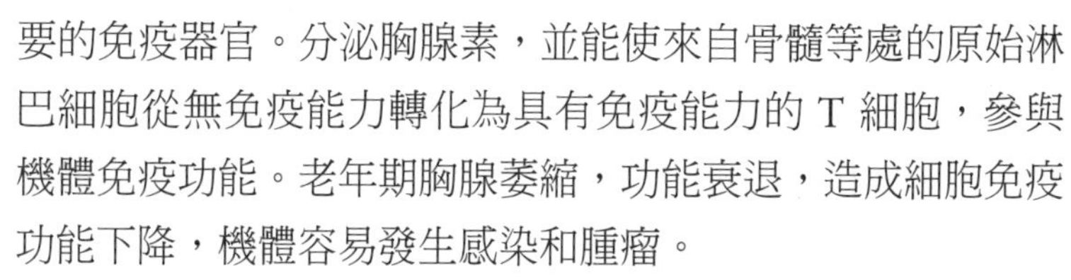

【適應證】調節內分泌及免疫功能。發燒、各種炎症、腫瘤。

【手法】旋轉按揉等。

5. 心臟

【反射區位置】第一、二橫指中節指骨段所壓部位，掌中線左 2/3，右 1/3。

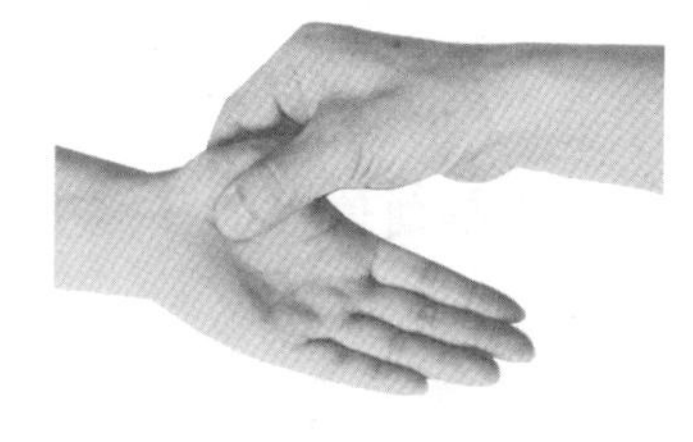

【解剖位置】心臟位於胸腔內，縱隔的前下部，前方平對胸骨體和第 2 至第 6 肋軟骨，後方平對第 5 至第 8 胸椎。約 2/3 位於身體正中平面的左側，1/3 在其右側。介於胸腔和兩肺之間，大小約如本人拳頭大小。

【生理功能】心臟是心血管系統的動力器官，主要作用是「泵血」。它不斷地有節律地搏動，推動血液循環的正常運行，維持機體的生命。

【適應證】心絞痛、心衰、冠心病、心梗恢復期、神經官能症、心動過速、心律不整等。

【手法】浮摸、按揉、點按等。

6. 食管

【反射區位置】第一、二橫指所壓掌正中線稍靠右側。

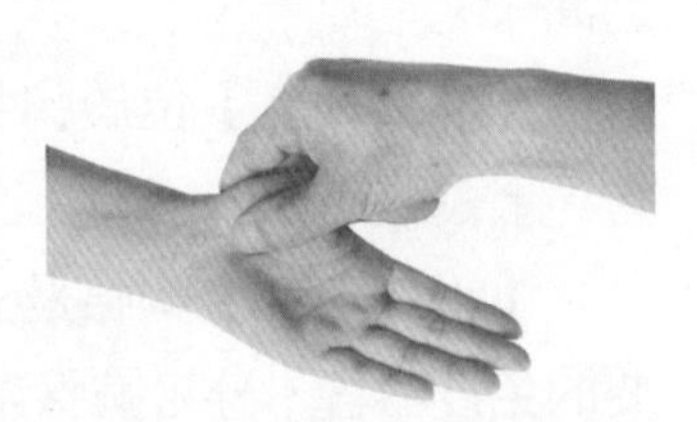

【解剖位置】食管為一扁狹窄肌性長管狀器官，是消化管各段中最狹窄的部分。上端在第六頸椎下緣平面續咽，下端經賁門與胃連接，全長約 25 公分，可分為頸部、胸部和腹部三段。

【生理功能】食管是輸送食物的肌性管道。

【適應證】食道炎、食道梗阻、食道息肉等。

【手法】推拉、刮法。

7. 肝臟

【反射區位置】第三橫指近節指骨段所壓部位。

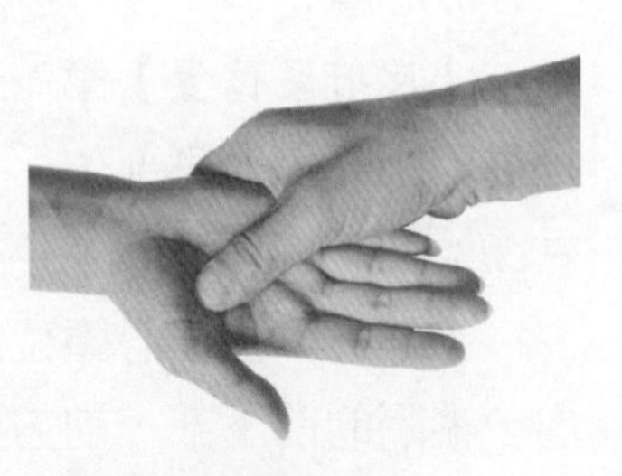

【解剖位置】肝臟主要位於右季肋區和腹上區，小部分可達左季肋區。大部分為肋弓所覆蓋。在腹上部左、右肋弓間露出，並直接接觸腹前壁。

【生理功能】肝是人體內最大的腺體，也是最大的消化腺，具有進行糖的分解，貯存糖原，解毒，分泌膽汁及吞噬和防禦等功能，在胚胎時期還有造血功能。

【適應證】肝炎、肝功能紊亂、肝腫大、肝硬化、消化不良、膽結石、膽囊炎、眼部疾患等。

【手法】逆時針按揉。

8. 膽囊

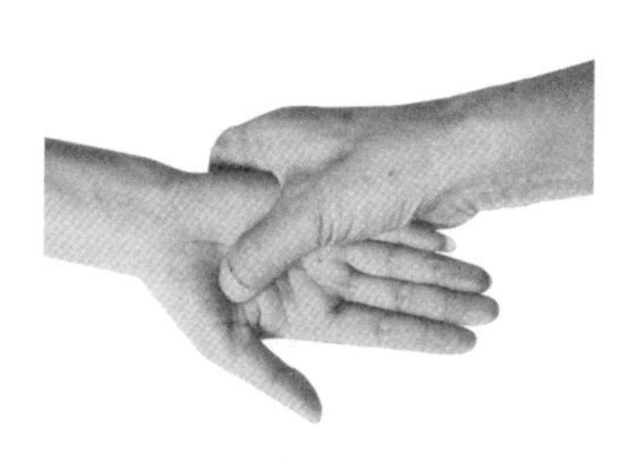

【反射區位置】第三橫指近節指骨段 1/2 處與指中線交叉點尺側所壓部位。

【解剖位置】膽囊位於肝右葉下面的膽囊窩內，其上面結締組織與肝結合，下面游離由腹膜覆被，並與十二指腸上曲和結腸右曲相接觸。

【生理功能】有貯存、濃縮膽汁以及調節膽道壓力的作用。進食時，將膽汁排入十二指腸，對食物進行消化。

【適應證】膽囊炎、膽結石、消化不良、厭食、口苦、口臭、膽汁反流性胃炎等。

【手法】點按、浮摸。

9. 胃

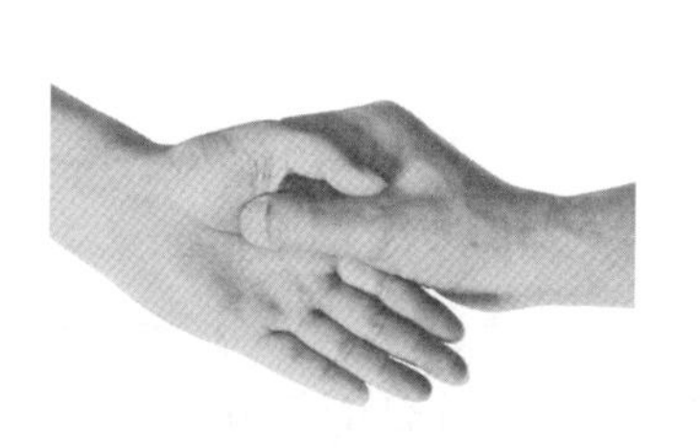

【反射區位置】第三橫指中節指骨段所壓部位。

【解剖位置】胃在中等程度充盈時，大部分位於左季肋區，小部分位於腹上區。賁門部位於第 11 胸椎體左側，幽門則在第 1 腰椎右側附近。

【生理功能】胃具有容納、碾磨食物，分泌胃液和各種生物酶，進行初步消化食物的功能。

【適應證】急慢性胃炎、胃痙攣、噁心嘔吐、消化不良、胃潰瘍、十二指腸潰瘍、胃酸過多、胃痛、胃神經官能症、胃下垂、脾胃虛弱等。

【手法】按揉、浮摸。

10.胰

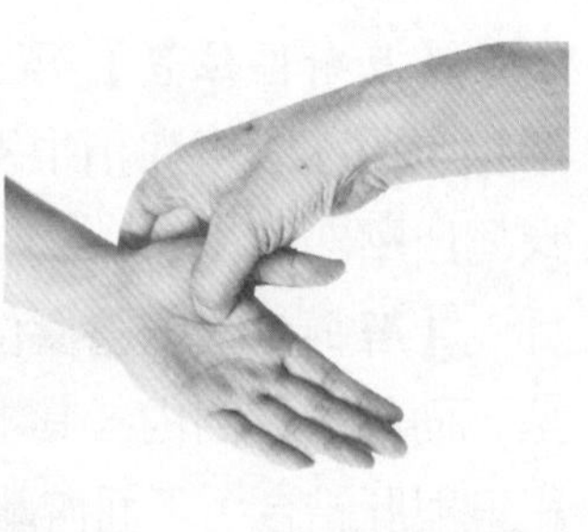

【反射區位置】第三橫指中節指骨段與遠節指骨段連接橫紋處下 1/2 所壓部位。

【解剖位置】胰位於胃的後方，腺體呈長棱柱狀，位置較深，在第 1、2 腰椎水平橫位於腹腔後上部。可分為頭、體、尾三部分。

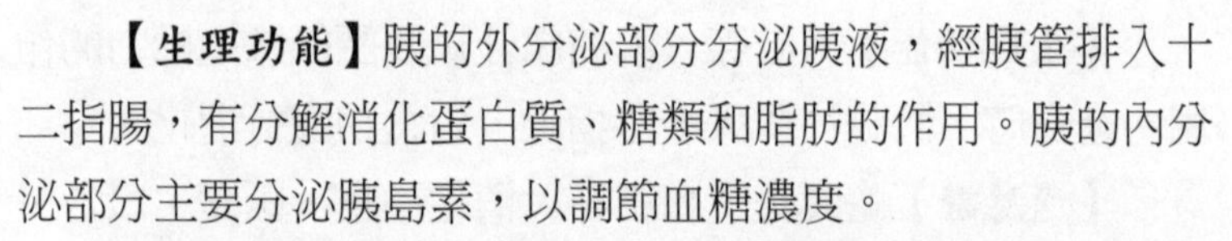

【生理功能】胰的外分泌部分分泌胰液，經胰管排入十二指腸，有分解消化蛋白質、糖類和脂肪的作用。胰的內分泌部分主要分泌胰島素，以調節血糖濃度。

【適應證】胰腺炎、糖尿病、胰腺囊腫、消化不良、厭食症等。

【手法】點按、浮摸、刮法。

11.脾臟

【反射區位置】第三橫指遠節指骨段所壓部位。

【解剖位置】脾臟位於左季肋部，恰與第 9 至第 11 肋相對，其長軸與第 10 肋一致，在肋弓下不能觸及。

【生理功能】脾臟是體內重要的淋巴器官之一，並產生抗體參與體內的免疫活動，生血和破壞血細胞，為紅細胞修整結構，並貯存血小板。造血功能主要是在胎兒期，在成人，正常情況下，脾臟不再擔負造血功能。

【適應證】食慾不振、消化不良、發燒、各種炎症、貧血、月經不調、免疫功能低下、皮膚疾病、浮腫、口乾、口臭、脾臟功能亢進等。

【手法】浮摸、按揉。

12.十二指腸

【反射區位置】第三橫指近節指骨段與中節指骨段連接處的尺側所壓部位。

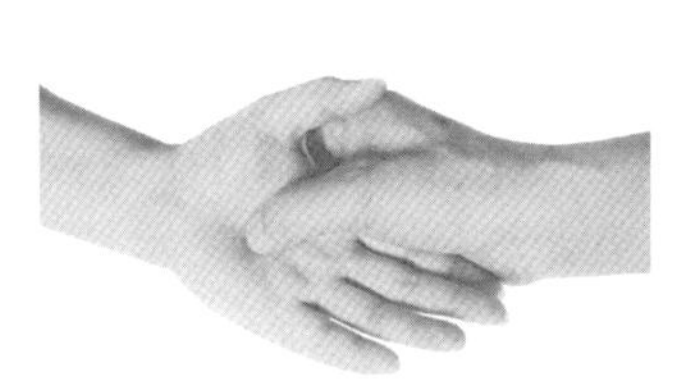

【解剖位置】十二指腸位於右上腹，全長約 25 公分，約呈「C」形，包繞胰頭，可分為上部、降部、水平部和升部四個部分。上接幽門，下連空腸。

【生理功能】消化、吸收營養物質。

【適應證】消化不良、食慾不振、十二指腸潰瘍、腹脹、厭食症、胃部疾病等。

【手法】推拉、浮摸、按揉。

13.小腸

【反射區位置】第四、五橫指中節指骨段所壓部位。

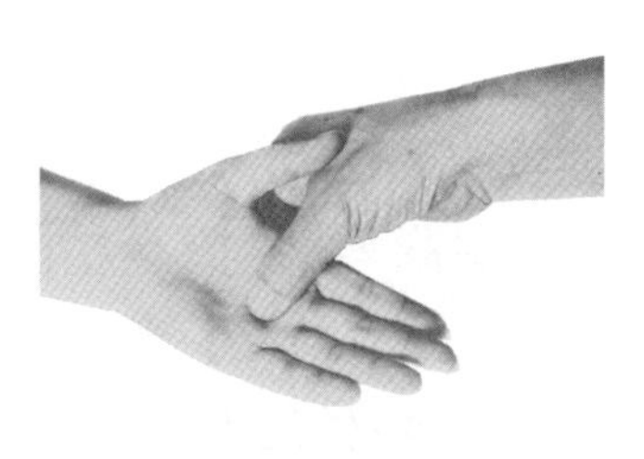

【解剖位置】小腸是消化管中最長的一段，成人的小腸全長 5～7 公尺，上端起自胃的幽門，下端與盲腸相連，分為十二指腸、空腸與迴腸三個部分，盤曲於腹腔中下。

【生理功能】小腸分泌腸液進行消化，吸收營養成分，供人體能量的需要，具有消滅有害細菌的功能。

【適應證】急慢性腸炎、腹脹、腹痛、腹瀉、消化不良、胃腸脹氣、胃腸功能紊亂、心血管疾病等。

【手法】浮摸、按揉、刮法。

14.盲腸

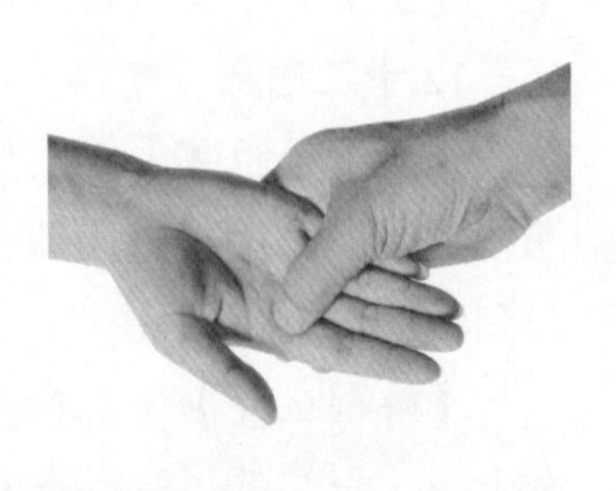

【反射區位置】第五橫指近端指指關節尺側所壓部位。

【解剖位置】位於右下腹，是大腸的起始部，左接迴腸，下接升結腸，盲腸內下方是闌尾，位於右髂窩內。

【生理功能】盲腸是新陳代謝產物的儲存場所。

【適應證】消化不良、腹脹、腹痛、便秘等。

【手法】點按、按揉。

15.闌尾

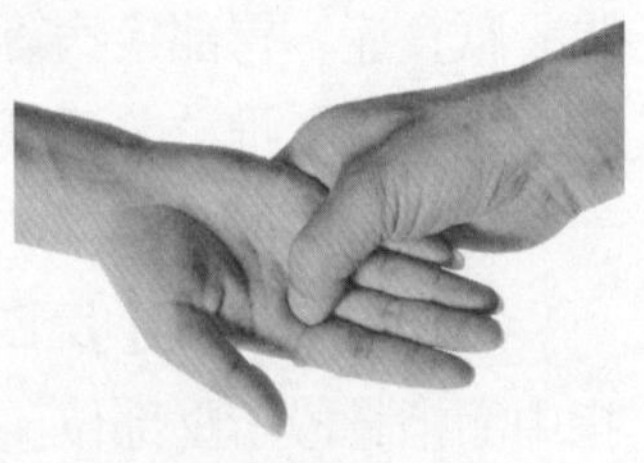

【反射區位置】第五橫指近端指指關節尺側所壓部位，緊挨盲腸下方。

【解剖位置】位於右下腹，是大腸的起始部，左接迴腸，下接升結腸，盲腸內下方是闌尾，位於髂窩內。

【生理功能】闌尾是新陳代謝產物的儲存場所。

【適應證】腹脹、腹痛、便秘、消化不良、闌尾炎及其切除術所致腹痛等。

【手法】按揉、點按。

16.回盲瓣

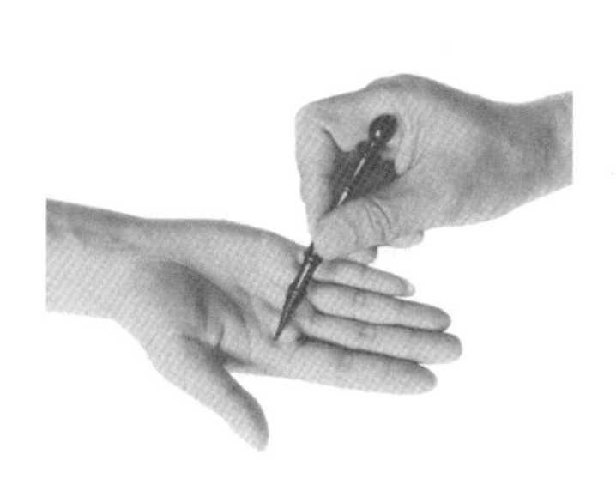

【反射區位置】第五橫指近端指指關節尺側所壓部位，位於盲腸左下方。

【解剖位置】回盲瓣位於迴腸與盲腸的交界處，是迴腸通入盲腸的入口處。

【生理功能】回盲瓣具有括約肌的作用，既可控制迴腸內容物進入盲腸的速度，又可防止盲腸內容物的反流，促使食糜在小腸內得到充分消化和吸收。

【適應證】腹脹、腹瀉、便秘、消化不良、胃腸功能紊亂、消化系統吸收障礙性疾病等，可促進回盲瓣控制食糜流動的功能。

【手法】點按。

17.升結腸

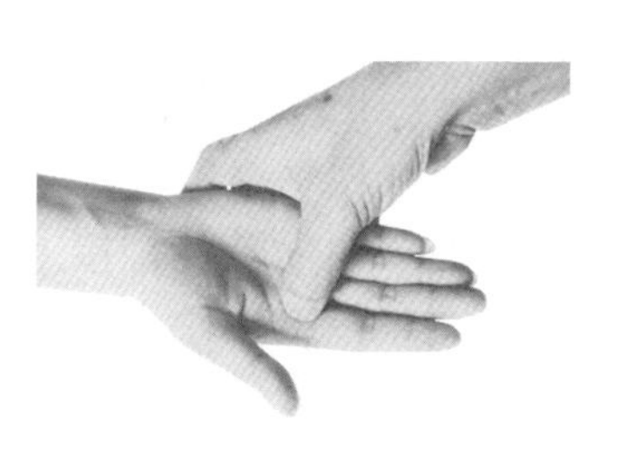

【反射區位置】第四、五橫指近節指骨段所壓部位。

【解剖位置】升結腸是盲腸向上的延續部分，自右髂窩，沿腰方肌，右腎前方至肝右葉下方，左轉形成結腸右曲而移行於橫結腸。

【生理功能】升結腸是新陳代謝產物的儲存場所與排泄的管道。

【適應證】腹痛、腹脹、腹瀉、便秘、腸炎及其他腸道疾病。

【手法】推拉、浮摸、按揉。

18.橫結腸

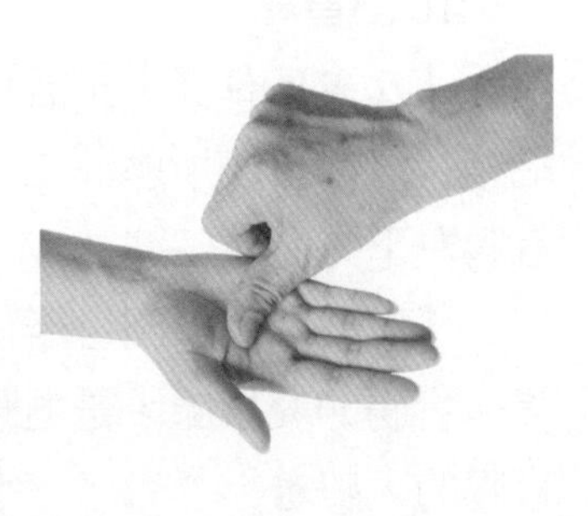

【反射區位置】第四橫指中節指骨段所壓部位。

【解剖位置】橫結腸位於腹部，全部被腹膜所包裹。起自結腸右曲，接升結腸左行形成下垂的弓形彎曲，在左季肋部脾內側面下折轉形成結腸左曲，向下接降結腸。

【生理功能】橫結腸是新陳代謝產物的儲存場所和排泄的管道。

【適應證】腹痛、腹脹、腹瀉、便秘、腸炎及其他腸道疾病。

【手法】推拉、浮摸、按揉。

19.降結腸

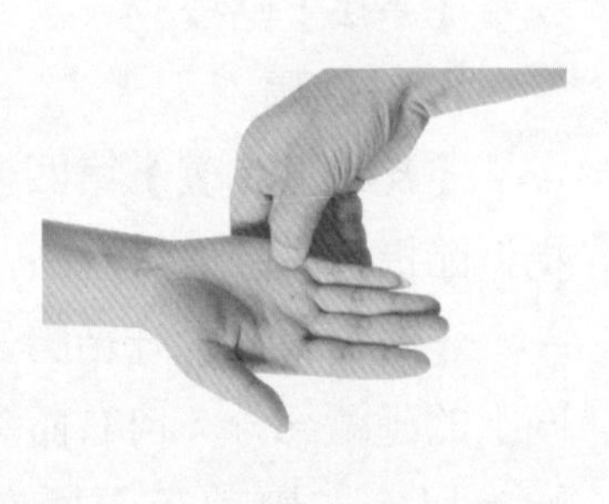

【反射區位置】第四、五橫指遠節指骨段所壓部位。

【解剖位置】降結腸始於結腸左曲，與橫結腸相接，越過髂嵴與乙狀結腸相接。其位置關係約與升結腸對應。

【生理功能】降結腸是新陳代謝產物的儲存場所和排泄的管道。

【適應證】腹痛、腹脹、腹瀉、便秘、腸炎及其他腸道疾病等。

【手法】推拉、浮摸、按揉。

20.乙狀結腸

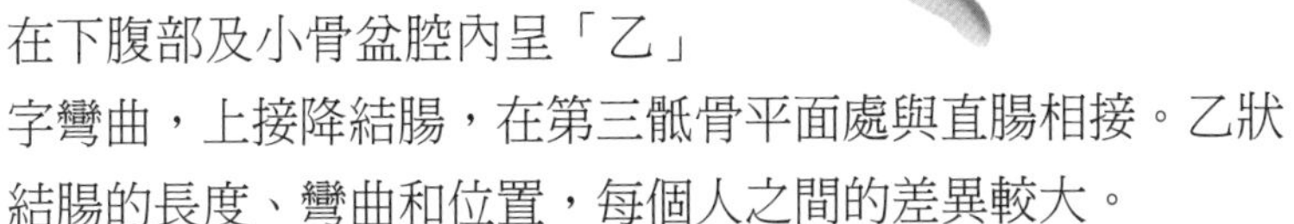

【反射區位置】連接降結腸與第三指掌關節之間一帶狀弧形區域。

【解剖位置】起自左髂嵴，在下腹部及小骨盆腔內呈「乙」字彎曲，上接降結腸，在第三骶骨平面處與直腸相接。乙狀結腸的長度、彎曲和位置，每個人之間的差異較大。

【生理功能】乙狀結腸是新陳代謝產物的儲存場所與排泄的管道。

【適應證】乙狀結腸炎、便秘、痔瘡、腸息肉等。

【手法】浮摸、按揉、拉法。

21.直腸

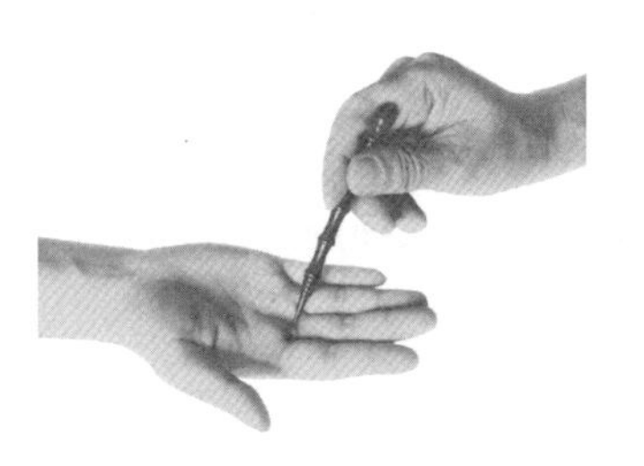

【反射區位置】位於手掌第三指掌關節處。

【解剖位置】直腸位於左下腹盆腔內，為消化管的末段，全長 12～15 公分，上端接乙狀結腸，由第三骶椎前方起下行穿過盆腔，止於肛門。肛門是直腸在盆腔以下部分連通外界的開口。

【生理功能】直腸是新陳代謝產物排泄於體外的通道。

【適應證】便秘、痔瘡、直腸炎、肛裂、脫肛等。

【手法】推拉、按揉。

22.腎

【反射區位置】第四橫指近端指指關節與遠端指指關節所壓部位。

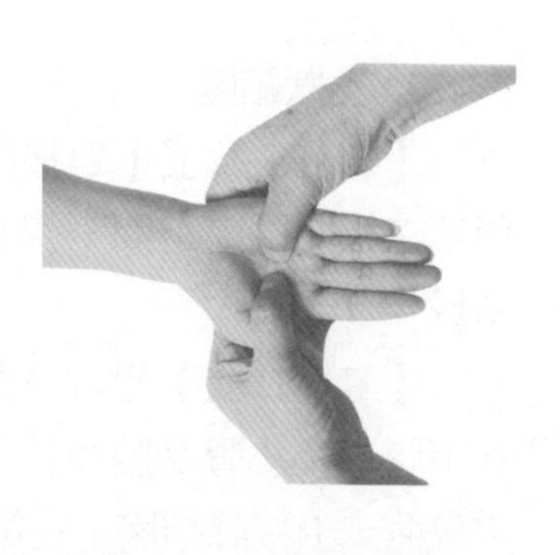

【解剖位置】位於腹腔後上部，左右各一，脊柱兩旁，形狀似蠶豆，右腎比左腎略低，腎的大小因人而異，一般男性略大於女性。左腎上端平第 11 胸椎，下端平第 2 腰椎；右腎上端平第 12 胸椎，下端平第 3 腰椎。

【生理功能】腎臟是生成尿液的器官，它對調節體液和維持電解質平衡起著重要的作用。腎還能分泌生物活性物質，如促紅細胞生成素、腎素和前列腺素等。

【適應證】腎炎、腎結石、腎性浮腫、高血壓、腎積水、風濕病、腎功能不全、泌尿系炎症、尿毒症、關節炎、濕疹、動脈硬化、腎臟腫瘤等。

【手法】點按、按揉。

23.腎上腺

【反射區位置】

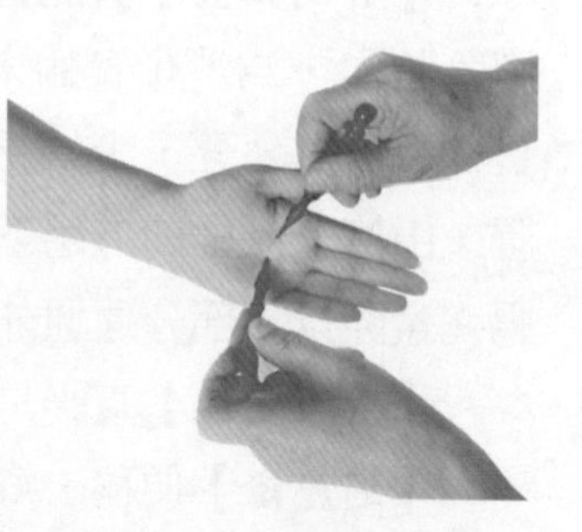

（1）掌部：第四橫指近節指關節與遠節指關節上緣所壓的部位。

（2）手背：位於手背中上部，第二掌骨與第三掌骨之間及第三掌骨與第四掌骨之間。

【解剖位置】腎上腺位於腹膜之後，腎的上端，左右各一。左腎上腺近似半月形，前面蓋有腹膜與胃為界；右腎上腺呈三角形，前面與肝相連。其與腎共同包在腎筋膜內，其實質可分為外層的皮質和內層的髓質。

【生理功能】腎上腺皮質的組織可分三層，即球狀帶、束狀帶和網狀帶。球狀帶分泌有鹽皮質激素，主要參與調節體內的水鹽代謝；束狀帶分泌的糖皮質激素；是對糖和蛋白質代謝有較強作用的激素；網狀帶分泌的性激素，作用較弱。

腎上腺髓質所分泌的激素——腎上腺素和去甲腎上腺素屬於應激性的，主要功能是對心血管系統和內臟平滑肌產生作用，使心跳加快，心臟收縮力加強，小動脈收縮，維持血壓和調節內臟平滑肌活動，對機體代謝也有一定的作用。

【適應證】腎臟病、高血壓、心臟病、心律不整、炎症、過敏、風濕症、關節炎、昏厥、哮喘、氣喘、腎上腺皮質功能不全。

【手法】按、按揉。

24.輸尿管

【反射區位置】在手掌腎臟反射區至膀胱反射區之間，呈一對弧線狀的區域。

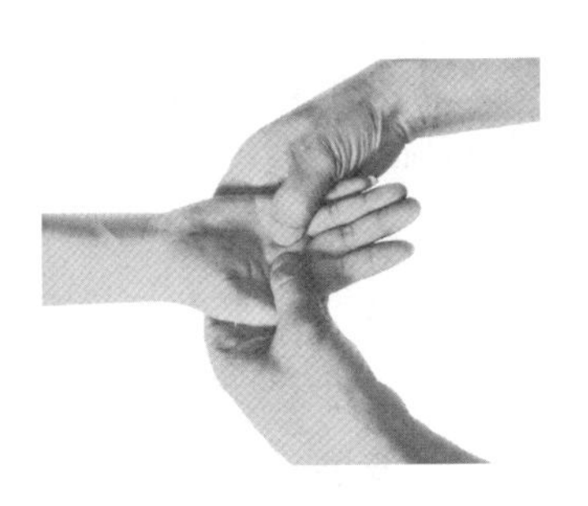

【解剖位置】輸尿管是一對細長的肌性管道，左右各一，起於腎盂，終於膀胱，先位於腹部，後進入盆腔，斜穿膀胱壁，開口於膀胱，全長 20～30 公分，左右輸尿管大致相等。

【生理功能】輸尿管是輸送尿液至膀胱的管道。

【適應證】輸尿管炎症、輸尿管結石、腎積水、輸尿管狹窄、排尿困難、高血壓、風濕病、動脈硬化、泌尿系感染、濕疹等。

【手法】推拉、刮法、按揉。

25.子宮

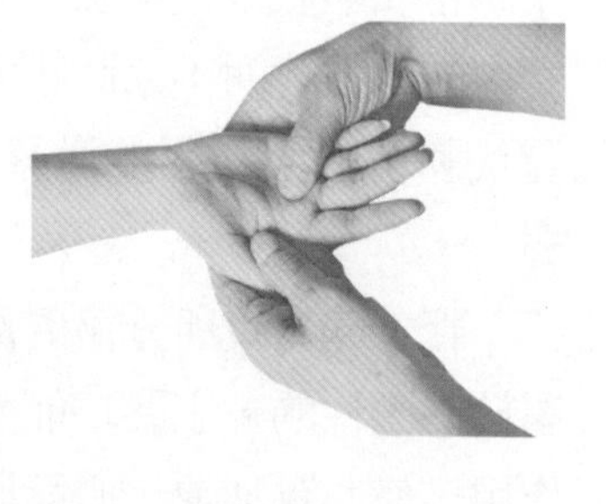

【反射區位置】位於手掌面第三指掌關節處（以右手為主）。

【解剖位置】子宮位於盆腔中央，在膀胱與直腸之間，下端接陰道，兩側有輸卵管和卵巢。

【生理功能】子宮是受精卵發育成長為胎兒的場所。

【適應證】月經不調、閉經、痛經、宮頸炎、子宮肌瘤、經前期緊張綜合徵、更年期綜合徵、子宮異位症、子宮下垂及其他子宮疾病。

【手法】浮摸、按揉。

26.卵巢

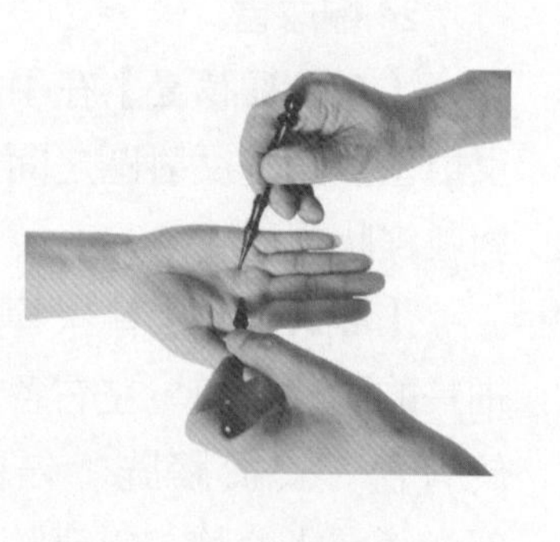

【反射區位置】第五橫指近節指關節與遠節指關節所壓部位（以右手為主）。

【解剖位置】位於盆腔內成對的實質性器官，左右各一。

【生理功能】除產生卵子外，還分泌女性激素。

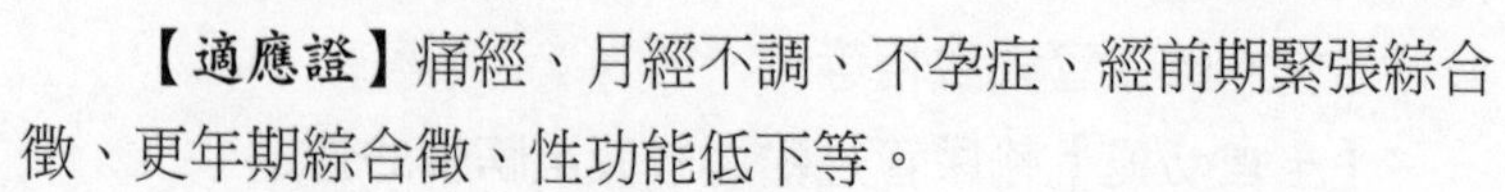

【適應證】痛經、月經不調、不孕症、經前期緊張綜合徵、更年期綜合徵、性功能低下等。

【手法】浮摸、按揉、點按。

27.乳腺

【反射區位置】位於掌根部大小魚際上端，喉反射區的兩側（掌面喉反射區）。

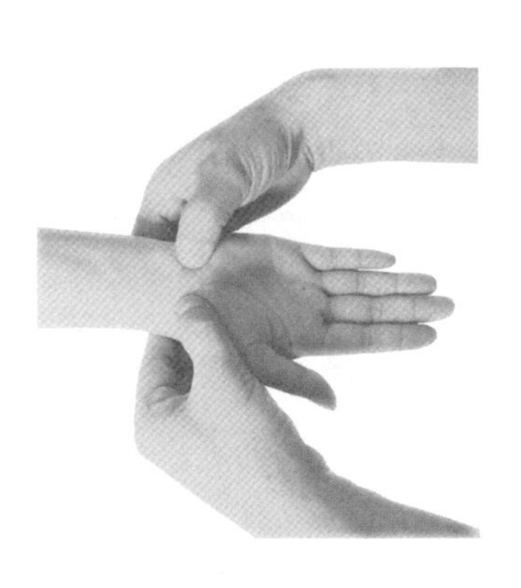

【解剖位置】乳腺位於胸前部，為成對器官。內側達到同側的胸骨緣，外側為同側的腋中線，上緣達到第二肋骨水平，下緣到第六至第七肋骨水平，大部分的乳腺位於胸大肌的表面，小部分乳腺位於前鋸肌、腹外斜肌及腹直肌前鞘的表面，乳頭平第四肋間或第五肋。男性不發達。

【生理功能】哺乳，第二性徵，參與性活動。

【適應證】乳腺炎、乳腺增生、胸痛、胸膜炎、經前乳房充血疼痛、胸悶、胸部軟組織損傷。

【手法】按揉、點按。

28.腹腔神經叢

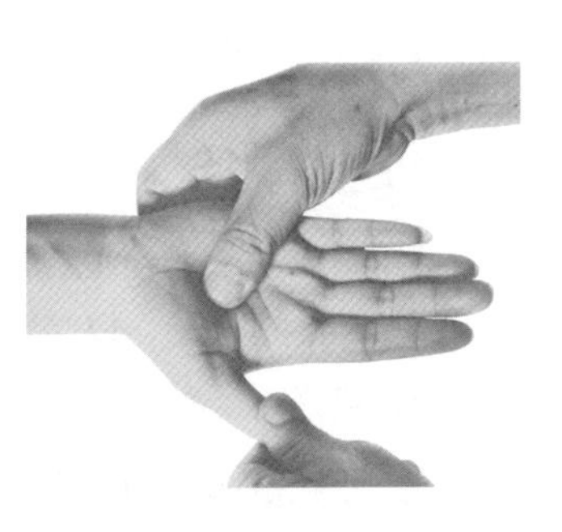

【反射區位置】位於雙手手掌的中心。

【解剖位置】位於腹主動脈上段前方，圍繞腹腔動脈和腸繫膜上動脈根部，是最大的內臟神經叢。

【生理功能】調節腹腔內臟的生理功能。

【適應證】胃腸痙攣、神經性胃腸疾病、腹脹、腹瀉、胸悶、呃逆、失眠、頭痛、高血壓、神經衰弱、虛脫、休克等，並對各種病症具有鎮靜、鎮痛的作用。

【手法】「8」字按揉。

29.肚臍

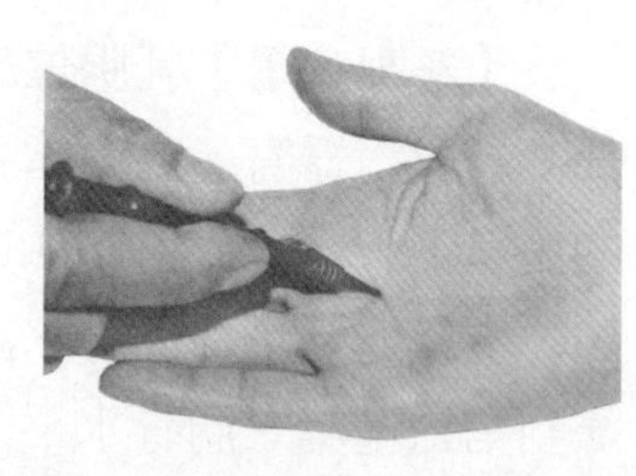

【反射區位置】第四、五橫指交界線中點部位（掌橫紋中點），即掌中線與第四、五橫指交界線的交叉點。

【解剖位置】肚臍位於腹部中央的正中線上，其高度大約在第 3 至第 4 腰椎水平處。理想的人體以肚臍為界，身體上半部與下半部之比正好是 5：8，肚臍正位於人體「黃金分割點」上。

【適應證】溫通元陽、復甦固脫、調和脾胃、益氣養血，具有良好的養生保健作用。對消化不良、腹瀉、下痢、虛喘等有防治作用。

【手法】旋轉按揉。手部反射區可針刺。

第二節 掌指反射區定位

30. 膀胱；31. 前列腺；32. 肛門；33. 尿道；34. 陰道；35. 睪丸；36. 舌尖；37. 頸項；38. 腦垂體；39. 下丘腦；40. 松果體；41. 腋下；42. 肋間神經點。

30.膀胱

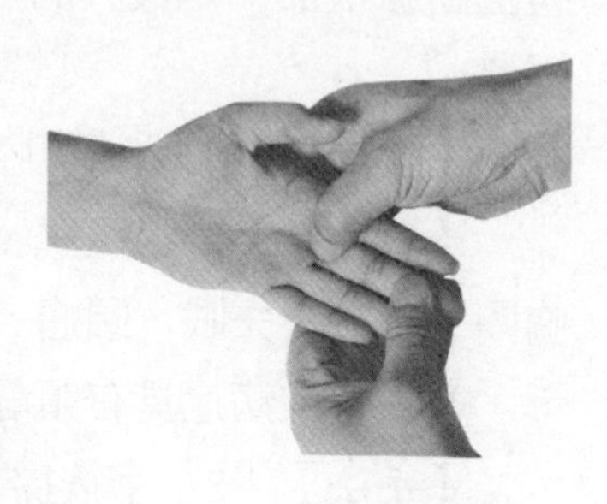

【反射區位置】位於第三掌骨頭與中指近節指骨連接處。

【解剖位置】膀胱空虛時位於盆腔的前部，膀胱尖不超過恥骨聯合上緣，其前方有恥骨聯合，後方男性為精囊腺、輸精管壺腹和直腸，女性為子宮和陰道。

【生理功能】膀胱是暫時儲存尿液的器官。

【適應證】泌尿系感染、腎炎、輸尿管炎、膀胱炎、腎結石、輸尿管結石、膀胱結石、前列腺肥大及炎症、高血壓、尿瀦留、哮喘、關節炎、過敏、尿道綜合徵、風濕病、動脈硬化等。

【手法】浮摸、按揉。

31.前列腺

【反射區位置】位於中指近節指骨底處，緊貼膀胱反射區。

【解剖位置】前列腺位於膀胱與尿生殖膈之間，起於膀胱底，精囊腺和輸精管壺腹相接觸，前面為恥骨聯合，後面貼近直腸壺腹。

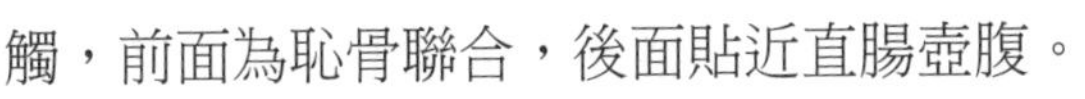

【生理功能】前列腺的分泌物是精液的主要組成部分，內含前列腺素。

【適應證】前列腺肥大、前列腺炎、排尿困難、尿道疼痛、尿頻、尿血等。

【手法】浮摸、按揉、點按。

32.肛門

【反射區位置】位於手掌第三指掌關節處（男性，左手前列腺反射區下有綠豆粒大小處；女性，右手膀胱反射區下有綠豆粒大小處）。

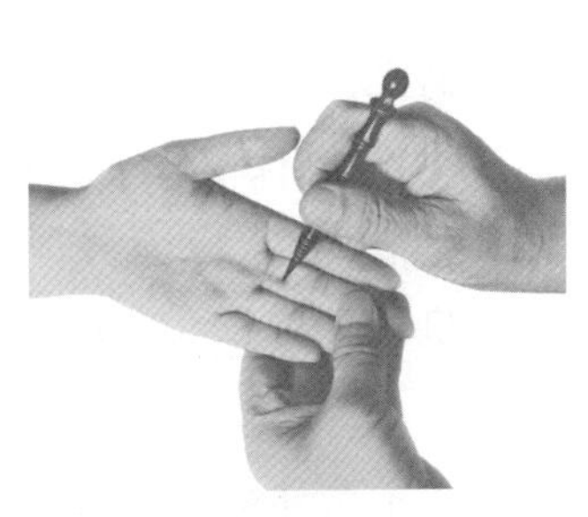

【解剖位置】肛門是直腸在

盆腔以下部分連通外界的開口。

【生理功能】肛門是新陳代謝產物排泄於體外的通道。

【適應證】便秘、痔瘡、直腸炎、肛裂、脫肛等。

【手法】按揉、點按、刮法。

33.尿道

【反射區位置】男性，從左手肛門反射區到近節指骨與中節指骨連接橫紋處中間部分；女性，從右手肛門反射區到近節指骨與中節指骨連接橫紋處中間部分。

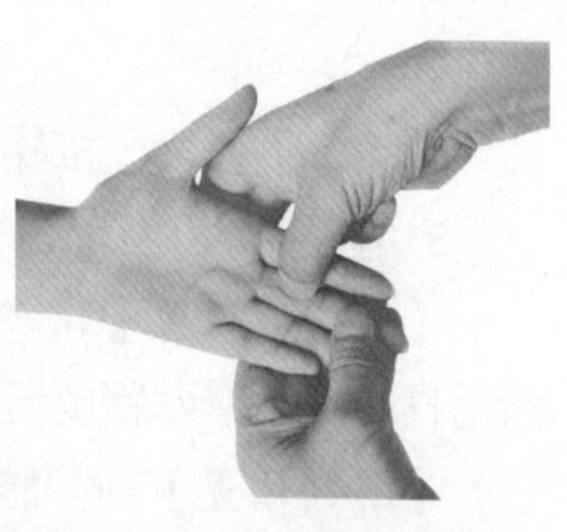

【解剖位置】尿道起於膀胱的尿道內口，終於尿道外口。

【生理功能】男性尿道兼有排尿和排精的功能，女性僅有排尿功能。

【適應證】遺尿、尿頻、尿道炎、排尿困難等。

【手法】按揉、點按、推拉。

34.陰道

【反射區位置】位於手掌面中指近節指骨段垂直中線處（以右手為主）。

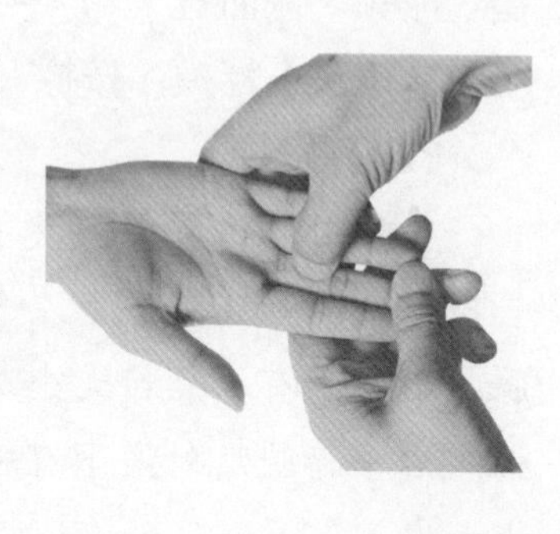

【解剖位置】陰道是由黏膜、肌層和外膜構成的肌性管道，具有伸展性，連接子宮和外生殖器。

【生理功能】陰道是女性的性交器官，也是排出月經和分娩的通道。

【適應證】陰道炎及其他陰道疾病。

【手法】按揉、點按。

35.睪丸

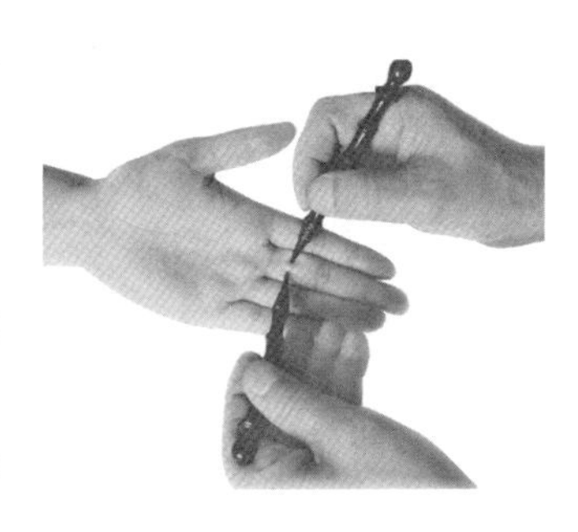

【反射區位置】位於手掌面中指近節指骨靠近指骨底的指中線兩側。

【解剖位置】睪丸位於陰囊內，左右各一。

【生理功能】睪丸是產生精子和分泌男性激素的器官。

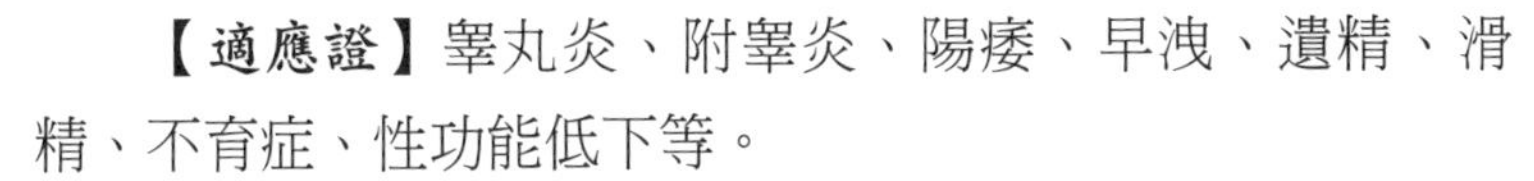

【適應證】睪丸炎、附睪炎、陽痿、早洩、遺精、滑精、不育症、性功能低下等。

【手法】按揉、點按、彈撥。

36.舌尖

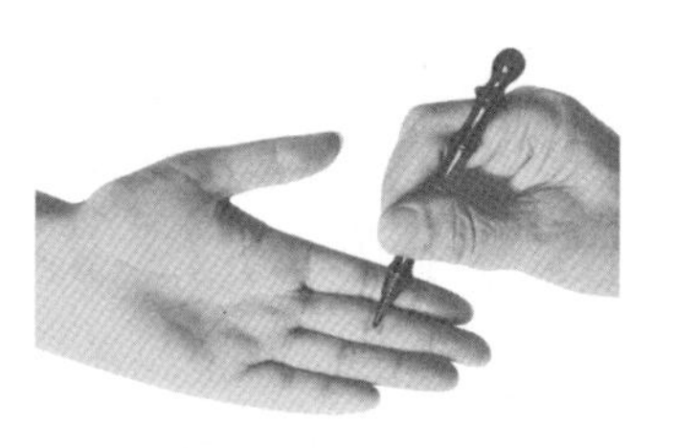

【反射區位置】位於雙手手掌面中指近節指骨頭與中節指骨底連接處。

【適應證】舌尖痛、心臟病、口腔生瘡及潰瘍等。

【手法】點按、按揉。

37.頸項

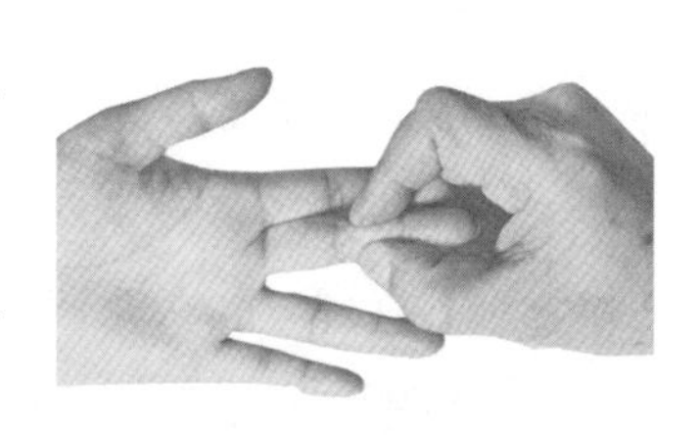

【反射區位置】位於手掌面中指中節指骨段。

【解剖位置】頸項是頭部與胸廓之間連接的軟組織部分。

【生理功能】協調頭部各方位運動。

【適應證】頸部痠痛、頸部僵硬、頸部軟組織損傷、頭痛、失眠、落枕及高血壓等。

【手法】捻揉。

38.腦垂體

【反射區位置】位於手掌面中指遠節指骨段指腹中央。

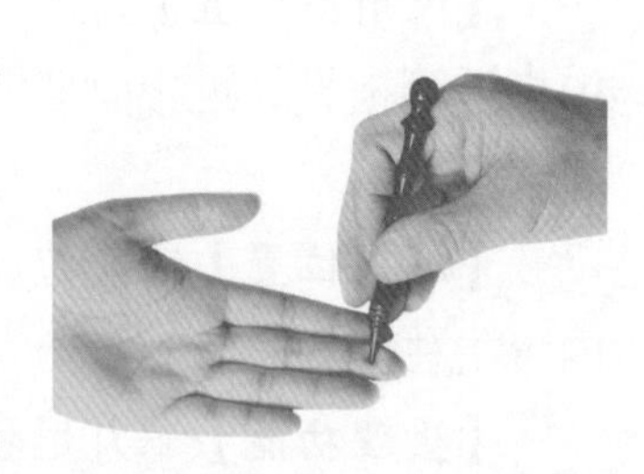

【解剖位置】垂體重 0.5～0.7 克，位於蝶骨的垂體窩內，呈橢圓形，顏色灰紅，中央借漏斗與間腦相連。根據其發生和結構特點可分為腺垂體和神經垂體兩大部分。

【生理功能】垂體是身體內最複雜的內分泌腺，不僅與身體骨骼和軟組織的生長有關，且影響其他分泌腺（甲狀腺、腎上腺、性腺）的作用。

垂體分泌激素主要都是前葉分泌的，主要分泌有生長激素、催乳素、黑色細胞刺激素、促激素（即各種促進其他內分泌腺進行活動的激素、包括促腎上腺皮質激素、促甲狀腺激素、促黃體激素和促卵泡激素）。

神經垂體不具有分泌功能，只能儲存來自下丘腦的激素，其功能為使血壓上升、尿量減少和子宮收縮。

【適應證】內分泌失調、小兒發育不良、更年期綜合徵、遺尿、牙痛、糖尿病等。

【手法】點按。

39.下丘腦

【反射區位置】位於手掌面中指遠節指骨段指腹橈側。

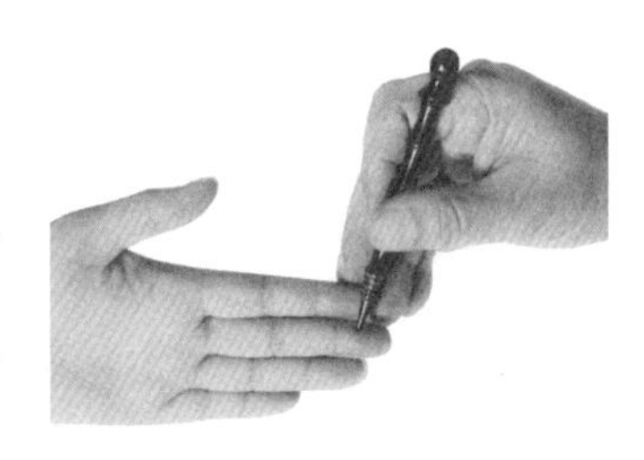

【解剖位置】位於間腦下方，其下端連接垂體。

【生理功能】調節內臟的活動及內分泌腺功能。具體表現為：（1）體溫調節中樞；（2）攝食中樞及飽中樞；（3）調節水和電解質平衡的中樞；（4）調節性行為和生殖機能的中樞；（5）調節情緒反應；（6）調節垂體功能及其他腺體分泌激素；（7）調節睡眠。

【適應證】心律不整、高血壓、低血壓、哮喘、內分泌失調、消化不良、血糖紊亂、糖尿病、高血脂、發熱等。

【手法】點按。

40.松果體

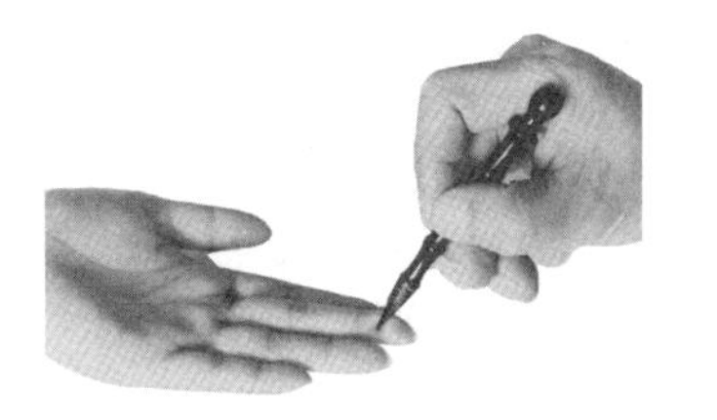

【反射區位置】位於手掌面中指遠節指骨段指腹尺側。

【解剖位置】位於丘腦後上方，呈扁錐形的小體。

【生理功能】抑制垂體促性腺素的分泌，抑制性腺活動，抑制性腺成熟，防止兒童性早熟，影響人體的生物節律。

【適應證】發育異常、內分泌失調、失眠等。

【手法】點按。

41.腋下

【反射區位置】位於第一掌骨和第二掌骨肌肉連接處，第四掌骨和第五掌骨肌肉連接處。

【解剖位置】位於上肢與肩膀相連之處，靠裡面有一凹陷部分，謂之腋，又稱腋窩。

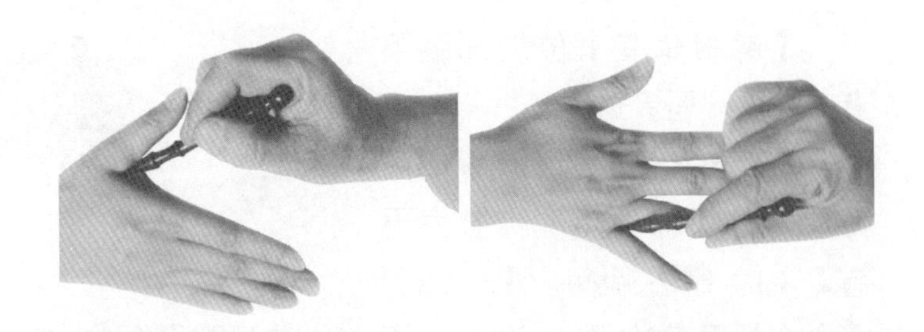

【生理功能】分佈有臂叢神經鎖骨下部及其分支、腋動脈及其分支、腋靜脈及其分支、腋淋巴結和疏鬆結締組織等，具有輸送血液、免疫防禦的功能。

【適應證】腋下痛、上肢麻木、乳腺增生等。

【手法】點按、拉法。

42.肋間神經點

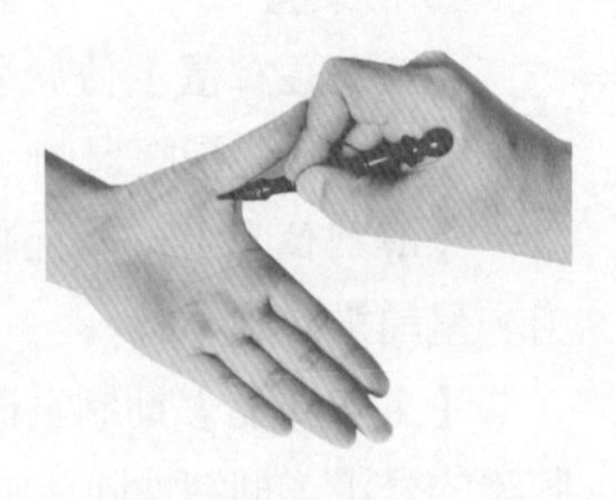

【反射區位置】位於手掌面第一掌骨頭尺側。

【適應證】肋間神經痛、腰扭傷、腹脹、帶狀皰疹、胸悶、呃逆、胸肋疼痛等。

【手法】點按。

第三節 手背部反射區定位

43. 上、下身淋巴腺；44. 肩；45. 斜方肌；46. 背部；47. 頸椎；48. 胸椎；49. 腰椎；50. 骶骨；51. 尾骨；52. 頭部；53. 小腦；54. 額竇；55. 三叉神經；56. 眼；57. 鼻子；58. 上下頜；59. 喉；60. 氣管；61. 甲狀腺；62. 甲狀旁腺；63. 舌根；64. 扁桃體。

43.上、下身淋巴腺

【反射區位置】上身淋巴位於腕骨尺側與尺骨連接凹陷處；下身淋巴位於腕骨橈側與橈骨連接凹陷處。

【解剖位置】上身淋巴腺位於肚臍以上、頸部以下，包括胸部與上肢的淋巴系統。下身淋巴腺位於肚臍以下，包括腹腔、盆腔、下肢的淋巴系統。

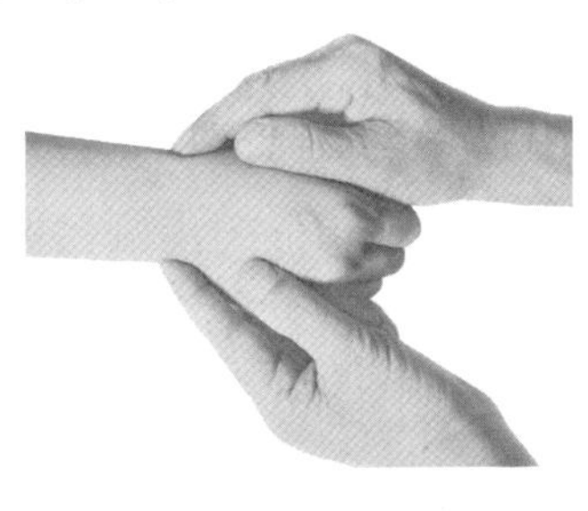

【生理功能】主要具有產生淋巴細胞、濾過淋巴和參加免疫反應等功能。淋巴組織是含有大量淋巴細胞的網狀結締組織，主要分佈於消化管及呼吸道等處的黏膜中，具有防衛功能。

【適應證】各種炎症、發燒、肌瘤，可增強免疫功能。

【手法】按揉。

44.肩

【反射區位置】位於手部第一掌骨底的橈側和第五掌骨底的尺側，第五掌骨頭和小指近節指骨底連接處也是肩的反射區，可分為內側和外側。左手第一掌骨代表右肩，右手第一掌骨代表左肩。

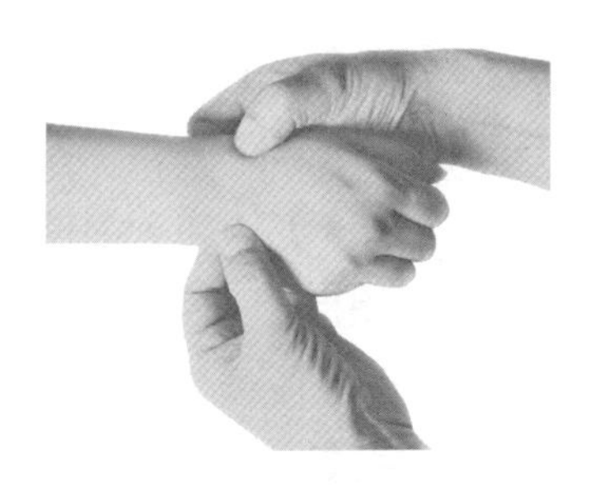

【適應證】肩周炎、肩背疼、上肢麻木、肩部軟組織損傷、頸肩綜合徵、肩關節活動障礙、落枕、肩臂疼痛等。

【手法】按揉、分推。

45.斜方肌

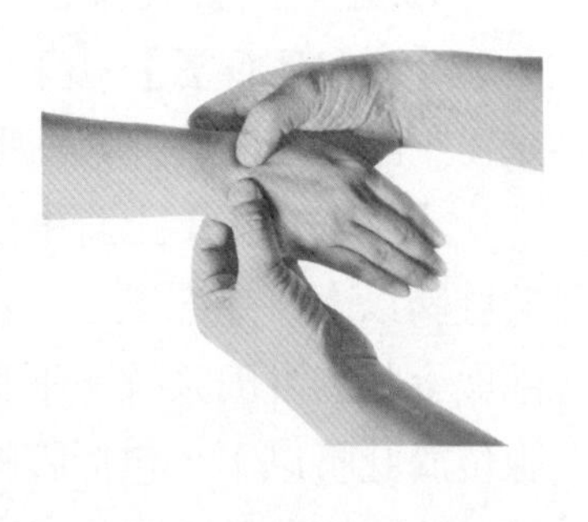

【反射區位置】位於手腕骨的橈側、尺側一成對的帶狀區域。

【解剖位置】位於背的上部，呈三角形，兩側合併呈斜方形。起自枕骨第 12 胸椎棘突，止於肩胛崗、肩峰和鎖骨外側端。

【生理功能】可上提及下降肩胛骨，並可使肩胛骨向中線靠攏。因此，其與肩背部的運動有著密切的關係。

【適應證】肩周炎、頸椎病、頸肩綜合徵等。

【手法】按揉、推拉、點按。

46.背部

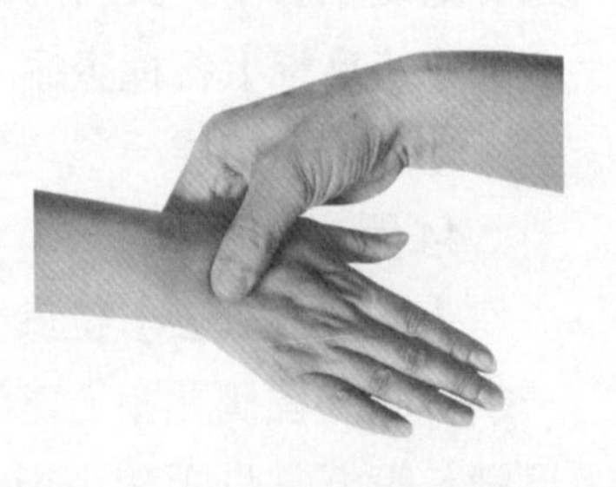

【反射區位置】位於手背腕骨區域。

【適應證】背痛、咳嗽、脊柱彎曲等。

【手法】按揉、浮摸。

47.頸椎

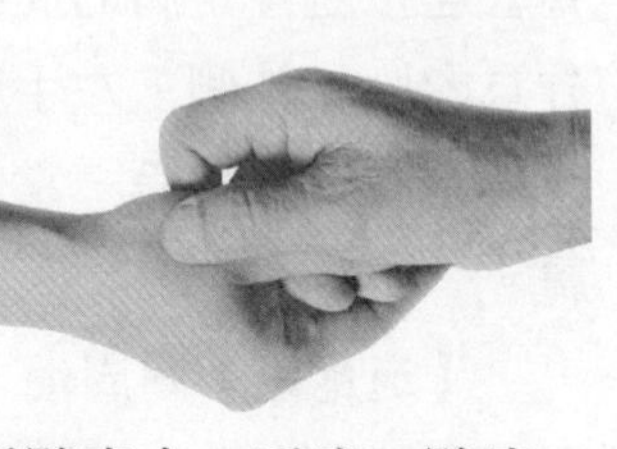

【反射區位置】位於雙手背第一掌骨段。

【適應證】頸部軟組織損傷、頸椎強硬、頸椎增生、落

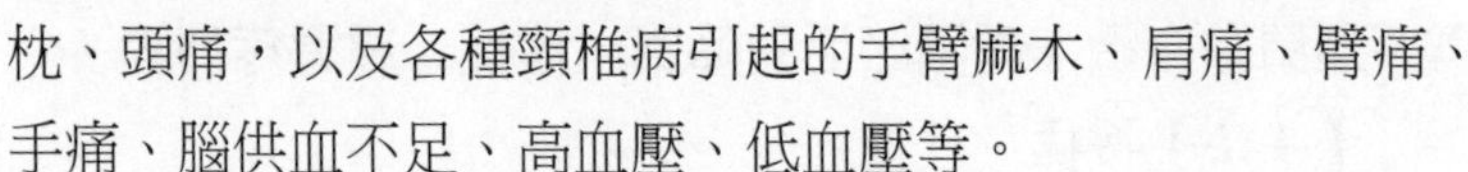

枕、頭痛，以及各種頸椎病引起的手臂麻木、肩痛、臂痛、手痛、腦供血不足、高血壓、低血壓等。

【手法】按揉、推拉、點按、牽引。

48.胸椎

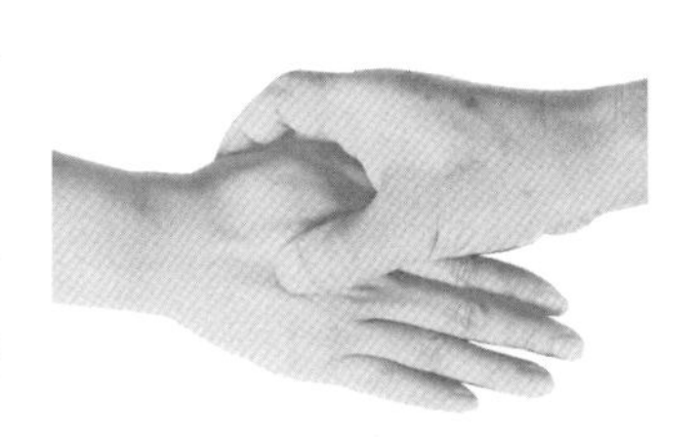

【反射區位置】位於雙手背第二掌骨段。

【適應證】脊椎炎、肩背痠痛、胸椎增生、心臟病及呼吸系統疾病。

【手法】按揉、推拉、點按、牽引。

49.腰椎

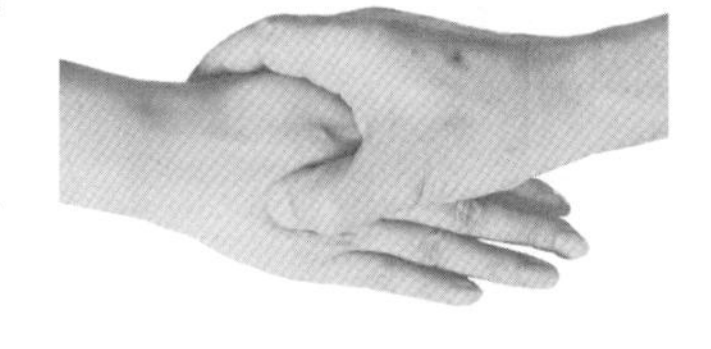

【反射區位置】位於雙手背第三掌骨段。

【適應證】急性腰扭傷、脊椎炎、腰背痠痛、腰椎間盤突出、腰能伸不能彎、腰椎增生等。

【手法】按揉、推拉、點按、牽引。

50.骶骨

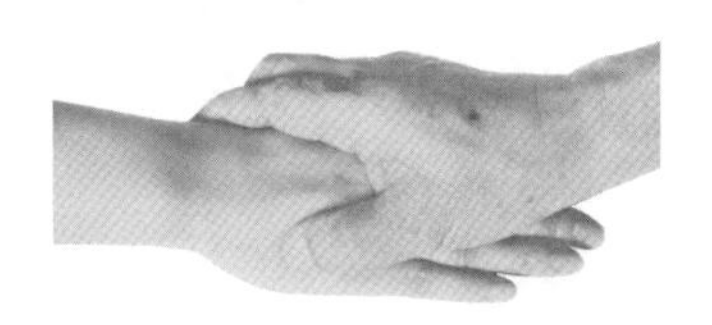

【反射區位置】位於雙手背第四掌骨段。

【適應證】骶骨增生、坐骨神經痛、髂關節痛、骶骨受傷、骶骨部軟組織損傷、盆腔臟器及盆腔疾病引起的骶尾部疼痛。

【手法】按揉、推拉、點按、牽引。

51.尾骨

【反射區位置】位於雙手背第五掌骨段。

【適應證】坐骨神經痛、腰

腿痛、尾骨損傷後遺症。

【手法】按揉、推拉、點按、牽引。

52.頭部

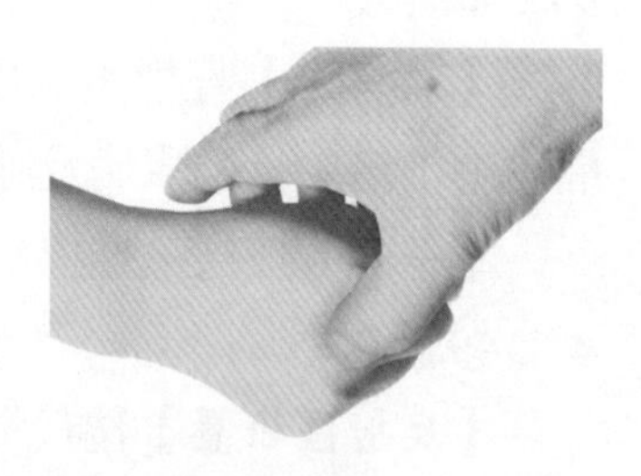

【反射區位置】位於雙手背第三掌骨頭與中指近節指骨底相接處。

【解剖位置】頭部，這裡是指顱腦（頭骨和腦子）。

【生理功能】腦，在顱腔裡，主管感覺和運動。人腦又是思維記憶等心理活動器官。

【適應證】頭痛、偏頭痛、失眠、神經衰弱、腦血管病變及腦震盪後遺症、頭昏、高血壓、低血壓。

【手法】按揉、浮摸、點按。

53.小腦

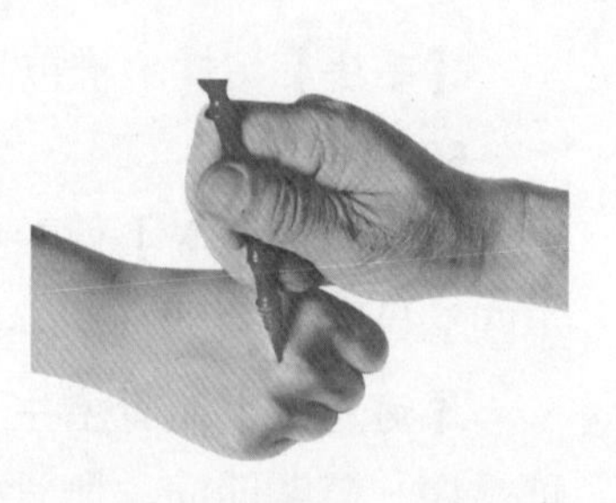

【反射區位置】雙手第三掌關節掌背凹陷處。

【解剖位置】小腦位於大腦半球後方，覆蓋在腦橋及延髓之上，橫跨在中腦和延髓之間。

【生理功能】小腦由其與大腦、腦幹和脊髓之間豐富的傳入和傳出聯繫，參與軀體平衡和肌肉張力（肌緊張）的調節，以及隨意運動的協調。

【適應證】運動系統、平衡系統、小腦疾患等。

【手法】按揉、浮摸、點按。

54.額竇

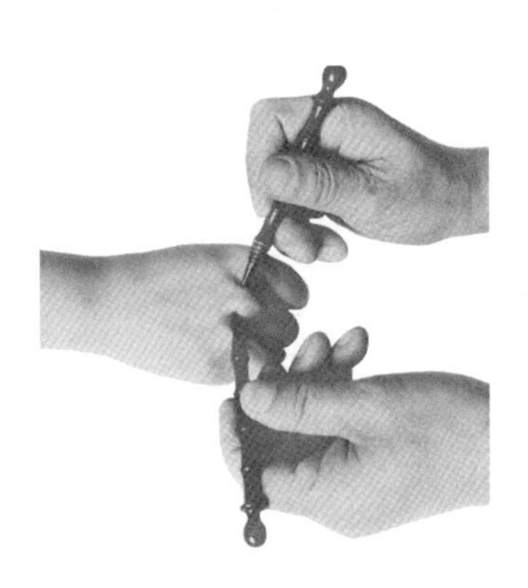

【反射區位置】雙手第三掌關節兩側凹陷處。

【解剖位置】四對鼻竇之一，位於眉弓，篩竇前上方，額骨內外板之間。左右各一，極少對稱，且在其之間的鼻中隔也時常會偏向中線的某一側。

【生理功能】鼻竇在健康情形下應該充滿空氣，而且和鼻腔相通，這樣不但減輕了頭部的重量，提供了發聲時的共鳴腔，而且可調節鼻道內的壓力、濕度及輔助嗅覺，其分泌物還可阻撓病菌入侵人體的黏膜。

【適應證】各種痰症、雜症、肚臍以上的臟腑疾患，還可調整免疫功能與內分泌功能等。

【手法】按揉、點按。

55.三叉神經

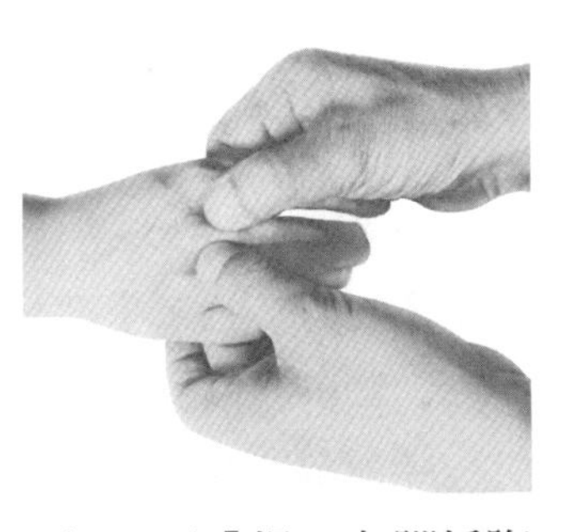

【反射區位置】位於第三掌骨頭兩側的區域。

【解剖位置】三叉神經位於頭顱兩側，為混合神經，是最粗大的腦神經，含有軀體感覺和軀體運動兩種纖維，它們組成大的感覺根（大部）和小的運動根（小部）。兩「根」在腦橋腹面與小腦中腳交界處出入腦。有三條大神經，稱為眼神經、上頜神經、下頜神經。

【生理功能】三叉神經是頭面部的主要感覺神經，主要分佈於面部的皮膚，口腔、鼻腔、鼻旁竇的黏膜及牙齒、腦膜等處，也是支配咀嚼肌、下頜舌骨肌等的運動神經。

【適應證】偏頭痛、顏面神經麻痺、神經衰弱、失眠、腮腺炎、三叉神經痛、頭面部及眼、耳的疾病。

【手法】拉法、按揉、點按。

56.眼

【反射區位置】位於雙手手背面中指近節指骨段上 1/3 處。

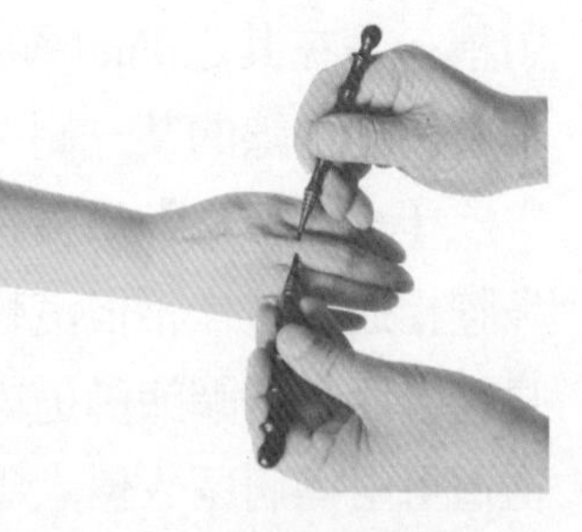

【解剖位置】眼，位於顏面部上側眼眶下，包括眼球及其附屬器，左右各一。

【生理功能】眼是視覺的感覺器官，是重要的感覺器官之一。它是一個非常精細的器官，可以在不同的環境中對自己的具體形態進行改變，使得人類在複雜的環境中獲取正確的訊息。

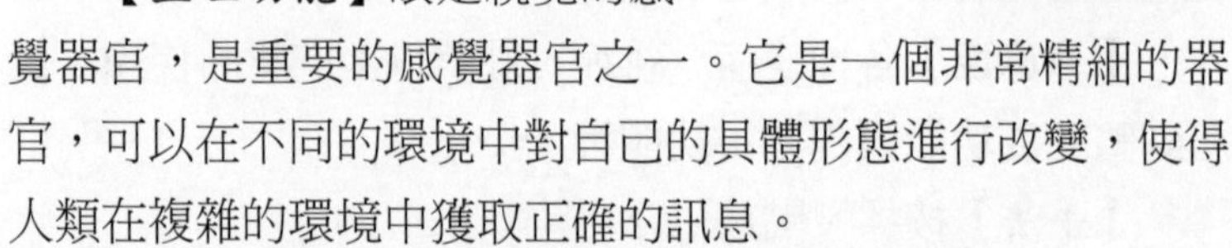

【適應證】近視眼、遠視眼、青光眼、白內障、瞼腺炎、結膜炎、角膜炎、老花眼等。

【手法】按揉、點按。

57.鼻

【反射區位置】位於雙手手背面中指近節指骨段中 1/3 處。

【解剖位置】位於面部的中央，它上承額部，下接口唇。

【生理功能】鼻是呼吸道的起始部位，能淨化吸入的空氣並調節其溫度和濕度。它是最重要的嗅覺器官，還可輔助發音。

【適應證】鼻塞、急慢性鼻炎、過敏性鼻炎、過敏性哮喘、鼻出血、鼻竇炎及上呼吸道感染等。

【手法】按揉、點按。

58.上下頜

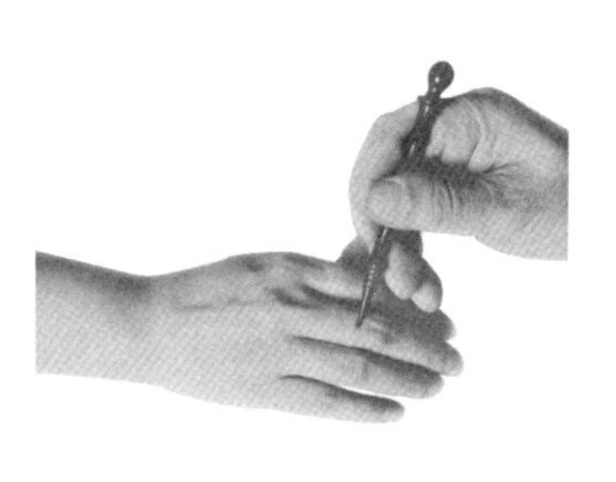

【反射區位置】位於雙手手背面中指近節指骨段下 1/3 處。

【解剖位置】上頜是由上頜骨、硬顎、軟顎、牙齒構成。下頜是由下頜骨、舌骨、牙齒及舌底部軟組織構成。

【生理功能】上下頜是呼吸、消化系統的通道。

【適應證】口腔潰瘍、牙痛、上下頜關節病、味覺障礙、口腔發炎、牙周炎、打鼾等。

【手法】按揉、點按。

59.喉

【反射區位置】位於雙手手背面中指近節指骨頭與中節指骨底連接處。

【解剖位置】喉位於頸前部，向上接喉口與咽腔喉部相通，向下與氣管相通，女子較男子稍高。

【生理功能】喉既是呼吸的管道，又是發音的器官。

【適應證】喉炎、喉痺、咽炎、咳嗽、聲音嘶啞、喉痛、氣喘、聲音微弱、氣管炎等。

【手法】按揉、點按。

60.氣管

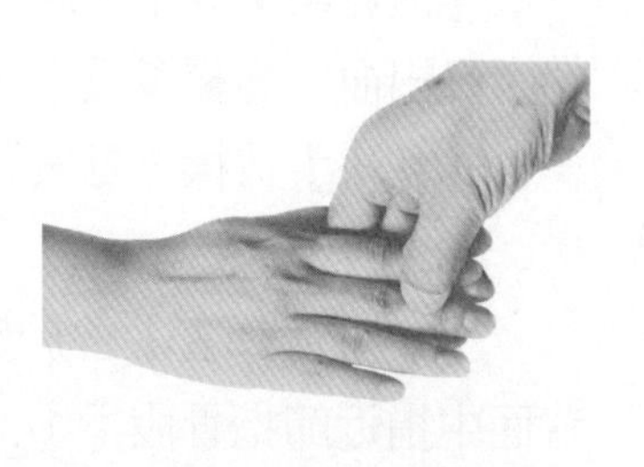

【反射區位置】位於雙手手背面中指中節指骨段指中線。

【解剖位置】上端起自環狀骨下緣，向下至胸骨角平面（相當於第 4、5 胸椎體間平面），分左、右兩支氣管為止，全長由 14～16 個氣管軟骨構成。

【生理功能】氣管是氣體的通道，並有濕潤、濾化氣體及排痰的作用。

【適應證】氣管炎、支氣管炎、哮喘、氣喘、咳嗽、上感、胸悶、扁桃體炎、上呼吸道感染等。

【手法】捻揉、推拉。

61.甲狀腺

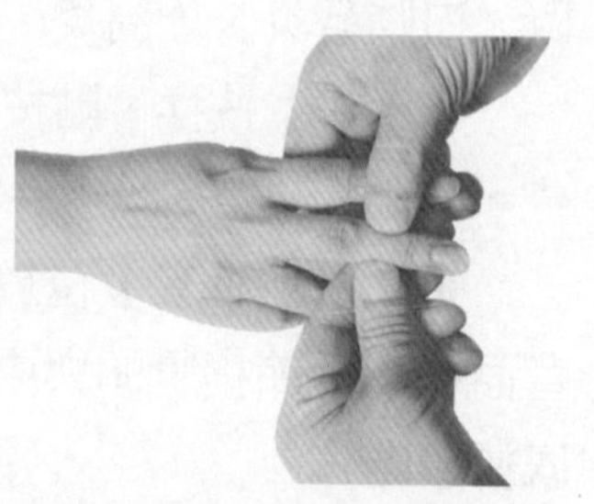

【反射區位置】位於雙手手背面中指中節指骨段指中線的兩側。

【解剖位置】甲狀腺呈棕紅色，分左、右兩個側葉，中以峽部相連，側葉貼附在喉下部和氣管上部的外側面，上達甲狀軟骨中部，下抵第 6 氣管軟骨環。

【生理功能】甲狀腺分泌的激素主要是調節新陳代謝、生長發育等基本生理過程，尤其對骨骼和神經系統的生長發育十分重要。

【適應證】甲狀腺炎、甲狀腺腫大、甲狀腺功能亢進或低下、肥胖症、失眠、心悸、月經不調、閉經、痤瘡、神經衰弱、內分泌功能失調等。

【手法】捻揉、滾法。

62.甲狀旁腺

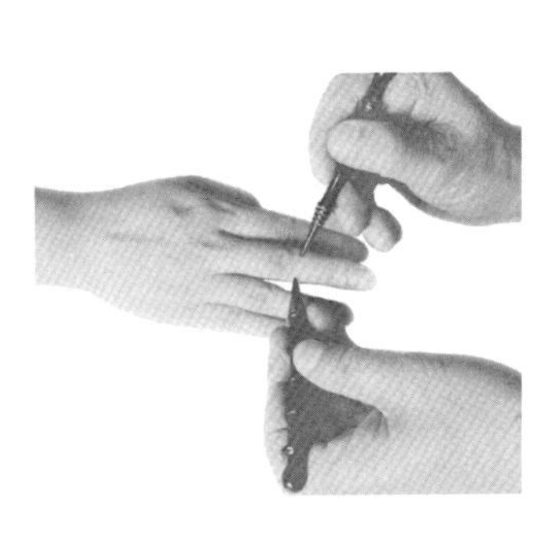

【反射區位置】位於雙手手背中指中節指骨底、指骨頭上下兩側。

【解剖位置】甲狀旁腺是扁橢圓形棕色小體，形狀大小略似大豆，均貼附於甲狀腺側葉的後緣，有時藏於甲狀腺組織中，通常左、右各一對。

【生理功能】甲狀旁腺分泌的激素有調節體內鈣和磷代謝的作用，維持血鈣平衡。分泌不足時，可引起血鈣下降，出現手足搐搦；功能亢進時，則引起骨質過度吸收，容易發生骨折。

【適應證】筋骨痠痛、手足搐搦、指甲脆弱、失眠、神經衰弱、更年期綜合徵、骨折恢復期、噁心嘔吐、皮膚疾病、過敏症、痙攣症、婦科病等。

【手法】點按。

63.舌根

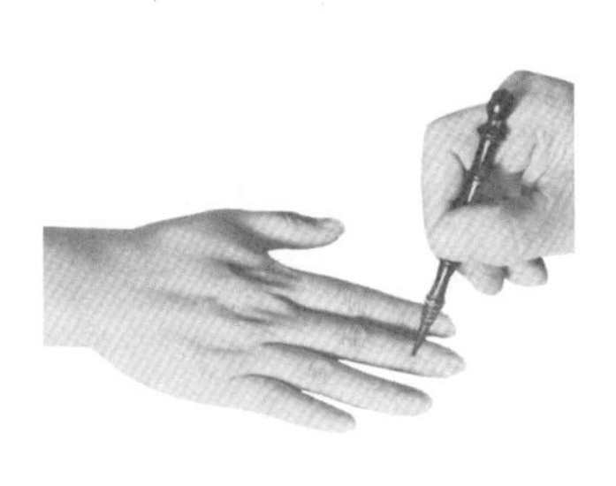

【反射區位置】位於雙手手背中指中節指骨頭與遠節指骨底連接處。

【解剖位置】舌頭的根部。

【生理功能】在中醫學上，它反映心脈的運行情況，即「心之脈繫於舌根」。

【適應證】舌根痛、口腔生瘡及潰瘍、喉痛等。

【手法】按揉、點按、滾法。

64.扁桃體

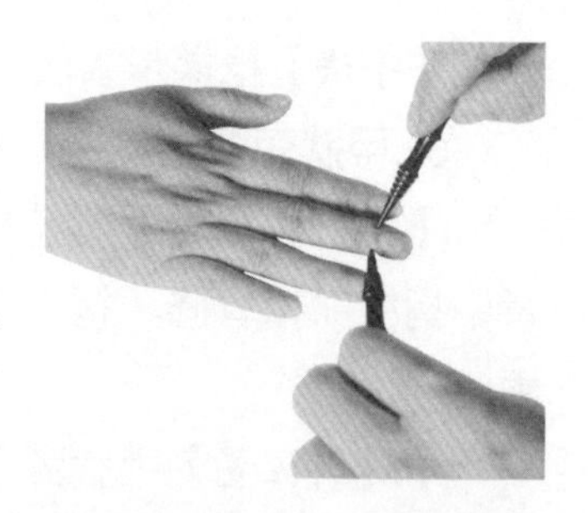

【反射區位置】位於雙手手背中指遠節指骨段的兩側。

【解剖位置】位於咽部扁桃體窩內，由淋巴組織構成，左右各一個。

【生理功能】扁桃體能產生淋巴細胞和抗體，增強機體免疫和抗病的能力。

【適應證】扁桃體炎、咽炎、上呼吸道感染、發熱、免疫功能低下等。

【手法】點按。

第四節 各手指反射區定位

65. 上臂；66. 肘關節；67. 前臂；68. 腕關節；69. 手掌；70. 手背；71. 腹股溝；72. 臀部；73. 髖關節；74. 大腿；75. 膝關節；76. 膕窩；77. 小腿；78. 踝關節；79. 腳背；80. 腳掌；81. 耳；82. 坐骨神經點。

65.上臂

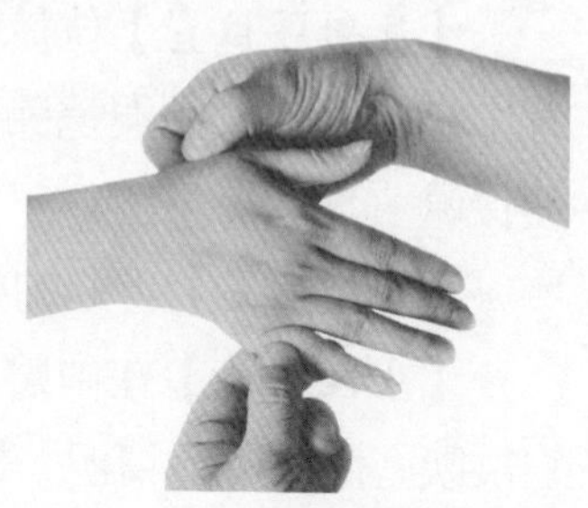

【反射區位置】位於手部第一掌骨橈側和小指近節指骨整段，可分為正面、背面及側面。左手第一掌骨段為右上臂，右手第一掌骨段為左上臂。

【適應證】肩周炎、上臂疼痛、麻木、骨折恢復期等。

【手法】捻揉、點按。

66.肘關節

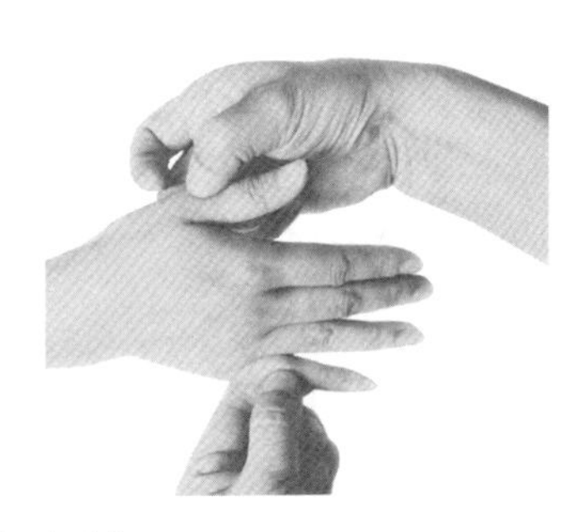

【反射區位置】位於手部第一掌骨頭與拇指近節指骨底相接處，小指近節指骨頭與中節指骨底相接處，可分為肘背、肘窩及肘側面。左手第一掌骨頭連接處為右肘，右手第一掌骨頭連接處為左肘。

【適應證】肘關節及周圍軟組織損傷、肘部疼痛、網球肘炎、手臂麻木等。

【手法】揉按。

67.前臂

【反射區位置】位於手部拇指近節指骨段，小指中節指骨段，可分為正面、背面及側面。左手拇指近節指骨段為右前臂，右手拇指近節指骨段為左前臂。

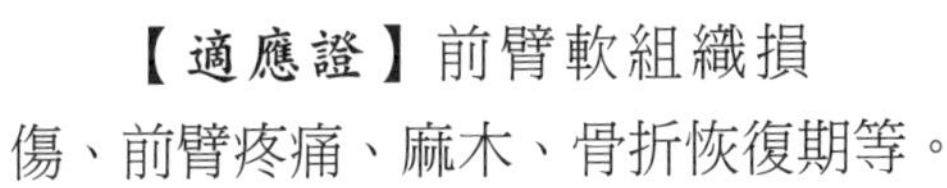

【適應證】前臂軟組織損傷、前臂疼痛、麻木、骨折恢復期等。

【手法】捻揉。

68.腕關節

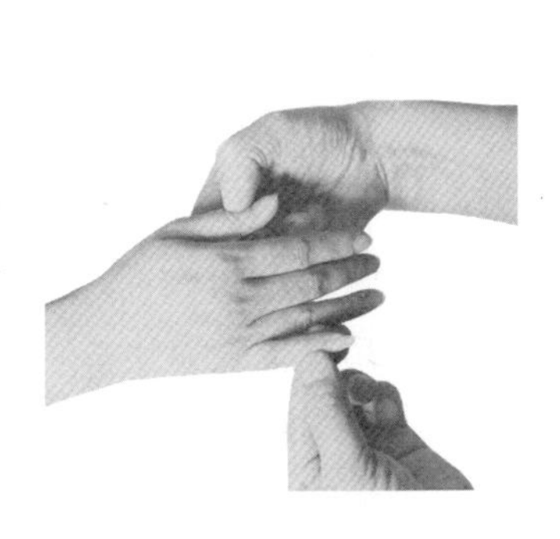

【反射區位置】位於手部拇指近節指骨頭與遠節指骨底相接處，小指中節指骨頭與遠節指骨底相接處，可分為正面、背面及側面。左手拇指一側為右手腕，右手拇指一側為左手腕。

【適應證】手腕疼痛、腕部扭挫傷、腕部軟組織損傷、腱鞘囊腫及腱鞘炎等。

【手法】捻揉。

69.手掌

【反射區位置】大拇指指腹、小指指腹都可作為手掌面的反射區。若掌面有病不能按摩，

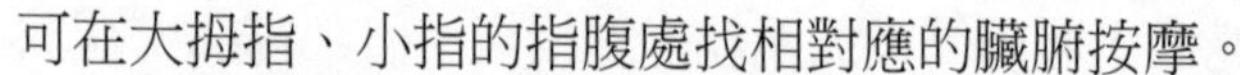

可在大拇指、小指的指腹處找相對應的臟腑按摩。

【適應證】手部凍瘡、手皸裂、指肚炎、手部疼痛。

【手法】點按。

70.手背

【反射區位置】大拇指遠節指骨段背面、小指遠節指骨段背面為手背反射區。

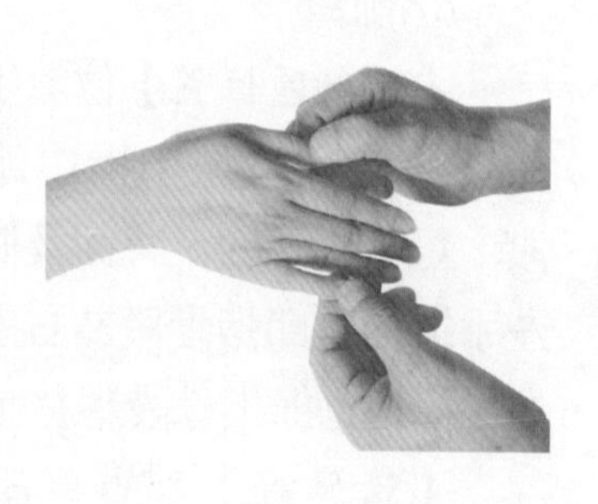

【適應證】手部凍瘡、指炎、手部疼痛等。

【手法】點按。

71.腹股溝

【反射區位置】位於手背部第二掌骨頭與食指近節指骨底相接的尺側，第四掌骨頭與無名指近節指骨底相接的橈側。左手第二掌骨側為右腹股溝，右手第二掌骨側為左腹股溝。

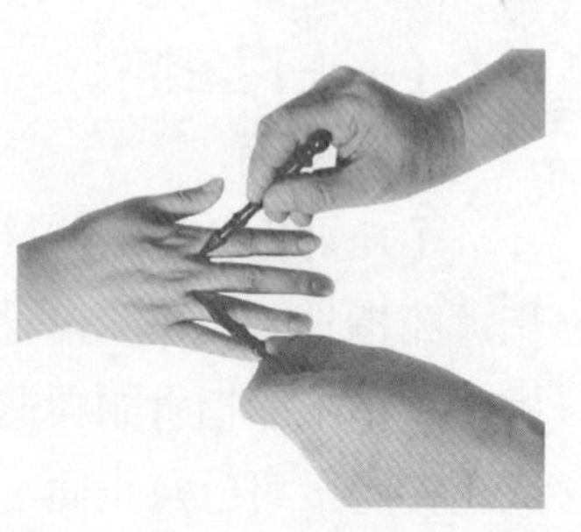

【解剖位置】腹股溝是連接腹部和大腿的重要部位。下腹部兩側的三角形區域，其內側界為腹直肌外緣，上界為髂

前上棘至腹直肌外緣的水平線，下界為腹股溝韌帶。

【生理功能】腹股溝部有深、淺的淋巴結群，為下肢、腹壁下部淺層及外生殖器等的淋巴管所彙集和經過的地方；由腹後壁到下肢的主要血管、股神經等都通過此處。腹股溝管內有精索或子宮圓韌帶，髂腹股溝神經等。

【適應證】生殖系統疾病、疝氣、下肢靜脈炎及靜脈曲張、下肢循環失調。

【手法】點按、拉法。

72.臀部

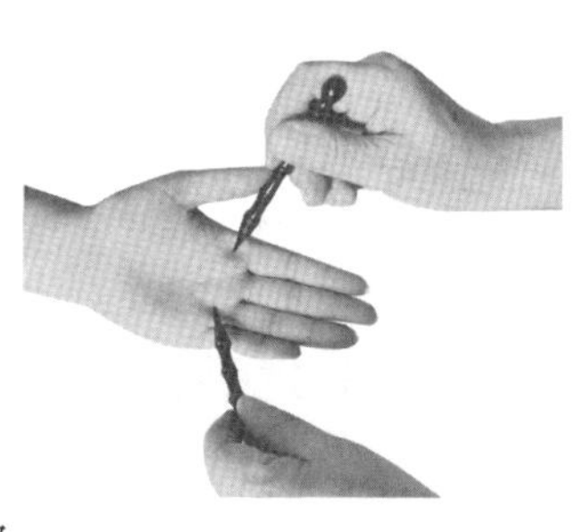

【反射區位置】位於手掌第二掌骨頭與食指近節指骨底相接處，第四掌骨頭與無名指近節指骨底相接處。左手第二掌骨側為右臀部，右手第二掌骨側為左臀部。

【適應證】坐骨神經痛、便秘、脫肛、下肢循環失調、梨狀肌綜合徵、臀部軟組織損傷等。

【手法】按揉。

73.髖關節

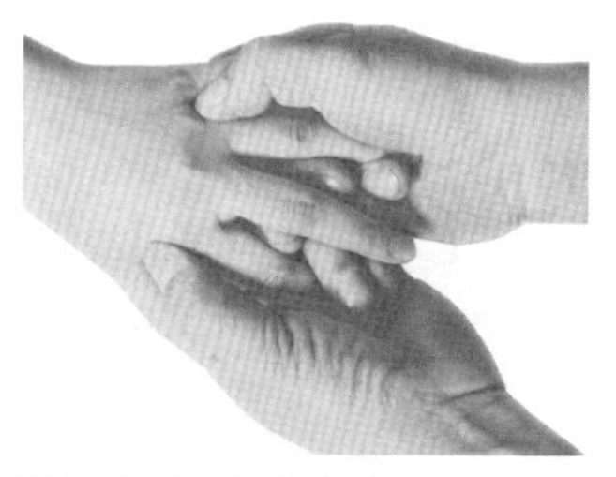

【反射區位置】位於手背第二掌骨頭與食指近節指骨底相接處的橈側，第四掌骨頭與無名指近節指骨底相接處的尺側。左手第二掌骨側為右髖關節，右手第二掌骨側為左髖關節。

【適應證】坐骨神經痛、髖關節扭傷、腰腿痛、髖關節疼痛。

【手法】按揉。

74.大腿

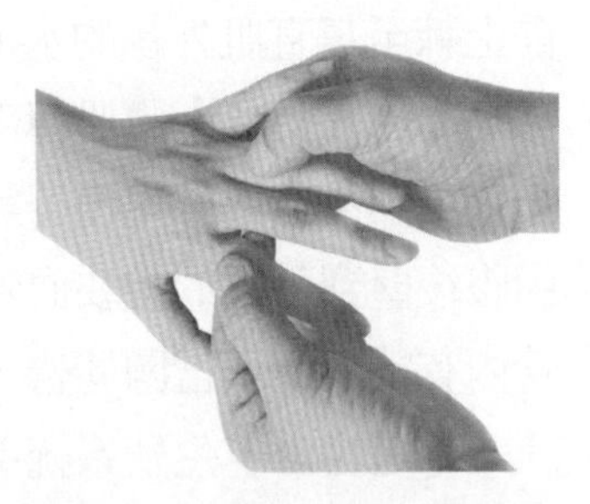

【反射區位置】位於手部食指近節指骨段，無名指近節指骨段，可分為大腿前側、後側及兩側。左手食指一側為右大腿，右手食指一側為左大腿。

【適應證】下肢循環失調、下肢慢性潰瘍、下肢靜脈曲張、下肢靜脈炎、下肢浮腫、大腿麻木、風濕性腿痛。

【手法】捻揉。

75.膝關節

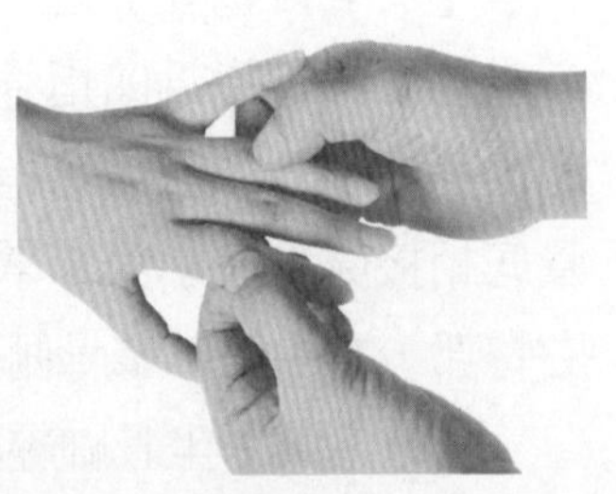

【反射區位置】位於手部食指、無名指近節指骨頭與中節指骨底相接處，可分為膝蓋、膕窩及兩側。左手食指一側為右膝關節，右手食指一側為左膝關節。

【適應證】膝關節痛、風濕關節炎、類風濕關節炎、膝關節骨刺、下肢循環失調、下肢浮腫等。

【手法】捻揉、點按。

76.膕窩

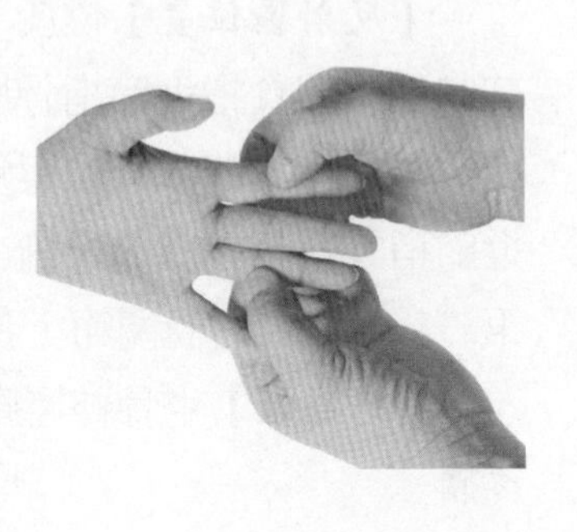

【反射區位置】食指、無名指近節指骨頭與中節指骨底相接部位（手掌面）。

【適應證】膝關節炎、風濕關節炎、類風濕關節炎、膝關節骨刺、下肢浮腫等。

【手法】捻揉、點按、滾法。

77.小腿

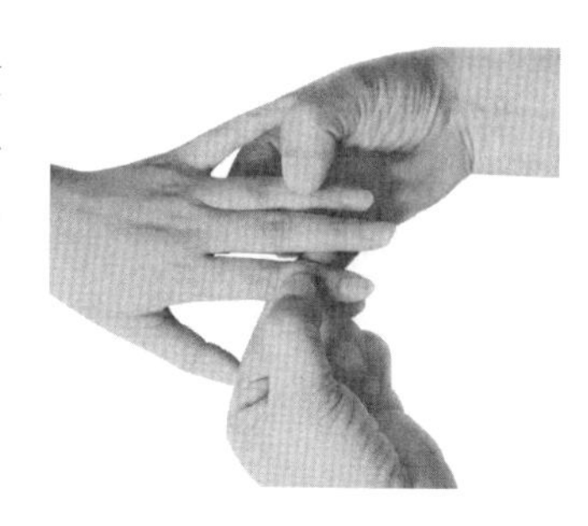

【反射區位置】位於手部食指中節指骨段，無名指中節指骨段，可分為小腿前側、後側及兩側。左手食指一側為右小腿，右手食指一側為左小腿。

【適應證】下肢循環失調、下肢慢性潰瘍、下肢靜脈炎及靜脈曲張、小腿麻木、小腿軟組織損傷、骨折恢復期等。

【手法】捻揉。

78.踝關節

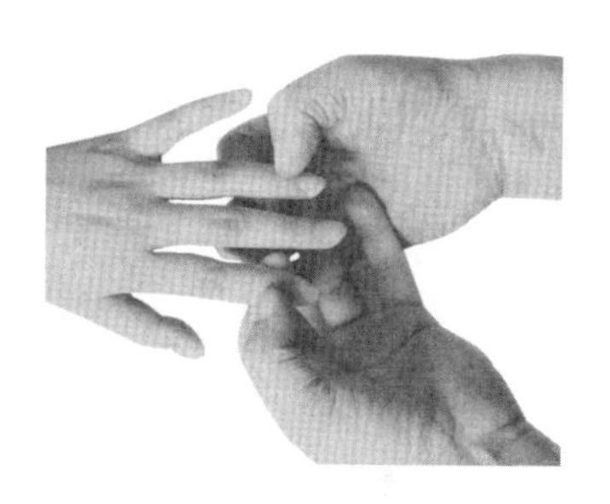

【反射區位置】位於手部食指中節指骨頭與遠節指骨底相接部位，無名指中節指骨頭與遠節指骨底相接部位，可分為踝關節前側、後側（跟腱）及兩側。左手食指一側為右踝關節，右手食指一側為左踝關節。

【適應證】踝關節扭挫傷、踝關節腫痛、踝關節各種炎症及跟腱疼痛等。

【手法】捻揉、點按。

79.腳背

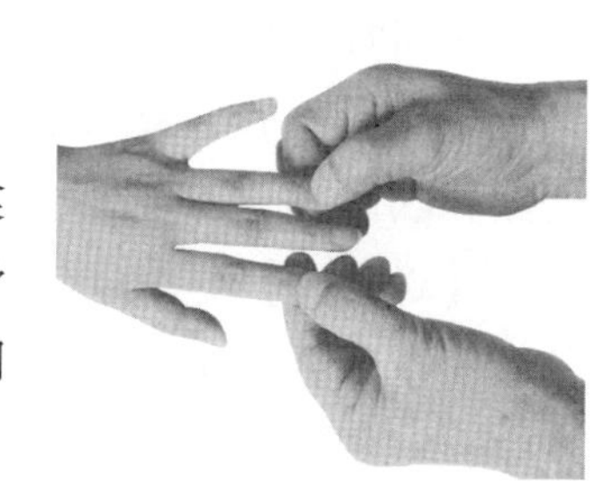

【反射區位置】位於手部食指遠節指骨段和無名指遠節指骨段背面。左手食指一側為右腳背，右手食指一側為左腳背。

【適應證】腳部扭挫傷、腳背腫脹、雞眼、腳部軟組織損傷等。

【手法】捻揉、點按。

80.腳掌

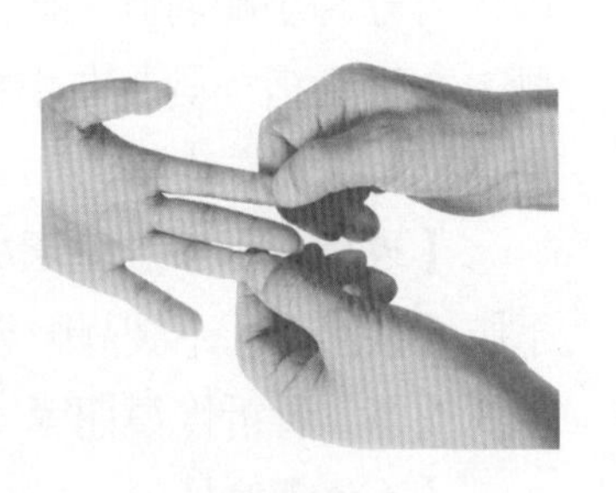

【反射區位置】食指、無名指遠節指腹為腳掌反射區。

【適應證】腳部扭挫傷、腳底痛、雞眼、腳部軟組織損傷等。

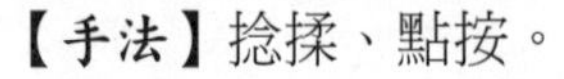

【手法】捻揉、點按。

81.耳

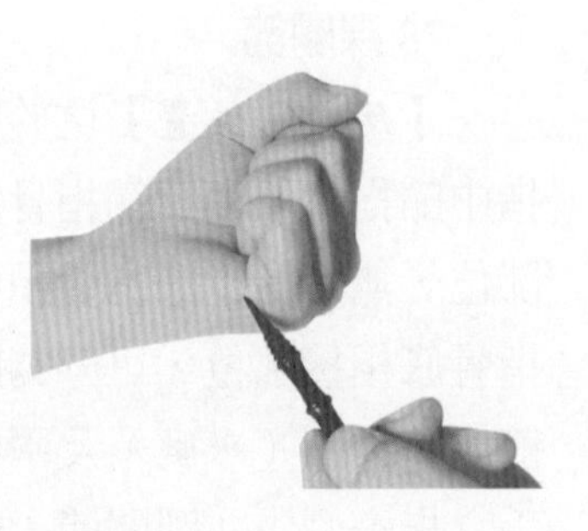

【反射區位置】位於雙手第五掌骨頭尺側面膚色赤白連接處。

【適應證】耳鳴、重聽、中耳炎、眩暈症等。

【手法】浮摸、點按、按揉。

82.坐骨神經點

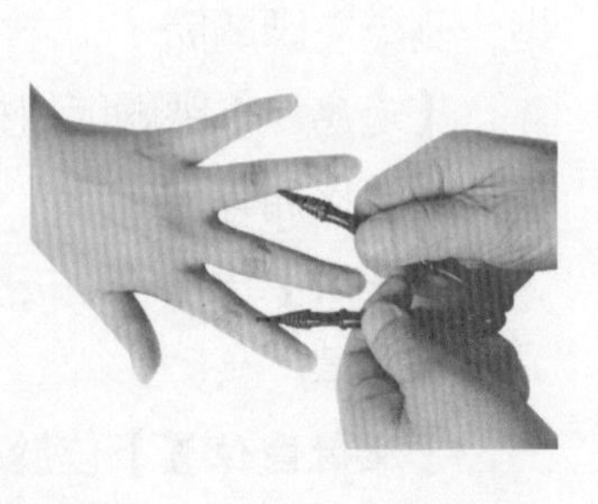

【反射區位置】位於雙手小指近節指骨頭與中節指骨底相接部尺側面膚色赤白肉際處。

【生理功能】支配下肢肌肉運動和感覺。

【適應證】坐骨神經痛、腰腿痛等。

【手法】按揉、點按。

第五節 特殊反應區定位

83. 血壓反應區；84. 血糖反應區；85. 血脂反應區。

83.血壓反應區

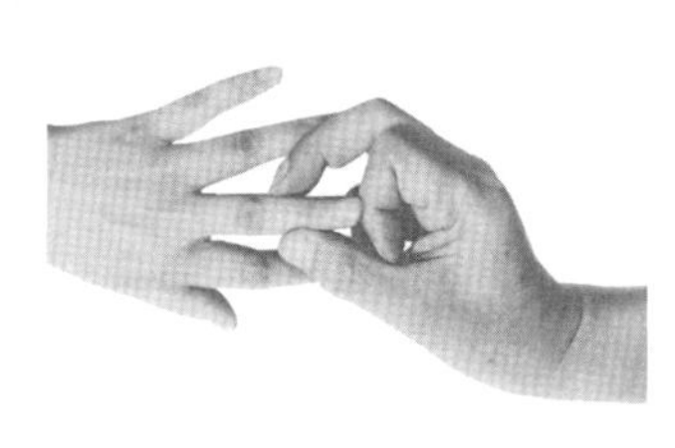

【反應區位置】位於手中指橈側面和尺側面赤白肉際處。

【適應證】高血壓、低血壓等。

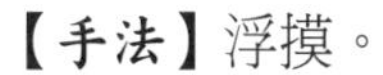

【手法】浮摸。

84.血糖反應區

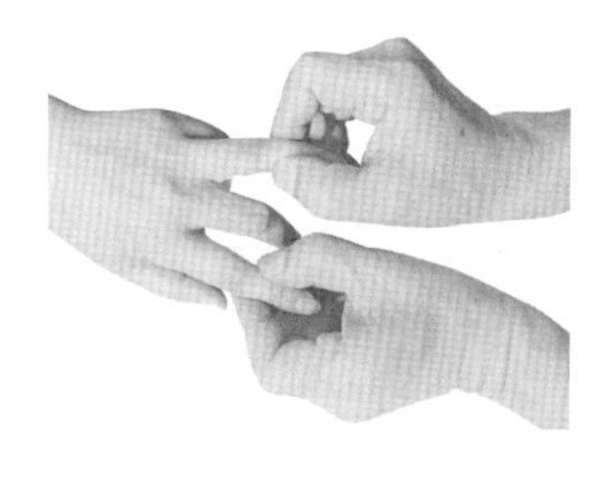

【反應區位置】位於雙手食指中節指骨段的尺側面，無名指中節指骨段的橈側面。

【適應證】血糖紊亂、糖尿病等。

【手法】浮摸。

85.血脂反應區

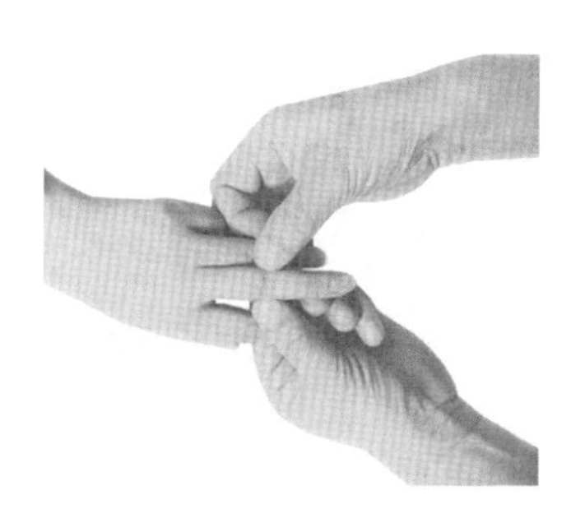

【反應區位置】位於雙手中指的尺側面和橈側面膚色赤白肉際線靠指背側處。

【適應證】高血脂、血液黏稠度高等。

【手法】浮摸。

第十一章
手部診療原則與自我保健

第一節 手部診斷的意義、原理和原則

一、意 義

任何一種疾病的發生，都有一定的原因，侵害一定的部位，發生一定的病理變化，並以各種不同的病症而表現於外。

正確的治療取決於準確的診斷，準確的診斷取決於對症，以及對手部變化的周密分析和判斷，正可謂「闡微窮奧，首重於診」。沒有準確的診斷就不可能制訂出正確的治療方案，故準確的診斷是正確治療的前提。

二、原 理

中國傳統醫學認為，人體是一個有機整體，事物之間存在著相互作用和因果關係。局部的病變是全身病理在局部的體現，全身的病理變化可反映到局部，局部的變化也可影響全身。任何內臟的病理變化，都必然會由種種現象表現於體

表，而透過審察體表的種種症狀和體徵，就能測知其內在疾病的本質。這便是中國傳統醫學診斷的基本原理，也是季秦安手部診斷的原理。

「見微知著」是中國傳統醫學診斷的又一基本原理，這一原理體現於中國傳統醫學的諸多方面，季秦安手診也不例外。

五臟六腑、形體肢節、五官九竅的生理和病理變化都會反應在手部的反射區，然後根據手部的色澤、形態、疼痛、汗液、溫度、皮下組織異常現象，以辨別疾病的性質、部位、間甚、新舊，推斷疾病的發展趨向及轉歸等，進而根據手部的變化調治疾病。這就是察手部以測全身疾病的道理，是「見微知著」原理的具體表現。

三、原　則

1. 整體觀察

人體是一個有機的整體，內在臟腑與外在體表是統一的，與自然界也是息息相關的。我們要把疾病看成是患者整體失調的表現，由細察人體的外在表現，以詳審人體內在異常變化，還應把患者與自然環境緊密地結合起來，全面瞭解患者的病情。當人體能適應社會和自然界的各種變化，便是身心健康的表現。如果人體與外在的自然環境不能維持和諧一致，便發生病患。因此，人一旦患了疾病，局部的病變就會影響全身，任何局部的生理和病理變化，都會或多或少地影響到整個身體的變化。

人體以五臟為主，由經絡系統及神經系統的聯絡、溝通和感應傳導，將六腑、形體、五官九竅、四肢百骸等全身組織器官有機地聯繫起來，並由氣血、津液的作用完成機體的統一活動。因此，人體一旦發生疾病，就可在某些局部反映出來，並把第一局部出現的病理變化視為整體失調的結果。這就決定了手部診斷可從手部色澤、形態等外在變化判斷其內臟的病變，從人與外在環境整體關係中，全面地認識疾病，從整體、宏觀的角度把握疾病的本質。

2. 辨證求本

「辨證求本」是指對患者的病症進行診斷分析時，要找出導致患者病症的本質，為進一步確定治療方案提供可靠依據。不論什麼疾病的發生和發展，都是人體受到不同致病因素的作用後，導致臟腑、組織、器官功能失調，氣血津液、營衛陰陽及經絡失常，而後又由不同的症狀和體徵表現於體表。雖然這些不同的症狀和體徵，都是疾病過程中的外在表現，能反映疾病的本質，但並不等於它就是疾病的本質，有些疾病的外在表現和內在本質有相當大的差距。所以，我們應熟練掌握運用中國傳統醫學的理論知識，對全面檢查所蒐集的資料、症狀和體徵進行仔細判斷分析，找出其病因，察明其病位，識別其病情及病變發展趨勢，找到其本質，這樣才能制訂出正確的治療方案，取得最佳的治療效果。

第二節 手部反射區預防保健操作法

一、基本反射區

1. 開兩肺；
2. 揉肝脾；

3. 按揉腹腔神經叢；
4. 掐兩腎；
5. 推拉輸尿管；
6. 揉膀胱；
7. 推拉尿道。

以上反射區各做 8～10 次。

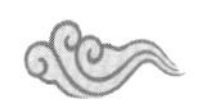 二、全手保健按摩

各做 3～5 次。

1. 手掌部反射區：

（1）點按喉；（2）推拉氣管；（3）刮兩肺；（4）按揉心臟；（5）推按食管、胃；（6）按揉肝、脾、胰；（7）按揉腹腔神經叢；（8）刮小腸；（9）推大腸；（10）掐兩腎；（11）推拉輸尿管；（12）揉膀胱；（13）揉前列腺；（14）按肛門；（15）推外生殖器；（16）點舌尖；（17）捻頸項；（18）點按腦垂體。

2. 手背部反射區：

（1）分背；（2）揉兩肩；（3）推脊柱（頸、胸、腰、骶、尾）；（4）掐兩腎；（5）按揉頭部；（6）按小腦；（7）點額竇；（8）揉三叉神經；（9）推拉眼、鼻、嘴；（10）按揉喉；（11）推拉氣管；（12）捻揉甲狀腺、甲狀旁腺；（13）點舌根；（14）捏扁桃體；（15）捻兩臂；（16）捻揉兩腿；（17）揉耳部；（18）點按上下身淋巴腺。

手部按摩順序：基本反射區──手掌──手背──基本反射區。按摩後，患者喝溫開水 300～500 毫升。

第十二章
手部診斷

第一節 手部望診

望診是透過視覺對雙手的形態、雙手十指的形態、雙手整體和局部的色澤，以及各臟腑、組織、器官在手部相對應反射區出現不同色澤帶暈的斑和點的觀察。

透過雙手的這些異常變化，幫助我們發現和瞭解人體各種生理和病理的變化，並對其性質、程度和預後作出判斷的一種有效方法。

1. 手部望診的方法與順序

首先觀其外觀，要相信自己的第一感覺。

【望診順序】手掌→手指→手背。

被測試者要全身放鬆，心平氣和，雙手同時伸出與心臟同高。施術者一定要心平氣和，全身放鬆，精神集中，全神貫注，每一個細小環節都不能放過。諸如五指、整體形態；手部的色澤；最重要的是各反射區不同色澤的斑、點、暈。

【注意】雙手都要觀察，遺傳性的東西不能分左右。因為：

（1）十二正經在身體的左右半邊各形成一個循環通道，該半邊的生理和病理變化彙集到該側手上；

（2）神經、血液、淋巴及津液在該半邊的循環，同樣將半邊的生理和病理變化彙集到該側手上；

（3）人體臟腑、組織、器官在身體有左、中、右之分，該側臟腑、組織、器官的生理和病理變化同樣也彙集到該側手上，中間部位的在雙手都會有反應。

脊椎受傷如果在左側，在其左手反應明顯，右手反應不明顯。心、脾、胃、胰大部分在左側，主要反映在左手。肝、膽囊、十二指腸、盲腸、闌尾主要反映在右手。賁門與幽門的位置比較固定，賁門位於第 11 胸椎左側，幽門與十二指腸上部在第 1 腰椎右側附近。胃潰瘍、胃癌大多出現在胃小彎近幽門處和幽門（胃竇部），易積豬留液，時間長了會對胃壁腐蝕。胃幽門、十二指腸都偏人體右側，以右手為主。胃賁門易積存食物（女性多發），易發賁門息肉、賁門癌，主要反映在左手。

2. 手部診斷需要注意的問題

（1）患者的手一定要放鬆，不能緊繃，否則影響循環，不能反映真實狀況。

（2）光線要選擇自然光，不要被太陽直射。另外，昏暗光線也不行，會造成觀察不準確。

（3）人體腹腔內的臟腑大多是重疊的，在手掌內反射區緊貼著，離得很近，關鍵要把反射區位置記準。左邊臟腑，主要在左手看；右邊臟腑，主要在右手看；中間的臟腑、脊椎，雙手都要看。同側為主，對側為輔。比如心臟，一般左側問題較多，因為左心房血液輸出動作幅度大。

再結合指按法，聯想臟腑的功能、症狀特點，查相關器官、部位是否有問題。如，查肝臟，肝疏泄不好，因肝主筋，再檢查四肢等；查脾臟，脾運化失常，因脾主肉，再查胃、四肢；月經不調，再查子宮等。同時，結合手的形態、顏色等進行綜合分析。

（4）手掌正常的筋腱、血管柔軟，有彈性，不能作為診斷的完整依據。可是，一旦筋腱、血管堅硬，可幫助判斷所在反射區對應的器官、部位可能有問題。

子宮區有一筋腱，柔軟、有彈性是正常功能。若僵硬，還有沙粒狀、小包塊，提示可能有問題，儘快去醫院檢查，做超音波。

（5）檢查順序：①先看五指；②若有不正的，看相應的臟腑；③再看手掌、手背、手指、橈側、尺側等；④綜合分析，專門針對有特殊明顯症狀問題的臟腑、組織、器官及其部位。

第二節 望診・望色

正常情況下，掌面非常平，顏色紅潤，指腹、前掌、大小魚際顏色基本相同，近節指骨段、中節指骨段與手心顏色也基本相同。

健康手色表現為明潤含蓄、紅黃隱隱，色有稍黃、稍白、稍黑的變化。這與地區環境、季節、氣候、工作條件、遺傳因素及情緒等有關。

1. 望整體手色

【常色】是指人在正常生理狀態時的色澤，表示人體精神、氣血、津液的充盈與臟腑功能的正常。由於精氣內含，容光外發，所以正常人的光澤應是明亮潤澤、隱然含蓄。正如《望診遵經》所說：「光明者，神氣之著；潤澤者，精血之充。」由於體質稟賦、地域、時間、季節、氣候、環境等不同，常色也有差異，又有主色、客色之分。

【病色】人體在病態時顯示的色澤，稱為病色。其特點是晦暗、暴露。病色主要分為以下幾種：

（1）赤色，主熱證，赤甚屬實熱，微赤為虛熱。

（2）白色，主虛證（包括血虛、氣虛、陽虛）、寒證及失血證。

（3）黃色，主脾虛證、濕證。

（4）青色，主寒證、瘀血證、痛證及氣滯、驚風。

（5）黑色，主腎虛、寒證、水飲證、瘀血證及劇痛。

2. 望局部手色

（1）指肚發紅，暗紅，比前掌、大小魚際色深，提示血脂偏高。深紅，就是高血脂（中度）；紫紅色，就是高血脂（高度）。若同時還出現深紅、紫紅色點，提示膽固醇高；白色點，提示甘油三酯高。若指肚、前掌、大小魚際顏色一樣，但單純有深紅色點或白點，提示膽固醇、甘油三酯高。

（2）腦中風偏癱，主要不是膽固醇高，關鍵是甘油三酯高，甘油三酯是造成腦中風的罪魁禍首。大拇指強直不易打彎，且整個中指扁平、過長，提示易患中風，這與遺傳基因有一定的關係。高血壓、甘油三酯高易患中風、腦梗、腦出血、偏癱。

（3）大小魚際有暗紅色斑點，中醫稱為「肝掌手」，容易誘發肝炎或肝上的疾病。

（4）手部為青黑色，大多數提示腎臟不好。手部為青紫色，大多數提示肝臟不好。手部、面部為土黃色，大多數提示脾胃不好。

（5）近節指骨段、中節指骨段顏色略深於手心，發深青灰色，提示氣血循環失調，血液循環障礙。掌紋色深、發青，提示血液黏稠。血液黏稠，使得循環變慢、血管壁易沉澱、血管壁增厚，從而形成血栓。血栓緊貼附在血管壁上，固定不動，慢慢增厚。

檢查方法：觸摸有結節狀，紅顏色，固定不動，提示為血栓；紅色結節狀，觸摸能移動，提示栓子隨血液流動。

（6）中指中節指骨段和遠節指骨段連接橫紋處有三條青筋（靜脈血管鼓起），提示末梢循環失調。靠橈側膨起，提示上身循環不好；靠尺側膨起，提示下身循環不好；中間膨起，提示頭部循環不好。

第三節 望診・斑點暈

1. 斑與點的來歷

斑、點、暈是季秦安手療法手部診斷的最大特點。當人體的臟腑、組織、器官受到病毒感染，以及細菌、外傷、風寒等侵襲後，某一局部就有了生理和病理的變化（如肝硬化，就是局部肝細胞受損或壞死，產生硬殼，結痂）。受侵襲的細胞也具有免疫功能，要抵抗，於是細胞的微循環、組織血液就發生了變化。

致病因素不同，細胞組織、血液循環變化也不一樣，血液的顏色變化也不一樣，有紫、黑、青、紅等顏色，體表所反應的斑點便呈現出不同的顏色。這就是細胞微循環血液變化導致手部反射區斑點顏色不同的原因。

臟腑器官的大小與手部體表反射區大小的比例為 10 ： 1。病變體積小，反射區為點；病變體積大，反射區為斑。暈，是病灶擴散的範圍。陳舊性的病灶，在反射區也有灰色的點及白色的暈。

斑點，有明顯的，也有暗藏的。如查高血壓，要稍用力刮，才會出現一些點顏色的變化。

有些斑點隱藏很深，包括在手紋裡的細小的點，我們都不能放過，要仔細認真地觀察。凡是高出皮膚的斑點，不作為診斷的依據。

2. 望手部色澤、斑點及暈

暈是斑點周圍的小圈，可診斷疾病時間的長短、新舊。暈越來越大，表示病情加重；暈越來越小，表示病情逐漸好轉。

（1）黃咖啡色斑點：提示癌變。

（2）淺紅色斑點白暈：提示疾病初期，有炎症。

（3）深紅色斑點白暈：提示疾病中期，病情較重。

（4）紫紅色斑點白暈：提示疾病後期，病情加重。

（5）白色斑點白暈：提示氣滯血瘀、經脈阻塞，良性腫瘤。

（6）白暈色澤加深：提示疾病向周圍擴散。

（7）咖啡色斑點白暈：提示器質性病變或有外傷。

（8）黑色斑點白暈：提示疾病時間長久，外傷時間長。

（9）灰色斑點白暈：提示內臟有病，傷口未癒。

（10）褐色斑點白暈：提示疾病時好時壞。

（11）青色斑點白暈：提示臟腑有瘀血。

（12）色澤、斑點的暈周圍不規則，同時斑點也不整齊，與周圍組織粘連：提示病情加重，惡性腫瘤，病入膏肓。

（13）色澤、斑點的暈突起，形成凸起的圓圈，似盆地狀：提示疾病時間長達 10 年以上，一圈為一年（年輪），不同的形狀在不同臟腑表示不同，斑、點及暈的不同顏色表示不同的疾病。

（14）白色：在臟腑、心臟表示為缺血；在關節為骨刺、骨質增生。

（15）婦科反射區有紅色斑點白暈：提示子宮肌瘤，多數為膠質肌瘤、漿膜下肌瘤。周圍紅，中間白點，發展較快，易在子宮頸出現。凡子宮頸出現此斑點，要儘快去醫院治療。多見於月經血量多，擠壓膀胱產生尿頻、尿急等症狀。

（16）胰腺有青紫色斑點，為糖尿病。

（17）肝膽區，白色斑點，膽結石；紅色斑點，炎症。

第四節 望診・手的形態及五指簡易診斷法

望手部的形態主要是觀察手掌、手背及手指的形狀，如手掌、手背有無損傷、是否凹凸不平，手背掌骨有無彎曲，手指粗細、長短且有無歪斜，手指有無變形，及五指併攏時的間隙。

透過對雙手部形態的觀察，首先對人體的健康做一個初步的瞭解，然後根據手部形態的變化再結合望診和觸診有針對性地去檢查某個臟腑、組織、器官。

一、手指

（1）手瘦小，指纖細，多為氣血不足，機體虛弱或腎功能低下；指粗如梭狀，伴有疼痛，多為痺證；魚際至腕的肌膚呈黑色或暗紫色條狀，多為腎虛腰痛；指端粗大如紡錘狀，多屬氣虛血瘀，提示久病咳嗽，痰飲積聚及肺氣腫；各指比例不等，某指細小、扁曲，指節紋路散亂，為體質較差，特別是五指併攏時，指間空隙較大，為體虛之證。

（2）拇指過於粗壯者，表示肝火旺盛；拇指過於扁平，體質虛弱，扁平且小，易患癲癇、癲狂；拇指近節指骨段紋理散亂，易患頭痛、失眠等病症；拇指過短，膽氣不足；拇指指節短而硬，不易彎曲，多為陰虛，易患中風症。

（3）食指過長或過短，多為青少年時代營養不良；食指過粗為腎虛，與中指間隙大，紋理亂，為脾虛肝旺；食指蒼白、瘦弱，為肝血不足。

（4）中指過長，易患心臟病、中風，細長者，為肝鬱氣積、肝脾不和；中指過短，肝火旺盛，易患肺、腎的疾病。

（5）無名指過長，骨、齒不健康；扁曲，合攏時縫隙大，易患泌尿系統病症。

（6）小指過短者，老年易患心、脾、腎的毛病；小指蒼白、瘦弱，多為脾虛；小指遠端有紅斑點，為肺陽不足。

二、其　他

（1）掌前靠近四指處有突出點，凹凸不平，提示腸道蠕動失調，80%排泄不好，便秘，或大便不成形。

女性右手突出地方有小點，提示子宮、卵巢、附件可能不好。突出點高，子宮壁厚，卵巢處有小棱，囊腫。

（2）攥拳，看頭部反射區周圍形狀是否一樣，是否有的突出，有的凹陷。若有坑，提示該對應處受過外傷；有黑點，觸摸有條索，提示舊傷，並縫過針。

（3）掌骨脊椎反射區有突起包塊，提示屬實證。凹陷下去，提示脊椎受過傷，屬虛證。

（4）指關節處橫紋處小靜脈血管膨起（小青筋鼓起），提示四肢末梢循環失調。

（5）從手腕到小魚際（肺反射區），毛細血管發青，提示腰部不舒服。屬「心經」循行線，肺、腎水液代謝通調功能失調，血行不暢。

（6）斑點在子宮、卵巢區，提示婦科疾病；在乙狀結腸、直腸區，提示腸道疾病。

勞動的手結老繭，也會影響對應臟腑。但要特別注意不該長繭的地方長繭，提示可能有不好的徵兆。

（7）左手大魚際（心臟反射區）出現橫向的棱，像波浪一樣，一條一條的，提示心律不整。膨起鼓包，提示心動過速。凹陷，提示心動過緩。再進一步觀察有無斑點及其顏色（紅色、咖啡色、白色）。順便再摸一下脈搏，數一數頻率，以判斷心律的快、慢、不整。

（8）肝脾區，主要看紋理。拇指跟虎口側沿大魚際線若有一條皺紋很深的線，提示受測者壓力大、愛鑽牛角尖、思慮過多。常言道：「憂思傷脾」，進而引起消化不良、失眠。肝區，肝疏泄功能欠佳。

肝、脾功能失調，會出現以下症狀：全身疲倦，四肢無力痠軟，尤其是中午 11 點以後「心經當令」，昏昏欲睡，不思飲食。晚上睡覺，兩腳不舒服，不知往哪兒放，不由自主地亂蹬。

身體虛弱，先從肝、脾反射區出現紋理增多，並且有腹脹、腹瀉等症狀。脾臟反射區（左手）有月牙形橫紋，提示貧血。肝臟反射區（右手）有小細紋，提示肝血不足、筋失所養、筋腱功能失調。若相對應的對側（左手）手部肝反射區也出現問題，說明病情加重，指甲也不好，表現為軟、薄、枯而無色，眼睛視物不清（肝虛）或紅腫疼痛（肝火上升）。

三、手的溫度及汗液

（1）手部肌肉瘦薄、冰涼，多為氣血不足或陽氣虛少之症，多為腎陽虛。

（2）手心熱、有汗，多為陰虛火旺。

（3）手部肌肉豐滿，但手部厥冷，多為陽虛。

（4）手部灼熱，有熱證病。

（5）手背較手心熱，為外感發燒，一般屬風寒證。

（6）手心較手背熱，為內傷發熱，發炎，發燒，應儘快送醫院。

（7）手心多汗，為濕熱內蘊或脾胃不和。

（8）手掌熾熱，汗出者，主月經不調或肝、心、血虛證。

（9）手背的正常溫度與體溫基本接近，手心溫度高於體溫 0.2℃～0.8℃。

（10）手背溫度高於手心溫度，多為炎症。

（11）手掌溫度過熱，高於手心溫度，多為血脂問題。

（12）手心溫度低於體溫，多為陽氣渙散，傷於氣。

（13）手背發麻，多為神經系統出問題。

（14）手心發麻，多為血液循環系統出問題。

（15）指端出汗，多為內分泌不好或腎虛。

（16）手部（手心、手背）虛汗不斷滲出，多為肺、脾、腎失調。

四、五指簡易診斷法

五指簡易診斷法具有以下特點：

（1）可以快速、簡單地觀察瞭解每個人的身體健康狀況。

（2）所有人的病理反應基本都會在手上顯示出來，利用此方法，可快速瞭解哪個臟腑系統可能有問題，從而在詳細診斷時做到有的放矢。

（3）可以將症狀反應進行組合、分析、判斷。如：女性腰痛，若不加以分析直接按摩腰部，會越按越痛。實際上，有很多女性是因婦科有毛病而引起腰痛。還有些人腰痛，是由長期慢性結腸炎引起的。所以，要綜合症狀找原因，才能做到手到病除。

根據中醫陰陽五行理論，可將手的五指細分為：

拇指屬土，遠節指骨段為脾，近節指骨段為胃；

食指屬木，遠節指骨段為肝，近節指骨段為膽；

中指屬火，遠節指骨段為心，近節指骨段為小腸；

無名指屬金，遠節指骨段為肺，近節指骨段為大腸；

小指屬水，遠節指骨段為腎，近節指骨段為膀胱。

1. 拇指（反映脾、胃，五行屬土）

指肚：圓鼓，非常飽滿，用手壓能很快彈起來，說明脾臟健康；若壓下去，彈起來比較慢，說明脾臟功能失調；若壓下去彈不起來，彈性很差，提示脾臟有實質性問題，多數為貧血，造血功能失調，女性有崩漏。

扁平：脾胃不和，憂思傷脾，性格憂鬱，不愛發火，易得抑鬱症。

粗大：脾胃病傷及肝臟，造成肝陽上亢，肝臟疏泄功能失調。

扁小不易彎曲：脾胃虛弱的表現，易中風。

指腹乾癟凹陷：脾臟生血不好，脾氣不足，功能虛弱、失調，易出現消化不良、便秘、腹瀉、腹脹等症狀。

指腹凸出：脾臟功能亢進，致使脾統血不足，易出現流鼻血、便秘、月經不調等。

拇指的近節指骨段為胃，主要看紋理。掌面紋理有豎有橫，紋理凌亂，皮膚粗糙，提示胃消化系統失調，出現頭痛失眠、多夢症狀，稱之為「食滯胃脘之失眠」。觸摸拇指的近節指骨段腹面皮膚粗糙，手感像土粗布，提示「淺表性胃炎」。若摸到沙粒狀，提示胃實質性病變，多屬萎縮性胃炎、胃潰瘍。

若拇指的近節指骨段粗胖，像腫了一樣，提示肥厚性胃炎。

若雙手拇指指尖紋理都散亂，提示整個頭都痛；若出現在左手，提示偏左側頭疼；若出現在右手，提示偏右側頭疼。左側是胃體、胃底的病，右側是幽門、十二指腸的病。前額頭痛，是胃經循行處，也可在拇指近節指骨段推按。

2. 食指（反映肝、膽，五行屬木）

指腹凹陷，不飽滿，壓下去彈不起來，提示肝臟藏血不足，肝氣不足。

指腹凸起：提示肝陽上亢，易患高血壓。此類人易怒、易激動、多疑。

食指遠節指骨段彎曲，提示肝臟有實質性的病變（肝炎）。指尖向橈側彎曲，提示肝炎較多，屬肝陽虛。在遠節指骨段橈側觸摸到沙粒狀物體，提示肝臟上可能有血管瘤。指尖向尺側彎曲，提示脂肪肝，屬肝陰虛。在遠節指骨段尺側觸摸到沙粒狀物體，多為囊腫或其他腫瘤。

整個食指向橈側彎曲，提示肝氣不足，肝疏泄功能失調。整個食指向尺側彎曲，提示肝疏泄功能失調，易疲勞、易怒。女性多表現為月經不調、飲食納呆、肚脹；男性多表現為脂肪肝。

食指中節指骨段為肝膽綜合疾病區。中節指骨段掌側紋理散亂彎曲，提示肝膽同時有病。

食指近節指骨段一般尺側容易出現問題。若中節指骨段端直，而根部尺側有空隙，提示膽囊炎。若同時觸摸到沙粒狀、顆粒狀物體，提示膽結石。若同時中指近節指骨段橈側有空隙，提示膽汁反流性胃炎，中醫為「膽熱證」。患者不能生氣，不能受涼。

【治法】在食、中指根部指間夾一小木棒轉動。

食指近節指骨段寬，提示膽囊肥厚。

指根掌側紋理散亂，提示易頭痛、失眠、多夢，稱之為「膽鬱痰擾」之失眠。

3. 中指（反映心、小腸，五行屬火）

中指指尖彎向橈側：心臟實質性病變，血管狹窄，二尖瓣閉合不嚴，冠狀動脈硬化，房室傳導阻滯、早搏。一般在橈側橫摸，有條索狀物體。

中指指尖彎向尺側：同屬心臟實質性病變，提示心臟肥大、心室肥大、心房肥大。在尺側豎著觸摸有小包塊，提示心肌增生肥大。將遠節指骨段分為三段：指尖段為心房段，中間為心臟段，靠中節指骨段的部分為心室段。

中指與無名指相對彎曲，有間隙：肺心病。

中指兩側凸起：心臟肥大。中節指骨段橈側凸起，心室肥大；尺側凸起，心房肥大。

指腹凹：心氣不足，心肌缺血，造成腦缺氧，供血不足，易昏倒。

指腹凸：特別高，捏有木螺紋，心律不整，心動過速。

整個中指向橈側彎曲：心動過緩，心陽虛所致，頭頂痛。

【治療】按壓心臟反射區 3～5 分鐘，每分鐘 60 次，中指橈側向下推向手腕。

整個中指向尺側彎曲：心動過速、心律不整，偏頭疼、頭暈、失眠，心陰虛。出現在左手，提示左側偏頭痛；出現在右手，則為右側偏頭痛。

食指彎向中指：肝藏血不足，引起心臟供血不良。

中節掌側紋理散亂：在下 1/2，是心火攻擊心臟，心煩；在上 1/2 為小腸溫熱，上移心臟致心煩躁，口舌生瘡。

指根向橈側彎曲：小腸有炎症。

指根向尺側彎曲：通向大腸的回盲瓣閉鎖不好，小腸吸收功能差，易腹瀉。

根部掌側紋理散亂：吸收功能差，消化不良。

4. 無名指（反映肺、大腸，五行屬金）

指腹凹陷，或用手一按就陷下，提示肺的水液代謝控制失調，功能下降，易盜汗（尤其背部）、易打鼾。

指腹凸起：肺宣肅功能失調。

無名指遠節指骨段向橈側彎曲：呼吸系統有問題，肺炎、支氣管炎。

中指向尺側彎曲，無名指向橈側彎曲：肺炎，引起肺心病。

無名指向尺側彎曲：不常見，提示肺部病情特別重，多數為肺癌晚期。

中節指骨段出現紋理散亂：易便秘。

近節指骨段向橈側彎曲：結腸炎，易患便秘和腹瀉。

無名指指根彎曲：胰腺有問題，易出現腹脹、腹瀉。

指根掌側紋理散亂：升結腸、降結腸疾病，皮膚粗糙，大腸實熱。

近節指骨段向尺側彎曲：提示直腸問題，痔瘡。

5. 小指（反映腎、膀胱，五行屬水）

遠節指骨段向橈側彎曲：腎陽虛（手、腳涼），常有腰痛的感覺。

遠節指骨段向尺側彎曲：腎陰虛（手、腳心熱），腎有炎症；觸摸有小棱、沙粒狀，為腎囊腫。

指腹凹陷：生殖系統疾病。

整個小指向橈側彎曲：生殖系統問題。女性月經不調。尤其中節指骨段觸摸有沙粒狀、包塊狀，提示子宮肌瘤、卵巢囊腫。

小指與其他手指不能合攏：腎臟有問題。

指根部向橈側彎曲：膀胱炎症（小腸剩餘水滲入膀胱）。

指根部有空隙：泌尿系統問題。男性小指指根的橈側面有橫條紋，提示前列腺肥大或增生。

指根部掌側紋理散亂：泌尿系統疾病。

指背部有彎曲：易患泌尿系統疾病。

第五節 觸　診

觸診是對手部反射區的溫度、觸覺、痛覺的檢查。望診後，為了進一步證實望診的準確性，彌補望診的遺漏及不足之處，進行觸診。這是手部診斷過程中不可缺少的一步。觸診分為無痛診斷和有痛診斷。

一、無痛診斷

無痛診斷依靠手感，用雙手的拇指、食指逐一在反射區進行觸摸，並觀察外形，根據反射區出現的顆粒、硬結、條索、包塊等異常現象，來確定相應的臟腑組織的病理變化。

沙粒：炎症、結石、骨刺。

包塊：腫瘤、囊腫。

條索：臟腑器質病變。

氣泡：臟腑功能病變，也可能是器質性病變。

結節：主要是息肉（心臟區是心肌缺血）。

反射區觸摸手法：起手要超出反射區範圍，才能觸摸到臟腑全面的狀況。可按「米」字形去摸，即先橫向，再豎向，後斜向去摸（也就是東西南北八方全方位觸摸）。摸皮膚的平滑、彈力、柔軟，摸皮膚的乾燥、粗糙程度。

1. 條索

觸摸到條索狀物體大多為器質性病變。

（1）**細條**：如琴絃，較堅硬，不活動，有斜、直、橫狀不一。提示：外傷，做過手術，皮膚表面會有縫合的提示線（如女性剖腹產，有一種美容剖宮產術切口叫「橫向切口」。因為小腹皮膚的自然紋路是水平的，因此橫切傷口的張力最小，縫合後疤痕較小，在反射區呈橫直線。因小腹部反射區一般柔軟、凹陷，觸摸檢查時在手背面要將第三掌骨頭頂起，就容易觸摸到）。骨折在反射區也有細條索。

在關節處有條索狀，為骨刺、骨質增生。

在椎尖上有條索狀，像刀刃一樣，為椎間盤突出；有圓滑感，為椎間盤膨出。

（2）**粗條**：較硬，無彈性，不活動，多屬陳舊性疾病，器質性病變。較硬，活動，提示此處組織有病變，在心臟區中間 1/3 下沿，用指甲壓扣，感覺有一條線。堅硬條索，活動，提示冠狀動脈硬化。兩個條索間距特別近，可能是風濕性心臟病；若再有小點，提示心肌缺血。一般人的心臟形狀呈倒置圓錐體，極少數人的心臟形狀會因種族或疾病而不同，在心臟反射區有直、斜、「乚」月牙形。隱形冠心病無症狀，但血管已硬化，與腦梗顯示相似，容易誤診。

（3）**較寬條索**：柔軟，富有彈性，屬臟腑腫大，在肝臟為脂肪肝；在脾臟為脾腫大；在胃為肥厚性胃炎；在心臟為肥厚性心臟病；在胰腺為消化不良，有包塊、壓痛，提示糖尿病。

【注意】心臟、腦血管病人突然發作，急救時，不能搖、不能顫，應重力掐按「腎上腺」「舌尖」反射區，也可點按湧泉穴。

2. 氣泡

觸摸到氣泡狀或流水感時，多半是功能性病變，提示臟腑功能失調，身體處於亞健康狀態。

長形、圓形器官（肺、胃等），在下 1/3 處容易摸到，在上部不易摸到。

3. 沙粒

觸摸到沙粒狀或顆粒狀多半是器質性病變。

（1）如在胃、食管、腸出現沙粒狀或結節，多為息肉。在膽、腎、輸尿管、膀胱、肺出現沙粒狀，為結石。

（2）在氣管、脾、肝、腸道反射區有沙粒，多為炎症。

（3）在胰臟反射區出現沙粒、結節，為胰臟癌。

（4）在骨骼上出現沙粒，為骨刺、增生、骨垢。

4. 結節

觸摸到結節狀多半是器質性病變。在膽囊、胃、腸道、食道出現結節，多為息肉。在胰腺出現結節，大部為惡性。

5. 包塊或腫塊

觸摸到包塊或腫塊大多為器質性病變或占位性病變。

（1）包塊硬，不活動，按壓痛，有粘連，提示惡性腫瘤，屬占位性病變，擠壓周圍組織疼痛（癌症疼痛）。不在局部治療，可以在反射區治療。

（2）包塊較硬，可活動，按壓無疼痛，為良性腫瘤，如子宮肌瘤、乳腺增生、囊腫、血管瘤等。

（3）包塊柔軟，富有彈性，按壓有上下浮動感，鬆後又恢復，時有時無，提示為液體性囊腫，包括血管瘤。

【注意】子宮、肝不能在反射區用力壓，以防破裂。

（4）包塊柔軟，無彈性，來回活動，提示實質性囊腫。

二、有痛診斷

對雙手反射區按壓刺激時，皮下組織就有一種異變現象，就會出現一種特殊反應——壓痛反應。根據中醫經絡學「痛則不通，通則不痛」的原理，說明有壓痛感的反射區出現了血流不暢，提示相對應的臟腑發生了病理變化。

根據反射區所產生的壓痛程度不同，來確定病理變化的輕重，即為有痛診斷。

按壓力度小、跳痛大，提示相應的臟腑在生理病理上有變化；力度大、無疼痛，提示相應的臟腑在生理病理上無變化。檢查時，先摸後看，因為不同的人反應不一樣，有敏感型和遲鈍型之分，要注意患者的表情反應。

（1）診斷順序：手掌——手指——手背。

（2）有痛診斷的力度：試探力度、檢查力度、保健力度、加強力度。

（3）找平衡力度：在內分泌系統（腎上腺）、神經系統（腹腔神經叢）和泌尿系統（腎）這三個主要系統中尋找平衡力度，即以按壓疼痛的敏感性為依據。在按壓內分泌系統（腎上腺）時必須細心體會，從輕力度手法按壓後沒有疼痛感覺的力度開始，逐漸加力，直到該區域有反應，再找出按壓後感到脹痛舒適的力度。用類似的手法探索神經系統（腹腔神經叢）和泌尿系統（腎）的敏感性，取該三區域的平均力度值，作為該患者有痛觸診的平衡力度。

根據平衡力度的大小，對疼痛敏感的反射區，結合斑、點、暈、色、形態進行綜合分析及判斷，進一步瞭解、診斷各臟腑、組織、器官的病理變化情況。

（4）壓痛的陽性反應符號：「+」「++」「+++」「++++」。

①一般壓痛：「+」。

②明顯壓痛，傷到表皮：「++」。

③痛得擠眼、皺眉，傷到骨：「+++」。

④拒按，傷到內臟：「++++」。

⑤疼痛分類：痠、麻、木、脹、涼、熱、沉、跳。

痠痛：受風，外傷引起血液循環障礙，肌肉萎縮，骨質變形；

麻痛：神經受阻，神經炎、神經疼痛，高熱，血質病變；

木痛：神經傳導失調，虛實混淆、神經傳導差，陳舊性病史；

脹痛：氣滯血瘀，邪熱內侵，膨脹，水腫，神經痛，氣滯；

涼痛：風寒引起肌肉神經痛，重者風寒入骨的神經痛；

熱痛：感染、炎症；

沉痛：有腫瘤、結石，輕為氣滯血瘀，重為血管硬化，內臟結石；

跳痛：痙攣，神經官能症。

第六節 手部特定反射區診斷要點

一、手部診斷心腦血管疾病

1. 血壓反應區

定位：中指兩側。橈側為高壓區，尺側為低壓區。主要在中間段。

觀察時，患者手要與心臟同高，心情保持平靜。一般以低壓為主判斷。

將中指每節指骨段分成 8 等份，每等份為 10 個毫柱，全指為 240 毫柱，即近節和中節連接處為 80 毫柱，中節和遠節連接處為 160 毫柱，指端為 240 毫柱。

正常血壓為 120/80mmHg（世衛組織新標準 140/90mmHg）。

三種方法：一看，二摸，三掐。

（1）**看**。先看高壓反應區，主要範圍為 120～200mmHg；低壓區，40～120mmHg。將食指稍勾回，在血壓區觀察顏色變化，點、

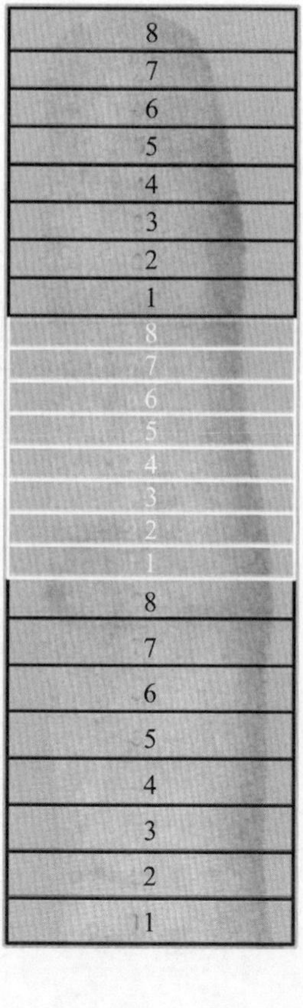

斑、條隱隱約約的顏色存留。不論什麼顏色，均是診斷的依據。有些人血壓點多，屬血壓不穩定。後天型的，為服藥血壓變化點。精神型的，情緒好，血壓低；情緒差，血壓高。還有條狀色帶，有一血壓範圍，同屬血壓不穩定，係遺傳性的。

（2）**摸**。反應區無點、斑，病久，但臉色看似正常。用浮摸法從手指根向指尖滑動，輕輕一推，推後一秒內出現血回流現象，最早出現顏色變化點的地方就是血壓定點的位置。

（3）**掐**。查高壓，用另一手拇指和食指掐在中節指骨段的尺側，觀察高壓反應區的顏色特殊變化點（紅、白），顏色最深的點為血壓點。查低壓，用另一手拇指和食指掐在近節指骨段的橈側，觀察低壓反應區的顏色特殊變化點（紅、白），顏色最深的點為血壓點。但有些人壓差很小（120/90mmHg），不能忽視，血壓最難調。

2. 腦血管的檢查

「甲診」，觀察雙手食指指甲，從指甲根向指甲尖觀察。

（1）觀察指甲上有無突起的豎條紋。若有，提示腦血管硬化。

①若突起的豎條紋在指甲上的橈側，提示腦血管硬化的位置在前半腦。

②若突起的豎條紋在指甲上的尺側，提示腦血管硬化的位置在後半腦。

③若突起的豎條紋在指甲的正中間，提示腦血管硬化的位置在後腦腦幹，這是最危險的，因為硬化的血管會壓迫延

髓。

④若突起的豎條紋只在左手食指上有，提示腦血管硬化的位置在左側前（或後）半腦；若突起的豎條紋只在右手食指上有，提示腦血管硬化的位置在右側前（或後）半腦。

檢查發現有以上現象，建議患者儘快去醫院檢查治療。

（2）血栓。如果在突起的豎條紋上發現有白點，如魚鱗狀，有的還閃光，即為栓子，提示形成腦血栓，有幾個點就有幾個栓子。

（3）出血點。若在突起的豎條紋上有鮮紅色的點，為腦出血現象，不要按摩，應馬上送醫院治療。

3. 心臟反射區（左手）

（1）觸摸到兩條豎著的間距很近的細條索狀（橫摸），尤其在左側明顯。

【提示】二尖瓣狹窄，有風濕性心臟病。僵硬一點兒的多屬先天性，較柔軟的為後天性。

（2）觸摸到兩條豎著的間距很近的細條索狀（橫摸），同時又觸摸到結節狀，尤其在兩條索狀之間，或其周圍。

【提示】二尖瓣封閉不全。

（3）觸摸到兩條豎著的間距很近的細條索狀（橫摸），同時又觸摸到包塊狀。

【提示】心房肥大。

（4）觸摸到包塊狀，一般左側較多。

【提示】心室肥大。

（5）觸摸到較寬且柔軟的條索狀（或豎或橫）。

【提示】心臟肥大。

（6）觸摸到較硬，可活動，豎著或斜行的粗條索狀。

【提示】冠狀動脈硬化或狹窄。

（7）觸摸到斜行且較硬的粗條索狀。

【提示】冠狀動脈閉鎖不全，易造成回流血。

（8）觸摸到月牙形條索狀。

【提示】房室傳導阻滯，應安裝起搏器。

（9）觸摸到「L」形條索狀（多見於吉林省和黑龍江省地域的人群）

【提示】這是滿族旗人的「靴形」心臟，不屬於病態。

（10）白色點狀，**【提示】**心肌缺血；

淺紅色點狀，**【提示】**心肌炎初發期；

鮮紅色點狀，**【提示】**有心臟炎症（心肌炎）；

青紫色，**【提示】**有早搏；

紫紅色，或突然出現紫紅色，**【提示】**有房顫；

凹陷，**【提示】**心氣不足、心動過緩；

凸出，**【提示】**心動過速；

反射區有橫向條形棱狀，**【提示】**心律不整；

觸摸到點狀兩三個小結節，**【提示】**心肌供血不足；

觸摸到沙粒狀，**【提示】**心臟有炎症。

（11）觸摸到兩條間距很近的細條索狀，為二尖瓣狹窄，並同時反射區發青或灰色，尤其在左側明顯。

【提示】風濕性心臟病，心房肥大，多數二尖瓣狹窄。

【說明】

①在心臟反射區觸摸，要按「米」字形全方位觸摸，還要細心體會、感受。

②心室肥大，多數為心肌增生，尤其在心尖處不超過

3.5mm，就不要緊，超過就有問題。如今，人們的工作、生活壓力大，生活節奏快，心臟病呈年輕化的發展趨勢。

③高血壓患者長期服用降壓藥，人為因素降壓，易造成高血壓心臟病，心肌增生，發展為心肌僵硬、無彈性，導致心臟活動衰竭。高血壓心臟病不易治療。

④檢查診斷時，注意詢問患者左臂內側的感覺，沿心經是否有向小指放電、發麻的感覺，針刺小指尖一般還會痛。有些人的心經有一條紅線，從手指末端向肩部延長；部分人的左肩部或左背側還有放射痛。

⑤心臟病患者，拔牙時要特別注意，尤其是後邊的大牙（恆齒），極易誘發心臟病突發。一般先感覺要拉肚子，在廁所突然牙關咬緊，心臟病就發作了。另外，隱性心臟病（無症狀），心電圖做不出來，需要做心臟彩色超音波才能查出。

二、手部診斷脊椎疾病

攥起拳頭，手背面呈平面，手背皮膚繃緊，掌骨上面及兩側附近的筋腱就會離開，就容易觸摸到掌骨上的沙粒、條索、突出點、凹陷等變異。

要觸摸掌骨上面及橈側和尺側三個面，用另一隻手的大拇指從掌骨頭向腕部輕輕推。

（1）沙粒狀，尖形提示骨刺，圓形提示骨質增生。

（2）橫條索狀，質硬，上部像刀刃一樣手感，按壓時疼痛明顯，提示椎間盤突出。

（3）橫條索狀，頂部為圓滑狀，按壓時疼痛明顯，提示椎間盤膨出。

（4）掌骨歪斜，提示脊椎歪斜。

（5）橈側或尺側有突出點，提示相對應部位小關節錯位，尤其是在胸椎，突出為塊狀，提示脊椎體滑脫。

（6）胸椎反射區凸出，在胸椎部提示有病變，背痛；觸摸有質軟疏鬆感，按壓疼痛，提示胸椎病變嚴重，應立即去醫院檢查。

（7）緊挨掌骨頭沒有凹陷處，提示脊椎變直，沒有生理曲度。

（8）頸椎反射區粗大，提示頸椎肥大；胸椎向上鼓起，提示駝背。

（9）骶骨反射區按壓疼痛，提示一般無外傷史，女性多為婦科病，男性多為傷氣或前列腺炎。

（10）骶骨反射區豎凹陷，提示骶椎有隱形裂紋或先天性裂紋。

（11）尾骨反射區按壓疼痛，多與生殖器疾病有關。

（12）尾骨反射區凹陷，提示尾骨骨折或內勾。

三、手部診斷婦科疾病

以右手為主，先觀察反射區整體顏色，再用手觸摸。

1. 掌面婦科反射區

觀察部位：手掌面中指的指根處。

（1）指根關節有兩條橫紋線，靠近掌部的第一橫紋顏色深，或發紅色，提示子宮後位，影響生育，骶胯部疼痛。若深紅色橫紋處於正中間，為正後位；位於橈側，為右後位；位於尺側，為左後位。

（2）靠指尖一側的第二橫紋線顏色為深紅色，提示子宮前傾。

（3）子宮反射區的各種情況：

①白色圈，中間為紅色點。

【提示】子宮肌瘤發展期，一般為間質部肌瘤，或漿膜下肌瘤，位置多在子宮後邊或旁邊。

②紅色圈，中間為白點。

【提示】腫瘤發展較快，多為黏膜肌瘤，子宮頸左右較多，應及時治療。

③深咖啡色圈。患者年齡多在50歲以上。

【提示】陳舊性子宮肌瘤，多在子宮體後部，大部分為閉經後，一般問題不是太大。隨著子宮逐漸萎縮，腫瘤也隨即萎縮。

④淺咖啡色圈。患者多為50歲左右人群，要特別注意，容易惡化。

【提示】黃咖啡色為癌變。

⑤在陰道反射區子宮頸口處（指根關節靠近掌側第一條橫紋線）有鮮紅色點，同時還有些發黃，再用手觸摸有一塊結節狀包塊。

【提示】為宮頸癌。40歲以上人群若發現淺咖啡色，特別要注意，容易癌變，轉移的第一組織器官是膀胱。

⑥子宮區為暗紅色。

【提示】月經過多，經量大，時間長；若還發現有青筋暴起，提示月經有血塊。

⑦土黃色，圈內有暗紅點。

【提示】為盆腔炎。

⑧若在子宮反射區兩側，距食指橈側或無名指尺側約1

公分處有斜行條索，觸摸有隱隱約約的痛感，不管顏色的變化。

【提示】多為附件出問題。

⑨青紫色。

【提示】經血塊多，小腹涼寒，常有痛經現象。

⑩凸起，按壓有痛感。**【提示】**子宮有炎症。

⑪凹陷，按壓有空感。**【提示】**子宮切除。

⑫條索狀。

【提示】子宮做過手術，刮宮後也可出現此症狀。

⑬結節按壓柔軟、上下浮動，有彈性。

【提示】子宮囊腫。

⑭結節按壓質硬、不移動。**【提示】**子宮腫瘤。

⑮結節按壓質硬、可移動。**【提示】**子宮肌瘤。

（4）卵巢反射區（第五橫指位中節指骨段兩側連接橫紋處），以觸摸為主，囊腫較多。

①凸起。**【提示】**卵巢囊腫。

②紅色。**【提示】**卵巢有炎症。

③紅條索，豎著觸摸到細條索狀。**【提示】**卵巢管狹窄。

④結節，豎著觸摸到結節。**【提示】**卵巢管有阻塞現象。

（5）輸卵管，觸摸有小結節。**【提示】**輸卵管不通。

2. 右手背部婦科反射區

（1）第五掌骨與第四掌骨之間區域分三段，靠近掌骨頭為第一段，陰道；中間為第二段，子宮頸；靠近腕部為第三段，子宮。

①第一段顏色有變化，【提示】陰道有問題。

②第二段有鮮紅色點，【提示】宮頸有炎症。若為深紅色點，提示子宮頸糜爛，輕輕觸摸感覺特別痛。

③結節狀，按壓疼痛，手感硬，【提示】多數為腫瘤（惡性）。若為紅色點，【提示】肌瘤。

（2）讓患者平躺，觀察左右髂前上棘（髂嵴前端）是否在同一水平線上，是不是同高，再摸一下骶骨、尾骨，包括骨盆，位置是否有偏移。因為人體站立、坐臥姿勢不正，也容易造成骨盆偏移、不正。只有先校正骨盆，才能治療婦科病。此外，也可觀察手第三掌骨頭位置正不正，是否一邊寬、一邊窄小，再看看髖關節的位置。

3. 乳腺反射區

乳腺反射區位置：掌側靠近腕部，兩個肺的上端。雙手都要檢查，橫著觸摸。

（1）柔軟結節狀。【提示】乳腺增生。

（2）較硬結節狀。【提示】乳腺纖維瘤。

（3）質硬，稍大，固定不動，按壓疼痛。

【提示】乳腺癌，反射區有顏色變化，多數為咖啡色或淺咖啡色變化，略黃一些。

（4）淺紅色變化。【提示】乳腺炎。

（5）沙粒狀。【提示】乳腺有炎症。

四、手部診斷消化系統疾病

1. 胃反射區

（1）鮮紅色點，粉紅色點。【提示】胃炎初發期，而患者毫無症狀。

（2）掌心發黃、發白、青白。**【提示】**膽汁反流性胃炎。大多表現為食指與中指根部空隙大。

（3）掌心白、發亮，有青點，毛細血管明顯。

【提示】脾胃虛弱怕冷，大多數為胃寒。

（4）左側軟肋部痛（左第 10 軟肋骨處）。

胃反射區的賁門位置處出現隱隱約約的灰暗色，還有很小很小的深紅色的點。

【提示】大多為潰瘍、化膿的初期現象。

（5）觸摸到堅硬、不移動、疼痛的包塊。

【提示】惡性腫瘤。

（6）青色與暗紅色點相間在一起。

【提示】胃潰瘍。

（7）紅中有紫色的毛細血管或紫色小點。

【提示】淺表性胃炎。

（8）輕輕觸摸，有粗布紋樣感覺，皮膚粗糙。

【提示】淺表性胃炎。

（9）青灰色，容易慢慢變成咖啡色。

【提示】萎縮性胃炎（有癌變的可能）。

（10）觸摸到較寬、較柔軟的條索狀。

【提示】肥厚性胃炎。

（11）觸摸到沙粒狀，且疼痛。

【提示】糜爛性胃炎。（若在子宮頸反射區觸摸到沙粒狀，提示為子宮頸糜爛。）

（12）在第三橫指中節指骨段所壓部位（胃反射區），將胃區上下分為三等份，輕力度從上向下觸摸，突然有凹陷處。

【提示】胃切除。按照所占部位的大小，可判斷相應手術切除的大小。

【注意】胃切除後，按揉力度不宜重。

（13）在左手掌面胃反射區緊貼著生命線，觸摸到硬的條索狀（正常為柔軟狀）。

【提示】胃痙攣。胃痛時，用手撫摸有跳動感。

2. 十二指腸（右手）反射區

（1）紫紅色。【提示】十二指腸有潰瘍。

（2）紅色。【提示】十二指腸有炎症。

3. 膽囊（右手）反射區

解剖部位：右側鎖骨正中點向下垂直線，過乳房尖頂到第十肋骨（軟肋），向上移至第九、第八肋間處為膽囊的位置。體表投影相當於右側腹直肌外側緣與右肋弓相交處。當膽囊發炎時，此處可有壓痛。

右手反射區位置：右手腕部大魚際中點為鎖骨中點，與食指正中線的連線和拇指正中線交叉中點（拇指與掌中線呈90°角時），為膽囊反射區。

（1）沙粒狀或一個硬的包塊。【提示】膽結石。

（2）一片沙粒樣。【提示】泥沙性膽結石。

（3）結節狀，比沙粒狀軟，手感像肉尖一樣，一壓就倒。【提示】膽囊息肉。一般為 0.4 毫米大小，容易轉為膽囊癌。手法可消除膽囊息肉。

（4）紅點，有壓痛感。【提示】膽囊有炎症。

（5）稍凹陷，粉紅色。【提示】膽囊萎縮。無色，提示膽囊摘除。

（6）條索狀。【提示】膽囊做過手術。

4. 肝臟（右手）反射區

（1）紅色點。【提示】肝臟有炎症。

（2）發硬，片狀。【提示】肝硬化。

（3）貼近大拇指橫線處有較寬、柔軟的條索狀。

【提示】脂肪肝（酒精肝）。

（4）包塊狀，不移動。【提示】惡性腫瘤。質硬、可移動，為良性腫瘤；柔軟，有彈性，上下浮動，按下去消失，手鬆又抬起來，為肝囊腫。

（5）在虎口緣處，靠近大拇指處有柔軟小包塊。

【提示】多數為肝血管瘤。

（6）凹陷。【提示】肝藏血失調。

（7）凸出。【提示】肝陽上亢，肝氣鬱積。

（8）白色發亮。【提示】肝硬化。

（9）把肝臟反射區橫向分成三等份：

上 1/3 的條索狀，較硬，可上下浮動，提示肝硬化；中 1/3 的條索狀，較寬柔軟，按壓有彈性，提示脂肪肝；下 1/3 的條索狀，較硬，片狀，提示肝腫大。

（10）在肝反射區任何部位觸摸到細條索狀且較硬、上下不浮動，提示做過肝臟手術或陳舊性肝炎。

一般肝臟有問題，大多數在肝的右葉的前下方和後下方，還有的靠近肝門靜脈處，可觸摸到。「肝氣鬱積，肝陽上亢」，一般在肝的左葉，尤其快到肝尖處。

5. 胰腺反射區

（1）糖尿病。

①血糖反應區：無名指橈側中節指骨段。手與胰腺同高，可只觀察不用觸摸。

②將反應區與赤白交際平行，上、下二分之一分開：

靠近指背側有不同顏色點位（紅、白、黑等），**【提示】**血糖高；

靠近下方指腹側，發現顏色點位，**【提示】**血糖較低；

若在中間發現顏色點位，**【提示】**糖尿病。

③豎向劃中心線：

靠近遠節指骨段處有色點，**【提示】**糖尿病病史 10 年以上；

靠近近節指骨段處有色點，**【提示】**糖尿病病史在 5 年以內。

（2）在胰腺反射區觀察。

①凸起，無顏色變化。**【提示】**糖代謝紊亂。

②按壓在凸起點，有疼痛感。**【提示】**糖尿病。

③淺紅色。**【提示】**胰腺炎。

④深紅色、紫紅色、青紫色。**【提示】**糖尿病。

⑤青包，像血管鼓起，觸摸硬硬的。**【提示】**有 20 多年的糖尿病史。

⑥紫紅色。**【提示】**為父母直接遺傳的顯性遺傳性糖尿病。

⑦青紫色。**【提示】**隔代遺傳的隱性遺傳性糖尿病。

⑧結節。**【提示】**胰腺腫瘤（胰尾部）。

（3）不是血糖高就稱為糖尿病，糖尿病有糖尿病特有的症狀。引起血糖高有很多原因。

①女性 47 歲以上，男性 50 歲以上，內分泌紊亂，更年期，都可能出現血糖高。

②膽囊、十二指腸等有病時，也容易造成胰島分泌紊

亂，致血糖過高，稱為假性糖尿病。若按糖尿病用藥，越治越重，容易形成腎衰竭。

③情緒不穩定，也易造成血糖高。

6. 脾臟反射區

（1）凹陷。【提示】脾氣不足，已引起消化功能失調。

（2）凹陷，空虛感。【提示】脾臟已被摘除。

（3）色稍灰暗。【提示】脾臟運化功能失調，統血不利，可出現睡起嘴乾、嘴唇青紫、經血淋漓、流鼻血、便血等症狀。

（4）凸起。【提示】脾臟功能亢進，脾生血不足，易引起貧血，表現為無精神、面色白及夜晚睡覺腿不自覺抽搐。

7. 食管反射區

（1）觸摸到一些結節狀，高低不平。

【提示】患有食管息肉。

（2）硬結，紫色或咖啡色。

【提示】病情不好，囑患者到醫院進一步檢查。

8. 小腸反射區

（1）青白色或凹陷。【提示】小腸吸收功能紊亂。

（2）紅色或凸起。【提示】小腸有炎症。

（3）紅、白、黑線條。

【提示】在兒童多見，孩子腹中有蟲。

（4）沙粒狀。【提示】小腸有炎症。

（5）條索狀。【提示】小腸做過手術或陳舊性疾病。

（6）單個小結節，柔軟有浮動感。

【提示】小腸有息肉。

（7）多條細索，觸摸有刀片刃感。

【提示】腸道有粘連。

9. 回盲瓣反射區

凸起，按壓時鬆軟。【提示】回盲瓣鬆弛或功能失調，可導致大便不成形或大便過多。

10.闌尾反射區

（1）紅色或凸起，按壓時有痛。【提示】闌尾炎。

（2）青黑色。

【提示】闌尾炎嚴重，應及時去醫院就診。

11.大腸反射區

（1）紅色或沙粒狀。【提示】大腸有炎症。

（2）觸摸到小米粒大小多個結節。

【提示】大腸有梗阻。

（3）觸摸到單個小結節，有上下浮動感。

【提示】大腸有息肉，靠近肛門處是痔瘡。

（4）觸摸到單個小結節，質硬，不滾動。

【提示】大腸有腫瘤。

（5）在乙狀結腸反射區處凸起。

【提示】有便秘現象。

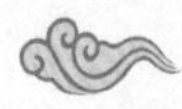

五、手部診斷其他部位的疾病

（一）手掌面

1. 喉反射區

（1）紅腫。【提示】咽喉腫大，聲音沙啞。

（2）紫色。【提示】感冒引起，受風寒而喉紅腫，嗓音沙啞，聲音改變。調整舌根反射區，效果很好。

（3）青色。【提示】無感冒而此處發青，只紅不腫，觸摸喉反射區有特別敏感點，疼痛難忍，多見於偏癱患者。

2. 氣管反射區

（1）拇指壓患者手掌兩肺，由肺尖向肺底部壓，掌中線發紅。【提示】患有氣管炎。

（2）氣管反射區出現鮮紅色。

【提示】要咯血，或已有咯血現象。

（3）由掌根向指尖觸摸有沙粒狀。

【提示】患有氣管炎。

（4）中指背側由指尖到指根腫脹，掌根氣管反射區突出有小泡。

【提示】患者支氣管哮喘。若中指腫脹發亮，提示：患者有過敏性支氣管哮喘。

3. 肺反射區

（1）紅色點。【提示】此人正患肺炎。

（2）青紫色點。【提示】患者肺結核複發。

（3）紅血絲或深紅點。

【提示】肺紋理增粗，此種症狀多見於吸菸者。

（4）吸菸者在手足部反射區均可出現黑色點。

（5）白色圈或白色點，按壓有鬆弛感。

【提示】患有肺氣腫。

（6）觸摸有沙粒狀。【提示】患有矽肺、肺結石。

（7）青紫色。【提示】從事化學工作者或接觸化學藥品者中毒。

4. 膀胱反射區

（1）凸起。【提示】膀胱有炎症。

（2）凹陷。【提示】膀胱萎縮，膀胱小。

（3）沙粒狀。【提示】膀胱有結石。

5. 前列腺反射區

（1）紫紅色。【提示】前列腺炎。

（2）凸起或腫脹。【提示】前列腺肥大。

（二）手背面

1. 腎反射區

（1）腎區青筋暴起。【提示】腎陰虛。

（2）紅色。【提示】腎陽虛。

（3）深紅色。【提示】患有腎炎。

（4）結節，按壓時可滾動。【提示】腎有囊腫。

（5）沙粒狀。【提示】腎結石。

2. 頭反射區

（1）凸出與凹陷。【提示】頭部受過外傷。頭凸，手反射區凸；頭凹，手反射區凹。

（2）灰色或咖啡色。【提示】頭部有陳舊性外傷。

（3）青筋，硬。【提示】腦血管硬化。

（4）疼痛，疼痛在反射區哪一側，哪一側頭部就疼痛。

3. 眼反射區

（1）沙粒狀。【提示】患有老花眼。

（2）白色點狀。【提示】患有白內障。

（3）青色有小結節。【提示】患有青光眼。

（4）褐色斑。【提示】視網膜混濁。

（5）暗灰色或咖啡色。

【提示】玻璃體混濁，患者有飛蚊症。

（6）淺紅色。【提示】患有近視眼。

（7）整個反射區呈深紅色。【提示】眼底出血。

（8）反射區兩側呈深紅色。【提示】患有角膜炎。

【注意】以上幾種情況，在反射區按壓時都有疼痛感。

（9）在眼反射區的兩側揉壓有疼痛感。

【提示】患有淚囊炎。

4. 鼻反射區

（1）沙粒狀。【提示】鼻子有炎症。

（2）紅血絲。【提示】易流鼻血。

（3）灰暗色。【提示】鼻竇炎。

（4）咖啡色。【提示】慢性鼻炎。

（5）粗而發亮。【提示】氣管炎和哮喘。

（6）觸摸有小米粒大小的結節，柔軟上下浮動，按壓疼痛，【提示】鼻息肉；按壓疼痛，不動，【提示】鼻癌。

5. 上下頷反射區

（1）沙粒狀。【提示】口腔有炎症。

腫脹，【提示】牙齦發炎。

（2）疼痛。【提示】牙痛。

（3）結節。【提示】口腔有瘡或潰瘍。

（4）凹陷。【提示】牙已被拔掉。

6. 甲狀腺反射區

（1）腫大。【提示】甲狀腺腫大。

（2）深紅色或咖啡色。【提示】甲狀腺功能亢進。

（3）沙粒狀或紅色。**【提示】**甲狀腺有炎症。

7. 扁桃體反射區

（1）紅色。**【提示】**扁桃體有炎症。

（2）腫脹。**【提示】**扁桃體發炎與腫大。

（三）四肢

在四肢反射區診斷時觸摸到條索狀，多提示相對應部位有過骨折，按壓時有痛感，條索多為斜行。四肢反射區若為褐色，多提示關節部位有軟組織損傷，多屬陳舊性關節炎或外傷性關節炎。

1. 關節反射區

（1）紅色。**【提示】**一般性關節炎。

（2）灰色。**【提示】**風濕性關節炎。

（3）青灰色。**【提示】**類風濕性關節炎。

（4）結節。**【提示】**痛風性關節炎。

（5）腫脹。**【提示】**關節扭傷或類風濕性關節炎。

（6）白色點。**【提示】**關節有骨質增生。

2. 肩周反射區

（1）按壓反射區疼痛。**【提示】**肩周炎。

（2）觸摸按壓反射區時有僵硬感。

【提示】肩周區肌肉粘連。

3. 腿反射區

（1）在大腿、小腿反射區兩側觸摸到軟結節盤蛇感。

【提示】多有靜脈曲張。

（2）兩大腿反射區根部有淺紅色，按壓疼痛。

【提示】貧血或造血機能衰退。

4. 小腿反射區

觸摸小腿反射區有硬條，按壓疼痛能忍。

【提示】深靜脈炎，應及時去醫院治療。

5. 腳掌反射區

（1）在腳掌反射區根部有白色點。【提示】跟骨骨刺。若在其他部位有白色點，【提示】雞眼。

（2）在腳掌反射區有白片，質硬。【提示】有胼胝。

第七節 指按查病法

一、指按查病法

指按查病法是觸診的又一種方法，是透過對反射區的一定部位按壓，以此探查疾病的一種方法。

【手法】用手指輕輕觸按患者反射區以瞭解涼熱、潤燥、腫脹、疼痛的部位等，以探明反射區的感覺情況及寒熱、腫塊的形態、質地、程度等。

【操作】由上到下、由裡到外、由淺入深、先輕後重，以瞭解病變情況。

【注意事項】手法輕巧，避免突發暴力。檢查時要得到患者的配合，讓患者如實地反映自己的感覺。同時還要觀察患者的表情變化，以瞭解其疼痛所在。

1. 寒熱

查反射區的冷暖知寒熱，便可從熱的微甚、深淺，區分寒熱之在表或在裡，或虛或實。凡反射區熱者，初按熱甚，久按熱反轉輕，是熱在表，證屬表熱。若先按熱者，久按熱更甚，是熱自內向外蒸發，證屬裡熱。如，脾胃內火旺盛，外發。

2. 潤燥

按反射區皮膚，可以瞭解有汗無汗或津液的盈虧。光滑者為無汗，濕潤者為有汗。乾癟者，為精虧。反射區皮膚粗糙者為陰，或內有瘀血阻滯。

3. 腫脹

按壓可知水腫或是氣腫，凡重按之凹陷不起者為水腫，按之凹陷隨手而起者為氣腫。肌肉腫脹，按壓後慢慢彈起（主要在四肢反射區及腹部）。

二、臟腑指診法

（一）心

1. 心氣虛：心氣虛證，是指心氣虛弱、心功能不足，以心悸、氣短為主症的症候。

【臨床表現】心悸、胸悶氣短，活動後加重，面色淡白或白，自汗等。

【症候分析】心氣虛以心動失常而致心悸、氣短、胸悶，以氣血及全身機能活動衰弱為審證標準。

【檢查】用中指指腹按壓心臟反射區，長時間凹陷不回或按之波動不強者。

【治法】補益心氣（用補法、按壓法）。

2. 心陽虛：心陽虛證是指心陽虛衰、心功能低下，以心悸、畏寒肢冷、神志不清、冷汗淋漓為主症的症候。

【臨床表現】心悸、胸悶氣短、胸痛、畏寒肢冷、神志不清、面色白或晦暗。

【症候分析】心陽虛證以心氣虛同時出現虛寒症狀為審證標準。

【檢查】用中指指腹按壓心臟反射區，有涼、痛（病人自我感覺）及按之發白現象，同時出現心氣虛檢查現象。

【治法】溫通心陽。

3. 心血虛：心血虛證是指心血不足、濡養功能失常所表現的症候。

【臨床表現】心悸、失眠多夢、眩暈、健忘、面色淡白無華或萎黃、口唇色淡。

【症候分析】本證以心動失常、神志欠佳和血虛證共見為審證標準。多因久病耗損陰血，或失血過多，陰血生成不足，情志不遂，氣火內鬱等所致。

【檢查】用中指指腹按壓心臟反射區，有發白或萎黃顏色，手部發涼或白色長久不退。

【治法】滋陰安神。

4. 心陰虛：心陰虛證是指心陰虧虛、滋陰功能失常所表現的症候。

【臨床表現】心悸、失眠多夢、五心煩熱、潮熱、盜汗、兩頰發赤。

【症候分析】本證以心動失常、輕度神志不清和陰虛內熱共見為審證標準。多由心血虛發展而來。

【檢查】用中指指腹按壓心臟反射區，按之發熱發紅、潮濕、有汗（按壓5分鐘後才能有表現）。

【治法】滋陰安神。

5. 小腸實熱：小腸實熱證，是小腸裡熱熾盛所表現的症候。

【臨床表現】心煩口渴，口舌生瘡，小便赤澀，尿道灼痛，尿血。

【症候分析】本證以心火內熾及小便赤澀灼痛為審證標準。多由心火亢盛下移小腸所致。

【檢查】用中指指腹按壓小腸反射區，有熱感、發紅、疼痛。

【治法】清利實熱。

（二）肺

1. 肺氣虛：肺氣虛證是指肺氣虛虧而致肺的活動衰弱，出現咳喘無力及全身機能活動衰減的症候。

【臨床表現】咳喘無力，氣少不足以息，動則益甚，痰液清稀，聲音低怯，面色淡白或白，神疲體倦，或有自汗、畏風、易感冒。

【症候分析】以肺的功能衰弱，宣降無權，或出現咳喘無力，氣少不足以息，易感冒和全身機能活動減弱為審證標準。引起肺氣虛的原因多由久病咳喘，耗傷肺氣，或因脾虛導致水穀精氣化生不足，肺失濡養所致。

【檢查】用無名指指腹按壓反射區，長時間凹陷不回，色白無華。

【治法】補益肺氣。

2. 肺陰虛：肺陰虛證是肺的陰液不足，肺失滋潤，出現乾咳或痰少而黏稠為陰虛內熱症候。

【臨床表現】咳嗽無痰，痰少而黏，咽乾燥，形體消瘦，午後潮熱，五心煩熱，盜汗，甚至痰中有血，聲音嘶啞。

【症候分析】本證以乾咳、咯血、聲啞和陰虛內熱共見為審證標準。引起肺陰虛的原因多為熱病後期，耗傷肺陰，燥熱之邪傷肺，灼傷肺陰，久咳久喘傷及肺陰而成。

【檢查】肺反射區皮膚乾燥、粗糙、發熱發紅。

【治法】滋陰潤肺。

3. **水飲停肺**：水飲停肺證是水飲停滯於肺，肺失宣降，出現咳喘痰多質稀、喉中痰鳴為主的症候。

【臨床表現】咳嗽、痰液稀薄如水，量多，喉中痰鳴，喘息不能平臥，胸悶等。

【症候分析】水飲停肺以咳喘、痰多色白而稀且反覆發作為審證標準。本證多因脾胃陽虛、寒飲內生伏肺而致。

【檢查】用無名指指腹輕輕壓肺反射區，會出現波動的感覺，色白。

【治法】解表化飲。

4. **痰濕阻肺**：痰濕阻肺證是指痰濕之邪阻滯於肺致肺宣降失調，出現咳喘和痰濕內盛的症候。

【臨床表現】咳嗽痰多，質黏色白易咯出，胸悶，甚則氣喘痰鳴，舌淡苔白膩，脈滑。

【症候分析】本證以咳喘、痰質黏白、易咳為審證標準。因咳嗽日久，肺不布津，聚而為痰，或脾虛運化失常，濕聚為痰，上漬於肺，或受寒濕所致。

【治法】溫化痰飲。

5. **大腸液虧**：大腸液虧證是指大腸陰液不足，大腸失於濡潤，傳導失常，出現大便秘結乾燥為主的症候。

【臨床表現】大便秘結乾燥，難以排出，常數日一次，口乾咽燥，或伴有口臭、頭暈等症狀。

【症候分析】大腸液虧證以大便乾燥，難以排出為審證標準。本證多因機體陰虧，年老陰血不足，或吐瀉、久病及濕熱後期致陰液耗傷，或慢性出血，婦女產後出血過多，以致機體陰血津液虧虛，大腸失於濡潤所致。

【檢查】用無名指指腹按壓大腸反射區，有結節（主要在降結腸及乙狀結腸反射區），反射區皮膚粗糙。

【治法】潤腸通便。若有息肉，可按摩治療。

6. **腸虛滑泄**：腸虛滑泄證是指大腸陽氣虧虛，失於統攝，出現大腸滑泄、失禁為主的症候。

【臨床表現】利下無度，或大便失禁，甚至脫肛，腹痛隱隱，喜熱喜按。

【症候分析】腸虛滑泄證以大便失禁及有寒象為審證標準。本證多因久泄無度，大腸陽虛，傷及脾腎所致。

【檢查】用無名指指腹按壓大腸反射區，有流水一樣的感覺，觸感冰涼。

【治法】溫陽固腸（可用「補中益氣丸」）。

（三）脾

1. **脾氣虛**：脾氣虛證是脾氣不足，運化失常，出現納少、腹脹、便溏和氣虛為主的症候。

【臨床表現】納少、腹脹，飯後尤甚，大便溏薄，肢體倦怠，少氣懶言，面色萎黃或白，浮腫或消瘦。

【症候分析】脾氣虛以運化功能減退所表現的納少、腹脹、便溏和氣虛證為審證標準。本證多因飲食失調，勞累太過，或因思慮所傷，或泄瀉日久及其他疾病耗傷脾氣所致。

【檢查】用大拇指指腹按壓脾臟反射區，長時間凹陷不回。

【治法】甘溫健脾。

2. **脾陽虛**：脾陽虛證是脾陽虛衰，陰寒內生，出現脾氣虛衰和虛寒為主的症候。

【臨床表現】腹脹納少，腹痛喜按，大便溏薄清稀，四肢不溫，肢體困重，伴有浮腫、小便不利。

【症候分析】本證以脾失運化和寒象表現為審證標準。本證多因脾氣虛弱發展而成。或因飲食生冷，過用寒涼藥物損傷脾陽，或腎陽不足，火不生土所致。

【檢查】用大拇指指腹按壓脾臟反射區，凹陷久不返回，而且有涼的感覺。

【治法】溫中散寒。

3. **脾不統血**：脾不統血證以脾氣虛虧，不能統攝血液，出現脾氣虛和出血為主的症候。

【臨床表現】便血、尿血、婦女月經過多、崩漏等，常伴有食少便溏、神疲乏力、少氣懶言、面色無華等症狀。

【症候分析】脾不統血以脾氣虛弱和出血為審證標準。本證多因久病傷脾，或勞倦過度，損傷脾氣，以致統攝無權。

【檢查】用大拇指指腹按壓脾臟反射區，凹陷久而不回，且色白無華或有青色小斑點。

【治法】益氣攝血。

4. **胃陰虛**：為陰虛證，是胃之陰液不足，胃失濡潤，出現胃失和降及陰虛證為主的症候。

【臨床表現】胃脘隱痛，飢不欲食，口燥咽乾，大便乾結，或有乾嘔呃逆。

【症候分析】胃陰虛證是以胃失和降的胃隱痛，飢不欲食，乾嘔呃逆及陰虛內熱共見為審證標準。本證多因溫病後期，吐瀉太多，氣鬱化火，損傷胃陰，過食辛辣香燥之品，傷津耗液所致。

【檢查】用大拇指指腹按壓胃反射區，凹陷不起，越按越熱。

【治法】滋陰養胃。

5. **食滯胃脘**：食滯胃脘證是飲食停滯胃脘，出現胃失和降與食積證為主的症候。

【臨床表現】胃脘脹悶，甚則疼痛，噯氣吞酸或嘔吐酸腐食物，吐後脹痛得減，或瀉下物酸腐臭穢。

【症候分析】本證以食積中停與胃失和降的胃脘脹悶疼痛、噯腐吞酸為審證標準。多因暴飲暴食，或脾胃虛弱，飲食不慎，脾失健運所致。

【檢查】用拇指指腹按壓胃反射區有鼓脹及疼痛感。

【治法】消食導滯。

（四）肝

1. **肝氣鬱結**：肝氣鬱結證是肝失疏泄，氣機鬱滯，出現情志抑鬱，肝經循行部位脹悶疼痛等為主的症候。

【臨床表現】胸脅或少腹脹悶竄痛，胸悶喜嘆息，情志抑鬱易怒，咽部梅核氣，頸部長瘤。婦女可見乳房脹痛、痛經、月經不調，甚則閉經。

【症候分析】本證以肝經所過之處氣機鬱滯引起悶脹痛及精神情緒的改變為審證標準。多因情志不遂，鬱怒傷肝，及其他原因導致肝失疏泄所致。

【檢查】用食指指腹按壓肝臟反射區鼓脹較硬，有痛感。

【治法】疏肝解鬱。

2. 肝血虛：肝血虛證是肝血虧虛，出現筋脈、爪甲、兩目、肌膚失於濡養及血虛證為主的症候。

【臨床表現】眩暈耳鳴，面白無華，爪甲不榮，夜寐多夢，視力減退，或見肢體麻木，關節拘急不利，手足震顫，婦女月經量少、色淡，甚則閉經。

【症候分析】本證以筋脈、爪甲、兩目、肌膚等失於濡養，全身血虛為主要審證標準。多因脾胃虛弱，或腎精不足，或久病耗傷肝血，或失血過多導致肝血虧虛所致。

【檢查】用食指指腹按壓肝臟反射區，凹陷返回無力，色白長久。

【治法】滋補肝血。

3. 肝陰虛：肝陰虛證是肝的陰液不足，失於濡潤，出現頭目眩暈等病變和陰虛內熱為主的症候。

【臨床表現】頭暈耳鳴，兩目乾澀，面部烘熱，胸脅灼痛，潮熱盜汗，口咽乾燥，手足蠕動。

【症候分析】本證以肝陰不足，失於濡潤及陰虛內熱證共見為審證標準。病因多由陽亢日久，或溫病後期，耗損肝陰，或腎陽不足，水不涵木導致肝陰不足而成。

【檢查】用食指指腹按壓肝臟反射區，凹陷長久不回，先按涼之，越按越熱。

【治法】滋陰養肝。

4. 肝陽上亢：肝陽上亢證是肝腎陰虧，肝陽上亢，出現肝的陽氣升發太過及陰虧於下為主要的症候。

【臨床表現】眩暈耳鳴，頭目脹痛，面紅目赤，急躁易怒，心悸健忘，失眠多夢，腰膝痠軟，頭重腳輕。

【症候分析】本證以肝陽亢於上，肝腎陰虧於下的症候表現為審證標準。病因多由腎陰不足，水不涵木致使肝陰不足，肝陽上亢，或惱怒所傷，氣鬱化火，耗傷肝陰，陰不制陽所致。

【檢查】用食指指腹按壓肝臟反射區，輕按溫熱不退，鬆開發紅。

【治法】平肝潛陽。

（五）腎

1. 腎陽虛：腎陽虛證是腎臟陽氣虛衰，溫煦、氣化失權，出現全身機能衰減的虛寒症候。

【臨床表現】腰膝痠軟而痛，畏寒肢冷，尤以下肢為甚，頭目眩暈，精神萎靡，面色白或發黑。陽痿，婦女宮寒或不孕，大便久泄不止，頑固不化。五更泄瀉，或浮腫，腰以下為甚，按之凹陷不起，腹部脹滿，全身腫脹，心悸咳喘。

【症候分析】本證以腰部隱隱冷痛，或陽痿不舉，女子宮寒不孕，水腫，兼見虛寒證象為審證要點。病因多由機體陽虛或因高齡命門之火不足，加之久病傷及腎陽，或房勞過度所致。

【檢查】用小指指腹按壓腎臟反射區，越按越涼，色顯青白，反射區肌肉凸起。

【治法】溫補腎陽。

2. 腎陰虛：腎陰虛證是腎臟陰液不足，虛火內擾，出現腦髓、骨骼失養和陰虛內熱為主的症候。

【臨床表現】腰膝痠痛，眩暈耳鳴，失眠多夢，男子陽強易舉，遺精，婦女經少閉經，或見崩漏。形體消瘦，潮熱盜汗，五心煩熱，咽乾顴紅。

【症候分析】本證以頭暈耳鳴、腰膝痠軟、遺精、崩漏等虛熱內擾等症狀為審證標準。病因多由久病傷腎、房事過度、先天不足、後天失養所致。

【檢查】用小指指腹按壓腎臟反射區，凹陷不起，有穴感，越按越熱，色紅，皮膚乾燥。

【治法】滋補腎陰。

3. 腎不納氣（腎氣虛）：腎不納氣證是腎氣虛衰，納氣無權，出現虛喘為主的症候。

【臨床表現】氣短，氣喘，動則喘甚而汗出，呼多吸少，氣不得續等吸氣困難表現，面虛浮，脈細無力或虛浮無根。

【症候分析】久病咳喘，呼多吸少，氣不得續，動則益甚為主要審證標準。病因多由咳喘、肺虛牽連及腎，或帶傷腎氣，納氣無權所致。

【檢查】用小指指腹按壓腎臟反射區，凹陷不起。

【治法】補腎納氣。

第十三章
常見病的康復調理

各類疾病均有其不同的發病規律和特點，而每個患者的體質及環境又千差萬別。根據有關資料及我們多年臨床實踐經驗，現將運用手部反射區按摩防治疾病的一些方法介紹如下，供參考。

在運用手部按摩防治疾病時務必從實際出發，根據不同情況靈活使用，並從自己的親身實踐中進一步提高療效。

第一節 呼吸系統疾病

1. 感冒

【病因】感冒是常見的一種外感疾病，引起本病的主要原因有鼻病毒、冠狀病毒、流感病毒、副流感病毒、腺病毒、呼吸道融合病毒和某些腸道病毒等。中醫認為本病多因肺氣不足，衛外機能不固所致。當氣候突變，冷熱失常時，易為風邪侵犯肺衛而發病。

【臨床表現】本病潛伏期較短，約 1 天，起病急驟，體溫往往不超過 38℃，3～4 天熱退。此外，常有全身痠痛乏力、頭痛、鼻塞、流鼻涕、打噴嚏、咽乾、胃納不好、腹脹、便秘等症狀。

【反射區及操作方法】鼻掐 36 次，喉點按 36 次，氣管向心推 36 次，肺向心推或刮 64 次，舌根滾動 2 分鐘，上、下身淋巴腺點按 81 次。

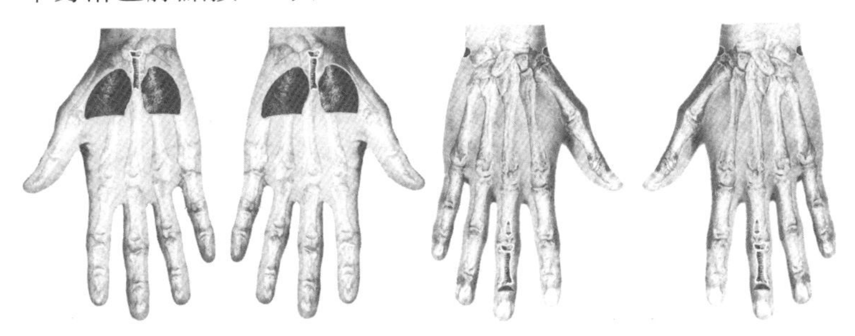

2. 流行性感冒

流行性感冒簡稱流感。

【病因】由流感病毒引起，主要有 A、B、C 三型，其中以 A 型最為常見。主要經由飛沫傳播，是一種具有高度傳染性的急性呼吸道傳染病。中醫稱之為「小傷寒」、「時行感冒」。

【臨床表現】起病急，潛伏期一般為數小時至兩天，體溫突然升高到 38℃以上，全身中毒症狀明顯，有畏寒、劇烈頭痛、乏力、發熱、面紅、周身痠痛等症狀。輕者，僅有胸痛、咳嗽及氣管炎等症狀。重者可引起肺炎，有的還伴有噁心嘔吐、腹瀉等胃腸道症狀。流感多發生在冬、春季節。

【反射區及操作方法】鼻掐 36 次，喉點按 36 次，舌根滾動 2 分鐘，氣管向心推 36 次，肺向心推或刮 64 次，脾用浮摸法順時針旋轉揉 64 次，大腸順腸道走向推 59 次，上、下身淋巴腺點按 81 次。同時，將腳、小腿、背反射區搓熱，搓熱後最好馬上睡覺。

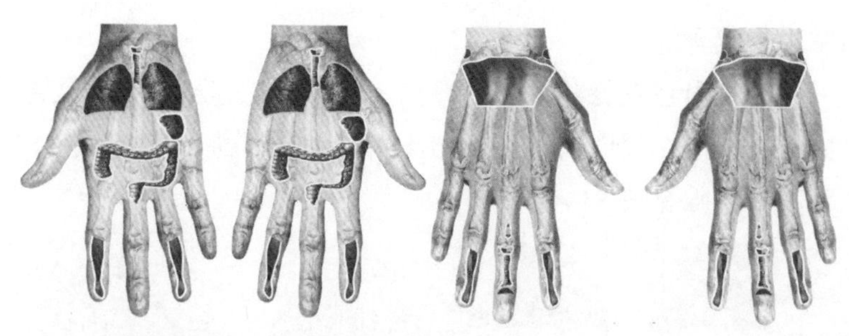

3. 支氣管炎

支氣管炎是氣管、支氣管黏膜的一種多發性炎症，屬中醫「咳嗽、哮喘、痰飲」的範疇，可分為急性和慢性兩類。

【病因】由於受涼和過度疲勞，削弱了上呼吸道的生理保護功能，機體抵抗力下降，受病毒、細菌的感染及物理、化學性刺激和花粉等過敏反應所致。

【臨床表現】急性起病突然，有鼻塞、噴嚏、咽痛、聲嘶、畏寒、發熱、咳嗽等症狀。

急性支氣管炎病程有限，發熱和全身不適可在 3～5 天內消退，咳嗽數週可癒。

慢性支氣管炎是中老年人的常見多發病，多在寒冷的季節發病，主要表現為咳嗽、咳痰，痰呈白色黏液泡沫狀，黏稠不易咳出。

每年發病持續時間至少 3 個月，並連續兩年以上，如不及時治療，易併發肺氣腫和肺源性心臟病。

【反射區及操作方法】

鼻離心按揉 36 次，喉點按 72 次，舌根滾動 2 分鐘，氣管向心推 24 次，肺向心推或刮 49 次，脾用浮摸法順時針旋轉揉動 64 次，兩腎同時相對按揉 36 次，上、下淋巴腺點按 81 次，最後將背反射區搓熱。

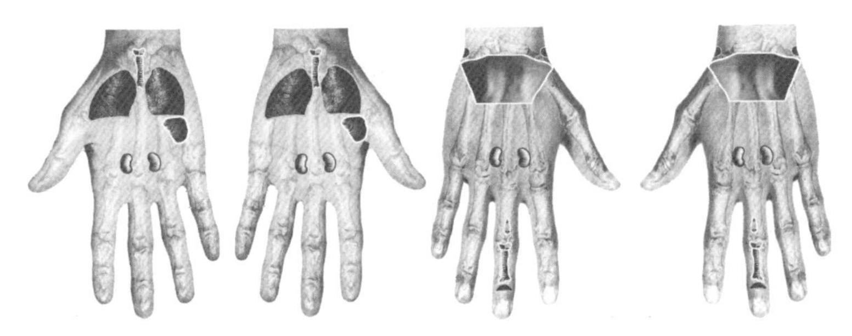

4. 支氣管哮喘

支氣管哮喘簡稱哮喘，是一種常見的發作性、過敏性疾病，發作一般有季節性，中醫稱「喘證」「哮證」。

【病因】哮喘的發病原因可分為三種：

（1）感染型哮喘，又稱內因性哮喘，誘發原因多為反覆發作的上呼吸道感染或肺部感染。

（2）吸入型哮喘，又稱外因性或花粉型哮喘。本型發病原因多為外感風寒，過食生冷食物，吸入異味氣體或花粉、煙塵等外界過敏性抗原。

（3）混合型哮喘，本型由於哮喘患者體質衰退或過敏性進一步提高，並兼有以上兩型的特點，故稱為混合型。

【臨床表現】多為陣發性反覆發作。發作時，患者有胸悶、氣急、哮鳴、呼吸困難、唇與指甲青紫、氣短出汗、口渴咽乾、咳嗽或咳痰等症狀。嚴重者，可併發支氣管擴張、肺氣腫等症。

【反射區及操作方法】

喉順時針按揉 72 次，舌根掐按 36 次，氣管向心推按 72 次，肺向心推按 49 次，脾用輕手法順時針旋轉按揉 64 次，背用分推法推 59 次，頸、胸椎各離心推按 59 次，上、下身淋巴腺向心揉按 81 次。

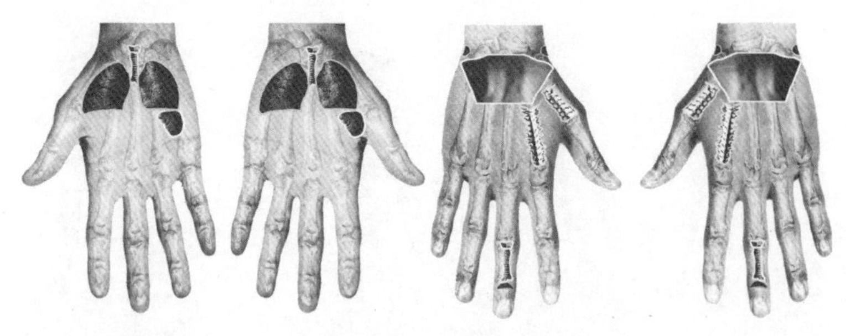

5. 肺炎

肺炎的種類很多，按解剖分類有大葉肺炎、支氣管肺炎（小葉性肺炎）和間質性肺炎。按感染方式可分為原發吸入性肺炎、繼發吸入性肺炎和血行播散性肺炎。感染性按病原體的性質可分為病毒性、立克次體性、支原體性、細菌性、黴菌性肺炎。按病程可分為急性和慢性肺炎。

中醫稱肺炎為「風溫」「肺熱咳嗽」。冬春季發病率較高，多見於青壯年。

【病因】肺炎是由肺炎雙球菌所引起，少數由鏈球菌、葡萄球菌、肺炎桿菌所致，這些細菌除存在於自然界外，也經常存在於健康人的鼻咽部，一般情況不致病。當人體防禦機能衰弱時，加之肺組織萎縮，循環障礙，上呼吸道感染，患有傳染病，營養不良，受涼，淋雨，過度疲勞，免疫功能低，時則極易發病。

【臨床表現】發病突然，寒戰、高熱，體溫迅速升高至39℃～40℃，咳嗽，氣急，全身不適，乏力，頭痛，胸痛，食慾減退。病重者，出現呼吸困難，指甲、口唇、頰部發紺，面色蒼白或灰暗，甚至休克。

【反射區及操作方法】鼻離心按揉 36 次，喉點按 49 次，舌根點按 36 次，氣管向心推按 49 次，肺向心推或刮

72 次，脾順時針輕揉 64 次，腎上腺點按 81 次，兩腎相對按揉 36 次，上、下身淋巴腺點按 81 次，甲狀腺用滾動法做 2 分鐘，背用分手法做 59 次，胸椎離心推 59 次，大腸順腸道走向推 59 次。

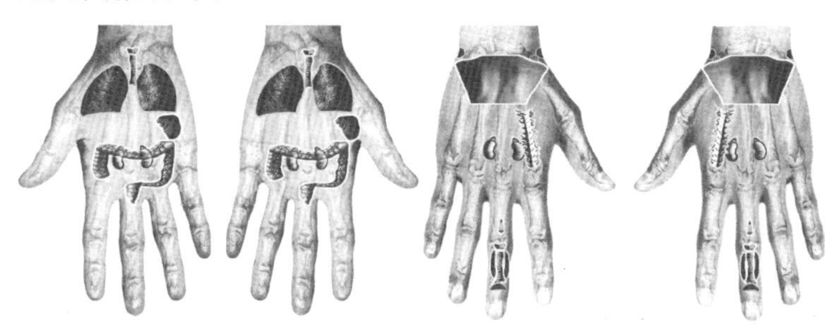

6. 肺結核

肺結核是結核桿菌引起的慢性呼吸道傳染病。中醫稱「癆瘵」，民間稱之為「肺癆病」。

【病因】當人體防禦機能降低時，結核桿菌乘虛由呼吸道進入肺部潛伏，形成病灶。

當過度疲勞、過分憂慮或患其他疾病（如重感冒）時，即容易發病。

【臨床表現】咳嗽、吐痰、咯血、胸悶、面頰潮紅、消瘦、發熱，多在中午以後體溫上升，到下午 4～8 時最高，清晨正常，夜間常有盜汗，女子常伴月經不調等症。如不早期治療，不但傳染他人，而且還會發展成肺空洞、肺硬變、胸膜炎，甚至會傳播至全身其他臟器和組織。

【反射區及操作方法】肺用分離手法按揉 49 次，脾用浮摸法旋轉揉 64 次，大腸順腸道走向按 59 次，背向心推 59 次，胸椎離心推 59 次，甲狀腺捻揉 2 分鐘，腎相對按揉 36 次，上、下身淋巴腺向心揉動 81 次。

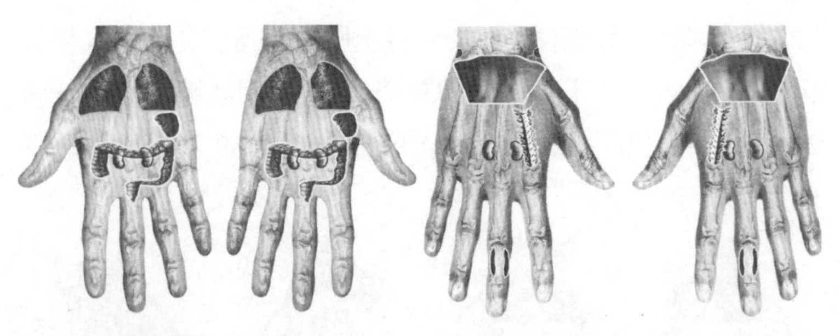

7. 肺氣腫

肺氣腫是肺臟終末支氣管遠端部分，包括毛細支氣管、肺泡管、肺泡囊和肺泡的膨脹及過度充氣，導致組織細胞減退和肺容量增大的總稱。肺氣腫分為瀰漫性阻塞性肺氣腫、侷限性阻塞性肺氣腫、代償性肺氣腫、老年性肺氣腫和間質性肺氣腫。

【病因】由於老年人機體組織衰退，肺泡彈性減退而膨脹所致。代償性肺氣腫是由於部分肺組織損壞或切除後，其餘肺組織因代償而過度充氣，肺泡過度膨脹所致。間質性肺氣腫是外傷或其他原因引起細支氣管或肺泡破裂，空氣進入肺間質形成。阻塞性肺氣腫是由慢性支氣管炎、塵肺、多年反覆發作的支氣管哮喘、慢性纖維空洞型肺結核、廣泛性支氣管擴張等所致。凡是能引起細支氣管的炎性變化使氣道阻塞的，都可導致阻塞性肺氣腫。

【臨床表現】肺氣腫發病緩慢，以慢性支氣管炎或其他肺部慢性感染為病因者，常有多年咳嗽、咳痰史，常伴有呼吸困難、氣急。病情嚴重時，胸廓外觀呈桶狀，口唇及指甲青紫，呼吸運動微弱，呼氣延長。

在寒冷季節，特別是抵抗力和肺功能差的老年患者，易併發肺部急性感染，加重病情，可發生呼吸衰竭。

【反射區及操作方法】喉點按 49 次，氣管離心推 49 次，雙肺向兩側刮 72 次，脾用浮摸法旋轉揉動 64 次，甲狀腺捻揉 2 分鐘，背離心推 59 次，兩腎相對按揉 36 次，大腸順腸道走向推按 72 次，扁桃體捻揉 2 分鐘，上、下身淋巴腺點按 81 次。

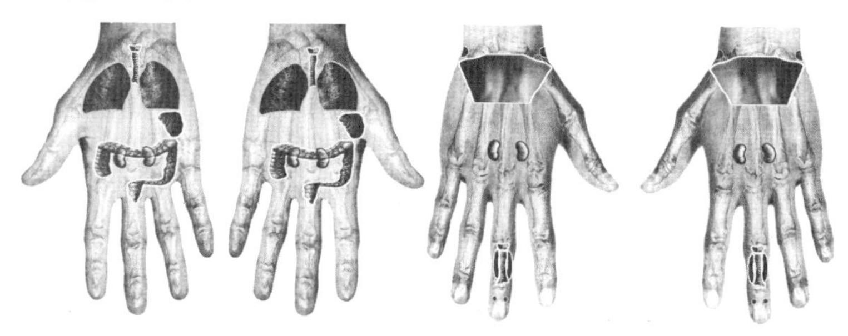

8. 急性支氣管炎

急性支氣管炎是因病毒、細菌感染，物理、化學性刺激或過敏反應等，對喉、氣管、支氣管所產生的急性炎症。

【病因】多半是由於病毒和細菌的感染，吸入過冷的空氣，粉塵和有害氣體的刺激引起。疲勞、受涼，某些傳染病，以及某些寄生蟲在肺臟移行時產生的過敏反應也可能引起急性支氣管炎。

【臨床表現】起病較急，症狀類似感冒，有鼻塞、頭痛、全身痠痛及疲勞感，有明顯的刺激性乾咳。睡覺、起床體位改變，吸入冷空氣，體力活動後，咳嗽加劇，有的甚至終日咳嗽，伴有胸骨後鈍痛或不適感。1～2 天後即咳痰，痰由白色黏稠轉為黏液膿性，偶有痰中帶血絲。

【反射區及操作方法】上、下身淋巴腺點按 81 次，扁桃體掐按 47 次，小腸離心刮 47 次，肝逆時針按揉 47 次，脾順時針按揉 64 次，兩腎相對按揉 72 次，兩肺分離按揉

72 次，手掌氣管向心推按 36 次，指背氣管向心推按 36 次，喉點按 36 次（手掌、指背相同），大腸順腸道走向推按 59 次，背反射區向心推 72 次，頸椎、胸椎離心各推按 59 次（加牽引），舌根用滾動法滾動 2 分鐘。

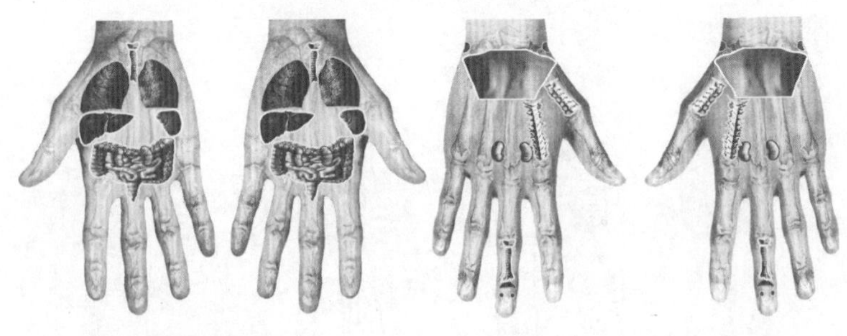

9. 支氣管擴張

支氣管擴張是指支氣管及其周圍肺組織受到細菌感染後，破壞了支氣管的組織結構，使支氣管形成不可逆性的管腔擴張和變形，多發生於兒童和青年。

【病因】兒童痲疹、百日咳併發支氣管肺炎後，或成人慢性支氣管炎反覆感染和支氣管阻塞，可引起支氣管黏膜充血、水腫、肥厚和炎性肉芽增生，造成管腔部分狹窄和肌層軟骨等受到破壞，形成支氣管擴張。

【臨床表現】主要症狀為慢性咳嗽，咳大量黃膿痰，反覆咯血。睡覺或起床體位改變，痰量明顯增多，多者每日達數百毫升。繼發感染時，痰呈黃綠色黏液膿性。若厭氧菌感染時，痰液和呼吸帶有臭味，痰液靜置後可見分層現象。反覆感染可出現發熱、盜汗、消瘦、乏力、食慾減退、貧血等全身中毒症狀。部分患者平時沒有咳嗽、咳痰等呼吸道感染症狀，僅有反覆咯血者，稱為乾性支氣管擴張。

早期支氣管擴張患者身體狀況較好，隨著病情的發展或繼續感染，患側肺部可聞及固定性濕囉音。咳嗽、咳膿痰多者，有鼓槌狀指（趾）。

【反射區及操作方法】上、下身淋巴腺點按 81 次，扁桃體掐按 47 次，肝逆時針按揉 47 次，脾順時針按揉 64 次，兩腎相對按揉 36 次，兩肺分離按揉 72 次，氣管向心推按 47 次（手掌、指背相同），大腸順腸道走向推按 59 次，腋下離心推按 47 次，小腿肚用滾動法滾動 2 分鐘，背向心推 47 次，頸椎、胸椎離心各推按 59 次（加牽引），胃順時針按揉 36 次，舌根用滾動法滾動 2 分鐘，喉順時針按揉 36 次。

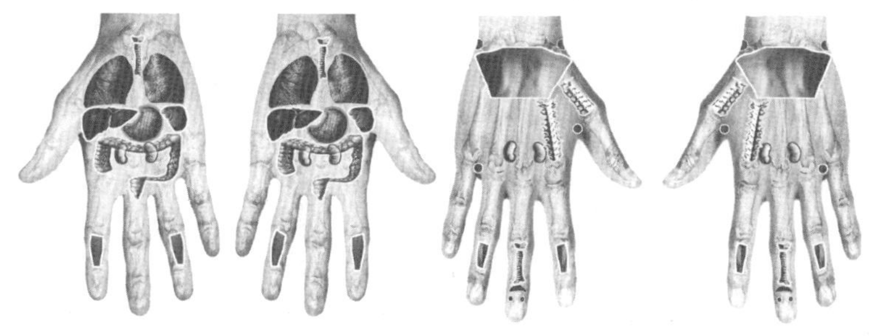

10.肺膿腫

肺膿腫是指由多種化膿性病原菌所致肺部感染後，由肺組織壞死引起侷限性肺部化膿性病變。

【病因】大多數是由引起上呼吸道、口腔的疾病，如牙周炎、齒槽膿腫、扁桃體炎、鼻竇炎等多種化膿性病菌和異物，由氣管被吸入肺部，致細支氣管阻塞，使肺部組織損傷，病原菌繁殖致病。或因受涼、勞累過度等誘因的影響，使身體免疫功能和呼吸道防禦功能降低，睡後吸入污染分泌物而致病。

【臨床表現】大多起病急驟，全身不適，畏寒發熱，寒戰，咳嗽有痰，口乾鼻燥，精神萎靡，乏力，胸悶胸痛，痰濃腥臭，痰中帶血或咯血，大量咯吐膿液痰是其明顯特徵。

【反射區及操作方法】上、下身淋巴腺向心按揉 81 次，扁桃體點按 47 次，盲腸點按 47 次，上下頜、鼻向心推 47 次，氣管向心推 36 次（手掌、指背相同），兩肺用浮摸法分離旋轉揉動 72 次，肝逆時針按揉 47 次，脾順時針按揉 64 次，大腸順腸道走向推按 59 次，喉用浮摸法旋轉揉 36 次，舌尖、舌根用滾動法各滾動 2 分鐘，背向心推按 47 次，頸椎、胸椎離心各推按 59 次（加牽引）。

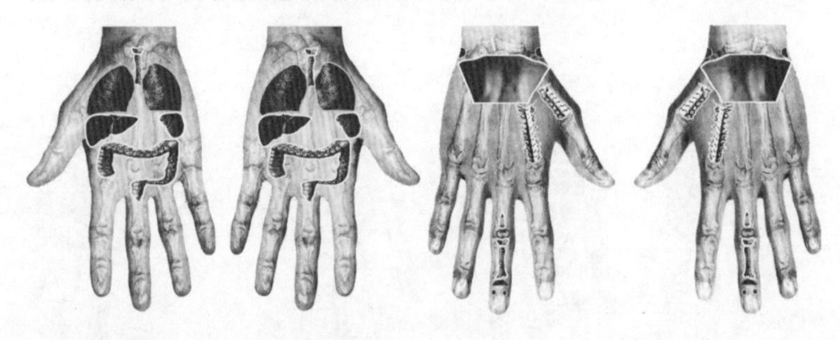

第二節　循環系統疾病

1. 冠心病

冠心病是指由冠狀動脈發生粥樣硬化，使管腔狹窄或閉塞，即產生冠狀循環障礙，導致心肌血液供應不足，因而引起的心臟病變。中醫稱為「胸痺」「真心痛」。

【病因】多以過度勞累、情緒激動、飲食不節、過量飲酒、吸菸、受寒、周圍循環衰竭等為誘因。與以往有高血壓、高血脂、糖尿病、肥胖及遺傳因素也有一定的關係。

【臨床表現】由於心肌發生缺血、缺氧的部位不同，病情發展的程度和速度也不同。一般可分為隱性冠心病、心絞痛、急性心肌梗塞、心肌硬化和猝死等 5 種類型。臨床常見以下三種類型：

（1）**隱性冠心病**：隱性冠心病是指在病理解剖上冠狀動脈已有病變，而臨床上無明顯症狀，但可能突然轉為心絞痛心肌梗塞，亦可能逐漸演變成心肌硬化，個別患者可能突然引起嚴重的心律失常或心臟停搏而致猝死。

（2）**心絞痛**：是指冠狀動脈供血不足，暫時性心肌缺血、缺氧所引起的發作性的疼痛。疼痛位於胸骨上中段之後，可放射至左肩、上肢，直達小指與無名指。患者表現為面色蒼白、表情焦慮、出冷汗、呼吸困難等症狀。

（3）**急性心肌梗塞**：是因冠狀動脈急性閉塞，心肌嚴重而持久缺血發生心肌壞死。臨床表現：疼痛劇烈而持久，發熱，呼吸困難，咳嗽，噁心嘔吐，皮膚濕冷，大汗淋漓，血壓下降，甚至昏厥、休克，嚴重時發生左心衰竭。

【反射區及操作方法】心臟順時針按揉與向心推刮結合，每次 3～5 分鐘（每分鐘頻率為 60～70 次），肝逆時針旋轉按揉 49 次，脾順時針旋轉按揉 64 次，腎按揉 72 次，腎上腺點按 81 次，舌尖點按 60 次，小腸離心推按 60 次，甲狀腺捻揉 2 分鐘，頸椎、胸椎各向心推按 59 次。

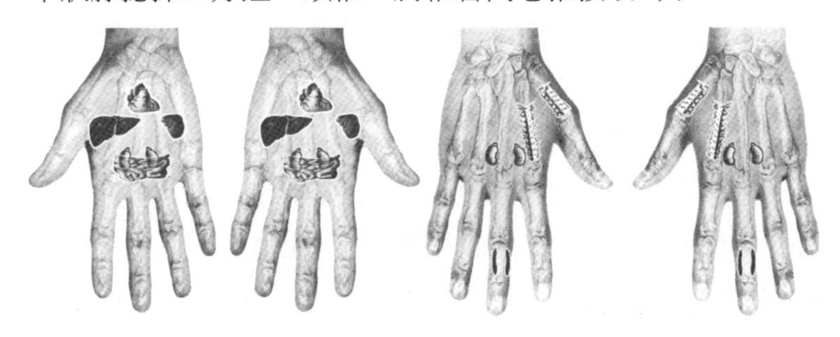

2. 動脈硬化

動脈硬化是指動脈的一種非炎性、退行性與增生性的病變，可使動脈管壁增厚變硬，失去彈性及管腔狹窄。分為三種類型：（1）動脈中層鈣化。（2）細小動脈硬化。（3）動脈粥樣硬化。一般所指的動脈硬化，多指動脈粥樣硬化。此病多見於中老年人，男性多於女性。

【病因】從事緊張的腦力勞動，易激動，過度吸菸及患有高血壓等，都易引起或伴有血管運動神經活動的障礙。過度攝入富含膽固醇和動物性脂肪的食物（如豬油、肥肉、動物內臟、蛋黃、奶油等）；缺少體力勞動和鍛鍊；肥胖，內分泌障礙，特別是甲狀腺與性腺功能的減退；若干代謝病，如糖尿病、黃瘤病（II型血脂蛋白過高症）等，常伴有血膽固醇、甘油三酯增高，都與本病的發生有著密切的關係。

本病還可因凝血機理失常，血脂過高，肝素與纖維蛋白溶解素活力降低，使血液凝集性增強，對動脈內血栓形成起到一定的作用。

【臨床表現】

（1）一般表現為腦力和體力衰退。

（2）主動脈粥樣硬化：往往沒有症狀，透視或拍片時才能發現。

（3）冠狀動脈粥樣硬化：可引起心絞痛、心肌梗塞及心肌硬化等。

（4）腦動脈粥樣硬化：可引起腦缺血，產生頭痛、眩暈、昏厥等症狀。動脈血栓形成或破裂出血時引起腦血管意外，出現癱瘓、失語、意識突然喪失。腦萎縮時可引起動脈硬化性痴呆，有精神變態、行動失常、智力及記憶力減退等症狀。

（5）**腎動脈粥樣硬化**：臨床上並不多見，可引起頑固性高血壓，年齡在 55 歲以上而突然出現高血壓者應考慮與本病有關。如有腎動脈血栓形成，可引起腎區疼痛、尿閉及發熱。

（6）**腸繫膜動脈粥樣硬化**：可出現消化不良、腸道張力減低、便秘與腹痛等症狀。血栓形成時，有劇烈腹痛、腹脹與發熱。腸壁壞死時，可引起便血、麻痺性腸梗阻及休克等症狀。

（7）**四肢動脈粥樣硬化**：以下肢較為多見，由於供血障礙而引起間歇性跛行及腓腸肌麻木、疼痛、痙攣，休息後消失，再行動又會出現以上症狀。

【反射區及操作方法】腦垂體點按 81 次，心臟向心推刮與順時針按揉結合做 3～5 分鐘（每分鐘頻率為 60～70 次），肝逆時針按揉 49 次，脾順時針按揉 64 次，兩腎相對按揉 72 次。雙手反射區手掌面從腕橫紋推刮到指尖，然後再從手背面指尖推刮至腕部。根據動脈硬化不同的臟腑、組織、器官，有重點地去做相應部位的按摩。

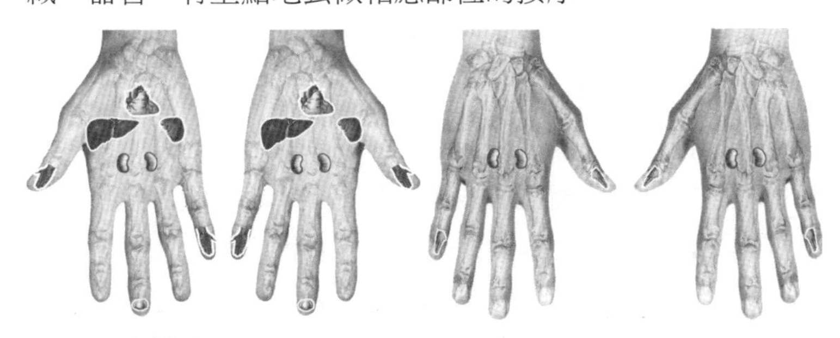

3. 心絞痛

心絞痛是心肌急遽的、暫時的缺血與缺氧所引起的發作性胸骨後疼痛，可放射至心前區、左肩、左上肢，直達小指與無名指。

【病因】由於主動脈瓣狹窄或關閉不全時，冠狀循環血流量減少；嚴重貧血時，冠狀循環血攜氧量不足，都可引起心絞痛。高級神經活動調節功能障礙，影響冠狀動脈的舒縮功能，對本病的發病也起重要作用。多數患者在 40 歲以上，可與高血壓、糖尿病同時存在。勞累、情緒激動、飽食、受寒、周圍循環衰竭等因素也是誘因。

【臨床表現】頭暈、頭痛、煩躁、怕熱、胸痛、乏力、心悸、自汗、手足心熱等症狀。

【反射區及操作方法】首先點按腎上腺或舌尖反射區，當患者心絞痛緩解，在患者心臟反射區用按壓的方法做 3～5 分鐘（頻率為每分鐘 60 次）。

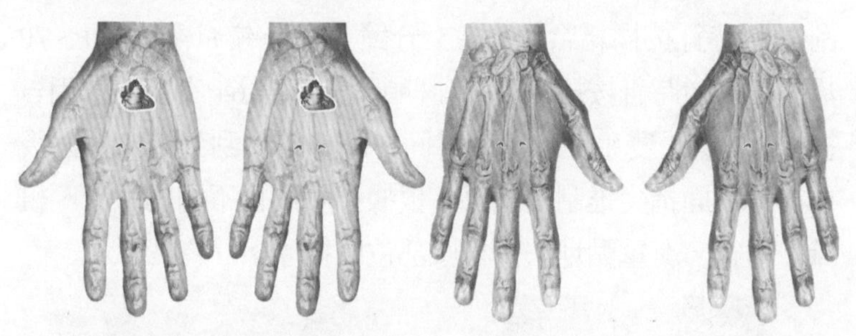

4. 風濕性心臟病

風濕性心臟病是指急性風濕性心臟病後遺症留下來的心臟病變，以心臟各瓣膜病變最為明顯，即風濕性心瓣膜病或簡稱風濕性心臟病，為我國最常見的心臟病。

【病因】風濕性心臟病多因風濕病的發作，侵犯二尖瓣和主動脈瓣，使其發生狹窄或關閉不全，引起血液循環障礙，最後導致心功能失調而發病。

【臨床表現】輕度或中度風濕性心臟病可無明顯症狀或僅有輕微反應，多數由於失去代償能力而引起呼吸困難、胸前區疼痛，時常表現為心悸、胸悶、氣急、心慌、浮腫、咳嗽、咯血、疲倦無力，少數患者可發生心絞痛、眩暈及昏厥等症狀。

【反射區及操作方法】心臟順時針按揉 3～5 分鐘（每分鐘的頻率為 60～70 次），脾順時針按揉 64 次，肝逆時針按揉 49 次，兩腎相對按揉 72 次，腎上腺點按 81 次，小腸按揉 60 次，上、下身淋巴腺向心按揉 81 次，胸椎推按 59 次（另加牽引）。

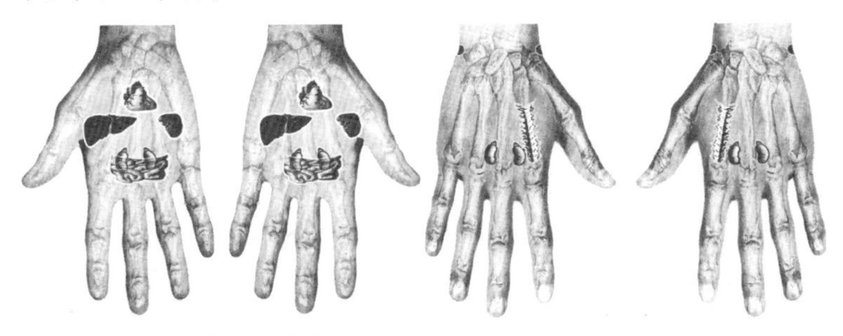

5. 心臟神經官能症

本病是由於神經功能失調，引起心臟病血管功能紊亂所產生的一種綜合徵，心血管無器質性病變。本病可發生在任何年齡，大多數發生在青壯年，女性多於男性。

【病因】心血管系統受神經內分泌系統的調節，其中神經系統的調節起主導作用。高級神經中樞由交感和副交感神經組成的植物神經系統調節心血管系統的正常活動。由於外來和身體內部的各種因素的作用，使中樞興奮的抑制過程失調，自主神經系統的正常活動規律受到干擾，受自主神經系統調節的心血管系統的功能也因而發生紊亂，引起心臟神經官能症。

【臨床表現】症狀多種多樣，有神經系統、心血管系統和其他系統的症狀。最常見的自覺症狀有心悸、心前區痛、呼吸不暢和全身乏力，與正常人過度勞累的情況相似。

此外，尚有易激動、失眠、多汗、顫抖、頭暈等一般神經官能症的症狀。症狀常在受驚或情緒激動後首次出現，以後病情時好時發，變化較多。睡前、醒後和情緒波動狀態下易發作，過度勞累或情緒改變後加重。

【反射區與操作方法】心臟按壓 60 次，肝逆時針按揉 49 次，脾臟順時針按揉 64 次，腦垂體點按 81 次，腹腔神經叢順時針按揉 59 次，小腸離心推 60 次，兩腎相對按揉 36 次，腎上腺點按 36 次，頸椎向心推 59 次（另加牽引），舌尖點按 60 次。

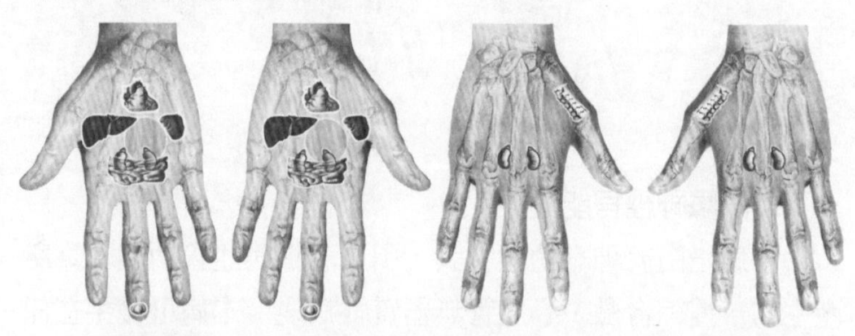

6. 高血壓

高血壓是以體循環動脈血壓升高為主要特徵的全身性疾病，屬中醫「眩暈」「頭痛」「肝陽上亢」的範疇。

【病因】高血壓分原發性和繼發性兩種。原發性高血壓是一種獨立的疾病，是在沒有任何原發性、器質性病變的情況下，開始即以體循環動脈血壓持續升高為主要臨床表現的全身疾病。繼發性高血壓，是由某些疾病引起，這是該病的一個症狀。另外，在飲食含鹽量高和吸菸的人群中，本病發病率較高。注意力高度集中、精神緊張而體力活動較少的職業及對視覺、聽覺形成慢性刺激的環境，可能是導致高血壓的因素。此外，本病與遺傳因素也有關。

【臨床表現】頭痛、頭昏、失眠、耳鳴、記憶力減退、乏力、心悸、煩躁、手指發麻。少數急進型高血壓臨床表現為劇烈頭痛、噁心嘔吐、視力模糊、神志不清，甚至昏迷、抽搐、氣喘、心悸，或併發腦溢血、腦血栓形成、心功能不全、腎功能衰竭等重症。

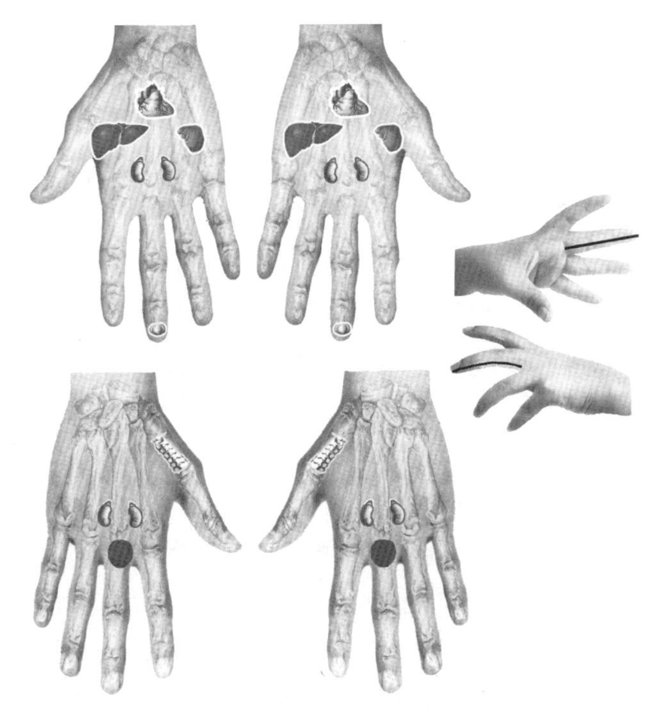

【反射區及操作方法】手與心臟同高，五指分開，掌心向下，用另一隻手的拇指和中指的指腹輕輕貼浮於血壓反應

區上，用浮摸的方法單向運動，從指尖向指根緩緩推動，到指根再輕力度掐一下，再從小指上方返回，連做 81 次。做完一隻手再做另一隻手，操作方法、要領與動作相同。

每天操作的時間為：早 9 點以前，中午 11 點至 14 點，晚 17 點以後。如果是繼發性的高血壓，需再做引起疾病的臟腑、組織、器官反射區的按摩。接下來再做反射區的按摩：心臟按壓 60 次，肝逆時針按揉 49 次，脾順時針按揉 36 次，頭部順時針按揉 59 次，腦垂體點按 81 次，兩腎分離按揉 64 次，腎上腺點按 64 次，頸椎向心推按 59 次。

7. 低血壓

【病因】低血壓按病情分急性和慢性兩種。急性低血壓多因其他疾病引起的暈厥、休克及患者服用降壓藥或擴張血管藥不當所致；慢性低血壓是由於過度勞累、營養不良、休息不好、腎上腺機能不全、腦垂體前葉功能低下、內分泌系統失調、心血管疾病及消耗性疾病引起的血容量不足、血液循環無力所致。此外，本病與遺傳因素也有關。

【臨床表現】頭暈、頭痛、耳鳴、失眠、心悸、消瘦、面色蒼白、兩眼發黑、站立不穩、全身乏力、食慾不振、手足冰涼等症狀。

【反射區及操作方法】手與心臟同高，五指分開，掌心向上，用另一隻手的拇指和中指指腹輕輕貼浮於血壓反應區上，用浮摸的方法單向運動，從指根向指尖緩緩拉動，再從小指上方返回，連做 81 次。做完一隻手再做另一隻手，操作方法、要領與動作相同。每天操作時間為：上午 9 點至 11 點，下午 14 點至 17 點，每天做 2 次。

接下來再做反射區的按摩：心臟按壓 60 次，脾順時針

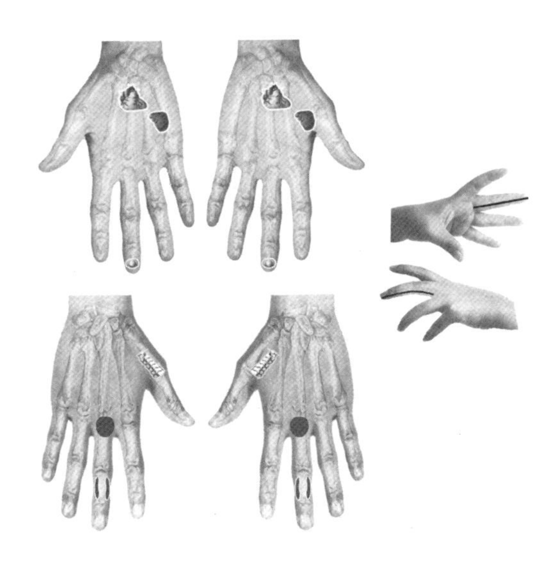

按揉 36 次，頭部順時針按揉 59 次，腦垂體點按 81 次，甲狀腺捻揉 2 分鐘，頸椎向心推按 59 次（另加牽引）。

8. 貧血

貧血是指循環血液的紅細胞數或血紅蛋白量低於正常。貧血通常是臨床上的一種症狀，而不是具體的疾病，但許多原因不同的貧血常有類似的特殊臨床表現和血細胞形態學方面的變化，所以可歸納為一種綜合病症。

【病因】貧血可由多種原因引起，主要是紅細胞生成減少或紅細胞損失過多兩大原因。（1）紅細胞生成減少：如骨髓造血功能減退，可引起再生障礙性貧血；骨髓被異常組織侵害，引起骨髓病性貧血；造血原料缺乏，引起缺鐵性貧血、營養性大細胞性貧血。（2）紅細胞損失過多：如各種原因引起的紅細胞壽命縮短，過多過快地被破壞，即產生溶血性貧血；失血過多，引起失血性貧血。

此外，慢性感染、腫瘤、肝病、腎炎、尿毒症、內分泌功能減退等均可伴有貧血症狀。

【臨床表現】皮膚蒼白、面色㿠白、頭暈、耳鳴、記憶力減退、食慾不振、噁心、嘔吐、腹脹、胸悶、腹瀉、四肢軟弱無力、活動後氣急、心跳加快、心臟搏動增強等。嚴重者，可引起貧血性心臟病、心力衰竭等。

【反射區及操作方法】心臟順時針按揉 72 次，脾用浮摸法旋轉順時針揉 64 次，肝用浮摸法旋轉逆時針揉 49 次，腦垂體點按 81 次，頸、胸、腰椎與骶骨、尾骨向心各推 59 次，髖關節按揉 59 次，大腿捻揉 2 分鐘。

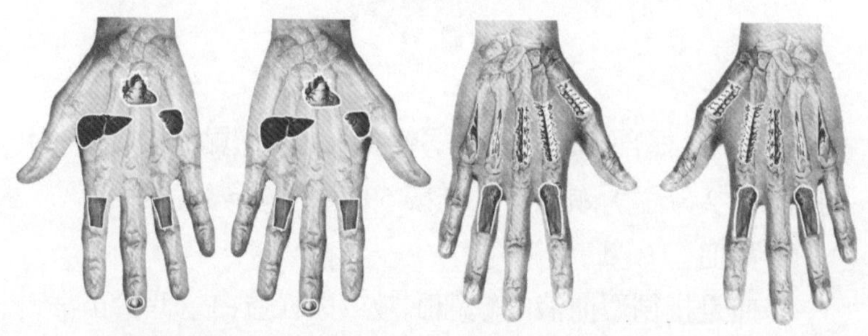

9. 心律失常

心律失常是指心臟的興奮及傳導發生了異常變化，中醫稱之為「心悸」「驚悸」「怔忡」。

【病因】各種器質性心臟病是心律失常的主要原因，如冠心病、心肌炎、風濕性心臟病、肺源性心臟病等。其他，如受到驚嚇、情緒激動、精神緊張、過度疲勞及其他系統的疾病和藥物副作用都可引起心律失常。

【臨床表現】常表現為心悸不安、胸悶胸痛、乏力氣短、心慌心煩、失眠、多夢、健忘、呼吸急促、善恐易驚、眩暈肢冷等症。

【反射區及操作方法】腦垂體點按 81 次，上、下身淋巴腺點按 81 次，腋下按壓 60 次，腹股溝按壓 60 次，肝用浮摸法逆時針旋轉揉 49 次，脾用浮摸法順時針揉 64 次，腹腔神經叢以橫「8」字形揉 64 次，心臟用按壓的方法按壓 3～5 分鐘（頻率為每分鐘 60 次），小腸順時針按揉 60 次，兩腎相對按揉 72 次，甲狀腺、甲狀旁腺捻揉 2 分鐘，頸椎、胸椎向心各推按 59 次（各牽引 5～10 次），背反射區向心推 59 次。

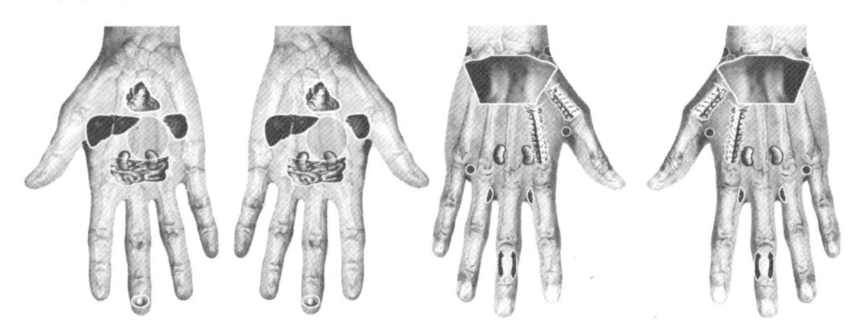

10.高血脂症

高血脂症是指人體血漿脂肪濃度總量或部分高於正常限度的病症。

【病因】原發性高血脂症是由於遺傳、營養不當所致。繼發性高血脂症多由於飲食、動脈硬化、糖尿病、腎病綜合徵、胰腺炎、肝病等引起。

【臨床表現】頭痛、眩暈、心悸、心煩、遺精、盜汗、休息不好、肢體發麻等症狀。

【反射區及操作方法】心臟順時針用浮摸法旋轉揉動 60 次，肝逆時針按揉 49 次，胰順時針按揉 36 次，小腸順時針按揉 60 次，前列腺離心推按 36 次，腦垂體點按 81 次，小腿外側推按 59 次，血脂區將拇指、中指指腹用浮摸法向心推 59 次。

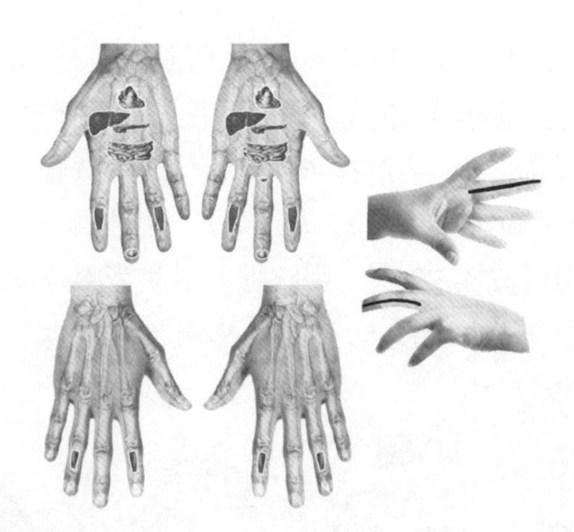

11.心動過緩

心動過緩是指人的心率每分鐘低於 60 次。除部分正常人和訓練有素的運動員外，常見於患有器質性心臟疾病的中老年人，中醫稱其為「遲脈證」。

【病因】主要是由於迷走神經機能亢進，竇房結及其鄰近組織的退行性病變所致。其次是心肌病、冠心病、心肌炎、結締組織病、代謝或浸潤疾病等引起。由於竇房結病變因素引起心臟的搏動功能減退，心率減慢，不能按正常速度起搏和傳導衝動，使心臟排血量減少，導致心、腦、腎等主要臟器和全身供血不足。

【臨床表現】表現為全身乏力、頭昏眼花、失眠、記憶力減退、反應遲鈍、易激動。嚴重者，引起短暫黑蒙甚至暈厥，四肢抽搐，突然心跳停止，還有尿少、消化不良等症狀。

【反射區及操作方法】腦垂體點按 81 次，頭順時針按揉 59 次，頸椎用浮摸法向心推 59 次（加牽引 5～10 次），腹腔神經叢以橫「8」字形按揉 64 次，腎上腺點按 81 次，兩肺相對按揉 72 次，脾順時針按揉 64 次，肝逆時針按揉 49 次，小腸順時針按揉 60 次，舌尖用滾動法滾動 1 分鐘，心臟按壓 3～5 分鐘（頻率為每分鐘 72 次），背反射區快速搓動 1 分鐘，頸椎、胸椎、腰椎、骶骨、尾骨向心各推按 59 次，上下肢各捻揉 2 分鐘。

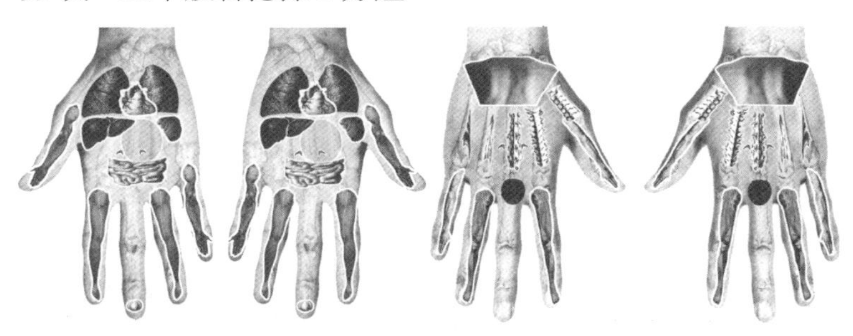

12.房性心動過速

房性心動過速是指心臟起搏點在心房的異位性心動過速，是室上性心動過速的一種。按異位起搏點的不同，可分為三種：自律性房性心動過速、紊亂性房性心動過速和折返性房性心動過速。

【病因】心臟非器質性病變的正常人偶然發生；或心臟器質性病變，如肺心病、高血壓、冠心病、心瓣膜病、甲狀腺功能亢進及某些藥物的副作用所致。酗酒、情緒激動、精神緊張及飲濃茶、咖啡等為常見誘因。

【臨床表現】心臟非器質性病變的病人，心動過速突然發作和終止，發作時間短暫或持續數天不等。發作時，表現為心悸、頭昏乏力、頭頸部有脹感、胸悶、多尿，心動過速頻率不超過 200 次/分。而有心臟器質性病變的病人，心動過速頻率超過 200 次/分，持續發作時間較久，常引起心腦等器官供血不足，可出現心絞痛、呼吸困難、頭昏、黑蒙、抽搐、少尿、血壓降低、昏厥等症狀。

【反射區及操作方法】先用較慢的速度按壓心臟反射區，待緩解後在心臟反射區按壓 3～5 分鐘（頻率為每分鐘 60 次）；頸椎、胸椎向心各按 59 次（加牽引 5～10 次），腦垂體點按 81 次，甲狀腺捻 2 分鐘，舌尖向心推 60 次，肝用輕手法逆時針按揉 49 次，脾用輕手法順時針按揉 64 次，兩腎相對按揉 36 次，小腸順時針按揉 60 次，背反射區向兩側推刮 72 次。患者在發病時慢速按壓心臟，平時不做。注意飲食，忌酒，不喝濃茶，穩定情緒。

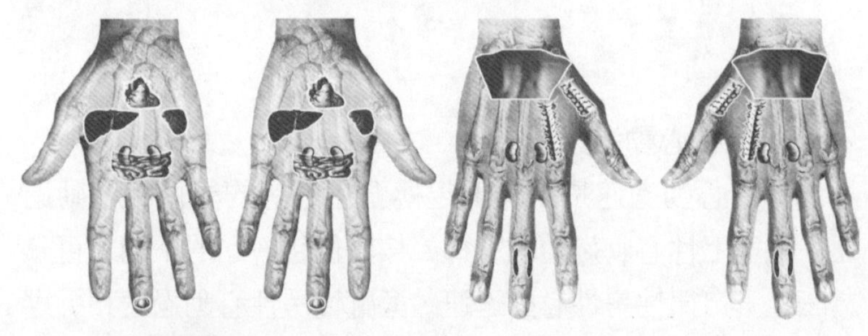

13.心房顫動

心房顫動是指心房發生 350～600 次/分不規則的衝動，引起極不協調的心房肌亂顫，它是最常見的心律失常，簡稱「房顫」。房顫分類，按持續時間可以分為陣發性房顫、持續性房顫和永久性房顫三種。

【病因】陣發性房顫多由酒精中毒、情緒激動、運動過量引起，也有因心血管疾病引起。持續性或永久性房顫多由原有的心血管疾病引起，以風濕性二尖瓣病變、冠心病、心肌病、肺心病、甲狀腺功能亢進性心臟病最為常見，其他心臟病也可發生。

【臨床表現】房顫症狀的輕重與心室快慢有關。心室率接近正常又無器質性心臟病者可無明顯症狀或只有心前區不適、心悸、焦慮氣促等症狀。有器質性心臟病心室率快者，可有胸悶與驚慌、心絞痛、運動耐量減低、肺水腫、昏厥等症，還容易導致心房內血栓形成，脫落後引起栓塞，臨床上以腦栓塞最為常見。

【反射區及操作方法】心臟反射區慢速按揉 60 次，然後再用按壓的方法做 3～5 分鐘（頻率為每分鐘 60 次），小腸向心推按 60 次，舌尖向心推按 60 次，頸椎、胸椎向心各推 59 次（加牽引各做 5～10 次），腦垂體點按 81 次，甲狀腺、甲狀旁腺捻揉 2 分鐘，頭部順時針按揉 59 次，兩肺分離按揉 72 次，背反射區向心推 72 次，兩腎相對按揉 36 次，脾順時針按揉 64 次。

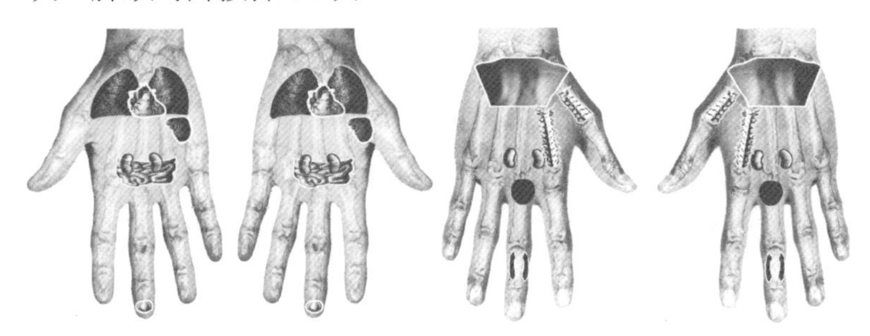

14.過早搏動

過早搏動是指心臟的異位起搏點強行發生興奮、過早發出衝動所致的心臟搏動，簡稱「早搏」，又稱「期前收縮、期外收縮」。按起源部可分為房性、房室交界性和室性三種，以室性最為常見。

【病因】過早搏動因情緒波動、精神緊張、過度疲勞、消化不良、酗酒、吸菸、喝濃茶等都可引起發作。心臟神經官能症與器質性心臟病，如冠心病、心肌病、心肌炎、心瓣膜病變、甲狀腺功能亢進心臟病患者更容易發生過早搏動。某些藥物的毒副作用也可引發過早搏動。

【臨床表現】過早搏動大多無明顯症狀，亦可有心悸、短暫的心跳停止感，主訴為心臟「漏跳」或心跳突然加重感，有些患者可有頭暈、胸悶、乏力等症狀。

【反射區及操作方法】首先用右手食指尺側從左手腕橫紋開始沿大魚際至左手食指根部拍打 60 次，然後再沿小魚際至左手小指根部拍打 60 次。再按壓心臟反射區 3～5 分鐘（頻率為每分鐘 60 次），接下來心臟反射區向心推按 60 次，腦垂體點按 81 次，甲狀腺捻揉 2 分鐘，舌尖按壓 60 次，頸椎、胸椎向心各推 59 次，上、下身淋巴腺按 81 次，脾順時針按揉 60 次。

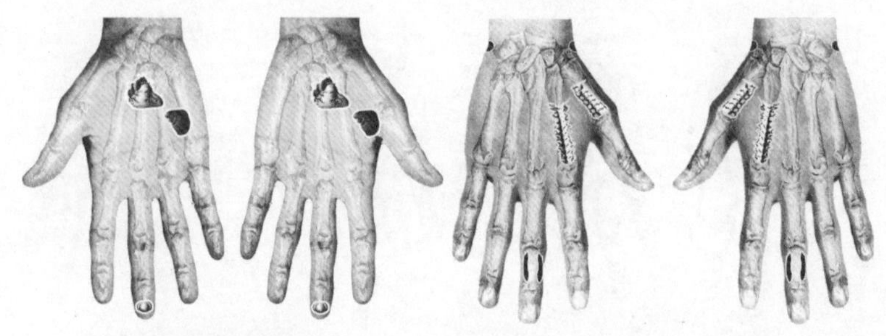

15.房室傳導阻滯

房室傳導阻滯是指因心房興奮向心室傳導的過程中，衝動傳導異常延遲或中斷，根據阻滯的嚴重程度可分為Ⅰ度、Ⅱ度、Ⅲ度房室傳導阻滯。

【病因】心臟器質性病變是導致房室傳導阻滯的主要因素，如心肌炎、急性大壁心肌梗塞、風濕性心臟病、心肌缺血、退行性變、損傷、冠心病及先天性心臟病等。迷走神經張力過高、電解質紊亂、心臟手術後及某些藥物的副作用

（如洋地黃中毒等），也是房室傳導阻滯常見的病因。

【臨床表現】 Ⅰ度房室傳導阻滯患者可無自覺症狀，聽診可有第一心音減弱；Ⅱ度房室傳導阻滯可有頭暈、倦怠、乏力、胸悶等症狀；Ⅲ度房室傳導阻滯常有心悸、心絞痛、眩暈、胸悶、心功能不全、昏厥或抽搐等症狀。

【反射區及操作方法】 腹腔神經叢以橫「8」字形按揉 64 次；心臟先離心推按 72 次，再按壓 3～5 分鐘（頻率為每分鐘 72 次）；小腸順時針按揉 64 次，兩腎分離按揉 72 次，上、下身淋巴腺向心按揉 81 次，扁桃體點按 47 次，肝用浮摸法逆時針旋轉揉 49 次，脾用浮摸法順時針旋揉 64 次，腎上腺點按 81 次，背反射區用食指拍打 60 次，頸椎、胸椎向心各推按 59 次（加牽引）。

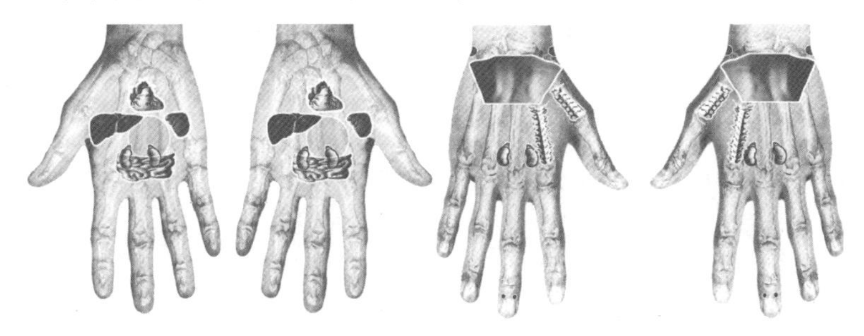

16.病毒性心肌炎

病毒性心肌炎是多由病毒感染而發生的心肌侷限性或瀰漫性炎性疾病。

【病因】 目前已知侵犯心肌的病毒有 10 餘種，最常見的是腸道和呼吸道的各種病毒感染。腸道的柯薩奇病毒、埃可病毒、脊髓灰質炎病毒是引起心肌炎的主要病毒，呼吸道的流感病毒、腮腺炎病毒是引起心肌炎的主要病毒。其次，痲疹、肝炎、皰疹等疾病的病毒也可引起心肌炎。

【臨床表現】病毒性心肌炎在臨床上因病變的程度不同有輕重之分，多數患者在發病前有發熱、咽痛、咳嗽、嘔吐或腹瀉、全身痠痛等病毒感染的全身性症狀，隨即會出現心悸、胸悶、心前區隱痛、呼吸困難、噁心、頭暈、乏力等症狀。輕者可無症狀，嚴重者心律失常、心功能障礙或心源性休克。

【反射區及操作方法】心臟按壓 3～5 分鐘（頻率為每分鐘 72 次），腦垂體點按 81 次，舌尖向心推 60 次，小腸順時針按揉 60 次，盲腸點按 47 次，肝逆時針按揉 47 次，脾順時針按揉 64 次，肺向心推按 72 次，大腸順腸道走向推按 59 次，喉點按 47 次，舌根用滾動法滾動 2 分鐘，兩腎分離按揉 36 次，頭部順時針按揉 59 次，頸椎、胸椎、腰椎、骶骨、尾骨向心各推按 59 次（頸椎、胸椎、腰椎加牽引，骶骨、尾骨加按揉，順時針朝心臟方向做）。

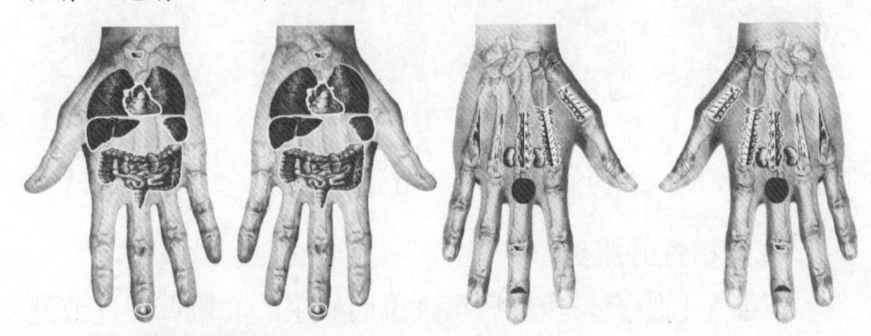

17.心臟瓣膜病

心臟瓣膜病是指由多種病因所引起的心臟瓣膜（瓣葉、瓣環、腱索和乳頭肌）的結構或功能的異常改變，造成單個或多個瓣膜狹窄或關閉不全，導致心臟血流動力學明顯變化，心臟排血或血液回流受阻並出現系列的臨床症候群。病變最常累及的是二尖瓣，其次是主動脈瓣。

【病因】由於炎症、退行性變、先天畸形、黏液變性、缺血性壞死、創傷等因素，導致心臟瓣膜受損變形。風濕性心臟病是引起心臟瓣膜病變最主要的原因。

【臨床表現】

（1）**二尖瓣狹窄**：體力活動時，出現呼吸困難、咳嗽、咯血、心悸、胸痛、食慾減退、肝區疼痛、腹脹、下肢凹陷性浮腫等症狀。重症患者表現為顴赤、唇紺，出現「二尖瓣面容」。

（2）**二尖瓣關閉不全**：表現為勞力性呼吸困難、陣發性夜間呼吸困難、倦怠乏力和心悸、踝部水腫等症狀。

（3）**主動脈瓣狹窄**：表現為勞力性呼吸困難、陣發性夜間呼吸困難、心絞痛、心律失常、頭暈或暈厥、胃腸道出血、神疲易倦、虛弱、周圍性發紺等症狀。

（4）**主動脈瓣關閉不全**：表現為心悸、心前區不適、心絞痛、頭部有強烈的動脈搏動感（表現為有節律的點頭運動），勞力性呼吸困難、夜間陣發性呼吸困難，腹痛、乏力、活動耐力明顯下降，以及踝部水腫、腹水等症狀。

【反射區及操作方法】心臟先用推刮法向心做 3～5 分鐘（每分鐘的頻率為 72 次），接下來在心臟用浮摸法順時針旋轉揉動 3～5 分鐘（每分鐘的頻率為 72 次），兩肺分離按揉 72 次，氣管向心推按 72 次，喉點按 36 次，舌根用滾動法滾動 2 分鐘，舌尖向心推 72 次，上、下身淋巴腺向心按揉 81 次，扁桃體點按 47 次，肝逆時針按揉 47 次，脾順時針按揉 64 次，小腸順時針按揉 60 次，盲腸點按 47 次，背反射區向兩側推按 59 次，頸椎、胸椎向心各推按 59 次（各再牽引 5～10 次），兩臀相對按揉 72 次。

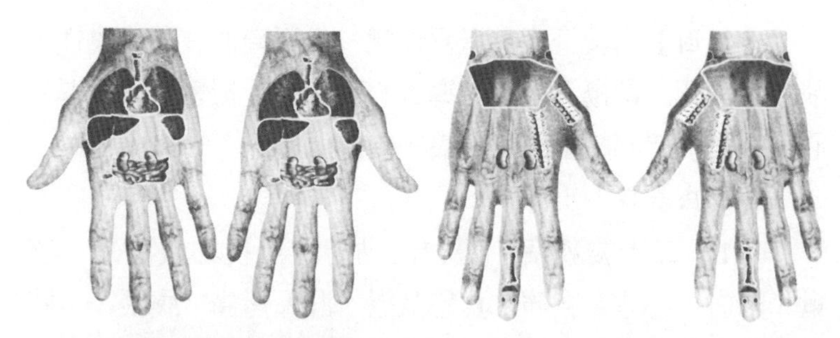

18.慢性肺源性心臟病

慢性肺源性心臟病是由於胸、支氣管、肺或肺動脈的慢性病變引起的肺動脈高壓，導致右心室肥大的心臟疾病，簡稱肺心病。

【病因】由慢性支氣管炎、肺結核、支氣管哮喘、支氣管擴張、矽肺、接觸有毒氣體、胸廓畸形、脊柱生理曲度變形、阻塞性肺氣腫等因素所致。

【臨床表現】病變輕者，有咳嗽、咳痰、氣短、活動有心悸，以及哮喘、發紺、乏力、桶狀胸、杵狀指（趾）等症狀。病重者，有呼吸困難、噁心嘔吐、咳喘加重、白黏痰或黃綠色膿痰、心悸氣促、發紺明顯、下肢水腫、肝脾腫痛、腹脹納差、心率加快、神志不清、煩躁不寧、嗜睡、譫語、抽搐、昏迷，甚至休克等症。

【反射區及操作方法】背反射區離心推按 72 次，頸椎、胸椎、腰椎向心各推按 59 次（各加牽引 5～10 次，胸椎痛點加按揉 2 分鐘），兩肺分離按揉 72 次，氣管向心推按 36 次，心臟緩慢按壓 72 次後再順時針按揉 72 次，肝逆時針按揉 49 次，脾順時針按揉 64 次，兩腎用浮摸法相對按揉 36 次，腎上腺向心推 81 次，大腸順腸道走向推按 59 次，上、下身淋巴腺點按 81 次，扁桃體點按 47 次，盲腸點

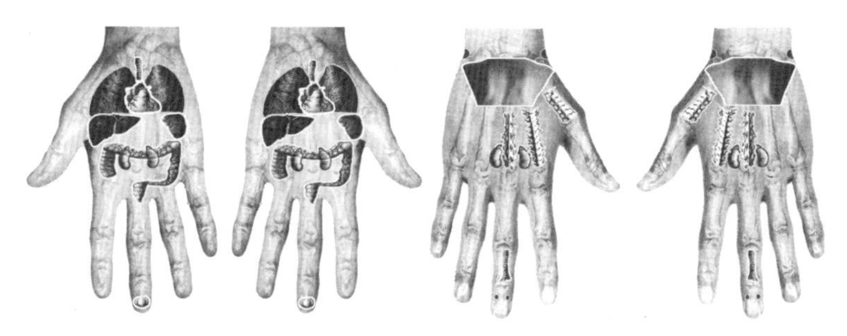

按 47 次，腦垂體點按 81 次。最好再用季秦安整脊法做脊柱調整。

19.肥厚型心肌病

肥厚型心肌病是指以心肌非對稱性肥厚、室腔變小、心室充盈受阻為特徵的心肌病。

【病因】尚不明確。

【臨床表現】患者在勞累後出現呼吸困難、心前區痛、心悸、胸悶、氣急、頭暈與暈厥等症狀，輕者可無症狀。

【反射區及操作方法】心臟輕手法順時針按 3～5 分鐘（頻率為每分鐘 72 次），小腸順時針按揉 60 次，舌尖向心推按 60 次，肝用浮摸法逆時針旋轉揉 49 次，脾用浮摸法順時針旋轉按揉 64 次，胰臟逆時針按揉 36 次，腹腔神經叢以橫「8」字形按揉 64 次，頸椎、胸椎、腰椎向心各推按 59 次（各加牽引 5～10 次），腦垂體點按 81 次。

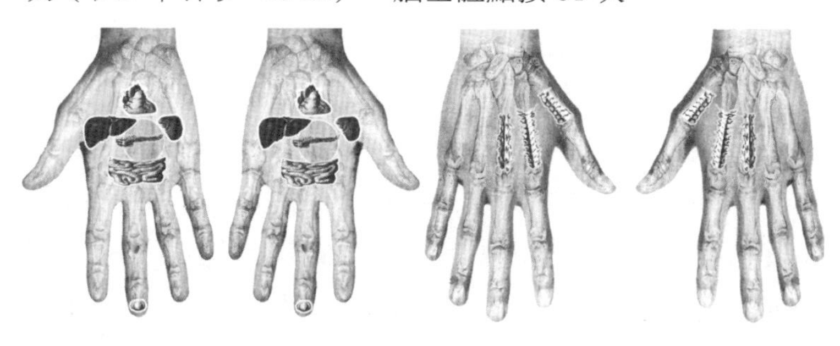

第三節 消化系統疾病

1. 慢性胃炎

慢性胃炎是指由不同病因所致的胃黏膜慢性炎性病變。從胃鏡檢查所見的胃黏膜形態與病程等方面來進行分類，可分為淺表性胃炎、萎縮性胃炎和肥厚性胃炎三種。

【病因】慢性胃炎是因不良飲食習慣，經常過量飲用烈酒、濃茶、咖啡，吸菸過度，長期服用水楊酸鹽類藥物，反覆刺激損害胃黏膜；食物中含較多胡椒、辣椒、芥末調味品或攝食時不細嚼，使粗糙的食物反覆地創傷胃黏膜；鼻腔、口腔、咽喉等部位慢性感染灶的細菌或其毒素吞入胃內，對胃黏膜也是一種刺激；胃酸缺乏，營養缺乏症，急性胃炎的遺患，胃腸道分泌和內分泌功能障礙等因素所致。

【臨床表現】本病病程緩慢，可長期反覆發作。多數患者有中上腹部飽悶感或疼痛、食慾減退、噯氣、泛酸、噁心、嘔吐、腹脹等。三型慢性胃炎中，以淺表性的症狀為最輕。萎縮性胃炎除上述症狀外，尚可有貧血、消瘦、舌炎、舌萎縮、腹瀉等。肥厚性胃炎以上腹痛為主要的臨床表現，可酷似消化性潰瘍的症狀，呈週期性、節律性上腹部疼痛，並可反覆表現為黑糞或嘔吐咖啡樣胃液，可有上消化道反覆出血，但多可自動止血。

【反射區及操作方法】胃順時針按揉 64 次，十二指腸逆時針按揉 36 次，肝逆時針按揉 49 次，脾順時針按揉 64 次，小腸順時針按揉 60 次，甲狀旁腺捻揉 2 分鐘，腦垂體點按 81 次，腹腔神經叢順時針按揉 64 次，上、下身淋巴腺點按 81 次，胸椎向心推按 59 次（加牽引）。另外，在飯前

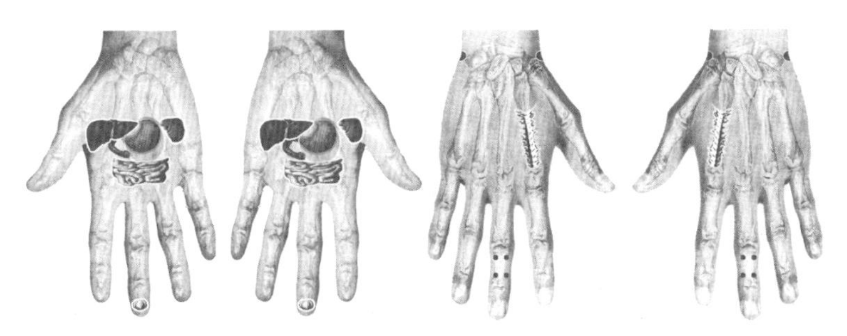

半小時用浮摸法順時針旋轉揉胃 36 次，飯後半小時用輕手法順時針旋轉按揉 36 次。

2. 胃腸神經官能症

胃腸神經官能症為一全身性疾病，是高級神經功能紊亂在胃腸道的表現，主要是神經功能紊亂引起胃腸道運動、分泌和吸收功能障礙，但在病理解剖方面並無器質性病變。在各種臟器神經官能症中，本病的發病率最高。本病多見於青壯年，女性的發病率較男性高。

【病因】關於本病發病的原因，迄今尚無統一的認識。一般認為精神因素在本病的發生和發展中起著重要的作用。如勞逸結合處理不當，精神刺激，某種思想矛盾長期未能解決，生活不愉快，家庭有糾紛，工作不順利，意外不幸等，使體力和腦力耗損經久得不到合理解決，造成中樞神經的調節與抑制作用發生紊亂，導致胃腸道功能障礙。暗示和自我暗示也是重要致病因素之一。飲食失調，經常應用瀉藥和灌腸，均可構成不良刺激，從而導致本病的發生和發展。

【臨床表現】本病多為緩慢起病，病程多經年累月，症狀輕重不一，時輕時重，有呈持續性者或反覆發作者。常伴有神經衰弱的表現，如頭痛、失眠、健忘、頭暈、注意力不集中，心慌、胸悶、憂慮、倦怠、胸痛、盜汗、遺精、心悸和神經過敏等。胃腸道症狀或限於胃部，或以腸道為主，後者較前者為多見。

（1）**胃神經官能症**：本病以青年女性為多見，以胃部症狀為主，患者常有泛酸、噯氣、厭食、灼熱、噁心、食後飽脹、上腹不適或疼痛等症狀。神經性嘔吐、神經性噯氣、神經性厭食等三種症狀，是胃神經官能症的特殊類型。

（2）**腸神經官能症**：以腸道症狀為主。患者常有腹痛和不適、腹脹、腸鳴、腹瀉和便秘等症狀。

【反射區及操作方法】

（1）**胃神經官能症**：胃順時針按揉 64 次，腹腔神經叢順時針按揉 64 次，頭部順時針按揉 59 次，腦垂體點按 81 次，腎上腺點按 81 次，頸椎、胸椎、腰椎、骶骨、尾骨向心各推 59 次。

（2）**腸神經官能症**：十二指腸逆時針按揉 64 次，小腸離心推 60 次，大腸順腸道走向推按 59 次，頭部順時針按揉 59 次，腦垂體點按 81 次，腹腔神經叢順時針按揉 64 次，頸椎、胸椎、腰椎、骶骨、尾骨向心各推按 59 次。

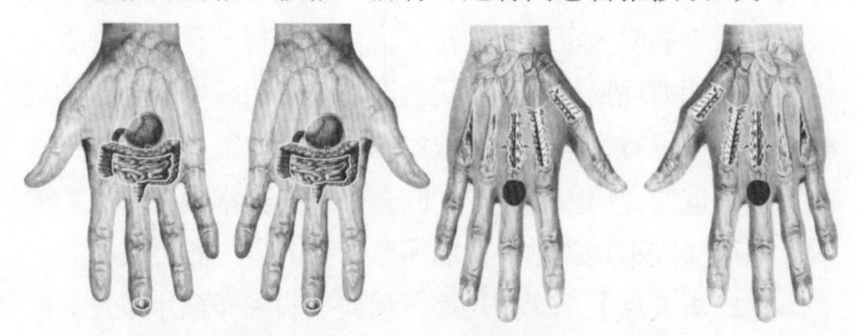

3. 消化性潰瘍（胃、十二指腸潰瘍）

消化性潰瘍是指僅見於胃腸道與胃液接觸部位的慢性潰瘍，其形成和發展均與胃液中胃酸和胃蛋白酶的消化作用有關。由於潰瘍主要在胃和十二指腸，故又稱胃、十二指腸潰瘍。胃潰瘍多發生在胃彎和胃竇部，十二指腸潰瘍多發生在十二指腸球部，可發生於任何年齡，但以青壯年多見，男性多見於女性。

【病因】本病的病因和發病機理較為複雜，迄今尚未完全明確，可能與長期的精神過度緊張、憂慮、過度疲勞、飲食無規律、經常進食刺激性食物或服用某些藥物不當，引起胃黏膜損傷和胃液分泌（尤其是胃酸、胃蛋白酶）功能失調所引起。此外，遺傳、內分泌功能減退、地理環境、氣候季節等與潰瘍病的發生也有一定關係。

【臨床表現】典型症狀是慢性、週期性、規律性的上腹部疼痛。

（1）**慢性疼痛**：病程較長，疼痛反覆發作，時輕時重，一般少則幾年，多則十幾年，甚至幾十年。

（2）**週期性疼痛**：大多數病人，都具有反覆發作的趨勢，一般在秋季至次年春季易發作，氣候的變化、過度疲勞或飲食失調也可引起發作，發作可持續數天、數週或數月不等。如病情不斷發展，則發作次數增多，發作時間延長，而緩解時間卻漸縮短。

（3）**節律性疼痛**：絕大多數無併發症的病人都有典型的節律性疼痛。胃潰瘍多在飯後 1 小時內發作，經 1～2 小時後逐漸消失；十二指腸潰瘍多在飯後 4 小時發作，可持續不減，直至下次進食時因攝取食物而疼痛消失。疼痛有鈍痛、燒灼痛或劇痛。胃潰瘍多在劍突下正中或偏左疼痛；十二指腸潰瘍多在劍突下偏右，有時疼痛可放射至背部第八至第十胸椎區，有燒灼感、飽脹感，還伴有噁心、嘔吐、泛酸、噯氣、消化不良、貧血、消瘦及精神不振等症狀。

【反射區及操作方法】胃用浮摸法順時針旋轉揉 49 次（在左手上做），十二指腸用浮摸法逆時針方向旋轉揉 49 次（在右手上做），肝逆時針按揉 47 次（在右手上做），脾順時針按揉 64 次（在左手上做），小腸離心推 60 次，大腸順腸道走向推 59 次，腹腔神經叢以橫「8」字形按揉 36 次，腦垂體點按 81 次，腎上腺點按 81 次，胸椎推按 59 次（加牽引）。

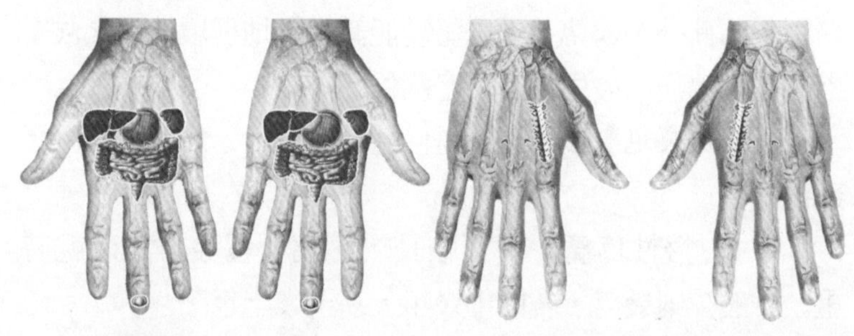

4. 胃痛

胃痛是以上腹部近心窩處（劍突下）發生疼痛為主的一種常見病症，又稱「胃脘痛」「胃氣痛」。

【病因】胃痛的發病原因較複雜，主要因飲食沒有規律，飢飽無常，過食生冷及辛辣，精神過度緊張，情志不舒，某些藥物服用不當，肝氣鬱滯等所致。

【臨床表現】偏於寒者，胃痛劇烈，喜暖，得溫熱疼痛減輕，口不渴，或喜熱飲，或吐清水痰涎。偏於食積者，胃部脹滿，疼痛拒按，厭食，噁心，嘔吐，吐後疼痛減輕，排便氣酸臭。偏於肝鬱者，胃脘脹痛，痛連兩側季脅，每因精神刺激疼痛加重，飲食減少，胸悶，嘔吐酸水。偏於血瘀者，胃部刺痛，固定不移，疼痛拒按，嚴重者食後劇痛，或吐血、黑便等。

【反射區及操作方法】偏於寒者，胃用重力離心刮按數次。偏於食積者，胃用浮摸法順時針旋轉揉動數次。偏於肝鬱者，肝用輕力逆時針旋轉揉動 49 次，胃用刮法離心刮數次。偏於血瘀者，胃用輕力順時針揉壓數次，鼻反射區長按不動。以上各種不同原因的胃痛，都應先點按鼻、胸、腰椎各 59 次（加牽引），再根據不同原因所對應的反射區及操作方法進行調理。最後腹腔神經叢用浮摸法以橫「8」字形做 36 次。

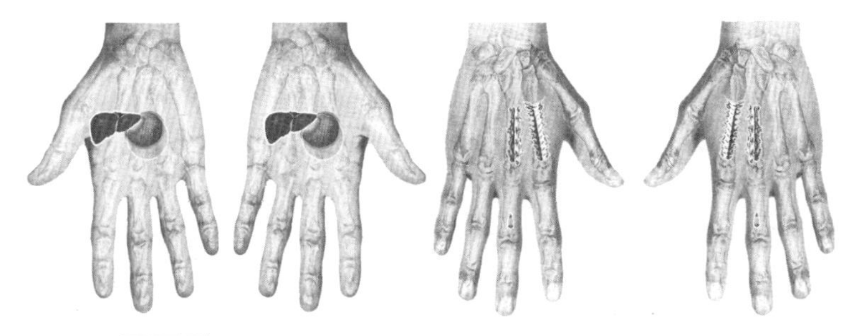

5. 胃下垂

胃下垂是人體站立時，胃全部（胃大彎或胃小彎）下降至不正常位置。

【病因】胃下垂是由於先天膈肌懸力不足，腹腔臟器支撐韌帶鬆弛所致。後天久病體虛或身體瘦弱、胸廓狹長者，或因某種原因致胸廓或上腹部經常受壓者以及多產的婦女容易患胃下垂病。中醫學認為，如經常暴飲暴食或飯後劇烈運動者及情志所傷、元氣虧損導致中氣下陷者，易發此病。

【臨床表現】腹部脹滿，有下墜感，食後加重，平臥減輕，無週期性胃痛，有噁心、噯氣、便秘、乏力、心悸，偶見腹瀉或腹瀉和便秘交替出現，血壓偏低等。

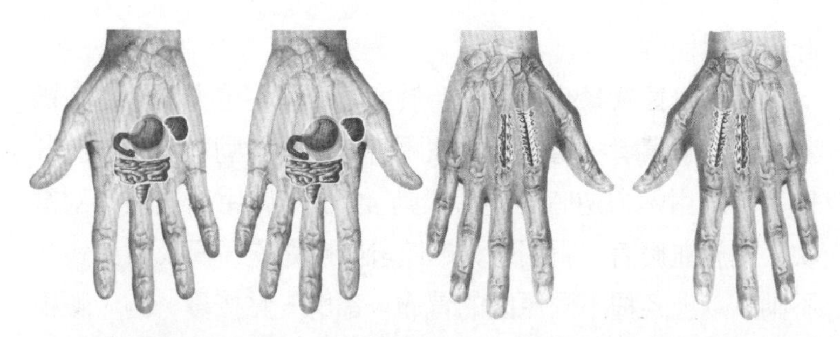

【反射區及操作方法】胃、十二指腸向心推按 36 次，小腸向心推按 60 次，直腸點按 81 次，腹腔神經叢以橫「8」字形按揉 36 次，胸、腰椎離心推按 59 次，脾用浮摸法順時針旋轉揉動 36 次。

6. 便秘

便秘是指大便不通暢，糞便在腸腔內滯留過久，內含水分過量吸收，致糞便乾燥、堅硬，不易排出。

主要分為結腸便秘與直腸便秘兩種。前者是指食物殘渣在結腸中行進過於遲緩而引起的便秘，後者是指食物殘渣在結腸中行進正常並及時到達直腸，但在直腸滯留過久，此種便秘又稱排便困難。

【病因】便秘的發病原因很多，主要由有飲食不當，久坐不動，進食太少，水分缺乏，體內缺乏纖維素，過食辛厚，氣機阻滯，營養不良，排便動力缺乏，如腹肌衰弱（多次妊娠、肥胖、年老體虛）、膈肌衰弱（營養不良、全身衰弱、膈肌麻痺）、提肛肌衰弱（多見於產婦產後未能充分休養）、平滑肌衰弱（久坐少動、腹腔內臟腑下垂）等所致。部分腸梗阻，腹腔腫瘤，潰瘍病，子宮肌瘤，卵巢囊腫，腹水，肛裂，痔瘡；其他如神經精神紊亂，砷、鉛、汞及磷等中毒，某些藥物的副作用及濫用強瀉劑或灌腸使腸功能失常，直腸黏膜充血和大便反射消失等，均可引起便秘。

【臨床表現】無器質性病變的單純性便秘有左下腹脹壓感，常有裡急後重、排便不暢等症狀。由於胃腸運動紊亂引起的便秘有上腹飽脹不適、噁心、噯氣、反胃、腹痛等症。痙攣性結腸便秘常有陣發性腹部疼痛。其他，還有口臭口渴、小便短赤、面色萎黃、精神萎靡不振、頭暈乏力、全身痠痛、肛門有墜感，甚至有輕度貧血與營養不良等症。

【反射區及操作方法】胃順時針按揉 36 次，脾用浮摸法順時針旋轉揉動 64 次，肝用浮摸法逆時針旋轉揉動 49 次，小腸先逆時針後順時針各按揉 36 次，大腸順腸道走向推按 59 次，腹腔神經叢以橫「8」字形按揉 64 次，肛門離心推 49 次，骶骨、尾骨向心推按 59 次，腦垂體點按 81 次。

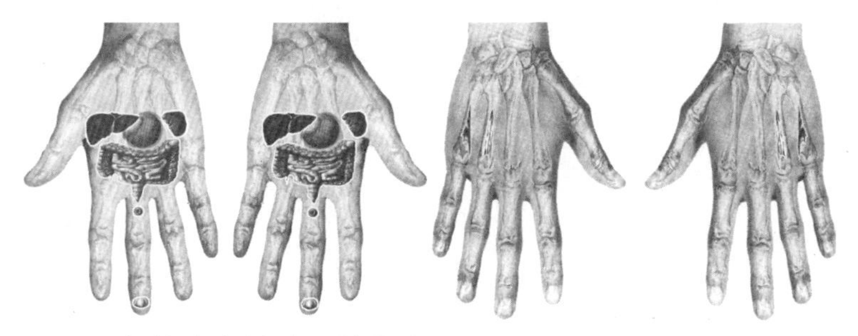

7. 急性出血性壞死性腸炎

急性出血性壞死性腸炎的主要病變是小腸的急性出血性壞死性炎症，有時也累及胃和結腸。

【病因】本病的發生多因感染、營養不良、衛生條件差、食物中毒和人體對病原體及其毒素的過敏反應所引起。

【臨床表現】以腹痛、腹瀉起病，初起時腹痛較輕，1～3 天後腹痛加重。腹痛多位於臍周或上腹部，也可在左下腹或右下腹，少數患者為全腹疼痛，疼痛為持續或陣發性，進食或飲水後可加重腹痛。腹瀉、便血，偶有嘔吐咖啡樣物質，有時吐出蛔蟲或膽汁。多數患者起病即發熱，為中等熱或低熱，但也有高達 39℃ 以上。腹痛、便血和中毒症狀較重者易出現早期休克症狀，表現為：面色灰白，煩躁，四肢冷，血壓下降，皮膚出現紫紅色花紋，高熱，抽搐，神志模糊，直至昏迷。

【反射區及操作方法】胃順時針按揉 36 次，小腸向心推按 60 次，大腸順腸道走向按揉 59 次，脾順時針按揉 64 次，肝逆時針按揉 47 次，上、下身淋巴腺點按 81 次，腹腔神經叢以橫「8」字形按揉 64 次，胸椎、腰椎、骶骨、尾骨離心各推按 59 次。

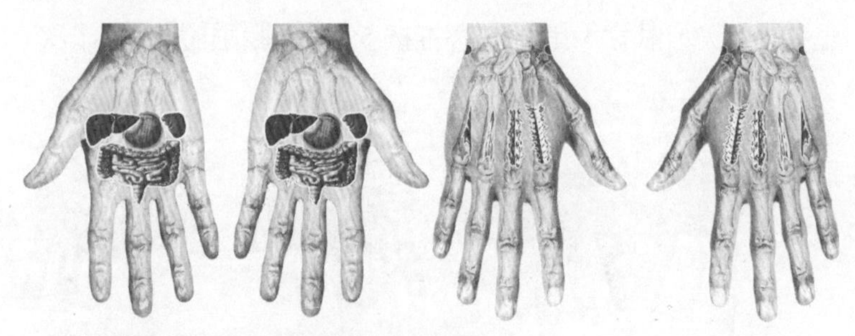

8. 慢性非特異性潰瘍性結腸炎

慢性非特異性潰瘍性結腸炎是一種原因不明的慢性結腸炎，病變以潰瘍為主，主要累及遠端結腸，其病變常自直腸、乙狀結腸開始向上發展，甚至累及全結腸。

【病因】本病的發病原因迄今尚未明確，一般可歸納為飲食不節，過食生冷，情緒緊張，神經過敏，精神創傷，感受暑濕暑溫，脾胃功能失調，感染及自身免疫力低下所引起。

【臨床表現】大多數患者起病緩慢，病情輕重不一，症狀以腹瀉為主，有血便或膿血便及黏液的糞便，伴有持續或反覆結腸痙攣性疼痛與壓痛，多位於左下腹或下腹，腸鳴音亢進，並有裡急後重感，排便後常獲緩解。嚴重者，病程持續數月或數年之久，表現為：大量水瀉便，消瘦、衰弱、發熱、心動過速，並可發生貧血、關節炎、結節性紅斑及各種維生素缺乏症等。

【反射區及操作方法】胃順時針按揉 36 次，肝逆時針按揉 47 次，脾順時針按揉 72 次，小腸向心推 60 次，大腸順腸道走向按揉 59 次，上、下身淋巴腺點按 81 次，腰椎、骶骨、尾骨離心各推按 59 次（加牽引），腹腔神經叢順時針按揉 64 次。

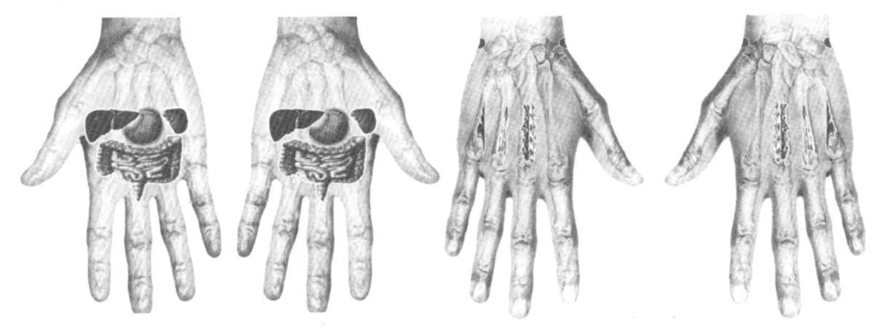

9. 急性腸炎

急性腸炎是指各種原因所引起的急性腸道黏膜瀰漫性炎症，夏秋季多見。

【病因】本病多因暴飲暴食或腹部受涼、冷熱不調、飲食不潔等所致。

【臨床表現】起病急，一般在進食後數小時至 24 小時發病。腹痛、腹瀉，瀉下物呈黃色稀水樣，帶泡沫或少量黏液，臍周有壓痛，中醫稱之為「泄瀉」。

【反射區及操作方法】脾順時針按揉 81 次，胃逆時針按揉 36 次，小腸向心推按 60 次，大腸順腸道走向按揉 59

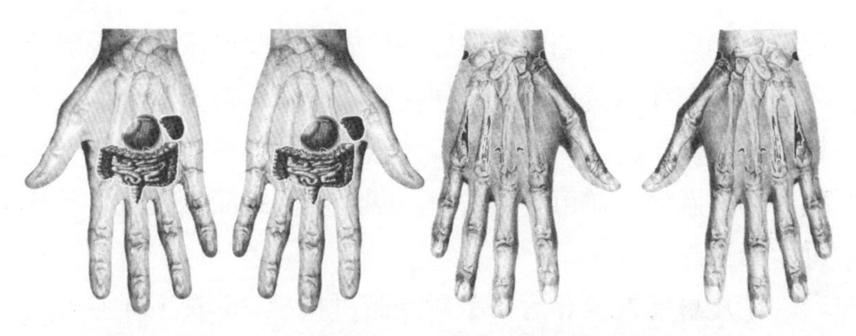

次，骶骨、尾骨各離心推按 59 次，腹腔神經叢以橫「8」字形按揉 64 次，上、下身淋巴腺點按 81 次，腎上腺點按 81 次。

10.慢性闌尾炎

慢性闌尾炎是指闌尾腔的梗阻和細菌感染刺激而發生的慢性炎症。

【病因】本病多由於飲食不潔，飯後劇烈活動，細菌感染，闌尾位置異常，管腔狹窄或部分梗阻，及闌尾腔內異物、糞石、寄生蟲或寄生蟲卵沉積物等刺激所引起。急性單純性闌尾炎治療不當可引起慢性闌尾炎。

【臨床表現】右下腹固定壓痛和疼痛，多為右下腹隱痛，尤其是在飯後急步行走時為甚，可反覆多次發作，多有食慾減退、噁心嘔吐、腹瀉、便秘等症狀。嚴重時可出現發熱、惡寒、腹肌緊張、壓痛範圍擴大或反跳痛等症狀，闌尾

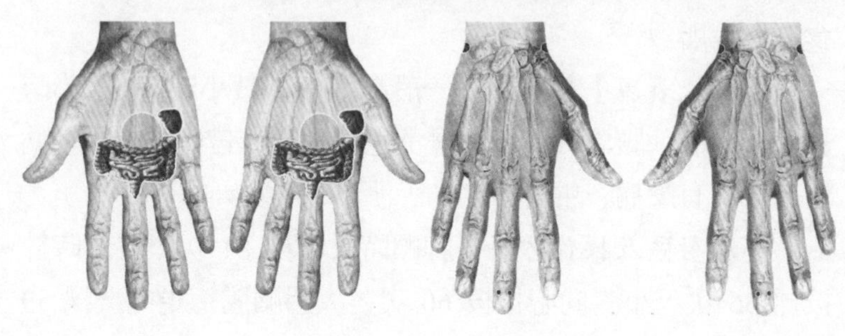

穿孔後甚至併發盆腔膿腫或腹膜炎。

【反射區及操作方法】脾順時針按揉 81 次，小腸順時針按揉 60 次，大腸順腸道走向推按 59 次，盲腸、闌尾掐按 47 次，上、下身淋巴腺向心按揉 81 次，扁桃體向心按揉 81 次，腹腔神經叢順時針按揉 64 次。平時多按揉盲腸和闌尾。

11.急、慢性腹瀉

急、慢性腹瀉是指排便次數增加，糞便稀薄或含有膿血、黏液。

【病因】腹瀉是由於飲食不潔、著涼、精神緊張、情志失調，以及黏液性結腸炎和結腸功能紊亂（結腸過敏），體弱久病致運化失常所致。

【臨床表現】急性腹瀉的症狀是發病突然，排便次數增多，糞質稀溏或水樣，伴有嘔吐、噁心、腹痛、腸鳴、畏寒身重、發熱、脫水、痙攣、血壓下降及糞便腐臭，嚴重時併發急性腎功能衰竭。慢性腹瀉的症狀是病程時間長，食慾低下，面色發黃，精神萎靡，疲乏無力，失眠，健忘，痙攣，腹冷喜暖，腹脹，腹痛於臍周，時痛時脹，胸肋滿痛，四肢厥冷，裡急後重等。

【反射區及操作方法】胃逆時針按揉 36 次，脾順時針

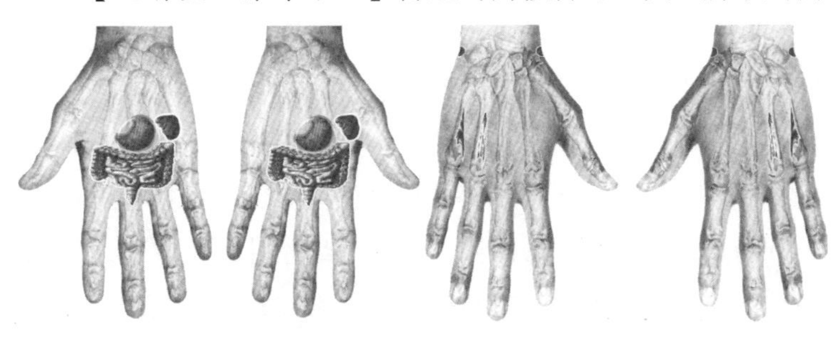

按揉 72 次，腹腔神經叢以橫「8」字形按揉 64 次，小腸向心推按 60 次，大腸順腸道走向按揉 59 次，上、下身淋巴腺點按 81 次，骶骨、尾骨各離心推按 59 次。

12.消化吸收不良綜合徵

消化吸收不良綜合徵是指消化道不能將攝入的營養物質，包括維生素和礦物質等，按正常的速度分解、吸收並送入體液內循環。

【病因】本病可分為原發性和繼發性兩種。原發性消化吸收不良綜合徵是由於小腸黏膜的某種缺陷和異常，影響物質吸收和脂肪酸在細胞內的再酯化引起的，也就是說，影響了營養物質經黏膜上皮細胞的吸收和轉運，包括熱帶性斯潑盧（又名熱帶脂肪瀉、口炎性腹瀉）和非熱帶性斯潑盧（又名原發性脂肪瀉、成人乳糜瀉、麥膠性腸炎）。繼發性消化吸收不良綜合徵是由於炎症而影響小腸吸收，或小腸吸收面積減少，以及胰腺、肝膽疾病所致膽鹽缺乏、胰消化酶缺乏，營養素不能消化而致吸收不良。全身性疾病，如糖尿病、甲狀腺功能亢進症、充血性心力衰竭、紅斑狼瘡、結節性多動脈炎及口服某些藥物影響腸吸收功能，都可引起消化吸收不良綜合徵。

【臨床表現】早期症狀為腹瀉、乏力、精神不振、倦怠、腹部脹氣或不適、腸鳴亢進、體重減輕、輕度貧血。典型脂肪瀉表現為排便量多、帶有惡臭、色淡、泡沫樣或油脂狀，常飄浮於水面，多在排便前出現輕微腹痛，可伴有輕度的壓痛、噁心、嘔吐等。典型症狀是明顯乏力及體重減輕，脂肪瀉，舌炎，口角炎，口腔炎，皮膚粗糙及表皮過度角化，血尿及皮下出血，骨質疏鬆，骨骼疼痛，頭昏，心悸，貧血，手足抽搐，全身浮腫，發熱，夜尿等。晚期可出現全身性營養不良、嚴重貧血、病理性骨折和惡病質等表現。

【反射區及操作方法】胃順時針按揉 36 次，膽、胰各點按 49 次，肝用浮摸法逆時針旋轉揉動 47 次，脾用浮摸法順時針旋轉揉動 64 次，雙腎相對按揉 72 次，腎上腺點按 81 次，小腸順時針按揉 60 次，腹腔神經叢以橫「8」字形按揉 64 次，上、下身淋巴腺點按 81 次，脊椎離心推按 59 次，甲狀腺捻揉 2 分鐘。

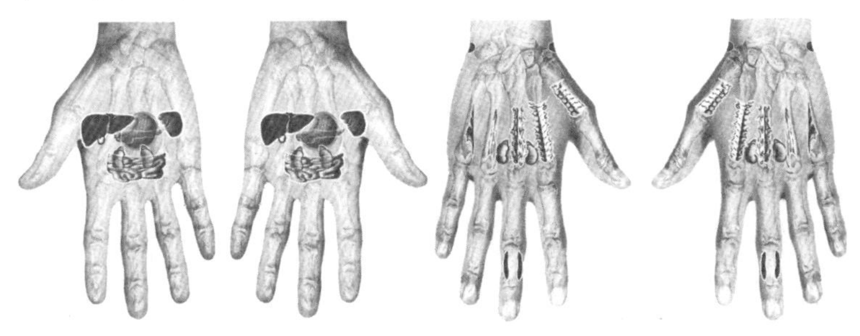

13.營養不良

營養不良是指因缺乏各種營養素，如蛋白質、脂肪、碳水化合物、維生素等而出現的綜合徵。

【病因】引起營養不良的原因有很多，一般可分為兩種：一是以食物供應不足、品質不良所引起；二是因其他疾病所誘發。長期食慾不振、厭食、偏食，飲食不規律都可造成食物供應不足而引起營養不良。各種腸炎、胃病、慢性胰腺炎、肝膽疾病，以及胃、小腸手術後都可影響消化吸收功能，引起營養不良。過度消耗、長期發熱、各種癌腫和白血病及甲狀腺功能亢進等，可使新陳代謝加速，導致營養不良。糖尿病人尿中漏失大量葡萄糖及腎臟病人漏失大量蛋白質，也可引起營養不良。

【臨床表現】早期一般無明顯症狀，但體重逐漸減輕，其程度與營養缺乏成正比，但以後可出現：疲勞無力，喜坐臥，不愛活動，體力下降，記憶力減退，工作效力減低，反應遲緩，精神不振。營養極度不良時，可出現勞動力缺失，全身呈無力狀態，行動亦扶持；消瘦，皮下脂肪萎縮，皮膚鬆弛缺乏彈性，皮下靜脈清晰可見，腹呈舟形，肌肉亦漸萎縮，肌力軟弱；浮腫，多尿，血壓下降，腹脹，腹瀉；抵抗力明顯減退，易受感染，如多患肺結核、肝炎、腸炎等。長期營養不良可出現血鈣過低，可出現骨質疏鬆脫鈣現象等。

【反射區及操作方法】胃用浮摸法順時針旋轉揉動 72 次，肝用浮摸法逆時針旋轉揉動 49 次，脾用浮摸法順時針旋轉揉動 64 次，膽、胰各點按 49 次，小腸用浮摸法順時針旋轉揉動 59 次，大腸順腸道走向輕推 59 次，腦垂體點按 81 次，甲狀腺捻揉 2 分鐘，脊椎向心輕推 59 次（加牽引）。

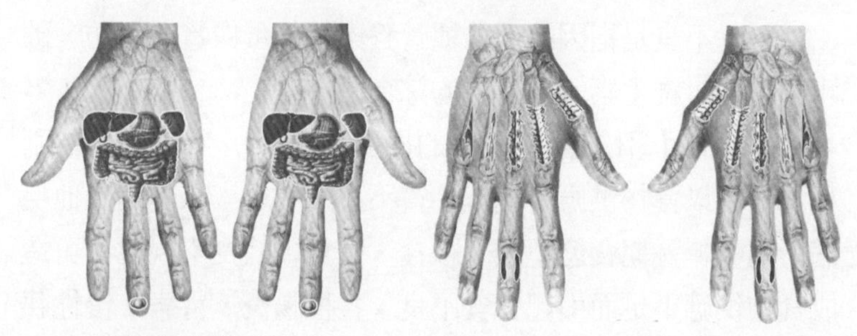

14.慢性肝炎

慢性肝炎是指由肝炎病毒所引起的肝臟慢性炎症，具有傳染性，病程達 6 個月以上。

【病因】多數是由於急性肝炎處治不當遷延所致。飲食不節、縱酒，不能很好地休息和治療，在病程中又患上呼吸道感染、胃腸炎等疾病，自身免疫功能失調及使用對肝臟有副作用的藥物等，則可使急性肝炎遷延轉變成慢性肝炎。

【臨床表現】食慾不振，全身疲乏無力，肝區或右上腹脹痛，時好時壞，排便習慣改變，腹脹，腹瀉，低熱，失眠，體力明顯減退，皮膚常呈黝黑色，可有肝掌及蜘蛛痣，肝有輕度腫大並伴有質地改變，部分患者有進行性脾腫大等症狀。

【反射區及操作方法】肝逆時針旋轉按揉 47 次，膽離心刮 49 次，脾順時針旋轉按揉 64 次，胃順時針按揉 64 次，小腸離心刮 49 次，大腸順腸道走向推按 59 次，上、下身淋巴腺向心按揉 81 次，胸椎、腰椎各推按 59 次（加牽引），胸、腰椎痛點各加按揉 59 次。

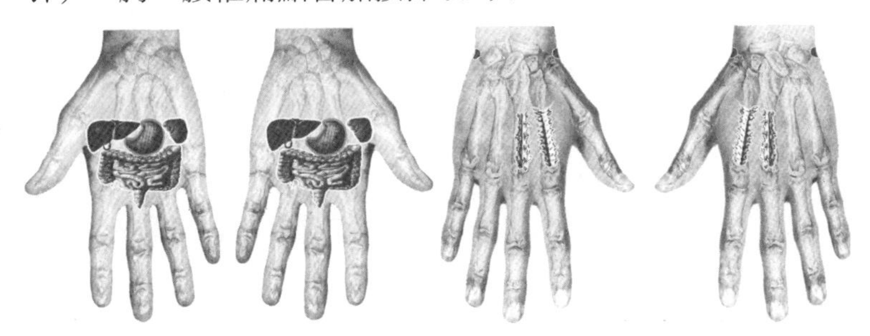

15.肝硬化

肝硬化是肝臟由於一種或多種致病因素長期或反覆損害，導致肝臟發生纖維化改變的慢性病變。

【病因】引起肝硬化的原因甚多，主要因素有：病毒性肝炎，代謝障礙，營養不良，慢性酒精中毒，慢性腸道感染，化學物品及藥物中毒，以及慢性心功能不全致使肝細胞變性、壞死、纖維組織增生、肝臟正常結構紊亂，結果使肝臟變形、變硬。

【臨床表現】食慾減退，噁心，嘔吐，消化不良，體重減輕，疲乏無力，消瘦，頭痛，頭暈，失眠，腹痛，腹脹，腹瀉，腹水，下肢浮腫，肝脾腫大，皮膚黝黑粗糙、瘙癢，手掌發紅（特別是大小魚際及指尖的斑狀發紅），指甲蒼白或呈匙狀，男性乳房發育、睾丸萎縮及陽痿，女性月經紊亂，毛髮脫落，上消化道出血，鼻衄，齒齦出血，紫癜等症狀。

【反射區及操作方法】肝離心刮 49 次，膽順時針按揉 49 次，胰點按 36 次，脾逆時針旋轉按揉 64 次，十二指腸逆時針按揉 36 次，小腸離心刮 60 次，腹腔神經叢以橫「8」字形按揉 64 次，心順時針按揉 72 次，雙腎相對按揉 36 次，胸椎、腰椎各推按 59 次（加牽引）。

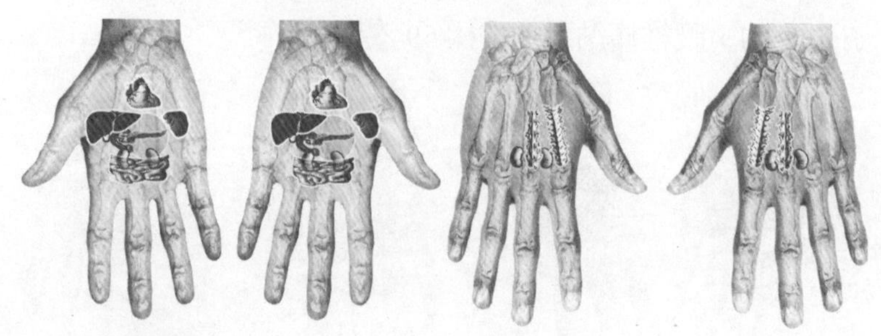

16.膽囊炎

膽囊炎是常見的膽囊疾病，女性較多於男性。膽囊炎分急性和慢性兩種，膽囊炎病例中有膽結石者占 90%以上。

【病因】膽囊炎是由於膽囊出口梗阻，細菌感染，胰液向膽道反流所致。

【臨床表現】急性者，表現為畏寒或寒戰、高熱、噁心、嘔吐、脹氣、消化不良、右上腹劇痛，可向右肩胛下區放射。慢性者無典型症狀，可有持續性右上腹鈍痛和不適感，消化不良，進食後有上腹部飽脹、噯氣、噁心、胃部灼熱感等症狀，有時可出現右肩胛下區疼痛。

【反射區及操作方法】肝順時針旋轉按揉 47 次，膽順時針按揉 49 次，胰逆時針按揉 49 次，脾用浮摸法順時針旋轉揉動 64 次，腹腔神經叢順時針按揉 64 次，上、下身淋巴腺點按 81 次，胸椎、腰椎向心各推按 59 次，頭順時針按揉 59 次。

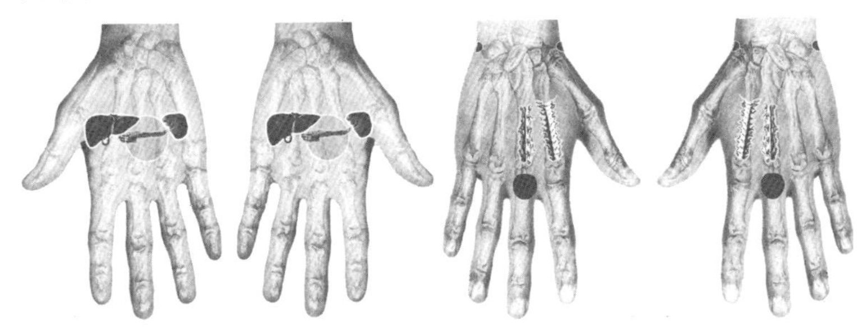

17.膽石症

膽石症是一種常見的膽部疾病，可發生於膽囊和膽管，各年齡均可發生。膽結石可分為膽紅素結石和膽固醇結石兩大類，碳酸鈣和磷酸鈣結石極為罕見。

【病因】發病原因主要是飲食不當、膽固醇代謝失調、肥胖、妊娠、膽道梗阻或膽道口括約肌功能失調等情況，可使膽囊肌肉張力減低，排空延緩而致膽汁淤積。另外，膽道感染、腸道感染及腸道寄生蟲病也可致病。

【臨床表現】膽石症的臨床表現在很大程度上取決於膽石的動態、所在部位和併發症。膽結石突然阻塞膽總管時，可引起膽絞痛，膽絞痛大多數都在飽食或進高脂肪飲食後數小時內發作，或在腹部受到震動後發作。患者坐臥不安，彎腰、打滾、用手緊壓腹部，痛時常大汗淋漓、面色蒼白、噁心及嘔吐，疼痛常放射至右肩胛處或右肩部。一般不發生膽絞痛，由於胃腸道運動障礙，胃及膽囊排空延緩，間接影響胰腺的消化作用，可在中上腹或右上腹產生飽悶感，有時胃有灼熱、噯氣、泛酸及腹脹等症狀，此類消化不良症在攝取油膩食物後更加顯著。

【反射區及操作方法】肝順時針按揉 47 次，膽順時針按揉 47 次，胰逆時針按揉 36 次，脾用浮摸法順時針旋轉揉動 64 次，十二指腸逆時針按揉 49 次，小腸離心推 49 次，大腸順腸道走向推 59 次，腹腔神經叢順時針按揉 64 次，上、下身淋巴腺點按 81 次，頭前部點按 59 次，腎上腺點按 81 次，胸椎、腰椎向心各推 59 次。

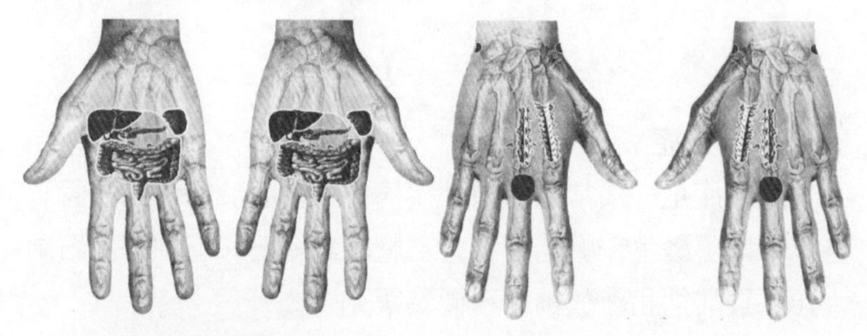

18.慢性胰腺炎

慢性胰腺炎是指由各種原因所引起，在胰腺實質和導管發生的慢性、進行性炎症，有纖維化改變。

【病因】飲食不節，暴飲暴食，過食油膩，慢性酒精中毒，代謝失常，慢性胰管阻塞，胰腺附近器官如膽囊、膽道病變，十二指腸乳頭旁憩室，胰血管病變所致，部分病例與急性胰腺炎有關。

【臨床表現】多數表現為上腹部、劍突下或左肋部陣發性或持續性疼痛，並向肩背部或腰背部放射；食慾減退，厭進油膩，消瘦，體重減輕，腹脹，腹瀉，脂肪瀉，肌肉無力，皮膚粗糙，還可能併發糖尿病。

【反射區及操作方法】肝順時針按揉 36 次，膽順時針按揉 49 次，胰逆時針按揉 49 次，脾順時針按揉 64 次，胃順時針按揉 36 次，十二指腸逆時針按揉 49 次，小腸離心刮 49 次，大腸順腸道走向推 59 次，上、下身淋巴腺點按 81 次，腦垂體點按 81 次，胸椎、腰椎各向心推按 59 次，頭前部點按 59 次。

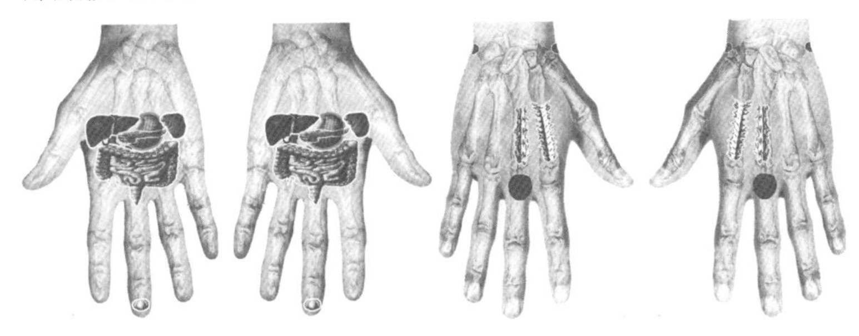

19.呃逆

呃逆是由於迷走神經和膈神經受到刺激，反射性地使膈肌和肋間肌產生間歇性的收縮運動，導致空氣突然被吸入氣道內，同時伴有聲帶閉合，發出一種「呃」聲，俗稱打呃。

【病因】呃逆可由於很多原因引起。正常人在進食過程中食用過冷或過熱食物，或過度緊張興奮，突然受涼，或吸入冷空氣，都會發生呃逆現象。這種呃逆無遷延性，可自癒，不用特殊的治療。也可由多種疾病引起，如腦血栓、腦溢血、腦瘤、腦炎、腦膜炎及中暑；胃腸道、腹膜、膈肌、胸膜等組織器官的病變。飲食不節、病後體虛、勞累過度、潰瘍及藥物過敏等因素也可引起呃逆。

【臨床表現】呃逆有輕重之分，輕者偶爾發作，止後無恙；重者喉間有聲，聲短而頻，不能自制；如見於重病後期，正氣甚虛，呃逆不止，呃聲低微，氣不得續，飲食不進。脈沉細伏者，多屬胃氣將絕、元氣欲脫的危候，極易生變。

【反射區及操作方法】胃順時針按揉 36 次，脾用浮摸法順時針旋轉揉動 64 次，十二指腸逆時針按揉 36 次，腹腔神經叢以橫「8」字形按揉 64 次，肋間神經點按 1～2 分鐘，指背喉反射區點按 1～2 分鐘，舌根點按 1～2 分鐘，胸椎離心推按 59 次，頸椎離心推按 59 次。

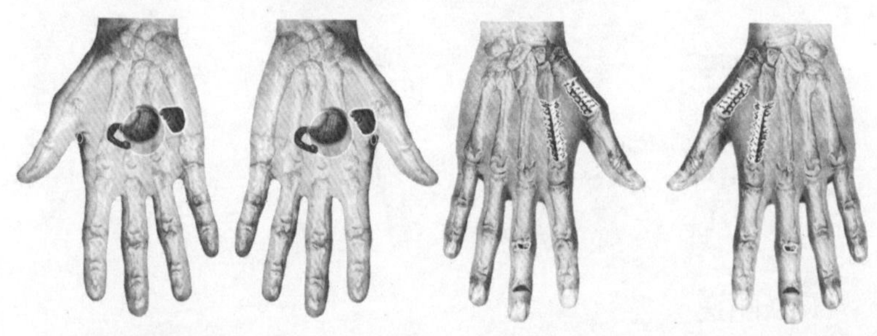

20.痔瘡

痔瘡是指肛門部位的直腸下端靜脈曲張，靜脈血液回流受阻所出現的青紫色圓形或橢圓形包塊狀的疾患。在齒線以上，表面覆蓋黏膜的稱內痔；在齒線以下，表面覆蓋皮膚的稱外痔；內、外痔連為一體的稱混合痔。

【病因】痔瘡多見於久坐久立者及孕婦，經常便秘、腹瀉等因素使肛門外靜脈血液回流受阻所致。

【臨床表現】內痔的主要症狀是在大便時有少量鮮紅色血液滴出，不與糞便相混，但不疼痛。較大內痔可從肛門脫出，有的可自動縮回或患者用手推回，有的因不能縮回而發炎、腫脹，引起肛門劇烈疼痛，有些患者因反覆出血而發生貧血。根據病情可將內痔分為三度：沒有明顯自覺症狀，僅有大便出血為一度；大便時有出血和痔瘡脫出，而脫出能自動縮回為二度；大便時有出血和痔瘡脫出，而脫出不能自動縮回必須用手推回為三度。外痔一般不產生症狀，只是有時有發癢現象，排便時用力過猛，可造成外痔靜脈破裂，在皮下形成血栓，此時肛門部會有劇烈疼痛，並出現紫黑色圓形硬塊，觸痛明顯。

【反射區及操作方法】乙狀結腸、直腸逆時針按揉 49 次，肛門逆時針按揉 49 次，上、下身淋巴腺點按 81 次，骶骨、尾骨各推按 59 次。

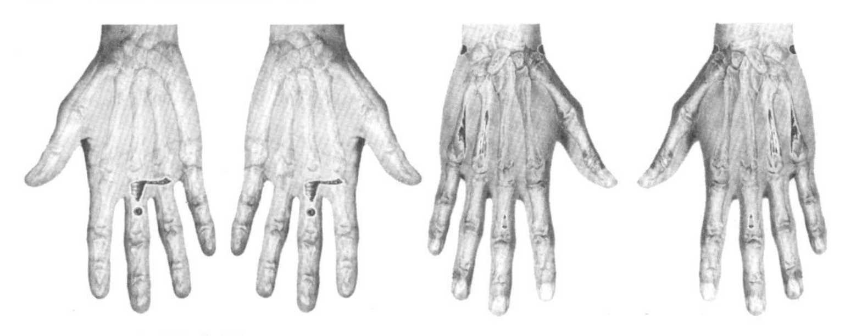

21.胃腸痙攣

胃腸痙攣是胃腸平滑肌由於受到情緒、氣候、環境及飲食等因素的刺激而突然發生劇烈的收縮出現的痙攣狀態。

【病因】主要是情志憂慮，精神長期處於過度緊張狀態，意外事故，腹部受寒，飲食不節刺激胃腸等所致。

【臨床表現】患者劍突下或腹部疼痛難忍，個別病人還有噁心嘔吐、噯氣症狀，並伴有失眠頭痛、心悸疲倦等症狀。

【反射區及操作方法】強刺激點按腎上腺，或在胸椎、腰椎反射區找敏感點或疼痛點強刺激點按，或在胃部反射區找疼痛點強刺激點按。疼痛緩解或消失後再做以下反射區的按摩：腹腔神經叢順時針按揉 64 次，肝逆時針按揉 49 次，

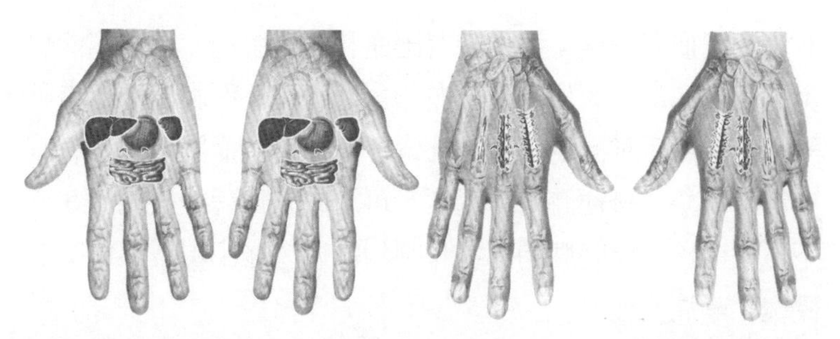

脾順時針按揉 64 次，胃順時針按揉 36 次，小腸順時針按揉 60 次，胸椎、腰椎、骶骨向心各推 59 次。

22.細菌性痢疾

細菌性痢疾是由痢疾桿菌感染所引起的一種常見腸道傳染性疾病，中醫稱之為「滯下」「腸澼」。多在夏秋季節發生，其他季節也有零星發病。

【病因】痢疾桿菌主要透過痢疾患者或帶菌者污染的食物、手及飲水等，由口進入人的機體而感染，或水源被帶菌的糞便污染而傳播。

【臨床表現】多數為感染後數小時發病，急性患者起病急驟，寒戰發燒，食慾不佳，繼而腹痛腹瀉；起初大便呈稀糊狀或水樣，很快呈膿血便，每天數十次，量少，有裡急後重感，一般治療 1～2 週症狀可消退。如治療不當或不及時，病程反覆發作或遷延不癒，時間超過兩個月以上者即為慢性菌痢，常有腹痛腹瀉或腹瀉與便秘交替，糞便呈稀黏液狀或膿血狀。如遇飲食不當、過度勞累、受涼等因素的誘發，又可呈急性表現，但症狀要比急性菌痢輕微。

【反射區及操作方法】上、下身淋巴腺點按 81 次，扁桃體點按 47 次，小腸順時針按揉 60 次，肝逆時針按揉 47 次，脾順時針按揉 64 次，盲腸點按 47 次，直腸順時針按揉

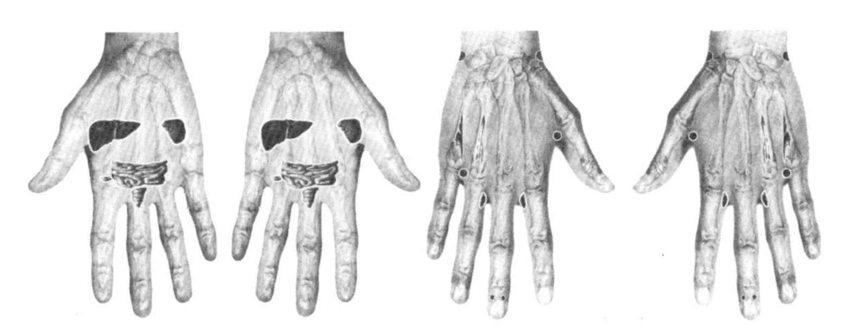

59 次，腹股溝分離按揉 47 次，腋下離心推按 47 次，骶骨、尾骨離心各推按 59 次（如遇便秘，向心推）。

23.腸易激綜合徵

腸易激綜合徵是臨床上常見的一種與腸道運動障礙及分泌功能異常有關，沒有器質性病變的腸道功能紊亂性疾病。

【病因】發病原因尚不明確，與精神因素、遺傳因素、胃腸道動力紊亂、某些食物、藥物等有關。20～50 歲是本病多發年齡，女性多於男性。

【臨床表現】起病緩慢，間歇性發作，可以緩解。多有下腹疼痛排便後緩解，性質多樣，程度各異。經常腹瀉，大便呈稀水狀，大便為糊狀時，帶有大量黏液，不少病人有腹瀉與便秘交替現象。排便困難時，糞便乾燥，2～3 天排一次，腹部有脹感，排氣臭而多，還有食慾減退、噁心、噯氣、腹脹等症狀。

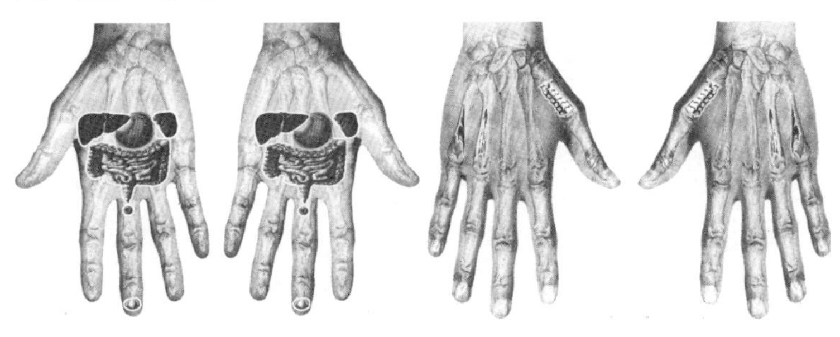

【反射區及操作方法】腹腔神經叢以橫「8」字形按揉64次，頸椎向心推按59次（加牽引），肝逆時針按揉49次，脾順時針按揉64次，胃離心推按36次，小腸順時針按揉60次，大腸順腸道走向推按59次，腦垂體點按81次，骶骨、尾骨離心各推按59次，肛門順時針按揉59次。

24.膽汁反流性胃炎

膽汁反流性胃炎是由於幽門功能紊亂、胃或膽囊切除手術後，導致幽門功能不全以致膽汁反流入胃而引起的胃部炎症。

【病因】因不良的飲食習慣、吸菸過度、胃部受涼、疲勞過度、精神刺激等導致幽門功能紊亂，及胃或膽囊手術後不同程度地破壞了正常解剖結構和生理功能造成幽門功能不全等因素，致使膽汁、胰液、胃及十二指腸液反流入胃，損傷胃黏膜並產生炎症。

【臨床表現】腹脹、有灼熱感、噁心、嘔吐、胃酸口苦、噯氣、不思飲食，無排便感覺，胃部有瀦留液，嘔吐後能緩解一些，甚至吐出膽汁，全身乏力，部分患者還有胃痙攣。

【反射區及操作方法】腹腔神經叢以橫「8」字形按揉64次，胃、十二指腸呈鉤狀離心推按72次，膽順時針旋轉按揉36次，胰逆時針旋轉按揉36次，脾順時針按揉64

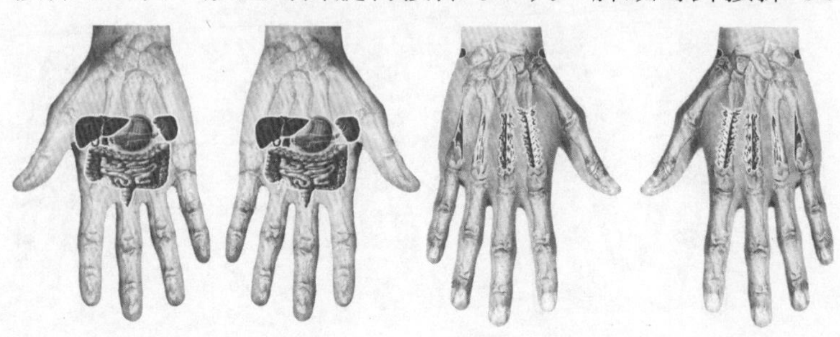

次，肝逆時針按揉 49 次，小腸離心刮 60 次，結腸肝區、結腸脾區各順時針按揉 47 次，大腸順腸道走向推按 59 次，胸椎、腰椎、骶骨、尾骨向心各推按 59 次，上、下身淋巴腺點按 81 次。

25.反流性食管炎

反流性食管炎是由於胃和十二指腸內容物（胃酸、膽汁）反流至食管，引起食管黏膜的炎症、潰瘍、狹窄等一組疾病，又稱「胃食管反流性疾病」。

【病因】主要是由於食管下端括約肌功能減弱所致。吸菸飲酒、胃瀦留、反覆嘔吐、食管賁門手術、胃大部切除及迷走神經幹切斷等，都能使食管下端括約肌功能失調，胃腸內容物反流入食管，損傷食管黏膜導致食管發炎。肥胖、妊娠、腹水、胃或腹壓升高、腹腔巨大腫瘤、食管黏膜屏障功能損害等均能引發此病。

【臨床表現】50%以上反流性食管炎患者都有燒心（胃灼熱感）的症狀，多在餐後誘發，吸菸可使症狀加重，體位的改變也可引起燒心現象。胸骨後、劍突下或上腹部有燒灼感或燒灼痛，頸、肩胛區、下頜、耳、胸、腹可有放射痛。反胃，口吐酸苦液體，體位改變、彎腰、用力時容易發生反胃、吞嚥困難，情緒波動時加重。部分患者有胃脹、多涎和輕度出血現象，長期出血可致貧血。此外，還伴有咳嗽、氣短、夜間喘息等症。

【反射區及操作方法】腹腔神經叢順時針按揉 64 次，食道下端（與賁門連接處）按揉 64 次後再離心推按食道 64 次，胃、十二指腸勾狀離心推按 72 次，肝逆時針按揉 49 次，脾順時針按揉 64 次，大腸順腸道走向推按 59 次，頸

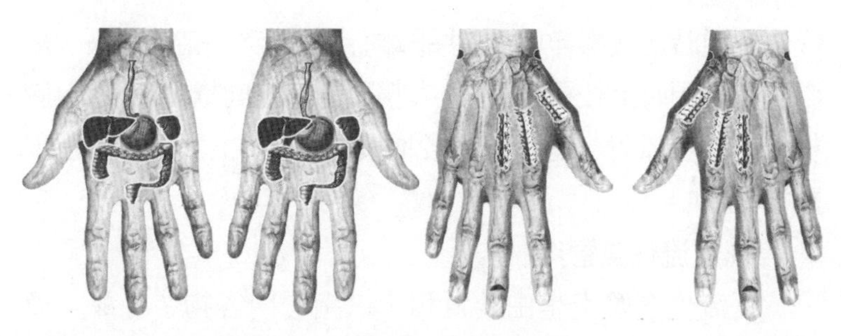

椎、胸椎、腰椎向心各推按 59 次（加牽引），上、下身淋巴腺點按 81 次，舌根用滾動法滾動 2 分鐘。

26.食慾不振

食慾不振是指人對正常的進食慾望減弱，以致飲食明顯減少。

【病因】因胃腸功能紊亂或功能低下，精神、情志波動所致，也是全身疾病在消化系統的一種表現。

【臨床表現】不思飲食、消化不良、體重減輕等症。

【反射區及操作方法】腹腔神經叢順時針按揉 64 次，下丘腦點按 59 次，腦垂體點按 81 次，甲狀腺、甲狀旁腺捻揉 2 分鐘，腎上腺點按 81 次，肝逆時針按揉 47 次，脾順時針按揉 64 次，胰逆時針按揉 36 次，胃順時針按揉 72 次，兩腎相對按揉 36 次，小腸離心推按 60 次，頸椎、胸椎、腰椎、骶骨、尾骨向心各推按 59 次（頸、胸、腰椎加牽

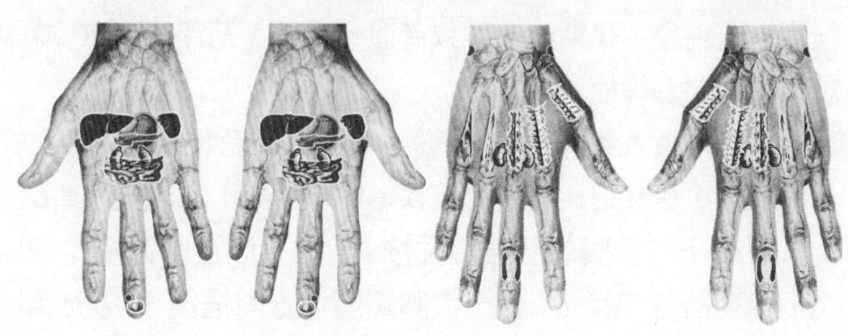

引），上、下身淋巴腺點按 81 次。每天飯前半小時用浮摸法在胃反射區按揉 36 次，飯後半小時用輕手法在胃反射區按揉 36 次。

27.脂肪肝

脂肪肝是指因肝臟本身及肝外各種因素引起肝細胞內脂肪蓄積過量所致的疾病。

【病因】因糖尿病、肝炎、妊娠、肥胖、飲食不節、酗酒及藥物或毒物使肝臟損傷所致。

【臨床表現】食慾不振、噁心嘔吐、肝臟腫大、肝區不適、腹脹，少數患者有黃疸、腹水、下肢水腫等症狀。

【反射區及操作方法】脾順時針按揉 64 次，兩肺相對按揉 36 次，兩腎相對按揉 36 次，胃順時針按揉 36 次，肝順時針按揉 47 次，小腸離心推按 60 次，腹腔神經叢順時針按揉 64 次，頸椎、胸椎、腰椎向心各推按 59 次（加牽引）。

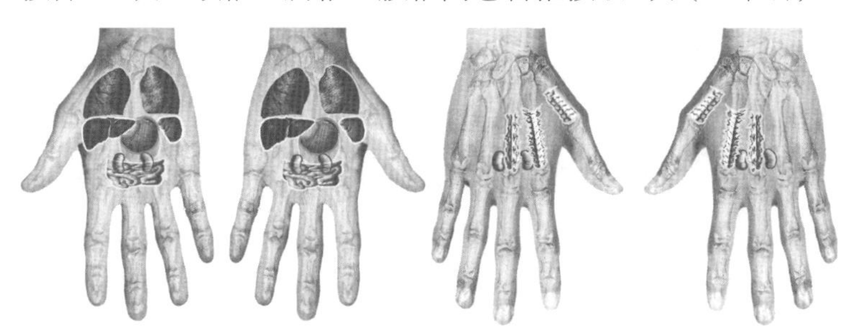

第四節 泌尿系統疾病

1. 慢性腎炎

慢性腎炎是慢性腎小球腎炎的簡稱，是常見的腎臟疾病。可發生於任何年齡，中、青年最為多見，男性多於女性。

【病因】引起慢性腎炎的發病原因迄今尚未明確，一部分是由急性腎炎未經適當治療，使病情繼續發展，最終演變為慢性腎炎。多數患者並無急性腎炎病史，是由於飲食不節，後天失養，細菌、病毒感染，藥物中毒及自身免疫等因素在體內引起變態反應所致。

【臨床表現】常有手、足、腿浮腫，頭痛頭暈，面色蒼白，貧血消瘦，渾身無力，腰膝痠軟，咽喉乾燥，耳鳴眼花，視物模糊，多尿夜尿，貧血及血壓升高等症狀。嚴重時，可併發尿毒症或慢性腎功能衰竭。

【反射區及操作方法】兩腎相對按揉 49 次，輸尿管推揉 49 次，膀胱點按 49 次，肝逆時針按揉 49 次，脾順時針按揉 64 次，小腸離心刮 60 次，上、下身淋巴腺向心按揉 81 次，胸椎、腰椎各向心推按 59 次。

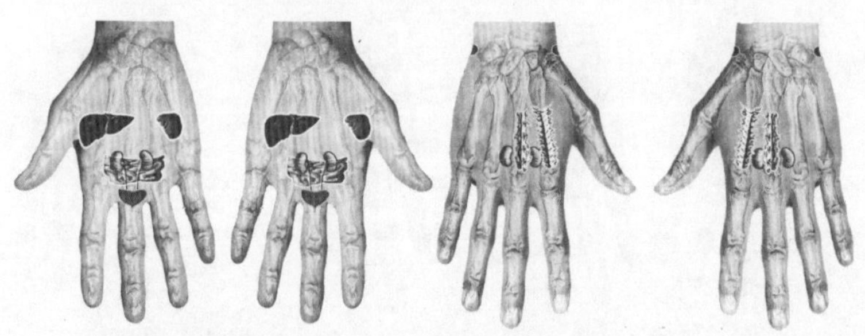

2. 泌尿系感染

泌尿系感染是指細菌直接侵犯腎臟、輸尿管、膀胱、尿道而引起的炎症性病變，又稱尿路感染，中醫稱「淋證」。

【病因】由於人的會陰部及周圍較潮濕，易使細菌寄生，女性尿道較男性短，又接近肛門，加之月經、性生活、妊娠等因素，易使細菌侵入而受感染，故發病較男性高。此外，細菌也可由體內疾病已存在的感染病灶，如扁桃體炎或皮膚感染，經血液或淋巴侵犯腎臟。另外，當腹腔腫瘤、妊娠時腫大的子宮、前列腺肥大壓迫或阻塞尿路時，尿液引流不暢，發生瀦留，也容易使細菌侵入繁殖而致病。

【臨床表現】急性期表現為高熱、寒戰、腰痛、尿頻、尿急、尿痛、頭痛、食慾不振、噁心嘔吐及全身不適等症狀；慢性期主要表現為尿頻、尿急、尿痛反覆發作，心煩口渴，大便乾燥，嚴重時可出現血尿或膿尿，甚至發生腎功能衰竭。

【反射區及操作方法】腎上腺點按 81 次，兩腎分離按揉 36 次，輸尿管推揉 36 次，膀胱點按 49 次，尿道推揉 49 次，肝順時針按揉 47 次，脾順時針按揉 64 次，前列腺順時針按揉 49 次，子宮順時針按揉 36 次，上、下身淋巴腺向心按揉 81 次，腰椎、骶骨、尾骨向心各推 59 次。

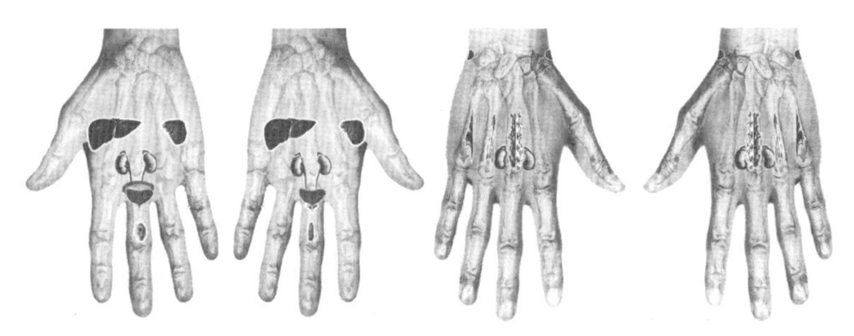

3. 泌尿系結石

泌尿系結石是腎結石、輸尿管結石、膀胱結石等病的總稱，中醫稱「石淋」「血淋」「氣淋」。

【病因】泌尿系結石的發病原因主要由於尿路梗阻，使排尿不暢，尿中晶體物質過多與尿液中的膠體物質結合沉澱。尿路感染時，細菌及炎性滲出膿液積聚成團，營養障礙使腎盂上皮細胞角化，容易脫落集聚成團。甲狀旁腺功能亢進，血液中鈣質大量增多，腎臟排出的尿鈣、尿磷鹽酸也增多。久病長期臥床，影響活動，使尿液滯留過久，腎盂腎盞積尿，並使骨質脫鈣，尿液中排出大量鈣質，尿鈣量增高，以上因素導致結石。

【臨床表現】腎結石主要表現為腰部持續性鈍痛，可由腰部沿輸尿管放射至膀胱、下腹、生殖器、大腿內側，有時可發生陣發性絞痛，患者坐臥不安、排尿困難、噁心嘔吐、大汗淋漓，還可出現不同程度的血尿。輸尿管結石主要表現為尿頻，陣發性絞痛，並伴有血尿。膀胱結石主要表現為排尿困難，排尿中斷，排尿時下腹部疼痛，並放射至生殖器，還有輕重不等的膿尿或血尿。

【反射區及操作方法】兩腎相對按揉 49 次，輸尿管離心推 49 次，膀胱順時針按揉 49 次，尿道離心推 49 次，脾用浮摸法順時針旋轉揉 64 次，上、下身淋巴腺點按 81 次，甲狀腺、甲狀旁腺捻揉 2 分鐘，骶骨、尾骨向心旋轉推揉 59 次。

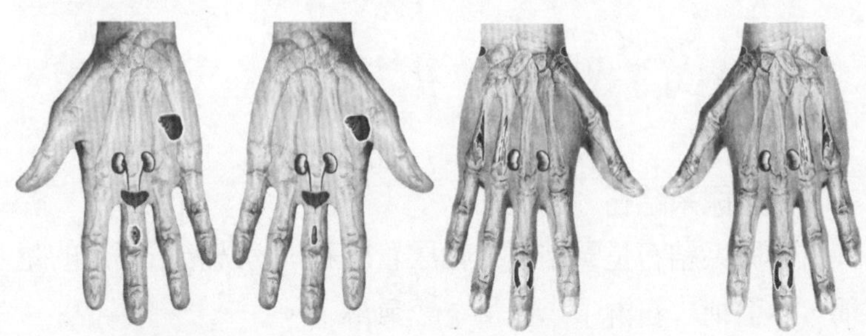

4. 尿毒症

尿毒症是指由於各種疾病造成腎臟嚴重損害時，腎臟功能減退，使人體內代謝產生的廢物不能從尿液中排出體外，在體內瀦留而產生的各種症狀。

【病因】主要是由於多種疾病，如慢性腎炎、慢性腎盂腎炎、腎結核、腎小動脈硬化症、泌尿系結石、前列腺肥大、膀胱癌、紅斑狼瘡、惡性高血壓、糖尿病等造成腎臟嚴重損害，使尿道梗阻及尿液分泌停止，體內代謝物不能及時排出體外導致。誘因是各種感染、藥物中毒、蛋白質攝入過多、嚴重失血、心力衰竭、過度勞累、失水及精神刺激等。

【臨床表現】食慾減退，噁心，嘔吐，腹瀉，口腔黏膜潰爛出血，頭痛，失眠，煩躁，嗜睡，昏迷抽搐，四肢麻木灼痛，血壓升高，貧血，心力衰竭，氣急，上腹脹痛，呼吸急迫，浮腫，失水，消化道出血等症。

【反射區及操作方法】肺離心刮 72 次，腎上腺點按 81 次，兩腎相對按揉 72 次，輸尿管離心旋轉推 49 次，膀胱順時針按揉 72 次，尿道離心推 49 次，肝用浮摸法逆時針旋轉揉 49 次，脾用浮摸法順時針旋轉揉 64 次，腦垂體點按 81 次，甲狀腺捻揉 2 分鐘，上、下身淋巴腺向心按揉 81 次，腰椎、骶骨、尾骨向心各推按 59 次。

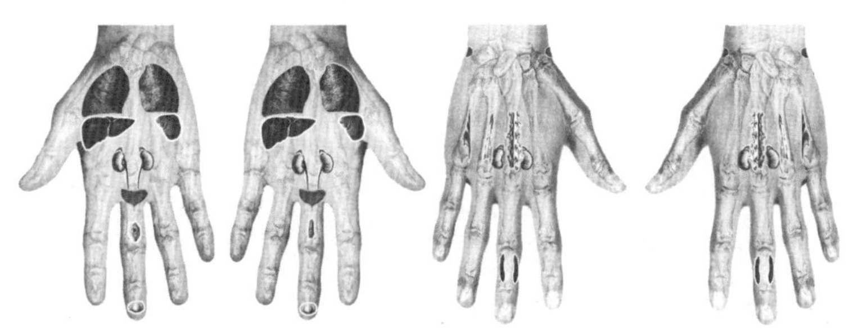

5. 遺尿症

遺尿症是指少年兒童排尿不能自控，經常在睡眠中不知不覺地排尿而出現的尿床現象。

【病因】多由於大腦皮層發育不全所引起，也可因膀胱炎、包莖、龜頭炎、尿道炎、蟯蟲病，以及兒童白天玩耍過度疲勞、精神過度緊張、傍晚飲用大量的水等所致。

【臨床表現】長期遺尿可出現面色蒼白或灰暗，精神不振，肢體睏乏，四肢不溫等症。

【反射區及操作方法】兩腎相離用浮摸法揉 72 次，輸尿管推揉 49 次，膀胱順時針按揉 72 次，脾用浮摸法逆時針揉動 64 次，腦垂體點按 81 次，頭部順時針按揉 59 次，腹腔神經叢以橫「8」字形按揉 64 次，腰椎、骶骨離心各推揉 59 次。另外，男孩遺尿加點左手小指遠端指橫紋中間 3～5 分鐘，女孩遺尿加點右手小指遠端指橫紋中間 2～4 分鐘。

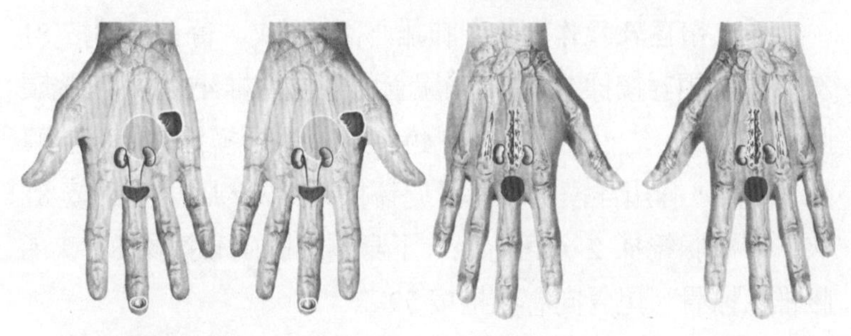

6. 排尿困難

排尿困難是指膀胱有尿，但不能隨意排出，點滴而出或小便閉絕的泌尿系病症。

【病因】分為阻塞性和非阻塞性兩種。阻塞性較多見，主要是由於膀胱內、膀胱頸及尿路有器質性病變，如尿道狹窄、前列腺肥大、膀胱或泌尿系結石及腫瘤，可阻塞膀胱頸或尿道而產生排尿困難。非阻塞性主要是由於神經系統的疾病或損傷，尤其是控制膀胱的神經患有疾病和損傷，膀胱的排尿功能就會受到影響而產生排尿困難。此外，腹部手術或痲醉後，或會陰部劇烈疼痛及炎症等，都可影響排尿功能而產生排尿困難。

【臨床表現】可出現小腹脹滿、小便不通、四肢不溫、大便不暢等症。嚴重時，可引起尿瀦留、尿路感染、腎功能減退、膀胱炎，也可引起上行感染，使腎臟發炎，導致輸尿管和腎盂產生積水，最終導致腎功能衰竭。

【反射區及操作方法】兩腎相對按揉 72 次，輸尿管離心推揉 49 次，膀胱順時針按揉 72 次，尿道離心推揉 49 次，前列腺離心刮 72 次，大腸順腸道走向推揉 59 次，腹腔神經叢順時針按揉 64 次，頭部順時針按揉 59 次，脾用浮摸法順時針旋轉揉動 64 次，上、下身淋巴腺向心按揉 81 次，骶骨、尾骨向心推揉 59 次。

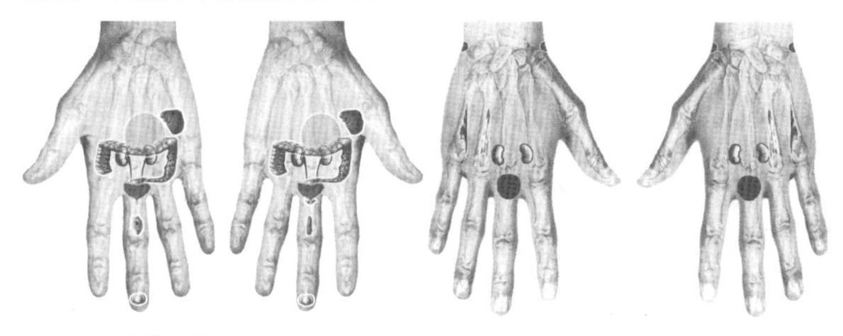

7. 尿失禁

尿失禁是由於膀胱括約肌受到損傷，控制膀胱的神經功能失調，不能隨意控制排尿，尿液經常不由自主地從尿道流出，或不能控制的尿滴瀝。另外，膀胱的括約肌鬆弛，在正常情況下還能控制小便，一旦遇到咳嗽或打噴嚏等現象，使腹內的壓力突然增高，就會有數量不多的尿液流出。此外，由於泌尿系的某些疾病（前列腺肥大、泌尿結石及腫瘤），造成排尿不暢而引起尿瀦留，使膀胱過度膨脹，內壓增高，超過膀胱括約肌的正常能力，尿液被迫向外滴出。

【反射區及操作方法】兩腎向左右旋轉按揉 72 次，輸尿管揉動 49 次，膀胱逆時針旋轉按揉 72 次，尿道按揉 49 次，前列腺順時針按揉 72 次，肝用浮摸法逆時針旋轉揉動 49 次，脾用浮摸法順時針旋轉揉動 64 次，腹腔神經叢以橫「8」字形按揉 64 次，骶骨、尾骨離心各推揉 59 次，頭部順時針按揉 59 次。

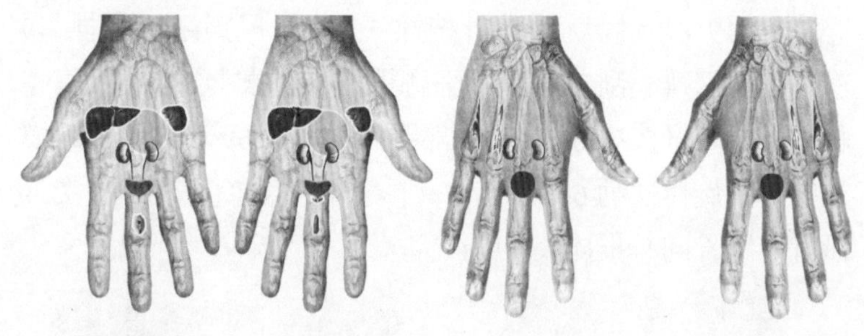

8. 血尿

血尿是指尿內紅細胞增多或小便中混有血液之病症，分「肉眼血尿」（小便時眼睛能看到尿中有血）和「鏡下血尿」（在顯微鏡下才能檢查出來）兩種。

【病因】血尿的發生多由於泌尿系結石，慢性腎炎，腎盂腎炎，膀胱炎，前列腺炎，腎下垂，腎動脈硬化，先天性腎畸形，高血壓動脈硬化，高鈣血症，泌尿系腫瘤，重體力勞動或劇烈的體育運動，腰部外傷等引起。

【臨床表現】腰痛，尿頻，尿急，尿痛，排尿困難，頭暈，耳鳴，煩躁，口渴，腰膝痠軟，小腹墜脹，發熱，盜汗，浮腫，血壓升高，尿瀦留等症。

【反射區及操作方法】腎上腺點按 81 次，兩腎左右分離按揉 72 次，輸尿管用浮摸法揉動 49 次，膀胱用浮摸法順

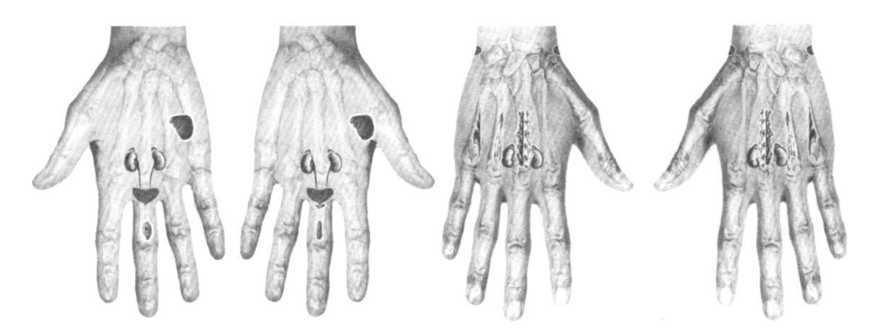

時針旋轉揉動 72 次，尿道按揉 49 次，脾用浮摸法順時針旋轉揉動 64 次，前列腺順時針按揉 72 次，上、下身淋巴腺向心按揉 81 次，腰椎、骶骨、尾骨離心各推揉 59 次。如有血壓升高者，按調理高血壓的方法去做。

9. 腎盂腎炎

腎盂腎炎是指致病菌侵入腎盂、腎小管及腎間質所引發的一種感染性炎症。可分為急性和慢性兩種，中醫稱「淋證」。多發於女性。

【病因】腎盂腎炎是因細菌（大腸桿菌、葡萄球菌、變形桿菌、克雷白肺炎桿菌、綠膿桿菌等病原菌）、某些疾病（扁桃體炎、中耳炎、敗血症等及闌尾、結腸炎症的細菌）等，可從尿道膀胱上行感染，也可由血流、淋巴管進入腎臟直接感染。如有機體抵抗力減弱或造成尿路阻塞性的疾病，則發病機會更多。

【臨床表現】急性感染發病急驟，怕冷發熱，寒戰，尿頻、尿痛、尿液混濁，全身不適，腰部痠痛或鈍痛，食慾不振，噁心嘔吐，查體有腎區及肋脊角叩擊痛現象。如治療不當則形成慢性，其臨床症狀較為複雜多樣，主要表現為輕度厭食，反覆發作的尿頻、尿急、尿痛，不規則的低燒，血壓升高，貧血，頭暈頭痛，易疲乏，腰痠，有些進展為腎功能不全。

【反射區及操作方法】上、下身淋巴腺向心按揉 81 次，扁桃體掐按 47 次，肝逆時針按揉 47 次，脾順時針按揉 64 次，胃順時針按揉 72 次，小腸順時針按揉 60 次，盲腸點按 47 次，腹腔神經叢以橫「8」字形按揉 64 次，兩腎分離按揉 72 次，輸尿管推按 36 次，尿道離心推按 36 次，耳點按 36 次，腋下離心推按 47 次，腰椎、骶骨、尾骨離心各推按 59 次（加牽引），頭部順時針按揉 59 次。

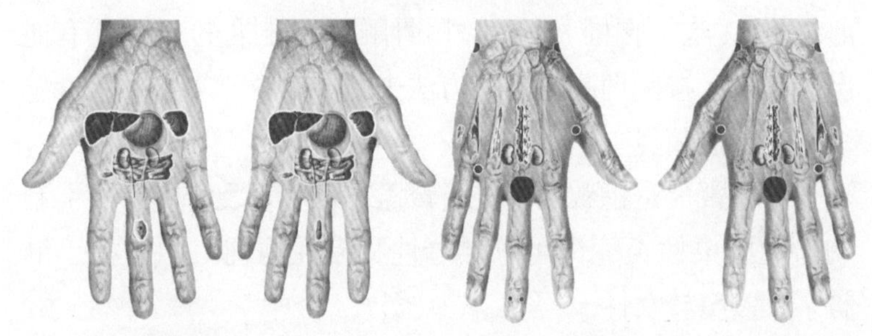

10.腎下垂

腎下垂是指腎臟移動下降超過正常範圍，下降超過一個腰椎體，即 3 公分。站立時降至下腹部或盆腔內時，稱「遊走腎」。

【病因】先天性腎蒂過長，韌帶鬆弛，體型瘦高，腹壁肌肉較弱，妊娠後腹壁出現鬆弛，腎周圍的組織缺損，是導致腎下垂的常見因素。

【臨床表現】主要表現為腰部痠痛並有下墜感，久站、行走過多或勞累後腰部痠痛加重，一些患者還伴有腹脹、噯氣、嘔吐酸水、食慾不振等症狀。如果腎盂出現積水，可發生腎絞痛，並放射至輸尿管，導致尿頻、尿急、尿痛等症狀。

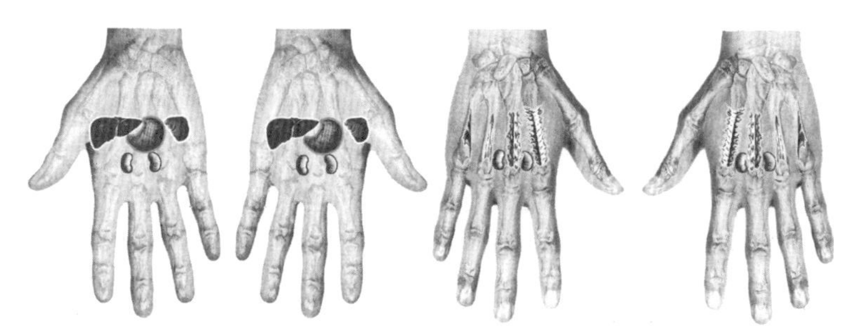

【反射區及操作方法】肝用浮摸法逆時針旋轉揉 49 次，脾用浮摸法順時針旋轉揉 64 次，胃順時針按揉 36 次，兩腎分離按揉 72 次（按揉後再加向心推按 72 次），胸椎、腰椎、骶骨、尾骨離心各推按 59 次（加牽引）。

11.膀胱炎

膀胱炎是細菌侵入膀胱所引起的一種常見的泌尿系感染性疾病，致病菌與腎盂腎炎基本相同。

【病因】多在機體抵抗力較差的情況下，細菌從血液或淋巴侵入膀胱，或從尿道上行，進入膀胱，導致膀胱感染發炎，或者膀胱排尿不暢。若本身有其他疾病，就容易引起發炎。

【臨床表現】常表現為尿頻、尿急、尿痛等尿路刺激症狀，並有膿尿、排尿不暢、惡寒發熱、下腹不適、腹痛、壓痛等症，慢性期有低燒。

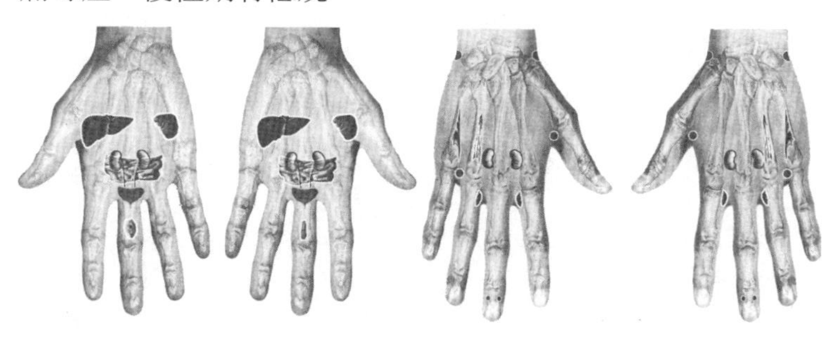

【反射區及操作方法】上、下身淋巴腺點按 81 次，扁桃體點按 47 次，肝逆時針按揉 47 次，脾順時針按揉 64 次，小腸順時針按揉 60 次，兩腎相對按揉 72 次，輸尿管離心推 36 次，膀胱順時針按揉 72 次，尿道離心推按 72 次，腹股溝離心推 59 次，腋下離心推 47 次，骶骨、尾骨離心各推按 59 次。

第五節 神經系統疾病

1. 神經衰弱

神經衰弱是神經官能症中最常見的一種病症。

【病因】本病的發生原因是多方面的，多由於長時期的思想矛盾，精神負擔過重，長期不注意勞逸結合，性格不太開朗或脆弱多慮，病後體弱等因素所引起。

【臨床表現】主要表現有失眠，易驚醒，多惡夢，情緒不穩，煩躁易怒，倦怠無力，萎靡不振，頭昏腦脹，記憶力減退，消化不良，便秘或腹瀉，心悸，胸悶，呼吸不暢，尿意頻數，耳鳴，注意力不能集中，頭痛，男性患者有遺精、陽痿及早洩，女性患者有月經不調、性功能減退等症狀。

【反射區及操作方法】兩腎相對按揉 36 次，肝用浮摸

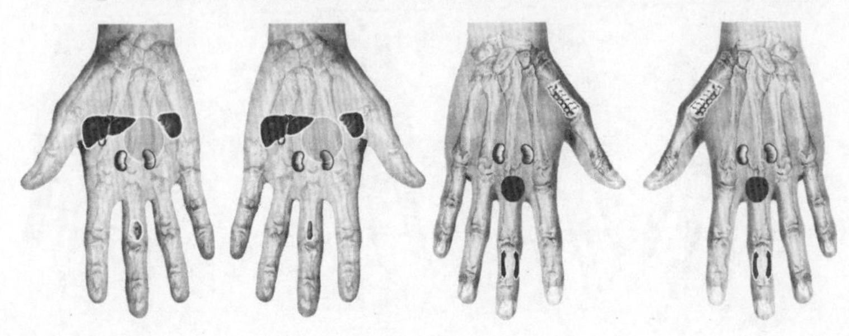

法逆時針旋轉揉動 49 次，膽用輕手法點按 36 次，脾用浮摸法順時針旋轉揉動 64 次，生殖器按揉 49 次，頭部逆時針按揉 59 次，頸椎離心推揉 59 次 ，甲狀腺、甲狀旁腺捻揉 2 分鐘，腹腔神經叢以橫「8」字形按揉 64 次。另外，再向心推揉雙手拇指近節指骨段掌側面各 2 分鐘。

2. 老年性痴呆

老年性痴呆是指老年期發生的慢性進行性智能缺損，並有腦組織特徵性病理改變的一種精神病。發病在老年時期，男性多在 65 歲以後，女性多在 55 歲以後，男性多於女性。

【病因】一般認為，大腦組織變性可能與本病有關，如腦部萎縮和退行性改變。此外，其他因素，如感染、慢性酒精中毒或其他中毒、精神因素等也可能是本病的發病因素。

【臨床表現】本病是逐漸起病，早期表現為性格改變，變得自私、主觀、急躁、易於激怒、固執，睡眠出現明顯障礙，夜不安寐，日夜顛倒，夜間常起床東摸西摸，以後逐漸出現記憶障礙或判斷錯誤、猜疑和幻覺。隨著病情的發展，智能缺損更加明顯，記憶日益減退，前說後忘，口齒不清，發音含糊，言語變得雜亂無章，行為顯得幼稚而愚蠢。

此外，常有其他器官衰老的表現，如角膜的老年環、白內障，皮膚有老年斑，老年重聽症；神經系統方面，可出現步態不穩、肌張力增高、老年性震顫、瞳孔對光反應遲鈍等，偶見失語症。

【反射區及操作方法】頭部順時針按揉 59 次，小腦點按 59 次，腦垂體點按 81 次，腎上腺點按 81 次，肝用浮摸法逆時針旋轉揉動 49 次，脾用浮摸法順時針旋轉揉動 64 次，頸項捻揉 2 分鐘，頸椎、胸椎、腰椎、骶骨、尾骨離心

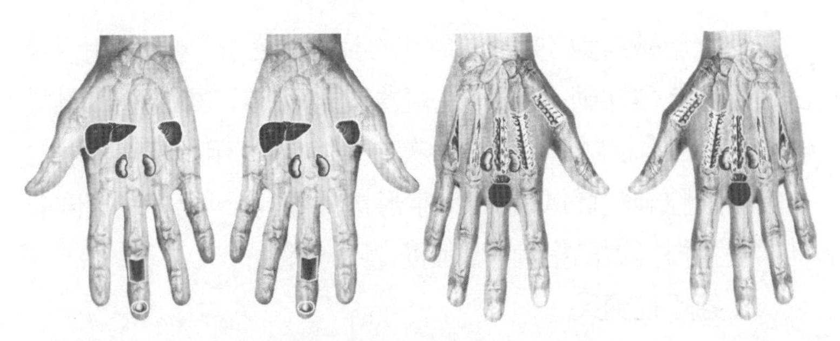

各推揉 59 次，兩腎相對按揉 72 次。

對於這類患者，除用以上手部按摩治療外，還應特別注意生活上的照顧和關心，防止因大小便失禁及長期臥床所引起的褥瘡或感染，防止跌倒而發生骨折。不要讓病人獨自外出亂走，以免迷失方向而找不到家門。總之，對這類病人要加強護理。

3. 失眠

失眠是指夜間難以入睡或睡而不熟，睡後易醒，醒後難眠，甚至徹夜不眠。

【病因】 主要原因是由於思慮過度，勞逸結合處理不當，情緒緊張，精神抑鬱，驚恐易怒，焦慮，神經官能症，飲食不節，貧血，高血壓，動脈硬化等慢性疾病，使大腦中樞神經的興奮和抑制過程平衡失調，從而導致失眠。

【臨床表現】 頭暈腦脹，四肢乏力，腰痠耳鳴，精神不振，食慾不佳，心煩口乾，面紅目赤，煩躁不安，心悸健忘，難以入睡，睡後易醒或終夜不眠，常伴有惡夢等症狀。

【反射區及操作方法】 兩腎向左右旋轉按揉 81 次，心順時針輕手法按揉 72 次，肝、膽用浮摸法順時針揉動 49 次，脾用浮摸法順時針旋轉揉動 64 次，頭部順時針按揉 59 次，頸項捻揉 2 分鐘。頸椎、胸椎、腰椎向心各推揉 59

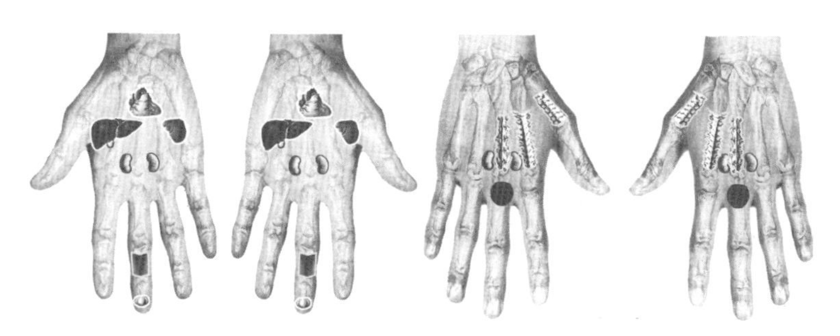

次。以上按摩在睡覺前 1 小時作為最佳。腦垂體順時針按揉 81 次。

4. 頭痛

頭痛是一種常見的自覺症狀，可見於多種病理或生理變化的狀況下，是許多疾病的早期症狀和表現。

【病因】造成頭痛的原因較多。

（1）**顱內器質性病變：**如腦炎、腦膜炎、腦腫瘤、腦血管病變、腦寄生蟲。

（2）**顱外疾病：**如頭部五官病變、頸肌病變、頭部外傷等。

（3）**神經系統的病變：**如感染、高血壓、動脈硬化、感冒及代謝障礙等。

中醫將頭痛歸納為外感與內傷兩類。外感頭痛，多因起居不慎，或坐臥當風，或受寒、濕、熱，以致外感六淫之邪，侵犯三陽之經，著於頭部，造成頭痛。內傷頭痛，多因情志的失調，勞倦過度，久病體虛，或房事過頻，以致內傷肝腎，陰陽失去平衡，或陽亢太過，或清陽不升，導致頭痛。

【臨床表現】外感頭痛有拘急、收緊感，頭痛如裹，痛連項背，甚則發裂，頭痛而脹，惡風畏寒或發熱，面紅目赤，口渴欲飲，尿黃便秘，四肢無力等症狀。內傷頭痛有頭痛眩暈，兩側跳痛，心煩易怒，睡眠不安，神疲乏力，食慾不佳，口乾口苦，噁心嘔吐，面色少華，胸脘痞悶等症狀。

【反射區及操作方法】頭部順時針按揉 59 次 ，腦垂體點按 81 次，頸椎向心推揉 59 次，頸項、甲狀旁腺捻揉 2 分鐘，眼、鼻、上下頜離心推揉 59 次，耳點按 36 次，肝逆時針按揉 49 次，脾順時針按揉 64 次，兩腎向左右按揉 72 次，腹腔神經叢以橫「8」字形按揉 64 次，上、下身淋巴腺向心按揉 81 次。前頭痛加按膽反射區，後頭痛加點按小腦，頭頂痛加按揉肛門與外生殖器。

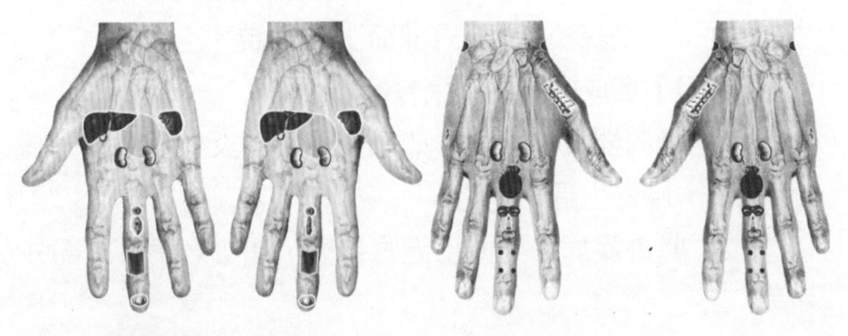

5. 偏頭痛

偏頭痛是最常見的一種頭痛病，是由於顱腦血管舒縮功能障礙引起的發作性頭痛，可有視幻覺、偏盲等腦功能短暫障礙的先兆，發作時常有噁心、嘔吐等自主神經功能紊亂的表現。

【病因】偏頭痛的發病原因尚未明瞭，一般認為可能與調節血管運動的中樞神經部分功能有關，60%～80%的患者有家族史。此外，與疲勞、急躁、休息不好、精神緊張、情緒波動、焦慮及月經期有關。

【臨床表現】女性較多見，常於青春時期起病，呈週期性發作，至中年後逐漸減少，終而停止。常在清晨醒來時或白天發病。發作前多有火星或五色彩光在眼前閃動，繼而轉為視力模糊、精神不振、嗜睡、畏光或肢體感覺異常等先兆症狀。此種先兆經歷幾分鐘至 20～30 分鐘後消失，開始出現於額、顳、眼眶部，侷限於一側頭痛，既而擴展至半側頭部，可持續幾小時至幾天。頭痛為搏動性鑽痛、鈍痛、脹裂痛或刺痛，可持續幾小時至幾天。頭痛發作時，伴有噁心、嘔吐、腹脹、便秘、偶有腹瀉、心率加快等症狀。

【反射區及操作方法】頭部痛的一側向心按揉 59 次，頸項捻揉 2 分鐘，頸椎離心推揉 59 次，腦垂體點按 81 次，肝用浮摸法逆時針旋轉揉動 49 次，腹腔神經叢以橫「8」字形按揉 64 次，兩腿外踝關節向心按揉 59 次。

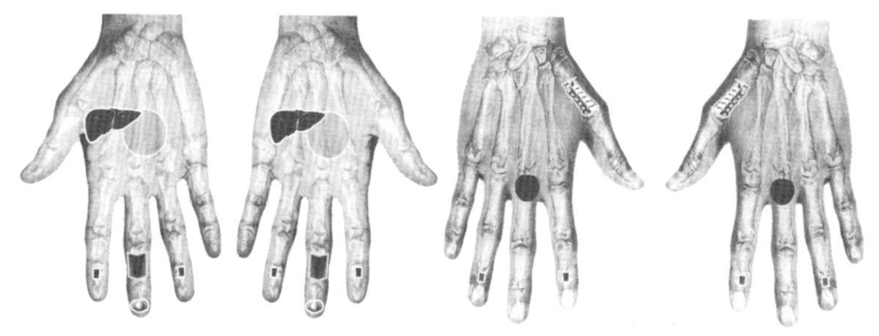

6. 中風後遺症

中風後遺症是中醫對腦血管意外所引起機體病變的總稱，包括腦血栓形成、腦栓塞和腦出血。

【病因】腦血栓形成的原因主要是由於動脈粥樣硬化性病變，造成動脈管腔狹窄和閉塞。如遇到以下情況，如心肌梗塞、心律失常、心力衰竭、產後出血、失水、休克、疲勞和睡眠等，可引起血壓降低，血流緩慢，血黏度增高或血液凝固性異常增高而產生血栓。多發生於中老年人，常在靜止、休息和睡眠時發生，發病較緩慢，神志多清楚。可分為三型：

（1）**短暫發作型**：多見於頸內動脈、大腦中動脈和椎動脈內血栓形成，症狀持續數分鐘至 1～2 小時後完全消失。

（2）**進展型**：由於腦循環代償功能已不足以維持病變血管所供應的腦組織，局部神經損害的症狀在起病後數小時至 1～2 日內繼續惡化。

（3）**完全型**：在起病後很短時間內就發展到完全性癱瘓，甚至昏迷。

腦栓塞是由於進入血液循環的栓子將腦動脈堵塞而發生。以中青年人為多，多見於原有心臟疾病的患者。起病急驟，在幾秒鐘至幾分鐘內症狀即發展到高峰，常表現為突然癲癇樣抽搐發作，有短暫的意識模糊，伴偏癱、失語等。

由於栓子的性質、大小、多少和阻塞部位不同，發病情況各異。

腦出血是由於長期高血壓造成動脈病變，在體力或腦力緊張活動時、情緒波動時，用力過猛或洗澡、天氣劇變等誘因下導致血壓突然升高，當血壓驟然上升至病變動脈管壁不能耐受的程度時，動脈管壁破裂，血液進入腦實質內。多發生於 50 歲以上的高血壓患者，男性為多，常發生在患者清醒活動時。引起腦出血的還有動脈瘤、血管瘤、各種血液病和有出血傾向的情況等。腦出血起病急驟，突然劇烈頭痛、眩暈、嘔吐和偏癱，短時間內意識模糊而進入昏迷狀態。

這三種疾病的急性期過後，大都留下許多後遺症，如面癱、偏癱、口眼喎斜、周身感覺遲鈍、意識障礙、言語不清等症狀。進行康復治療時，必須等急性期過後，方可用手部按摩治療。

【反射區及操作方法】腎上腺點按 81 次，兩腎相對旋轉按揉 72 次，心順時針按揉 72 次，肝逆時針旋轉按揉 49 次，脾順時針旋轉按揉 64 次，頭部順時針按揉 59 次，腦垂體向心推揉 81 次，舌根點按 49 次，上下頜用滾動法做 2 分鐘，甲狀腺、甲狀旁腺捻揉 2 分鐘，腹腔神經叢以橫「8」字形按揉 64 次，頸椎、胸椎、腰椎、骶骨、尾骨向心各推揉 59 次（加牽引），患側上肢與下肢各捻揉 2 分鐘。整個過程做完後，將患者雙手活動 1～2 分鐘。每天可做兩次，早晚各做一次。

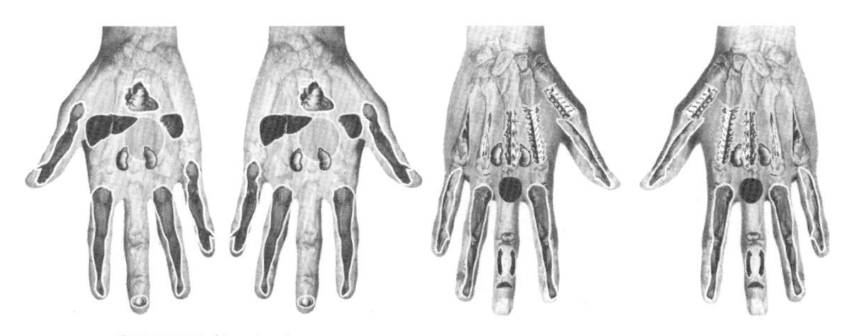

7. 腦震盪後遺症

腦震盪後遺症是指頭部受外傷後，經過治療遺留下來的各種不適症狀。腦震盪會導致神經系統功能障礙，使患者發生短暫的意識喪失或全部失去知覺，經過治療，知覺多能恢復，在恢復過程中伴有頭暈、頭痛、噁心嘔吐、嗜睡等症狀，少數患者在恢復期或 3 個月伴有輕度脹痛、搏動性疼痛，腦力勞動後多加重，以及耳鳴、失眠、記憶力減退等症。腦震盪嚴重者可對病前的事情記憶不清或全部遺忘，短者一年半載，長者多年才能逐步恢復記憶功能。

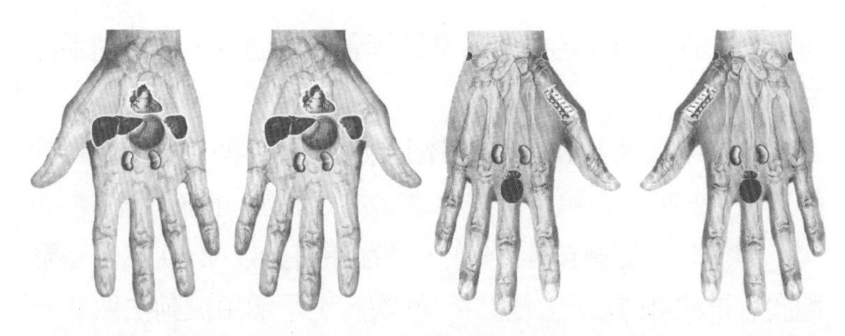

【反射區及操作方法】頭部順時針按揉 59 次，頸椎離心推揉 59 次，兩腎相對按揉 72 次，肝用浮摸法逆時針旋轉揉動 49 次，脾用浮摸法順時針旋轉揉動 64 次，心按壓 60 次，胃順時針按揉 49 次，腹腔神經叢以橫「8」字形按揉 64 次，上、下身淋巴腺各點按 81 次，小腦點按 59 次。

8. 三叉神經痛

三叉神經痛是指三叉神經分佈區域反覆出現的陣發性短暫劇烈疼痛。

【病因】三叉神經痛分原發性和繼發性兩種。原發性的發病原因尚未完全明瞭，是指面部三叉神經分佈區反覆發作的短暫的劇烈疼痛，間歇期可無症狀，無三叉神經壓迫、浸潤或損害的體徵。繼發性的發病原因多為中耳炎、牙痛、顱底腦膜炎、腦血管病、腮腺炎、腫瘤、白血病、鼻竇炎、眼疾等所致。

【臨床表現】疼痛發作突然，出現陣發性閃電樣劇烈疼痛，難以忍受，如刀割、鑽刺、火灼、撕裂樣，還可反射性地引起同側面部抽搐、皮膚潮紅、眼結膜充血、流淚或流涎等症，還有頭暈目眩、失眠健忘、急躁易怒、腰痠無力、遇寒遇熱疼痛尤甚等表現。病人面部有疼痛敏感點，故因說話、進食、刷牙、洗臉、表情運動，甚至微風拂面就可引起

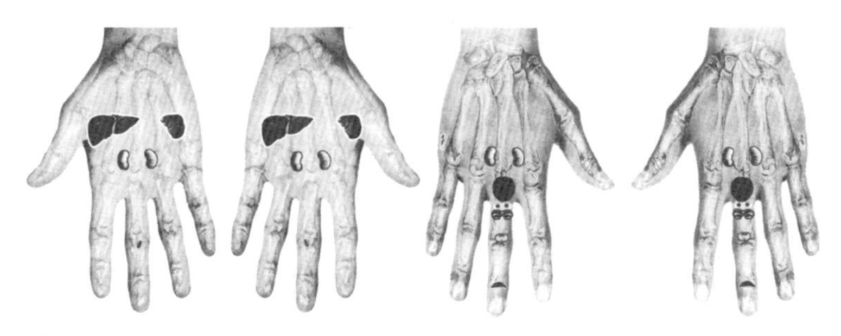

疼痛。

【反射區及操作方法】眼向心按揉 49 次，耳點按 36 次，上下頜順時針按揉 49 次，肝逆時針按揉 49 次，脾順時針按揉 64 次，舌尖點按 60 次，舌根點按 59 次，兩腎相對按揉 72 次，頭部順時針按揉 59 次，三叉神經向心按揉 2 分鐘或到疼痛緩解。

9. 肌肉收縮性頭痛

肌肉收縮性頭痛是慢性頭痛中最常見的一種，又稱緊張性頭痛。

【病因】由於長期緊張、疲勞或焦慮等引起頸部、頭部肌肉的持久收縮和相應動脈的擴張而產生頭痛。此外，與工作特殊姿勢、光線不足或精神因素有關。

【臨床表現】頸部緊繃性疼痛，疼痛多位於兩側額枕部或顳部，有的呈束箍樣痛，患者還有頭部沉重、受壓或悶脹

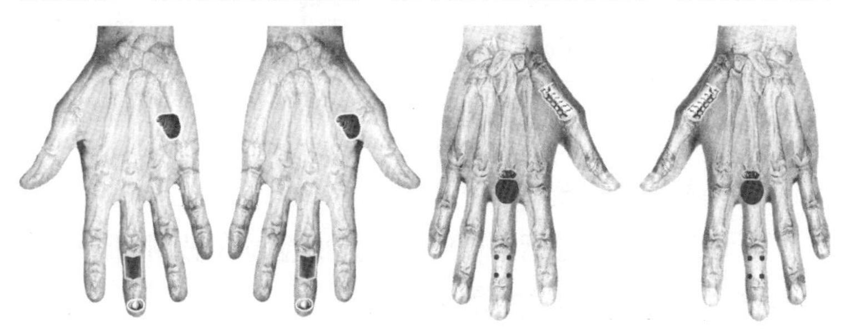

感。頭痛日夜持續，可幾個月或幾年不止。

【反射區及操作方法】頸項捻揉 2 分鐘，頸椎離心推揉 59 次，頭部逆時針按揉 59 次，腦垂體點按 81 次，脾按壓 64 次，甲狀旁腺捻揉 2 分鐘，小腦點 59 次。

10.肋間神經痛

肋間神經痛是指肋間部位沿肋間神經分佈區域所發生的經常性疼痛，疼痛如針刺樣或刀割樣，並有發作加劇的特徵，還常伴有相應皮膚區域敏感及肋骨邊緣的壓痛。繼發性常與鄰近組織器官的炎症、感染、疾病、外傷、異物壓迫及脊椎病等有關，原發性少見。

【反射區及操作方法】肝、膽順時針按揉 49 次，脾順時針按揉 64 次，兩腎向左右按揉 72 次，腹腔神經叢以橫「8」字形按揉 64 次，頸椎、胸椎、腰椎、骶骨、尾骨離心各推按 59 次，強刺激點壓肋間神經點，點到止痛為止。哪側疼痛，就點哪側手的肋間神經點。

在用手部按摩治療肋間神經痛的同時，還應治療引起本病的原發病症，這樣療效更好。

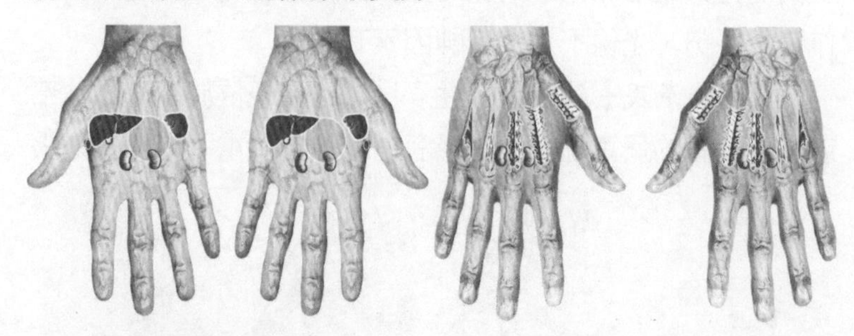

11.多發性神經炎

多發性神經炎是指各種病因引起的全身多數周圍神經的對稱性損害，又稱末梢神經炎。

【病因】多由於感染，營養缺乏，代謝及內分泌障礙，結締組織疾病，遺傳，慢性酒精中毒，一氧化碳、二氧化碳、苯及其衍化物、甲醇、臭甲烷、三氯乙烯、有機磷農藥類化學品中毒，砷、鉛、銻、錳、銅、鉈、鉍等金屬中毒，呋喃類藥物、磺胺類藥物及鏈黴素、肼屈嗪、巴比妥類藥物等中毒，多發性骨髓瘤、淋巴瘤、結節病及過敏反應等所致。

【臨床表現】手指和腳趾有針刺、蟻行、燒灼、疼痛、痲木等感覺障礙，並可出現手足部肌肉萎縮，手足下垂等運動障礙，發生手不能握物及行走困難，嚴重時可影響腕、肘、踝、膝關節的肌力，肌張力減低，腿反射減低或消失，上下肢肌肉有明顯萎縮。部分病人有皮膚發涼、表皮光滑菲薄或乾燥皸裂、指（趾）甲鬆脆、出汗過多或無汗等神經性營養功能的障礙。

【反射區及操作方法】肺用分法做 72 次，兩腎相對按揉 36 次，肝逆時針按揉 49 次，脾順時針按揉 64 次，胰腺點按 36 次，腎上腺點按 81 次，腦垂體離心推按 81 次，頭部順時針按揉 59 次，甲狀腺捻揉 2 分鐘，頸椎、胸椎、腰椎、骶骨、尾骨向心各推揉 59 次，四肢各捻揉 2 分鐘，手足各捻揉 2 分鐘，上、下身淋巴腺向心按揉 81 次。

每天可做 2～3 次，每次可選取一半反射區，下次再做

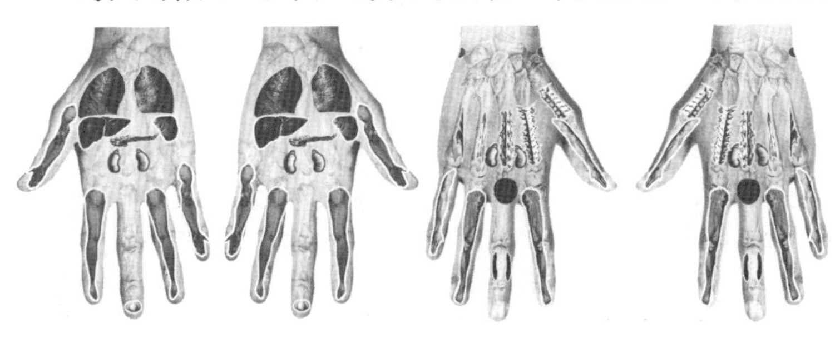

另一半反射區。在做手部按摩治療多發性神經炎時，還應注意病因治療，根據不同病因再選配或增加反射區。同時，應注意改善飲食營養，加強肢體的鍛鍊。

12.眩暈

眩暈是指主觀感覺眼花頭暈。眩是眼花，暈是頭暈，二者並見稱眩暈，是較常見的一種病症。

【病因】多因情志失調，勞累過度，飢餓，久病體弱，神經衰弱，貧血，高血壓，低血壓，動脈硬化，頸椎病，失血過多，梅尼埃病，鏈黴素等藥物中毒及腦外傷後遺症等所致。

【臨床表現】常突然發作，為四周景物或自身在旋轉或搖晃的錯覺。

嚴重時，往往伴有噁心嘔吐、面色蒼白、心悸失眠、食慾減退、腰膝痠軟、站立不穩甚至暈倒等症狀。部分患者還有胸悶、出汗、陽痿、遺精等症狀。

【反射區及操作方法】頭部逆時針按揉 59 次，腦垂體點按 81 次，腎上腺點按 8 次，頸椎離心推揉 59 次，頸項捻揉 2 分鐘，肝用浮摸法逆時針旋轉揉動 49 次，脾用浮摸法順時針旋轉揉動 64 次，眼向心揉動 49 次，耳點按 2 分鐘，甲狀腺捻揉 2 分鐘，兩臂向左右按揉 72 次。

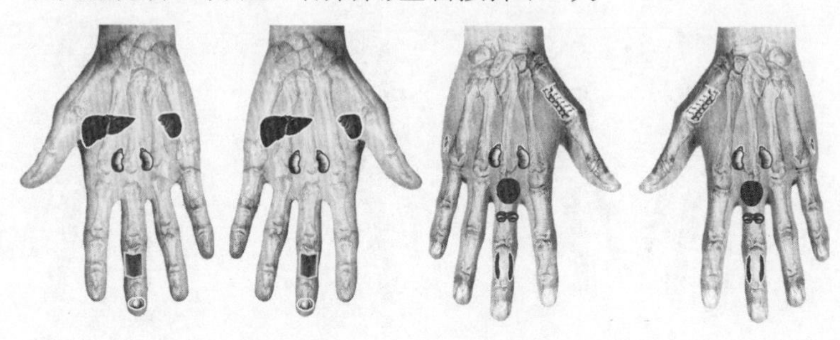

13.坐骨神經痛

坐骨神經痛是指在坐骨神經通路及其分佈區域內（即臀部、大腿後面、小腿後外側和足的外側面）的疼痛。

【病因】可由多種病因引起，有原發性和繼發性兩類。

原發性坐骨神經痛的發病原因主要是神經間質炎，受風、冷、寒、濕及感染等因素所致。

繼發性坐骨神經痛的發病原因主要是由於其鄰近組織結構的病變所引起，如腰椎間盤突出，腰椎肥大性脊椎炎，腰椎滑脫，腰椎結核，腰椎彎曲，骶髂關節炎，髖關節炎，懷孕，子宮和附件炎，臀部肌肉注射部位不當把刺激性的藥物注射至神經周圍，腫瘤，糖尿病及閉塞性動脈內膜炎所引起。

【臨床表現】多發生於中年男性，起病急，首先感到下背部痠痛和腰部僵直感，很快出現沿坐骨神經通路的劇烈疼痛。疼痛從腰部、臀部或髖部向下沿大腿後側、膕窩、小腿外側和足背擴散。在持續性鈍痛的基礎上，有一陣陣加劇的燒灼樣或針刺樣疼痛，運動會使疼痛加劇，夜間更嚴重。坐骨神經痛還常因咳嗽、打噴嚏、彎腰、排便或震動，使疼痛加劇。

【反射區及操作方法】在臀部找敏感點強刺激，胸椎、腰椎、骶骨、尾骨向心各推揉 59 次，腰椎、骶骨找敏感點各加按揉 59 次，髖關節向心按揉 59 次，腿部離心捻揉 2 分鐘（主要是患側），坐骨神經點點按 81 次（患側），甲狀腺捻揉 2 分鐘，上、下身淋巴腺向心按揉 81 次，最後做腰椎手部牽引，雙手各做 5 次。

繼發性坐骨神經痛，首先查明病因，在治療坐骨神經痛

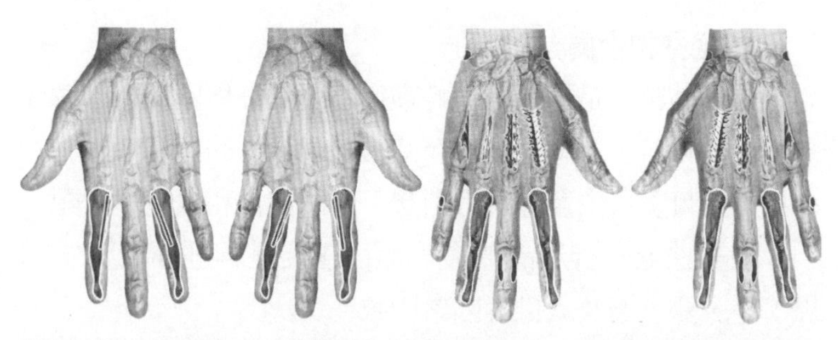

的同時，還須配合治療引起的病因疾病，這樣才能取得較好的效果。在治療過程中，患者不能受涼、受風，如是腰椎間盤突出症引起的，患者應臥硬板床休息。

14.面神經炎

面神經炎是指原因不明的面神經發生於單側莖乳突孔內的急性非化膿性炎症，又稱「面神經麻痺」，中醫稱「面癱」「口眼喎斜」。

【病因】病因未明確，一般認為是頭面部受涼或受冷風吹拂及病毒感染等，引起自主神經不穩定致神經營養血管收縮缺血，而毛細血管擴張，面神經水腫，並繼發壓迫性缺血、變性、營養障礙，導致神經功能失調而發病。

【臨床表現】口角流涎，不能閉眼，皺眉，淚液外溢，味覺減退，口眼喎斜，聽覺過敏，病側面肌鬆弛，前額皺紋消失，不能做示齒、鼓腮和吹口哨等動作。

【反射區及操作方法】滾動健側相對應眼、鼻、嘴反射區 2 分鐘，三叉神經向心按揉 59 次，頸椎牽引 5～10 次（然後從第 1 頸椎點按至第 7 頸椎），舌尖用滾動法滾動 2 分鐘，舌根用滾動法滾動 2 分鐘，肝順時針按揉 47 次，脾用浮摸法逆時針揉 64 次，頭部順時針按揉 59 次，兩腎相對按揉 72 次，胃按壓 36 次。

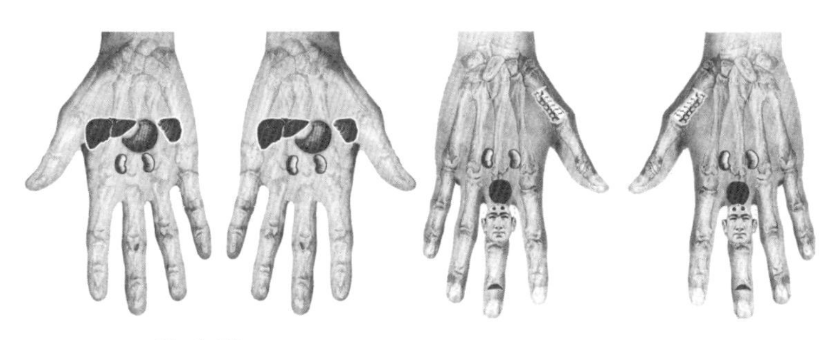

15.面肌痙攣

面肌痙攣是指面神經所支配的肌肉呈發作性、無痛性的痙攣收縮。

【病因】分原發性和繼發性兩類。原發性主要是由於面神經在其通道被血管壓迫，造成不斷發生串電現象刺激，引起面肌抽搐所致。繼發性主要是由於小腦後下動脈和前下動脈壓迫面神經，腫瘤、面神經髓鞘的損傷，椎基底動脈硬化壓迫刺激面神經而發病。

【臨床表現】多自眼輪匝肌開始有陣發性的輕微的不自主肌肉抽搐，逐漸向下擴展，數年可出現下面部肌和口角抽搐。可因精神緊張、疲勞而加重，還伴有頭痛、頭昏、注意力不集中、記憶力減退等症狀。

【反射區及操作方法】眼、鼻、嘴等面部用滾動法滾動2分鐘（然後再捻揉2分鐘），頭部順時針按揉59次，小

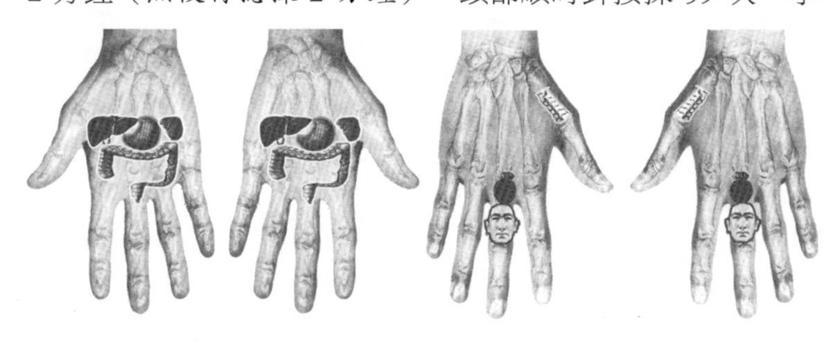

腦點按 59 次，膽點按 59 次，肝逆時針按揉 49 次，脾順時針按揉 64 次，胃按壓 36 次，大腸順腸道走向推按 59 次（疼痛點加點按 59 次），頸椎向心推按 59 次（加牽引 5～10 次，疼痛點加點按 59 次）。

16.特發性震顫

震顫是指部分軀體和肢體不由自主地節律性抖動。

【病因】1/3 以上的患者有家族史，常伴染色體顯性遺傳。在 65～70 歲前出現外顯。

【臨床表現】特發性震顫多發生於中老年人，以手、頭和軀體的慢性進行性加重的震顫為主要表現。起初，手及上肢逐漸出現抖動大而明顯、頻率不快的運動性震顫，當穿衣、持物、寫字時十分明顯，嚴重時生活無法自理。

【反射區及操作方法】腦垂體點按 81 次，小腦點按 59 次，甲狀腺、甲狀旁腺用滾動法滾動 2 分鐘，頸項捻揉 2 分鐘，頸椎、胸椎、腰椎向心各推 59 次（各加牽引 5～10 次，各椎敏感點或痛點再加點按 59 次），肝逆時針按揉 49 次，脾順時按揉 64 次，腹腔神經叢以橫「8」字形按揉 64 次。

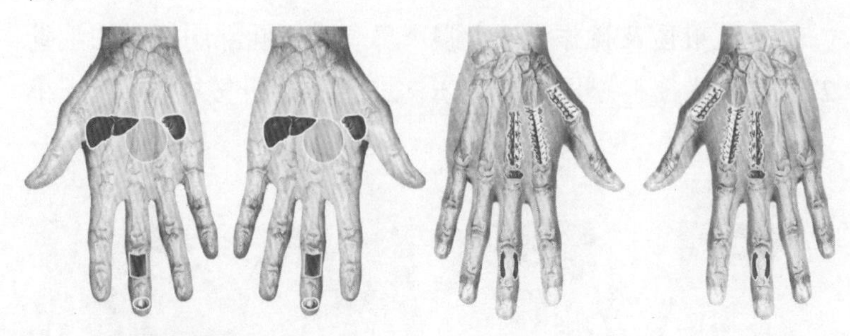

17.震顫麻痺

震顫麻痺是發生在中老年的錐體外系疾病，又稱「帕金森氏症」。

【病因】由於椎體外系黑質和黑質紋狀體通路的慢性病變，引起多巴胺缺乏，導致椎體外系功能失調所致。

【臨床表現】在靜止時，手、足、頭有明顯節律性的細小震顫，可逐漸波及下頜、唇、舌和頸部及四肢。頸部和四肢有僵硬感，行動不靈活，轉彎困難，雙手不能做精細動作，書寫時字體嚴重變形，站立不穩，步態碎亂，還伴有流涎、便秘、尿急等症狀。

【反射區及操作方法】頭部順時針按揉 59 次，小腦點按 59 次，下丘腦點按 59 次，腦垂體點按 81 次，甲狀旁腺捻揉 2 分鐘，舌尖點按 60 次，舌根用滾動法滾動 2 分鐘，頸項捻揉 2 分鐘，肝逆時針按揉 49 次，脾順時針按揉 64 次，兩腎相對按揉 72 次，腹腔神經叢以橫「8」字形按揉 64 次，頸椎、胸椎、腰椎向心各推按 59 次（各加牽引 5～10 次），四肢各捻 2 分鐘，然後再向心各推按 10～20 次。

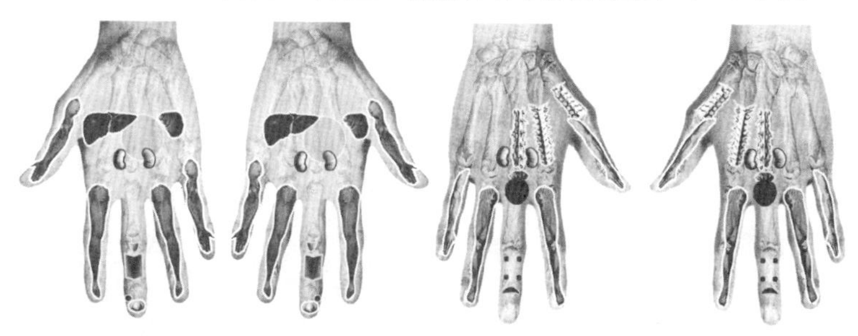

18.臂叢神經痛

臂叢神經痛是指由於各種原發性或繼發性病因引起臂叢神經根、神經幹病變而致的頸、肩、上肢及手所產生的疼痛。

【病因】原發性臂叢神經痛又稱「臂叢神經炎」，可有病側肩胛帶和上肢疼痛，表現出肌無力和肌萎縮綜合徵，其病因尚未明確。繼發性臂叢神經痛主要因頸椎病、頸椎間盤脫出、頸椎結核、脫位等刺激和壓迫了臂叢神經根所致。

此外，臂叢鄰近組織病變壓迫，如頸肋、腋窩淋巴結腫大、腫瘤、鎖骨骨折、臂叢神經外傷等，也是造成臂叢神經痛的原因。

【臨床表現】頸肩疼痛，並向上肢、手及胸部放射，呈針刺、火燒樣或刀割樣疼痛，頸部有強硬感，在持續性疼痛的基礎上呈陣發性加重。頸部向一側過度扭轉時，或咳嗽、打噴嚏時，疼痛加重。夜間及上肢活動時，疼痛加劇。同時，臂叢分佈區感知能力減退等。

【反射區及操作方法】頸椎、胸椎各牽引 5～10 次（然後再向心各推按 59 次），上肢牽引輕微旋轉 5～10 次（然後捻揉 3～5 分鐘，並在牽引時用另一隻手的食指輕輕拍打上肢），背離心推按 59 次，肩前後捏按 59 次，肝逆時針按揉 47 次，脾順時針按揉 64 次，上、下身淋巴腺點按 81 次，腹腔神經叢、頭部按揉 59 次。

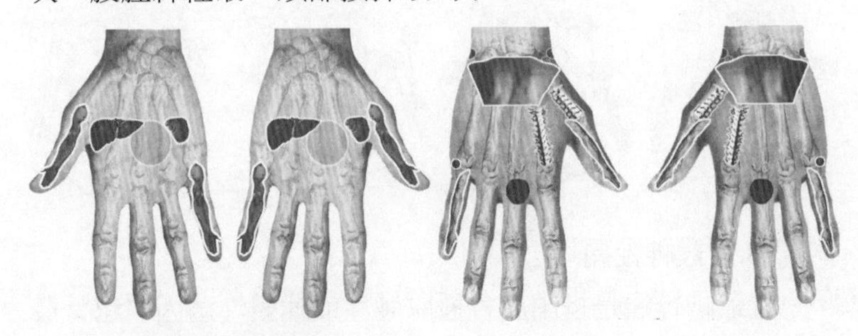

19.臀上皮神經痛

臀上皮神經痛是指在臀上皮神經通路及其分佈區域內的疼痛。

【病因】因風寒、受涼或突然身體旋轉，損傷腰背筋與臀筋膜相連交接處，引起局部軟組織腫脹，從而壓迫臀上皮神經所致。

【臨床表現】一側腰臀部刺痛、痠痛或刀割樣疼痛，活動加劇，疼痛可沿大腿外側放射至患側膝關節處，同時腰部活動受限等。

【反射區及操作方法】腹腔神經叢以橫「8」字形按揉64次，小腸按壓60次，臀部疼痛點強刺激掐按（直到疼痛減輕），胸椎、腰椎各牽引5～10次（然後向心各按揉59次，從上至下為一次），兩腎相對按揉72次，大腿外側用滾動法滾動2分鐘，頸項捻揉2分鐘。

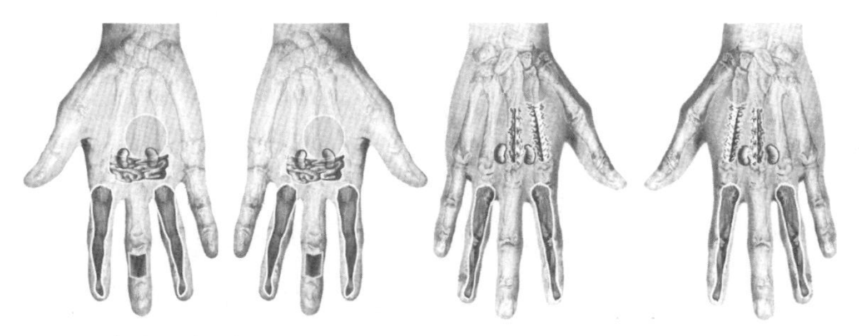

20.枕神經痛

枕神經痛是指枕神經受到刺激或牽拉時所引發的後枕部和頸部疼痛的病症。

【病因】多因頸部、顱腦疾病，如頸部外傷、結核、炎症等所致。

【臨床表現】本病起病急驟，疼痛比較劇烈，常為一側或兩側持續疼痛，有陣發性加劇，有時也有發作性疼痛。頭部活動、咳嗽、打噴嚏時，疼痛會加重。

【反射區及操作方法】小腦強刺激點按直到疼痛緩解，

頭部按揉 59 次，腦垂體點按 81 次，頸項捻 2 分鐘，頸椎牽引 5～10 次（再向心按揉 59 次，從上到下），上、下身淋巴腺點按 81 次。

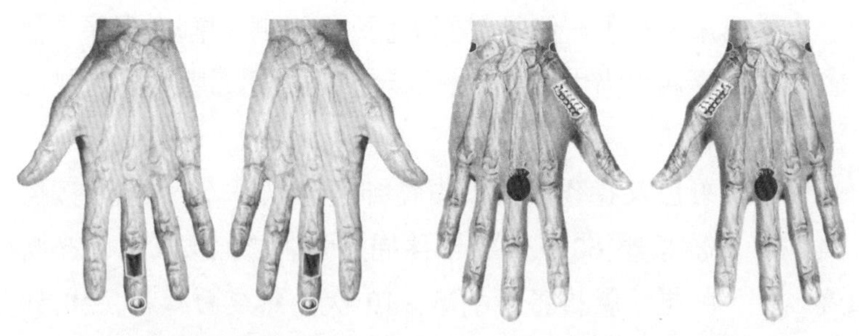

21.不安腿綜合徵

不安腿綜合徵是由於某些疾病引起的下肢氣血運行不暢所產生的病症。常常在夜間或安靜時，患者兩下肢出現蠕動感、酸困、蟲爬感或難以訴說的不適感，多發生於中老年人，多呈發作性。發作時間長短不定，使患者難以入睡，出現白天睏倦，造成精神不集中等。

【反射區及操作方法】肝逆時針按揉 49 次，脾順時針按 64 次，頸椎、胸椎、腰椎、骶骨、尾骨向心各推按 59 次，腹股溝向心推按 59 次，兩臀部分離按揉 59 次，膕窩用滾動法滾動 2 分鐘，兩下肢捻揉 2 分鐘（然後用指拍打 2 分鐘，再向心推按 59 次）。

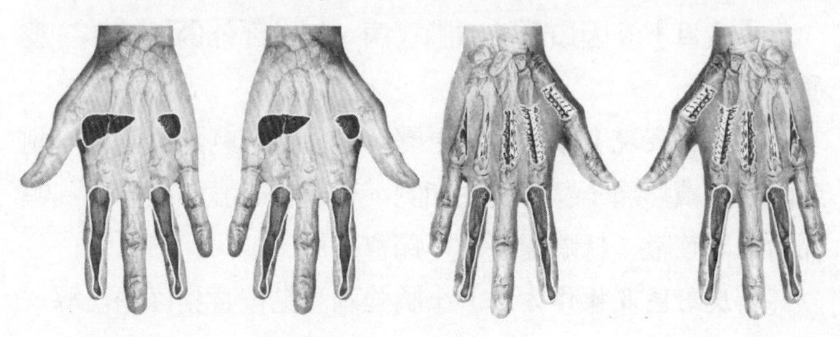

第六節 運動系統疾病

1. 頸部軟組織損傷

頸部軟組織損傷是指頸部在活動時，頸部筋肉、韌帶、筋膜過度牽拉而發生的局部損傷所致的一種病症，中醫稱「頸部傷」「脖頸傷筋」。

【病因】頸部突然扭傷及搬重物、攀高、前後屈伸反覆次數過多，均可導致頸部軟組織損傷。如治療不及時，可引起頸部軟組織勞損，使局部組織缺血、缺氧、水腫粘連，導致氣血失調、氣滯血瘀，影響頸部的正常活動。

【臨床表現】頸部肌肉痠痛和不適感。活動加重，當累及交感神經幹時，可出現噁心、耳鳴、視力模糊、頭暈、頸項僵硬、精神不振、面色萎黃等症。

【反射區及操作方法】頸項捻揉 3～5 分鐘，頸椎牽引 5～10 分鐘（牽引時，讓患者同時向兩側做擺頭、擺頸運動，然後再推按頸椎 59 次），斜方肌向兩側推按 59 次，肝逆時針按揉 49 次，脾順時針按揉 64 次。

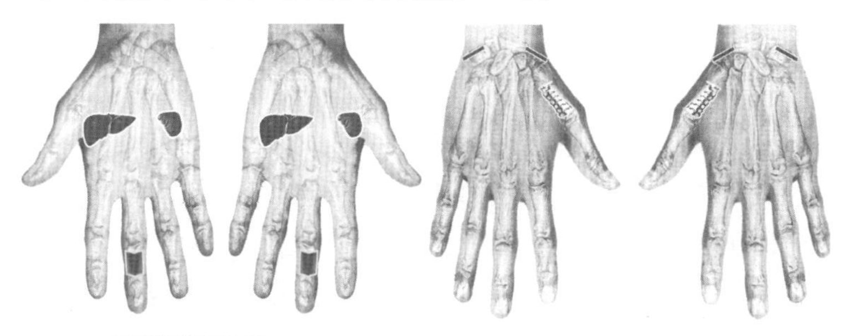

2. 頸肌筋膜炎

頸肌筋膜炎又稱「頸肌纖維炎」，是指頸部肌肉筋膜的急慢性損傷所引起的一種無菌型慢性軟組織炎症，屬中醫

「肌筋痺」的範疇。

【病因】分原發性和繼發性兩種。原發性病因不明，可能與勞累過度、體位不正或精神因素有關。繼發性是因機體虛弱，局部損傷、粘連，病灶感染，風寒潮濕等所致。

【臨床表現】頸部軟組織腫脹、增厚，頸肩部疼痛，頸前也會發生疼痛，疼痛時間長短不一，有發作性銳痛，疼痛與氣候和空氣濕度有關。常有頸部肌肉痙攣，活動受限，頸後可觸及結節與條索狀物。

【反射區及操作方法】頸項用滾動法輕柔滾動 2 分鐘，肩部按揉 59 次，斜方肌向兩側分離按揉 59 次，頸椎牽引 5～10 次（再向心推按 59 次），上、下身淋巴腺向心按揉 81 次，肝逆時針按揉 47 次，脾順時針按揉 64 次，兩腎分離按揉 72 次，腎上腺點按 81 次。

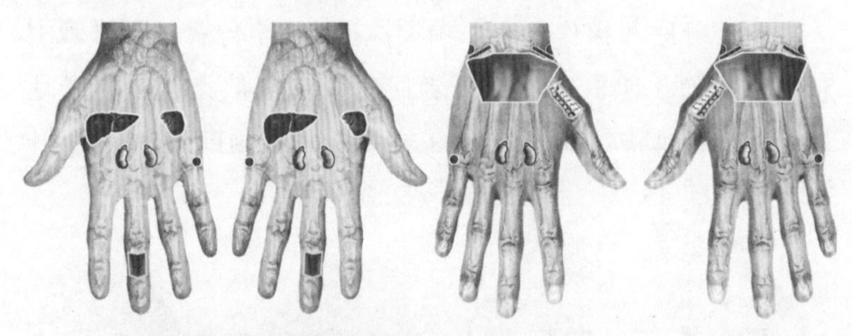

3. 頸棘韌帶及項韌帶損傷

頸棘韌帶及項韌帶損傷是指突發性或慢性牽拉所引起的頸部損傷性病症，屬中醫「瘀血痺」「脖項傷筋」的範疇。

【病因】主要有急性外傷史，撞車或急剎車時發生頸部突然擺動及長時期體位不正的慢性牽拉所致。

【臨床表現】病變在頸後，常固定一個部位，持久性的劇烈疼痛。筋肉腫脹，肌肉痙攣，頭部活動困難，活動不當時可向上肢放射，疼痛加重。

【反射區及操作方法】頸椎離心推按 59 次（包括頸椎兩側同時推按，然後再按揉頸椎兩側，最後牽引。牽引時，讓患者頭頸同時向兩側緩慢擺動，做 5～10 次），頸項捻揉 2 分鐘，胸椎、腰椎向心各推按 59 次，肩按揉 59 次，斜方肌向兩側按揉 59 次，頭部按揉 59 次，肝逆時針按揉 49 次，脾順時針按揉 64 次，兩腎分離按揉 72 次。

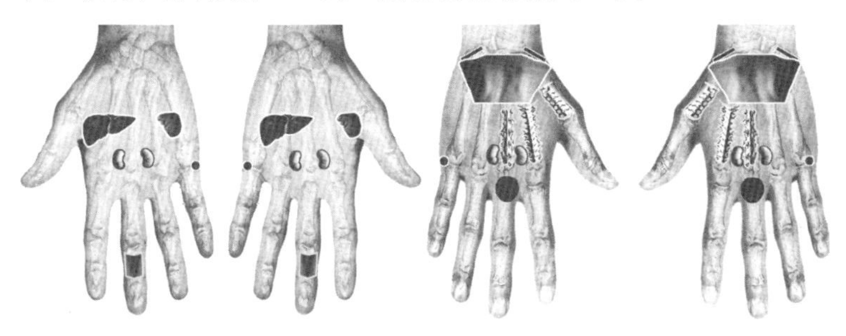

4. 肩胛背部肌筋膜炎

肩胛背部肌筋膜炎是指肩胛背部的肌肉、筋膜的突然性損傷或慢性勞損所引起的一種局部無菌性炎症，屬中醫「肌膜痺」的範疇。

【病因】由於體位不正，肩胛背部的肌肉、筋膜長時間處於伸展狀態，造成局部血液循環障礙而引起炎症。另外一種原因是肩胛背部軟組織急性損傷沒有得到很好的治療處理，或者反覆損傷，導致肌纖維發生病變而增厚，並刺激鄰近的其他軟組織，出現惡性循環，產生疼痛。

【臨床表現】病灶部位多在肩胛周圍，疼痛點較固定。先表現為銳性疼痛，後表現為鈍痛、痠痛、脹痛或難以忍受的劇痛。勞累、氣候變化或陰雨天均會使疼痛加重。

【反射區及操作方法】肩用指背拍打 59 次（再用浮摸

法向拇指橈側旋轉按揉59次），背用指背拍打59次（再用浮摸法向心推按59次），斜方肌用浮摸法向兩側推按59次，胸椎向心推按59次（加牽引），肩胛背疼痛敏感點按壓47次，肝逆時針按揉49次，脾用浮摸法順時針按揉64次，兩腎相對按揉72次，上、下身淋巴腺點按81次，腋下向心推按47次。

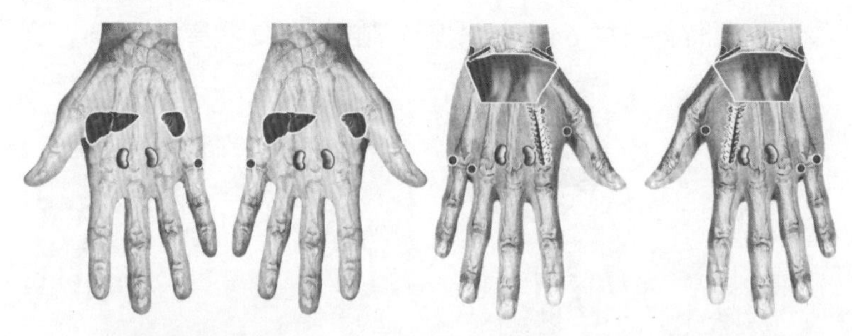

5. 腰部肌筋膜炎

腰部肌筋膜炎，又稱「腰纖維組織炎」，是腰部肌肉和筋膜因勞損、扭傷、姿勢不良、脊柱畸形等多種原因所造成損傷的一種慢性損傷性疾病，屬中醫「腰部傷筋」的範疇。

【病因】原發性的腰部肌筋膜炎是因勞累、受風、寒涼、潮濕所致。繼發性的腰部肌筋膜炎多因身體姿勢不良或勞累造成腰部肌肉、筋膜、韌帶、皮下組織損傷所致。

【臨床表現】疼痛症狀主要在腰部。急性期，腰部突發疼痛，疼痛難忍拒按，活動不便，俯仰翻身困難，白天輕、夜晚重，痛似針刺。慢性期，腰部疼痛反覆發作，呈隱隱作痛，勞累、久坐、久臥或遇陰雨天疼痛加重，還伴有尿頻尿多、失眠多夢、潮熱盜汗等症。

【反射區及操作方法】腰椎、骶骨、尾骨向心各推揉59次（加牽引），臀部向兩側按揉59次，大腿捻揉2分

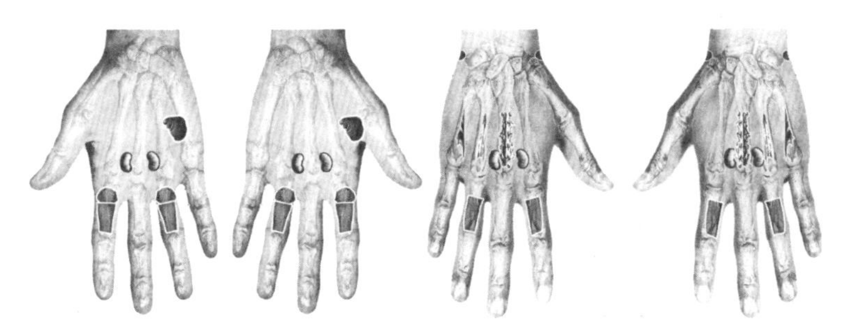

鐘，上、下身淋巴腺點按 81 次，脾順時針按揉 64 次，兩腎分離按揉 72 次。在做腰椎牽引時，讓患者同時左右轉圈，各個方向轉 10 圈，轉時動作要緩慢，不能過急過快。

6. 骨質疏鬆

骨質疏鬆是指老年人因內分泌低下、機體活動能力降低等各種原因引起的慢性全身性骨密度減少性疾病。

【病因】老年性骨質疏鬆的主要原因是性激素水平低下，骨骼合成性代謝刺激減少。此外，骨質疏鬆尚可見於甲狀旁腺機能亢進，甲狀腺功能亢進，類風濕關節炎，骨質軟化症，肢端肥大症，皮質醇增多症，不恰當的持久使用腎上腺皮質糖類激素，遺傳因素及飲食中長期缺鈣等。

【臨床表現】全身性鈍性隱痛，久坐久站後疼痛加重（平臥後疼痛可緩解），乏力，腰背痠痛，痛以脊柱與盆骨區及骨折處為主，攀登或體位改變時加重，機體活動受到明顯障礙，行走時出現拖步態，步態不穩，長期會使下肢肌肉有不同程度的萎縮，消瘦及食慾減退等症。

【反射區及操作方法】下丘腦點按 59 次，腦垂體點按 81 次，甲狀腺、甲狀旁腺捻揉 3～5 分鐘，腎上腺點按 81 次，兩腎相對按揉 72 次，肝逆時針按揉 49 次，胃順時針按揉 36 次，脾順時針按揉 64 次，小腸順時針按揉 60 次，大

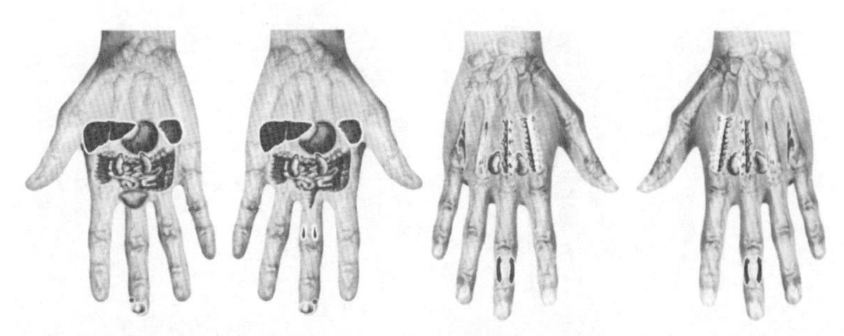

腸順腸道走向推揉 59 次，子宮順時針按揉 36 次，睾丸向心按揉 36 次，胸椎、腰椎、骶骨、尾骨向心各推揉 59 次（加牽引）。

7. 肩峰下滑囊炎

肩峰下滑囊炎是肩峰下滑囊的急性損傷或慢性勞損所致的無菌性炎症，又稱「三角肌下滑囊炎」，中醫稱之為「肩部傷筋」。

【病因】多因肩關節直接或間接受到外力撞擊後產生的急性損傷，因長期摩擦而引起的慢性損傷，退行性變，風濕病或類風濕病所致。該病常是肩關節鄰近組織慢性退行性病變的繼發病症。

【臨床表現】以疼痛為主，疼痛為逐漸加重，夜間疼痛更為顯著，常常因夜間疼痛而影響睡眠質量。疼痛可造成肩關節運動障礙，尤其是外展和外旋運動時，疼痛加劇，常引向三角肌的終止點。疼痛可向手、肩胛部、頸等處放射。晚期可見三角肌萎縮等。

【反射區及操作方法】肩部用輕手法向心按揉 59 次，頸項捻揉 2 分鐘，斜方肌向兩側按揉 59 次，背離心推 59 次，上肢捻揉 2 分鐘（並做牽引，牽引時做暗抖動法），頸椎、胸椎向心各推按 59 次，肝逆時針按揉 59 次，脾順時針

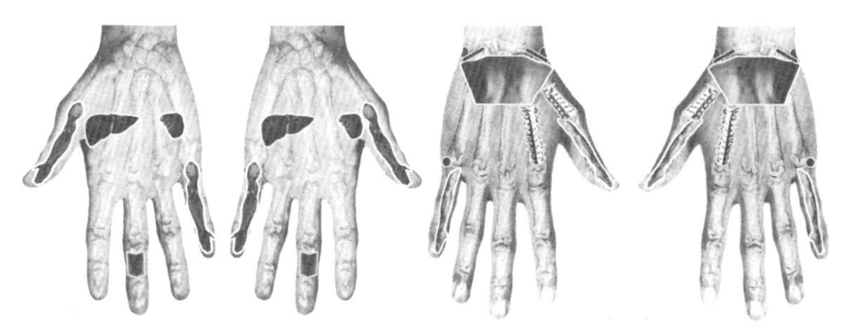

按 64 次，上、下身淋巴腺點按 81 次。

8. 腱鞘囊腫

腱鞘囊腫為腱鞘內滑液疝出形成的囊性腫物，好發於關節或肌腱附近，多見於手腕背側或掌側、外踝及足背。屬中醫「筋結」的範疇。

【病因】病因尚不明確，可能是肌腱過度摩擦所致，與外傷、勞累所造成的損傷有關。有很多人認為是關節囊、韌帶、腱鞘中的結締組織發生退行性病變所引起。

【臨床表現】常見於中青年婦女，男性少見。多發於腕背及足背，以無痛腫塊為主要症狀，容易復發，偶爾有痠痛或無力現象。

【反射區及操作方法】在腱鞘囊腫的反射區上用滾動法滾動 2 分鐘，然後再用壓揉法壓揉 2 分鐘，每天可做 3～5 次，間隔要長。肝逆時針按揉 49 次，脾順時針按揉 64 次。

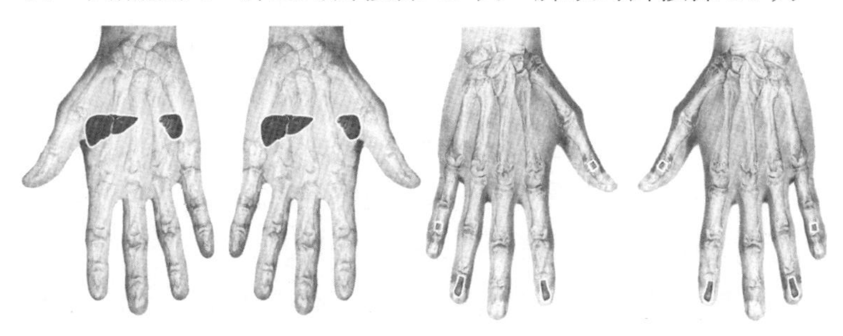

9. 肩胛提肌損傷

肩胛提肌損傷是指頸部長期前屈使肩胛提肌持續性牽拉造成損傷所引起的病變，多有頸項扭挫傷史。

【病因】主要是長期低頭伏案工作或長期低頭作業，或肩部頻繁的活動所致。受風、受涼、扭閃、扛重物等也可引起發病。

【臨床表現】有鈍痛、痠痛，亦可向頸背放射。伏案低頭，受涼或風吹時疼痛加重。

【反射區及操作方法】首先用手指指背拍打斜方肌、肩背 2～5 分鐘，頸項捻揉 2 分鐘，斜方肌、背離心推按 59 次，肩順時針按揉 59 次，頸椎、胸椎向心各推按 59 次（加牽引），上臂捻揉 2 分鐘，肝逆時針按揉 47 次，脾順時針按揉 64 次，上、下身淋巴腺向心按揉 81 次。

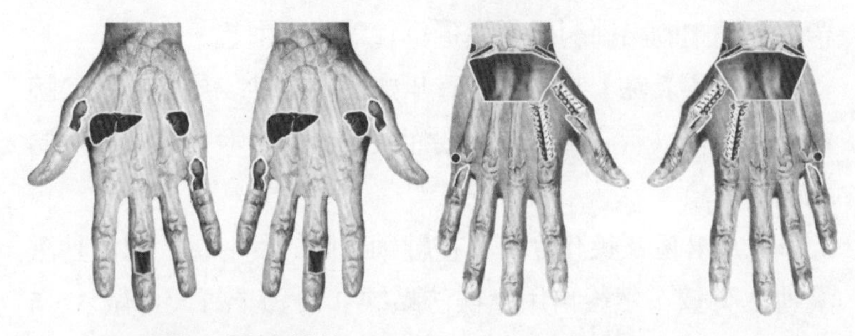

10.頸椎小關節錯位

頸椎小關節錯位是指頭頸部運動不協調，扭轉時在外力作用下使關節後側方微小錯位，不能自行復位出現的功能障礙，屬中醫「骨錯縫」的範疇。

【病因】頭頸部突然擺動、扭轉，如急剎車、各種球類的活動、摔跤時相互撞擊造成損傷所致。

【臨床表現】頭頸部活動受限，疼痛無力。上肢不能自舉，持物困難。常發生在頸4、5棘突部。

【反射區及操作方法】頸項捻揉2分鐘，斜方肌、背用浮摸法旋轉按揉59次，頸椎牽引5～10次（在做牽引前，首先在頸椎反射區找到疼痛點，並做好記號，然後再做牽引。當將頸椎牽引開後，用擠壓的方法按在疼痛點上，牽引的手左右轉動3～5次，然後讓患者做胸式呼吸。當患者吸好氣後，讓患者憋氣。施術者鬆開牽引的手，讓患者呼氣，動作要緩慢柔和）。肝逆時針按揉49次，脾順時針按揉64次，兩腎相對按揉36次，胸椎向心推按59次。

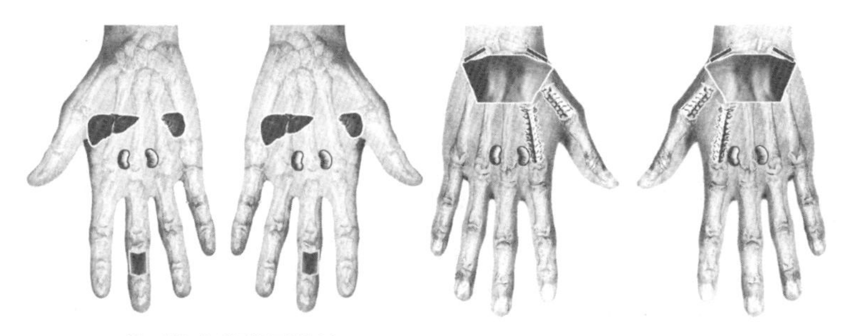

11.胸椎小關節錯位

胸椎小關節錯位是指胸椎關節突、肋橫突關節和肋骨小頭關節超出正常活動範圍所造成的位置錯移，又稱「胸椎小關節紊亂」。中醫稱之為「胸骨錯縫」。

【病因】因扭轉不當、呼吸不協調、搬舉重物、外力突然撞擊等所致。

【臨床表現】胸背疼痛，酸脹，疼痛有時向頸項、腰部放射。咳嗽或呼吸、陰雨天、久坐久站及轉身彎腰時，疼痛加重。

【反射區及操作方法】胸椎牽引5～10次（操作方法同頸椎操作），頸椎、腰椎向心各推按59次，肋間神經點點

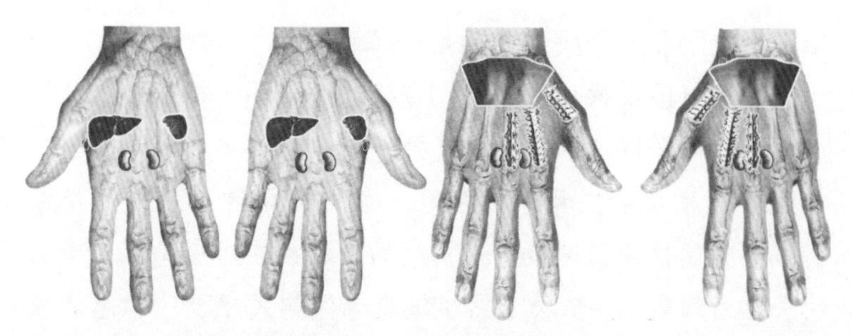

按 24 次，肝逆時針按揉 49 次，脾順時針按揉 64 次，兩腎相對按揉 36 次，背離心推按 59 次。

12.腰椎小關節錯位

腰椎小關節錯位是指腰部動作不協調所造成小關節位置錯移，又稱「腰椎後關節紊亂（半脫位）」。中醫稱之為「腰椎骨錯縫」。

【病因】腰部活動不協調，或在腰部姿勢不正確的狀態下負重，突然扭閃，後關節損傷、炎症，先天畸形，椎間盤突出及腰部慢性損傷均可引發該病。

【臨床表現】疼痛時輕時重，勞累時尤甚，不能久坐，活動受限，活動後疼痛加重，亦可向下肢放射。

【反射區及操作方法】腰椎牽引 5～10 次（操作方法同頸椎操作），胸椎、骶骨、尾骨向心各推 59 次，兩腎相對按揉 72 次，肝逆時針按揉 47 次，脾順時針按揉 64 次，下

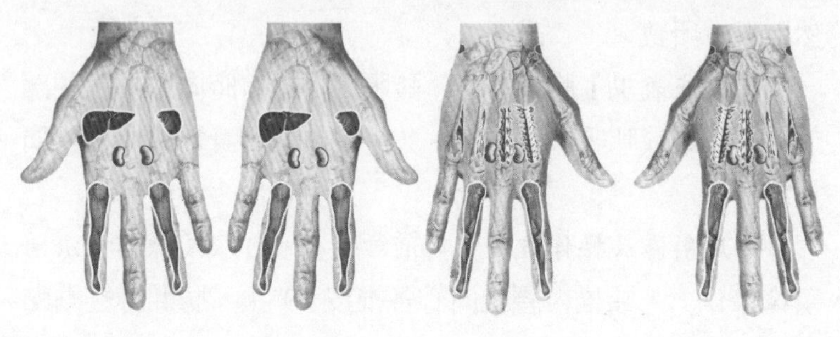

肢捻揉 2 分鐘，上、下身淋巴腺點按 81 次。

13.腰椎滑脫

腰椎滑脫是指椎體向前或向後滑移超出正常位置，又稱「腰椎間盤慢性脫位」。

【病因】先天發育障礙，慢性勞損，外力撞擊，退行性變，行走時閃失，過於肥胖及腰負重過多均可引發該病。

【臨床表現】疼痛與滑脫的程度有關，僅是腰骶痛為輕度；腰部及下肢痛，久站久行疼痛加重，或不能站立行走為重度。

【反射區及操作方法】腰椎牽引 5～10 次（首先找出腰椎反射區疼痛點，並做記號。然後牽引，當牽引開後，用另一隻手的任何一指放在疼痛點上。如向前脫位，用手掌面頂；如向後脫位，用手背向下壓，但用力不能過猛，要緩慢施力。在頂壓的同時，讓患者吸足氣，然後讓患者憋氣，在患者憋氣的同時快速鬆開牽引的手，鬆到位後讓患者呼氣，同時鬆開頂或壓的手指，接下來向心推按腰椎反射區兩側 5 次）。胸椎、骶骨、尾骨向心各推按 59 次，下肢捻揉 2 分鐘，膕窩用滾動法滾動 2 分鐘，兩腎相對按揉 72 次，肝逆時針按揉 47 次，脾順時針按揉 64 次，上、下身淋巴腺點按 81 次。

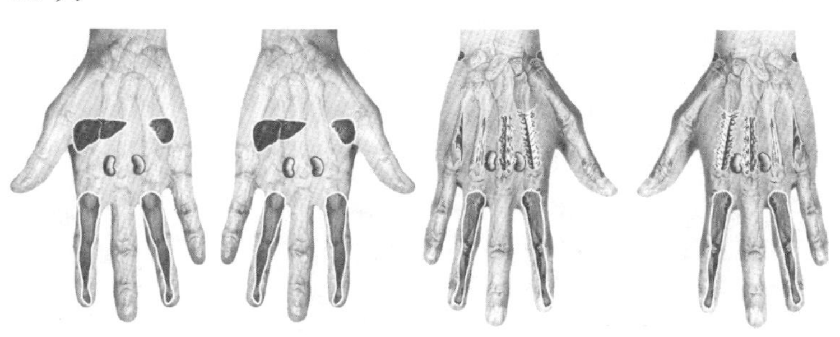

14.腰椎骨質增生

腰椎骨質增生是指腰椎的退行性改變和增生，屬中醫「腰痛」「痺證」的範疇。

【病因】若腰部活動過多、承受的負荷過大，腰椎的相對磨損程度也就大。椎間盤退變、前後縱韌帶鈣化、椎間隙窄都是發病原因，多在腰部活動度較大的第 3 腰椎至第 5 腰椎處發生。

【臨床表現】早期無明顯症狀，隨著病情的發展可有腰背痠痛、沉重，腰部有不靈活感。如遇陰雨天或坐姿不良、久坐、過度勞累可使疼痛加重。如果骨刺向椎管內生長或骨刺壓迫神經根，可出現向下肢放射，引起下肢麻木、疼痛、行走困難，腰部活動受限，有輕度痙攣等症狀。

【反射區及操作方法】腰椎牽引 5～10 次（首先找出腰椎反射區的疼痛點，並做上記號，然後再做牽引。當牽引開後，用另一隻手的手指按在疼痛點上，牽引的手連續在腰椎反射區左右轉動，按在疼痛點上的手指就不停地按揉 9 次，然後鬆開牽引的手。在鬆開之前，讓患者吸氣、憋氣，鬆開後呼氣，接著做第二次）。胸椎、骶骨、尾骨向心各推 59 次，下肢捻揉 2 分鐘，甲狀旁腺捻揉 2 分鐘，肝逆時針按揉 49 次，脾順時針按揉 64 次，兩腎相對按揉 72 次。

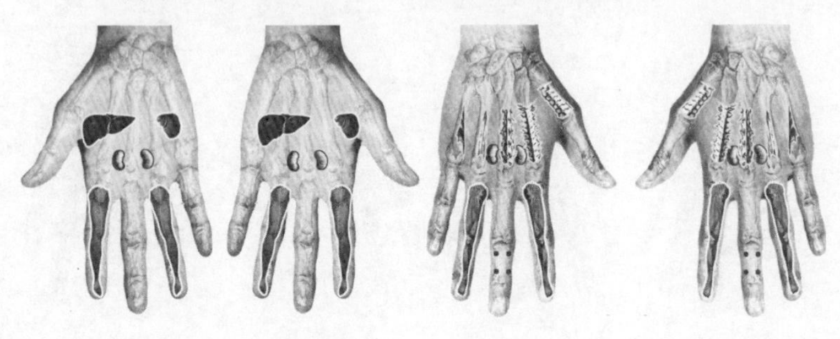

此外，頸椎、胸椎如有骨質增生，均可按照腰椎骨質增生的方法去做。然後再做頸椎、胸椎各自其他相關反射區，但肝、脾、腎、甲狀旁腺的反射區也要按摩。

15.梨狀肌綜合徵

梨狀肌綜合徵是指梨狀肌損傷後使周圍血管、神經受到牽拉壓迫所產生的一種症狀，又稱「梨狀肌損傷」，屬中醫「腿痛」「臀部傷筋」的範疇。

【病因】由於不正確的姿勢或用力過猛，使梨狀肌牽拉過度損傷所致。梨狀肌鄰近組織的疾病，或因受風、受寒、潮濕等引發本病。

【臨床表現】臀部疼痛，刺痛、鈍痛伴有酸脹感，疼痛呈持續性。行走、咳嗽、打噴嚏時疼痛加劇，疼痛可向下肢後外側放射，可到足外緣，會陰部有下墜感。

【反射區及操作方法】如臀部疼痛不止，首先在臀部反射區找疼痛敏感點，然後用強刺激手法點按，直到疼痛緩解或不痛。腰椎向心推按 59 次（加牽引），骶骨、尾骨向心各按揉 59 次（加牽引），臀部逆時針按揉 59 次，腹股溝向心推按 59 次，下肢捻揉 2 分鐘，肝逆時針按揉 49 次，脾順時針按揉 64 次，兩腎相對按揉 72 次，上、下身淋巴腺向心按揉 81 次。

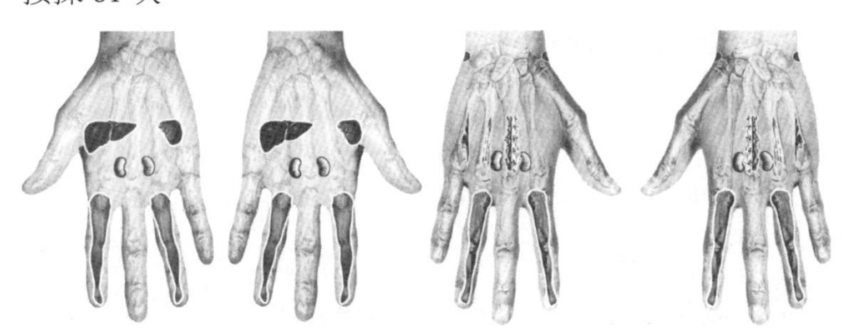

16.頸肩綜合徵

頸肩綜合徵是由於頸部、胸腔上口狹窄及肩關節軟組織受損及病變引起頸肩臂疼痛的病症。

【病因】因頸椎病及頸部軟組織損傷，前斜肌的病變，肩部外傷及各種病變所致。

【臨床表現】頸部疼痛、肌肉僵硬，疼痛亦可向枕、肩、臂放射，肩部疼痛，活動受限，上肢有麻痛感，也可出現肌肉萎縮。

【反射區及操作方法】頸椎、胸椎向心各推按 59 次（牽引頸椎 5～10 次，用不同的手法調理各種頸椎病），肩部（前、外、後）按揉 59 次，上臂捻揉 2 分鐘，腋下向心按揉 47 次，牽引上肢同時做左右旋轉動作，頭部按揉 59 次，肝逆時針按揉 49 次，脾順時針按揉 64 次，兩腎相對按揉 72 次，上、下身淋巴腺點按 81 次。

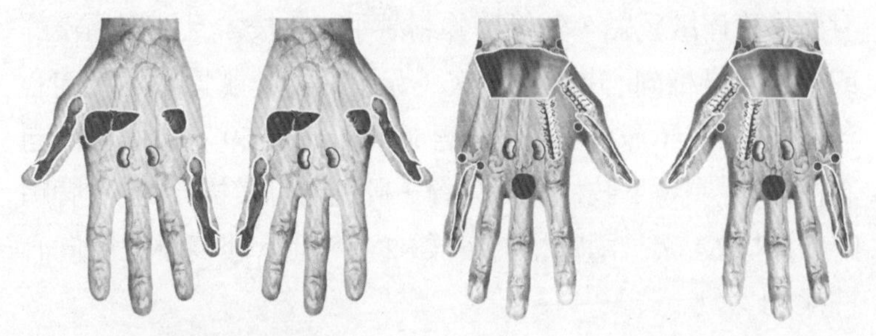

17.類風濕性關節炎

類風濕性關節炎是一種病因未明，以關節病變為主及免疫系統異常的慢性全身性疾病，又名「萎縮性關節炎」。

【病因】類風濕性關節炎的真正發病原因目前尚未明確，寒冷、潮濕、疲勞、營養不良、精神創傷等，常為本病的重要誘因。此外，本病與內分泌失調、病毒感染、局部創傷、血管舒張障礙、結締組織疾病、自身免疫病變及遺傳等因素有關。

【臨床表現】本病多發生於 20～45 歲人群，女性多於男性。其主要症狀有關節疼痛，關節腫大，關節及其周圍組織發炎、萎縮，關節畸形和僵硬強直。

本病發病緩慢，患者常有幾週到幾個月的疲倦乏力、體重減輕、飲食不佳、低熱和手足麻木刺痛等前期症狀。繼而發生某一關節疼痛、僵硬，可無外觀異常，隨後關節漸漸腫大，周圍皮膚溫熱、潮紅，自動或被動運動時都引起疼痛。起初是一兩個關節受累，往往呈游走性，以後發展為對稱性多發性關節炎，開始是四肢遠端的小關節受累，而後發展到其他各關節受累。

病變進行時，由於關節的腫脹疼痛使關節活動功能受限，使周圍的肌肉組織萎縮和關節畸形，僵硬、強直也更加顯著。隨著病變的發展，患者有不規則的發熱、脈搏加快、顯著貧血和情緒低落。病變關節最後變成強直、僵硬、畸形，膝、肘、腕部、手指部關節固定在屈位，患者失去勞動力，穿衣、進食、翻身、大小便等需人協助，有的終日不離床褥，自己不能動彈而極度痛苦。

【反射區及操作方法】額竇向心按揉 59 次，甲狀旁腺向心按揉 24 次，扁桃體向心按揉 24 次，小腸離心推刮 60 次，上、下身淋巴腺點按 81 次，腎上腺點按 81 次，肝逆時針按揉 47 次，脾順時針按揉 64 次，肺向心推刮 72 次，盲腸及闌尾順時針按揉 59 次，兩腎相對按揉 36 次，輸尿管離心推拉 36 次，膀胱順時針按揉 36 次，尿道離心推拉 36 次。病變關節按照不同的部位用不同的手法進行操作。

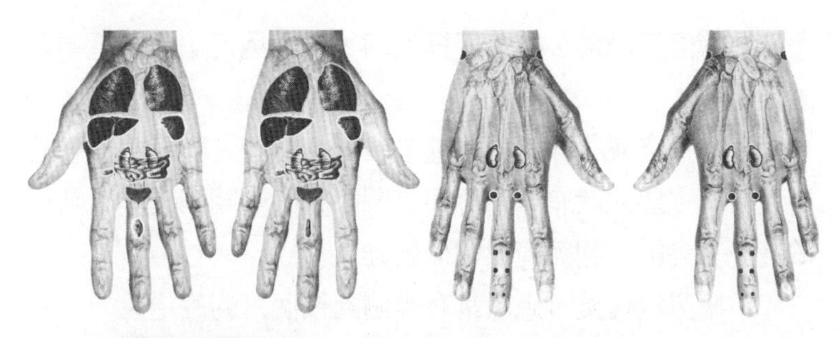

18.風濕性關節炎

風濕性關節炎是因風濕病侵犯關節所引起的炎症。

【病因】本病與溶血性鏈球菌感染、潮濕、寒冷、疲勞過度、素體虛弱、氣血運行不暢、機體防禦功能低下及損傷、營養不良等因素有關。

【臨床表現】典型表現為游走性多關節炎，由一個關節轉移至另一個關節，多見於膝、踝、肩、肘、腕、髖等較大關節，常是對稱性的，受累關節局部呈紅腫、疼痛等炎症表現，活動受限。部分患者幾個關節同時發病，手、足小關節或脊椎關節等也可波及。本病痊癒後，關節功能完全恢復，不遺留關節強直和畸形等病變痕跡，但常反覆發作。

【反射區及操作方法】基本的操作方法就按類風濕性關節炎的操作方法去做，然後根據不同病灶區用不同的手法去操作。

【註】根據我們的臨床實踐經驗，類風濕和風濕性關節炎可按三大地域進行調治。對於東北、華北一帶的患者，在調理上應先把寒調整，接著調風，再調濕。對於西北、中原地區的患者，應先調風，接著調寒，再調濕。對於西南、長江以南一帶的患者，應先調濕，接著調風，再調寒。

調寒的手法是用浮摸法在病灶區域旋轉揉動；調濕的手

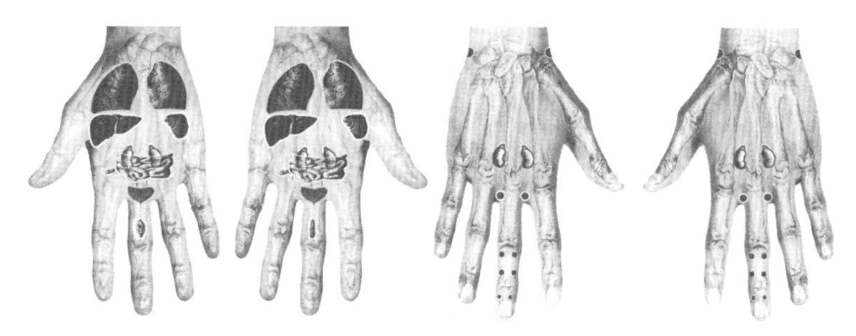

法是用浮摸法先在病灶區揉動 5～10 次，然後接著用重手法在病灶區旋轉揉動 5～10 次；調風的手法是用手背拍打病灶區。時間的長短和次數、遍數，根據不同病情可增減。另外，這類病人要加強營養，通過合理的飲食加強營養，提高自身免疫功能，早日恢復健康。操作過程中，關節部位還要重點對筋腱、肌肉、韌帶進行調整，這樣才能使病灶區的關節早日康復。更重要的是，手部操作要天天堅持。

19.痛風

痛風是一種嘌呤代謝紊亂，血液尿酸濃度增高導致組織損傷的疾病。

【病因】由於尿酸代謝失常引起血尿酸增高，超過飽和濃度而沉積於關節、軟組織、軟骨、骨骺、腎臟等組織所致。

【臨床表現】本病多見於成年男性，急性期起病急驟，多數患者在半夜或清晨突感關節劇烈疼痛，伴以發熱等全身症狀而驚醒，受累關節以腳拇趾和第一跖趾關節最多，其次為踝、手、腕、膝、肘及足部其他關節等。受累的大關節腔可有積液，一般為發作性單關節炎，特別是第一跖趾關節最多累及。關節疼痛數小時後出現感覺過敏、顯著紅腫、發熱、壓痛及活動受限制，患者有高熱、頭痛、心悸、疲乏及厭食等症狀。緩解期可數月至數年，可因精神緊張、勞累、飲食過多、酗酒、關節損傷、受寒、手術、感染等誘至急性發作。病情反覆發作則發展為慢性，表現為多關節損傷，反覆發作關節疼痛，緩解期縮短，疼痛增加甚至持續不消失，最後出現關節畸形僵硬和活動受限制。脊椎關節累及時症狀不明顯或有背痛、胸痛、肋間痛等不典型症狀群。

約半數患者在起病的各個階段中發生痛風石，常存在於關節附近的骨骼中，侵蝕骨，使骨骼畸形及骨質損傷，在關節附近的滑囊膜、腱鞘、耳輪、指間、指掌呈現黃白色痛風石或破潰形成瘻管。病情嚴重時，甚至出現腎功能失常、血尿、少尿、尿閉、尿毒症及心血管病變等。

【反射區及操作方法】腹腔神經叢以橫「8」字形按揉 64 次，兩腎相對按揉 72 次，輸尿管離心推或拉 36 次，膀胱順時針按揉 36 次，尿道離心推或拉 36 次，肺向心推刮 72 次，肝逆時針按揉 47 次，脾順時針按揉 64 次，頸椎、胸椎、腰椎、骶骨、尾骨向心推按 59 次，病變關節各用輕手法按揉 120 次，四肢各離心捻揉 5 分鐘，上、下身淋巴腺向心按揉 81 次。

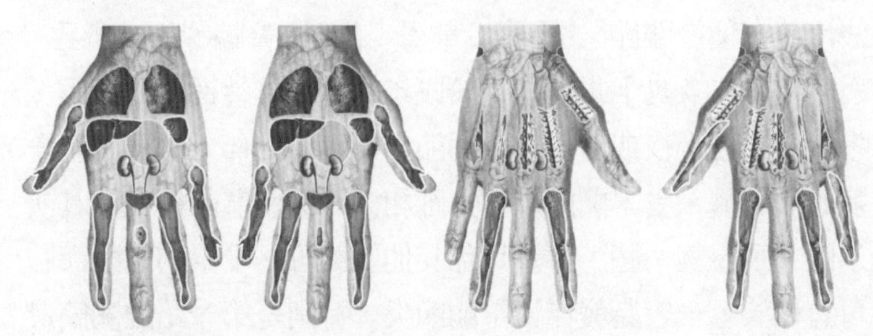

20.頸椎病

頸椎病又稱「頸椎綜合徵」，是指頸椎間盤的退行性病變及骨質增生，而壓迫頸神經根或脊髓所引起的一種綜合徵。

【病因】頸椎病的發病原因多為風寒、外傷、頸椎間盤退行性病變、頸椎肥大性改變、頸椎的內在平衡受到破壞，使頸椎發生了解剖病理變化，引起頸椎生理曲線改變、頸椎間盤慢性萎縮、周圍軟組織勞損、椎間盤纖維環凸出、椎間孔縮小、椎間隙變窄、椎體後緣唇邊及骨質增生，導致頸神經根、頸椎脊髓、椎動脈受壓迫，從而出現頸部痠痛不適、僵硬、強直、頭痛、頭暈、肩臂痛、手指麻木、頸部活動不靈活等症狀。臨床根據受累部位的表現特點，將頸椎病分為神經根型、脊髓型、椎動脈型和交感神經型。

【臨床表現】

（1）**神經根型**：表現為頭、頸、肩處有定位性疼痛，頸部僵板，活動範圍受限，上肢有放射性疼痛，手臂麻木發涼，肌力減退，小魚際無力或萎縮。

（2）**脊髓型**：表現為下肢沉重無力、尿頻、尿急、腰痠、排尿無力、步態不穩，低頭症狀加重，以後向下肢發展為痙攣癱瘓。此外，還有上肢麻木、酸脹、燒灼感，上肢發抖無力，可發生在一個手指或多個手指，以及頭痛、頭脹、頭皮痛。

（3）**椎動脈型**：表現為供血失調的症狀，具體表現：①發作性的眩暈、複視、眼震、噁心、嘔吐、耳鳴、耳聾。②肢體麻木、感覺異常、持物落地、失音、聲嘶、吞嚥困難、視物不清。③猝倒，病人肢體突然失去支持能力而猝倒，猝倒後緩解快，發作時頭腦清醒。

（4）**交感神經型**：分興奮型和抑制型兩種。①興奮型：表現為頭痛、偏頭痛、頭沉重、枕部和脖子痛，眼裂增大、視物模糊、眼窩脹痛、目乾澀，心跳加快、心律不整、心前區痛、血壓升高、肢體發涼怕冷、局部溫度降低，遇冷時全身癢，頭、頸、四肢、雙手、雙足或身體半側出汗。②抑制型：表現為頭暈眼花、眼瞼下垂、流淚、鼻塞、血壓偏低、胃腸蠕動加快、腹脹排氣。

【反射區及操作方法】肝逆時針按揉 49 次，脾順時針按揉 64 次，兩腎相對按揉 72 次，頸項捻揉 5 分鐘，頸椎向心推按 118 次，斜方肌按揉 59 次，接著再做以下手部頸椎牽引。

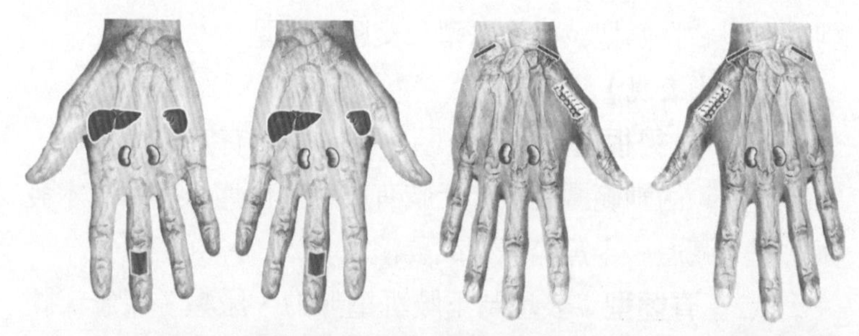

（1）神經根型頸椎牽引操作方法：先牽有痛點頸部一側手部頸椎反射區，當牽引開後，讓患者張嘴，同時讓患者的頭轉向牽引一側。當患者的頭部轉到極限時，讓患者閉嘴，然後施術者鬆開牽引的手，讓患者的頭轉回原位。接著做另一隻手部頸椎反射區的牽引，操作方法、要領及動作相同，只是患者頭部轉動的方向相反。

（2）椎動脈型頸椎牽引操作方法：首先任意牽引一側手部頸椎反射區，當牽引開後，讓患者張嘴，同時讓患者的頭轉向牽引的一側。當患者的頭部轉到極限時，施術者鬆開牽引的手，讓患者閉嘴，同時讓患者的頭轉回原位。接著做另一隻手部頸椎反射區的牽引，操作方法、要領及動作相同，只是患者頭部轉動的方向相反。

（3）交感神經型頸椎牽引操作方法：首先任意牽引一側手部頸椎反射區，當牽引開後，讓患者張嘴，同時讓患者的頭轉向牽引的一側。當患者的頭部轉到極限時，讓患者閉嘴，同時讓患者的頭轉回原位。轉回原位後，施術者鬆開牽引的手。接著做另一隻手部頸椎反射區的牽引，操作方法、要領及動作相同，只是患者頭部轉動的方向相反。

（4）脊髓型頸椎牽引操作方法：首先任意牽引一側手部頸椎反射區，當牽引開後，讓患者張嘴，同時讓患者抬頭。當患者的頭抬到極限時，讓患者閉嘴。當患者閉嘴後，施術者鬆開牽引的手，患者的頭低回原位。接著牽引另一隻手部頸椎反射區，當牽引開後，讓患者張嘴，同時讓患者低頭。當患者的頭低到極限時，讓患者閉嘴，同時施術者鬆開牽引的手，讓患者的頭抬回原位。

如患者是綜合頸椎病，幾種手法可交替進行。如是頸肩綜合徵，再加上肢的牽引。

【要求】患者在牽引時，應做到頭頂中正不能歪斜，每一個動作都應放在最慢的速度上。施術者在操作過程中，牽引放鬆的速度應輕、柔、慢、緩、準，兩手在操作時應每次一交替，每隻手最多牽引 10 次。

21.落枕

落枕是指急性頸部肌肉痙攣、強硬、痠脹、疼痛、轉動不利的一種頸部常見病。

【病因】多由於體質虛弱，勞累過度，長期低頭工作，睡眠姿勢不正確，枕頭高低不適或過硬，外感風寒等原因，使頸部一側胸鎖乳突肌、斜方肌及肩胛提肌等肌肉發生痙攣而致。

【臨床表現】早上起床後，發現頸項部一側肌肉緊張、痙攣、僵硬強直、痠痛，頭部轉動困難，動則疼痛加劇。嚴重者自覺頸部一側或兩側胸鎖乳突肌疼痛，不能仰俯轉動頭向患側偏斜，轉頸時常須與軀幹一起旋轉，頸部活動受限，頸部有壓痛，疼痛可放射至肩、背及上肢。

【反射區及操作方法】頸椎向心推按 59 次，頸項捻揉 5 分鐘，肩按揉 49 次，胸椎向心推按 59 次，頸椎、胸椎加牽引。快速調整法：可用手掐腳的第四個腳趾，施術者用拇指和食指橫著掐在患腳第四個腳趾的趾尖，在患者不注意時用力一掐即可。頸左側掐右腳第四趾，頸右側掐左腳第四趾，操作時要快、準、重。

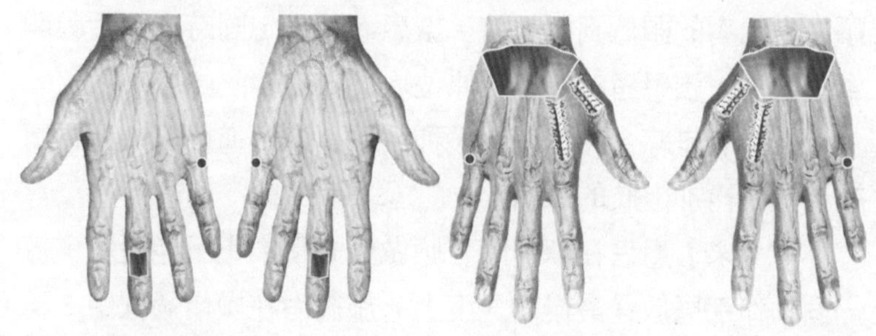

22.骨質增生

骨質增生是由關節軟骨變性，並在關節緣處產生新骨所引起關節疼痛、僵硬、畸形及功能障礙的一種常見慢性關節病，又稱「增生性關節炎」「退行性關節炎」「肥大性關節炎」「骨關節炎」等。

【病因】長期關節機械損傷、姿勢不良致關節面受力不均匀、先天性畸形等造成關節局部營養、代謝及酶的障礙，以及化膿性感染、炎症、跌仆骨折、整復不良，脊椎側彎及骨骺分離等所致。

【臨床表現】按骨質增生部位，可分為脊椎關節炎（多見於頸椎和腰椎）、指關節炎、膝關節炎、髖關節炎、跟骨骨刺等。其主要症狀為早期關節痠痛，活動不靈，僵硬，早上起床或久坐起立時最為明顯，活動後減輕，活動過多或過度勞累後疼痛加重。後期則持續疼痛，休息時也感疼痛，有壓痛，關節活動受限制，可出現關節積液、關節畸形和關節內游離體，關節活動時可有摩擦音。

【反射區及操作方法】腦垂體點按 81 次，腎上腺點按 81 次，甲狀旁腺捻揉 5 分鐘，兩腎相對按揉 72 次，肝逆時針按揉 49 次，脾順時針按揉 64 次，脊柱向心推按 59 次（脊柱加牽引，牽引的同時加按痛點 2 分鐘），髖關節向心按揉 64 次，膝關節順時針按揉 64 次（髖、膝關節加牽引，牽引時痛點加按 81 次），膕窩用滾動法滾動 5 分鐘，上、下身淋巴腺向心按揉 81 次。病變關節反射區根據不同部位可按揉或點按，次數為 64 次，關節反射區在施術時力度不能過重，要輕按、輕點。關節反射區做完後，要活動相對應的關節。在治療過程中，要避免劇烈活動和過度負重，以減少反覆損傷，肥胖者宜減輕體重。

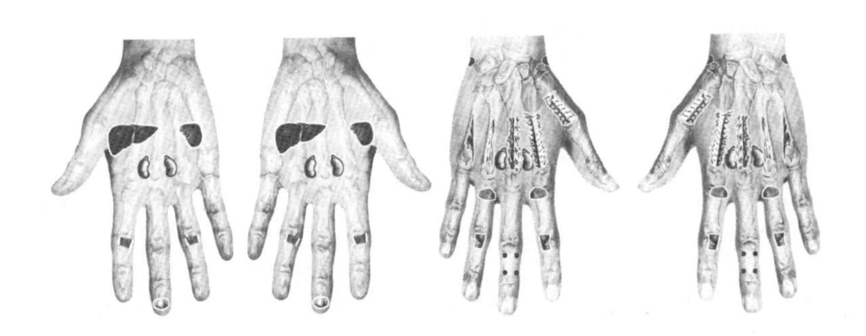

23.肩關節周圍炎

肩關節周圍炎，簡稱肩周炎，是一種慢性退行性病變所引起的關節腔及周圍組織的慢性炎症，俗稱漏肩風，多見於50歲左右的人群，故有「五十肩」之稱。

【病因】多由感受風寒、頸椎病變、用力過度或外傷等因素使肩關節周圍的滑囊、肌肉、韌帶、肌腱、關節囊及神經等軟組織發生炎性病變，導致肩部疼痛，活動受限。

【臨床表現】早期呈陣發性疼痛，逐漸加重，夜間尤甚，勞累後加劇，與天氣變化也有關。肩部活動受到牽拉，疼痛尤為劇烈，並放射到頸部、肩胛部、三角肌部、上臂、前臂及背，提物無力，肩關節活動範圍受限。嚴重者，穿衣、洗臉、梳頭、摸頸後和背部都很困難，日久可有肩部肌肉萎縮，常可在肩前、肩外側或肩後摸到壓痛點。

【反射區及操作方法】頸椎向心推按59次，肝逆時針按揉49次，脾順時針按揉64次，上、下身淋巴腺向心按揉81次，肩關節按揉49次（如是受風要用指拍打肩關節2分鐘），上臂用滾動法滾動3分鐘，牽引手臂3～5分鐘。若疼痛厲害，加點按手部小腿反射區外側敏感點。

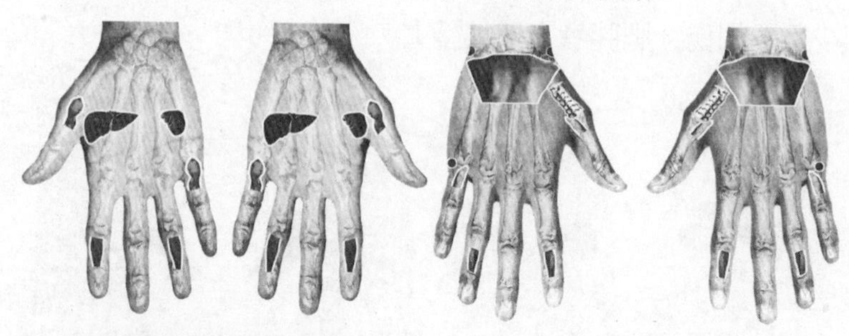

24.腰椎間盤突出症

腰椎間盤突出症是指椎間盤的髓核突出壓迫或刺激脊

髓、脊神經根或馬尾神經所引起的腰腿痛綜合徵。

【病因】 多由於腰部外傷，尤其是積累性勞損，使脊椎失去平衡，特別是在彎腰提取重物用力不當時，椎間盤前緣壓力增加，致使腰椎間盤纖維環部分或完全破裂，髓核向後方突出而發病。也可隨著年齡的增長，韌帶鬆弛，腰椎間盤逐漸退化變性，彈性降低，或受風、寒、濕等因素而發生。由於腰骶部活動量較大，損傷機會多，所以椎間盤突出多發生在第 4 腰椎與第 5 腰椎之間，或第 5 腰椎與第 1 骶椎之間，多發生於 20～40 歲的男性。

【臨床表現】 本病一般是突然發生，也有逐漸發生的，多有明顯的外傷。有較長時間、反覆發作的腰痛史，起病急，疼痛劇烈，咳嗽、打噴嚏及用力時疼痛加重，腰部活動受限，不敢直腰，重者可影響翻身和站立，臥床不能動彈，仰臥位不能將腿上舉。疼痛可沿坐骨神經分佈區放射，並伴有小腿外側或足背、足跟等處有麻木感，感覺異常，下肢肌肉萎縮等。

【反射區及操作方法】 急性腰椎間盤突出要瞭解突出部位和方向，首先做手部腰椎反射區牽引，在牽引時用另一隻手找準手部腰椎反射區的相對點，同時根據患者突出部位和方向進行推壓擠按，然後讓患者吸氣並憋住氣，施術者鬆開

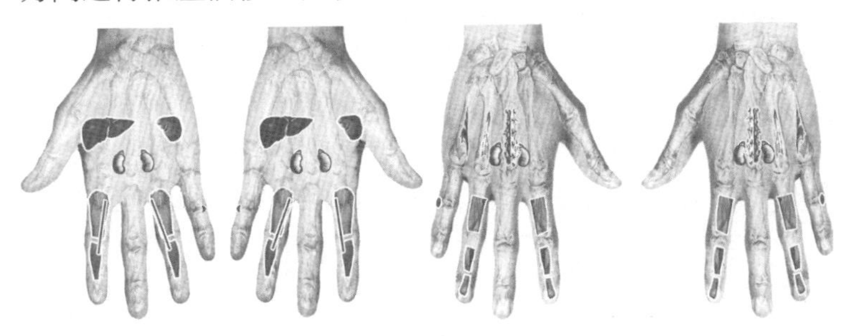

牽引的手，當施術者完全鬆開後，讓患者呼氣，最後鬆開按壓的手。慢性腰椎間盤突出症，首先用太極掌和太極指手法在患者的背部或手部反射區進行放鬆按揉，然後在手部腰椎反射區進行牽引，方法同急性。牽引完還應做以下的反射區按摩：腰椎、骶骨、尾骨向心各推按 59 次，大腿外側、小腿外側離心推按 49 次，兩腎相對按揉 72 次，腎上腺點按 81 次，肝逆時針按揉 49 次，脾順時針按揉 64 次，臀部、坐骨神經點隨時點按（下肢疼痛時）直到疼痛緩解或止痛。在調整過程中，患者應睡硬板床，腰部不宜受風寒，避免腰部劇烈活動。

附：太極掌和太極指操作手法

【太極掌操作手法】兩手掌心向下，五指分開，左手輕貼於患者背部右肩部位，指尖朝向患者的腳部，右手輕輕貼於患者背部左肩部位，指尖朝向患者的頭部。當兩手的位置放好後，施術者兩手同時向不同方向緩緩旋轉按壓揉動，旋轉到極限時再緩緩放鬆回到原位，每個部位做 3 次，一直做到臀部，從肩部到臀部共做 3 遍。

【太極指操作方法】用兩手拇指近節指骨段與遠節指骨段連接處貼於施術部位，兩指尖相對，兩指尖的間距根據被施術者皮膚的鬆緊而定，皮膚鬆的間距近點兒，皮膚緊的間距可遠點兒。當兩拇指的位置放好後，施術者兩手拇指同時向不同方向緩緩輕柔地旋轉按、揉、推拉、擠壓，這時就會出現不同方位的「S」圖形。每個部位操作時間的長短，要根據患者的病情而定。做完一個部位再做另一個部位。

【要求】一定要輕、緩、柔，不能用重力。

25.下肢靜脈曲張

下肢靜脈曲張是一種常見的下肢部病變，多見於中老年人。

【病因】由於長期採取直立體位，活動較少，下肢肌肉收縮活動減少，沒有肌肉的擠壓，影響下肢靜脈內的血液回流心臟，再加之地球引力的作用，使血液瘀積在下肢靜脈中，使下肢靜脈內的壓力持續增高，下肢淺靜脈就會逐漸擴張、伸長、彎曲，瓣膜產生閉鎖不全，最終形成靜脈曲張。

【臨床表現】下肢部位，尤其是小腿的靜脈明顯擴張隆起、彎曲，站立時表現更為明顯。站立較久後，自覺小腿沉重、發脹、容易疲勞，並能產生輕度浮腫、瘙癢和疼痛，有些患者並無症狀。繼發於深靜脈炎的下肢靜脈曲張患者，小腿近踝處的皮膚常有色素沉著、小腿慢性潰瘍和濕疹。

【反射區及操作方法】頭部順時針按揉 59 次，頸椎向心推按 59 次，頸項捻揉 2 分鐘，心順時針按揉 60 次，肝逆時針按揉 49 次，脾順時針按揉 64 次，小腸順時針按揉 60 次，甲狀旁腺捻揉 5 分鐘，大腿、小腿向心推按 120 次，膕窩向心推按 72 次，腹股溝向心推按 59 次，另外增加下肢牽引 5～10 次。

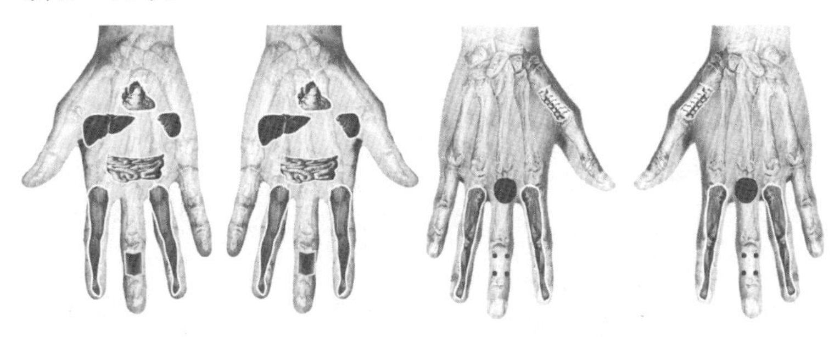

26.網球肘炎

網球肘炎又稱「肱骨外上髁炎」「肱橈滑囊炎」，是一種慢性勞損性疾病。

【病因】由於長期旋轉前臂和屈伸肘關節引起積累性損傷所致。現在有人認為是伸肌總腱的慢性損傷性肌筋膜炎引起的微血管神經的絞窄所致。

常見於某些職業工作人員，如木工、瓦工、電工、桌球及網球運動員。

【臨床表現】肘關節後外側痠痛無力，疼痛以肱骨外上髁及肱橈關節附近為著。

當肘關節伸直時，掌屈腕關節用力向前旋轉前臂時，以及做提、拉、推、握拳等動作時，疼痛更為明顯，局部輕微腫脹，嚴重時握物無力，甚至拿在手中的東西會自動從手中脫落，壓痛明顯等。

【反射區及操作方法】頸椎向心推按 59 次（再加頸椎牽引），胸椎向心推按 59 次（再加胸椎牽引，在牽引的同時點按推壓胸椎反射區 3～5 椎關節），肩按揉 59 次，肘（主要是疼痛點）點按 59 次，腕捻揉 2 分鐘前臂捻揉 2 分鐘，脾順時針按揉 64 次，兩腎相對按揉 72 次，上、下身淋巴腺向心按揉 81 次。

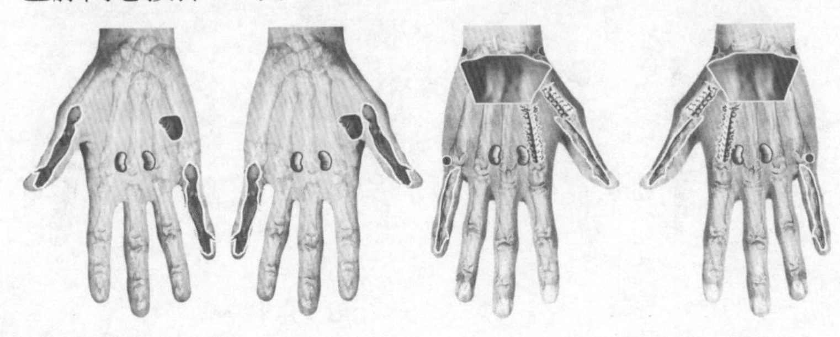

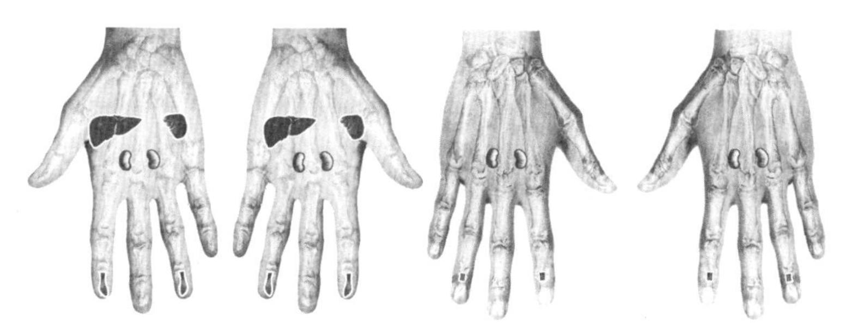

27.足跟痛

足跟痛又稱「跟骨骨刺」「跟骨骨膜炎」，是由於跟骨足底面附著的肌肉、韌帶等軟組織受力不均，使骨膜受到牽拉所引起的骨科疾病。

【病因】由於穿鞋不適，走路過久，足跟部外傷，畸形、骨質增生，跟骨靜脈壓增高，年老體質弱，受風、受濕、受寒等因素所致。

【臨床表現】足跟疼痛，不能站立或行走，走時呈跛行狀且疼痛加劇，平臥時亦有痠脹、灼熱或針刺樣疼痛，夜間疼痛更為明顯，甚至涉及小腿後側等。

【反射區及操作方法】踝關節捻揉 5 分鐘，肝逆時針按揉 49 次，脾順時針按揉 64 次，兩腎相對按揉 72 次，腳掌足跟部順時針按揉 59 次（疼痛敏感點和重力點按 81 次）。

28.扭挫傷

扭挫傷多發生於腰部、肩胛、腕、踝、關節等處，無骨折、皮肉破損、脫位等，是一種常見的外科疾病。

【病因】主要是姿勢不正確，搬抬重物用力不當，運動過度，不慎跌倒，硬物打擊，過度前屈、後伸、扭轉超過了關節的正常生理活動範圍，引起韌帶、骨關節囊分離裂傷所致。

【臨床表現】局部腫脹疼痛，關節左右轉動，屈伸不利，患處明顯壓痛，皮膚青紫，日久失治，常因受寒、受濕、受涼等反覆發作，受累後症狀加重。

（1）急性腰扭傷

【反射區及操作方法】腰椎向心推按 59 次（推完加牽引，牽引時讓患者轉動腰部。牽引左手腰椎反射區，患者向左側轉動 10 圈；牽引右手腰椎反射區，患者向右轉動 10 圈），骶骨向心推按 59 次，肋間神經點點按 81 次，膕窩用滾動法滾動 2 分鐘，兩腎相對按揉 72 次，肝逆時針按揉 49 次，脾順時針按揉 64 次，同時搓熱兩手背。

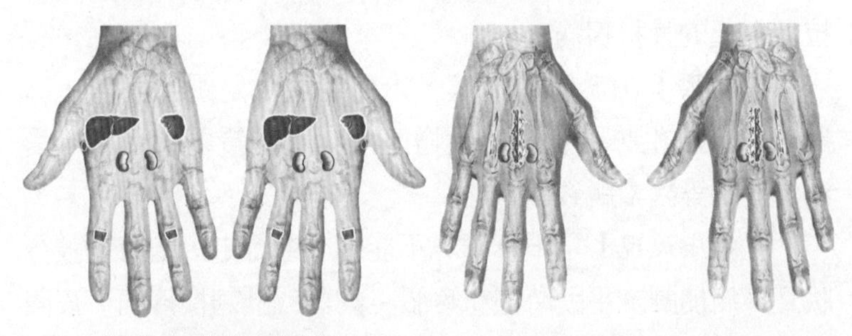

（2）腕部扭挫傷

【反射區及操作方法】腕部捻揉 72 次（在捻揉腕部反射區時，扭傷的腕也同時活動，這樣會提高效果），離心推按手掌反射區 59 次，向心推按手背反射區 59 次，捻揉前臂反射區 5 分鐘。

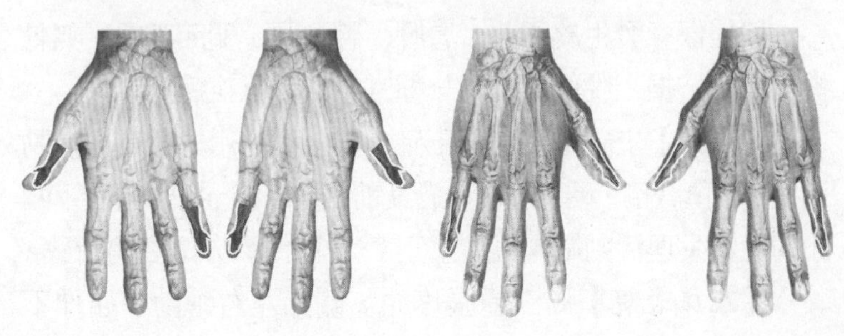

（3）膝部扭傷

【反射區及操作方法】捻揉膝關節反射區 72 次（在捻揉膝關節反射區的同時，讓患者的下肢膝關節活動），膕窩用滾動法滾動 72 次，腹股溝向心推按 59 次，大腿、小腿向心推按 49 次，肝逆時針按揉 49 次，脾順時針按揉 64 次。

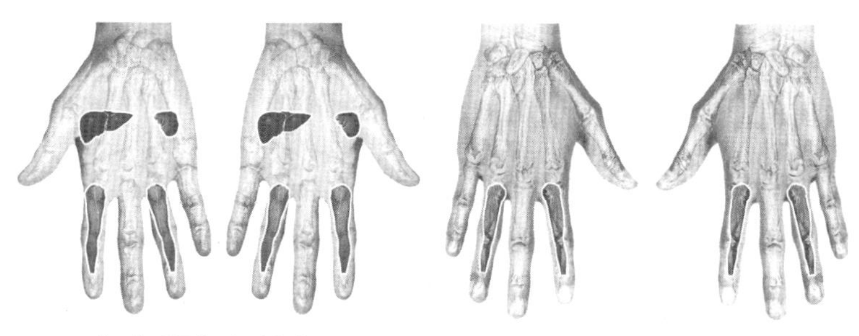

（4）踝部扭挫傷

【反射區及操作方法】踝關節反射區捻揉 72 次（在捻揉踝關節反射區的同時，讓患者踝關節活動），小腿向心推按 49 次，腳部揉 36 次，肝逆時針按揉 49 次，脾順時針按揉 64 次。

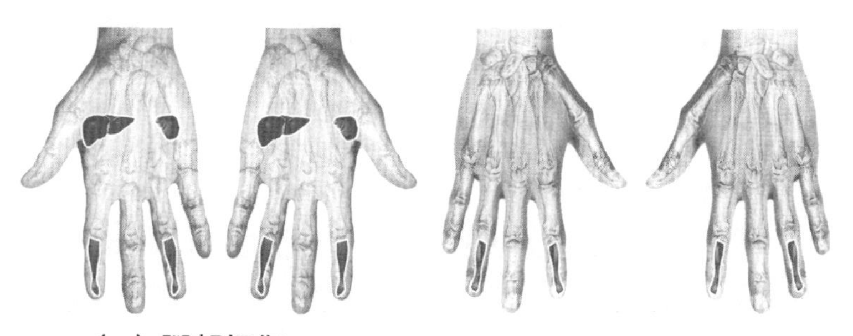

（5）腳部扭傷

【反射區及操作方法】踝部反射區捻揉 72 次，腳掌、腳背反射區各向心推按 64 次，肝逆時針揉 49 次，脾順時針按揉 64 次。

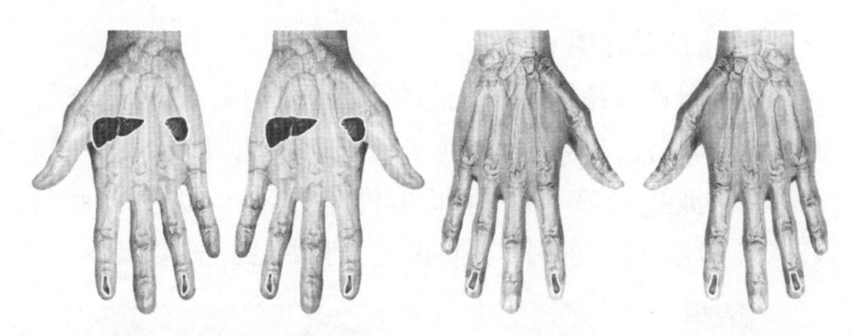

（6）肩部扭挫傷

【反射區及操作方法】頸椎向心推按 59 次，頸項捻揉 5 分鐘，肩關節反射區按揉 64 次（疼痛點加按 64 次），斜方肌向心推 59 次，上臂捻揉 49 次，肝逆時針按揉 49 次，脾順時針按揉 64 次。在按揉肩反射區的同時讓患者活動肩臂，也可活動好的一側肩臂，最後再做 2～3 次上肢的牽引。

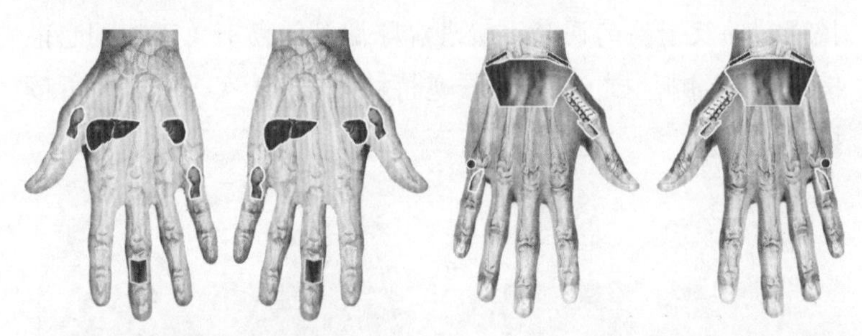

（7）髖部扭挫傷

【反射區及操作方法】腹股溝向心推按 59 次，髖關節向心按揉 59 次（在按揉髖關節反射區的同時，讓患者活動髖關節及腿），大腿捻揉 5 分鐘，臀部找疼痛敏感點按揉 64 次，肝逆時針按揉 49 次，脾順時針按揉 64 次，另外再做下肢牽引 3～5 次。

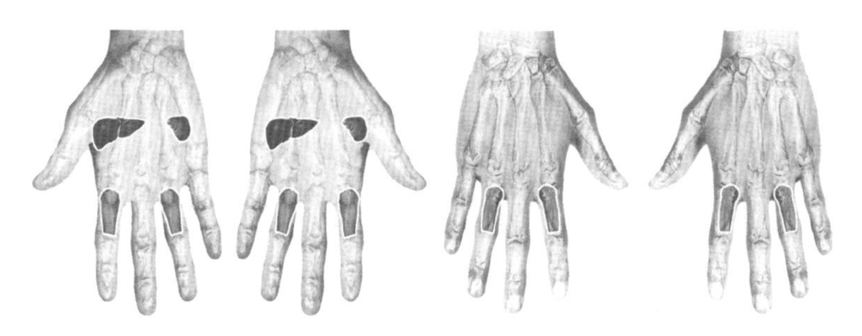

（8）胸肋部扭挫傷

【反射區及操作方法】肺向心推按 72 次，肋間神經點點按 81 次，頸頸、胸椎各向心推按 59 次（加牽引，胸椎疼痛點加按揉 59 次），腰椎向心推按 59 次，肝逆時針按揉 49 次，脾順時針按揉 64 次。

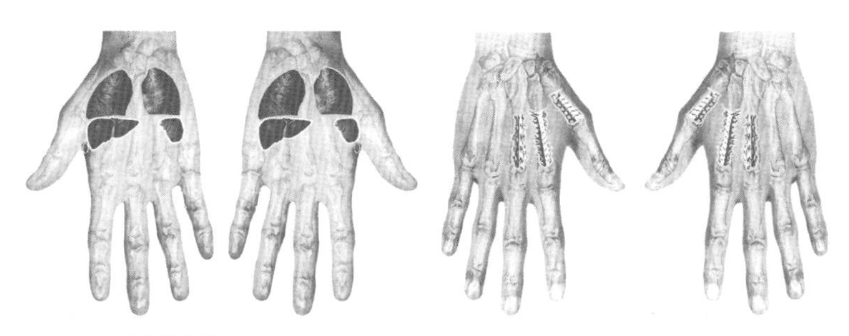

29.腰腿痛

腰腿痛是一種多發性常見病，多見於中老年人，青壯年也常發生。

【病因】多因長期過度勞累，或持續在某一種特定姿勢下工作及外傷，使肌肉、韌帶、筋膜等軟組織損傷；受風、受涼、受寒、受濕等造成循環代謝失常；某些疾病，如腎臟病、類風濕病、風濕病、脊椎病及婦科病等所致。

【臨床表現】腰部疼痛、痠脹、轉動困難、俯仰不利，不能久坐或久站，伸彎疼痛加劇。腿部痠痛、抽痛、無力、沉重，走路或上下樓困難，腿部腫脹、腿足發涼或麻木。

中醫認為，氣為血之帥，血為氣之母，氣滯血必瘀，瘀而不通，不通則痛。

（1）腰痛，能伸不能彎（以「傷氣」為主，氣為陽，行於背，以調督脈為主）。

【反射區及操作方法】胸椎、腰椎、骶骨各向心推按59 次（再加腰椎手部牽引，在牽引的同時讓患者活動腰部。牽引左手腰椎反射區時，患者腰部向左轉 10 圈；牽引右手腰椎反射區時，患者腰部向右轉 10 圈），兩腎分離按揉 72 次，肝逆時針按揉 49 次，脾順時針按揉 64 次，膕窩用滾動法滾動 3 分鐘。

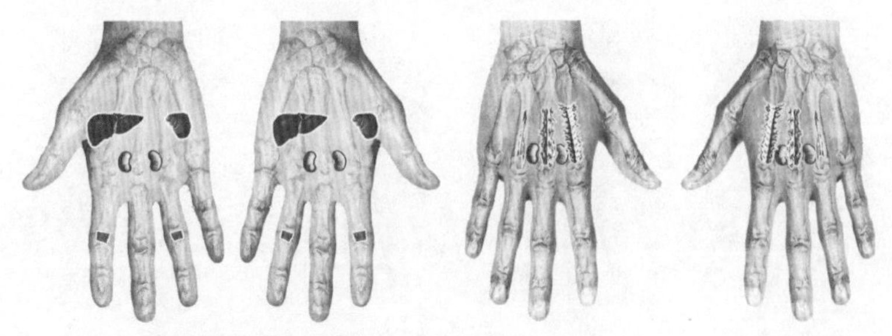

（2）腰痛，能彎不能伸（以「傷血」為主，血為陰，行於腹，以調任脈為主）。

【反射區及操作方法】子宮底部手掌中心線上重點 24

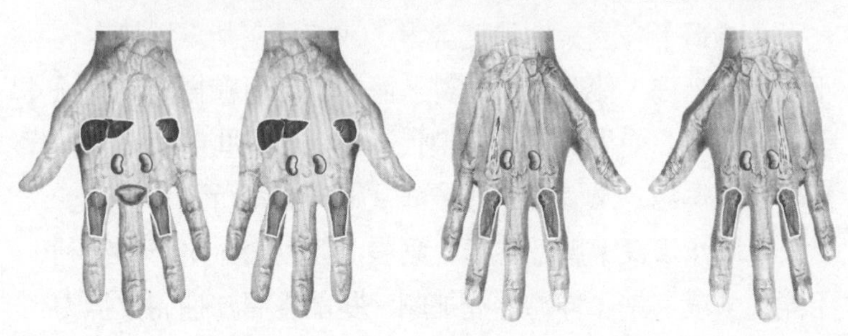

次，骶骨離心推按 59 次（再加骶骨反射區牽引，疼痛敏感點再按揉 81 次），兩腎相對按揉 72 次，肝逆時針按揉 49 次，脾順時針按揉 64 次，大腿內側向心推按 59 次。

（3）腰肌勞損

【反射區及操作方法】胸椎、腰椎、骶骨各離心推按 59 次（在牽引胸椎、腰椎的同時讓患者前俯後仰 10 次），腰椎兩側離心推揉 64 次，兩腎點按 72 次，肝逆時針按揉 49 次，脾順時針按揉 64 次。

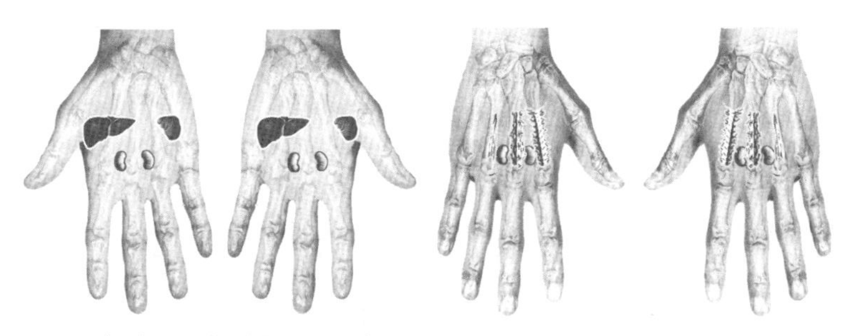

（4）腎病引起的腰痛

【反射區及操作方法】兩腎相對按揉 72 次，輸尿管離心推或拉 36 次，膀胱順時針按揉 54 次，尿道離心推按 36 次，腰椎、骶骨各離心推按 59 次（同時加腰椎牽引，牽引時讓患者腰部前後左右擺動），肝逆時針按揉 49 次，脾順時針按揉 64 次。

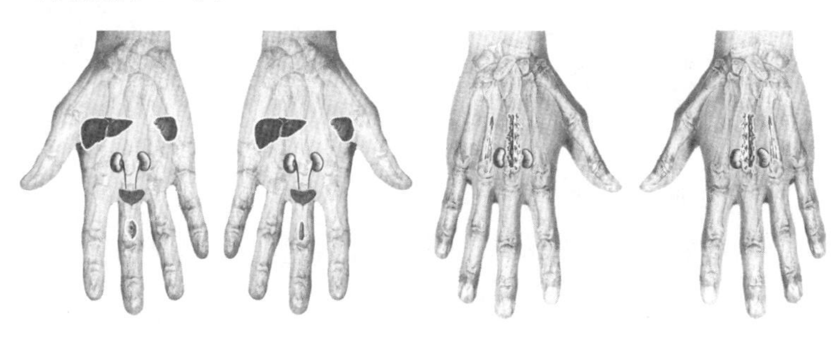

（5）婦科病引起的腰痛

【反射區及操作方法】腦垂體點按 81 次，腎上腺點按 81 次，兩腎向心推揉 72 次，子宮順時針按揉 120 次，骶骨向心推按 59 次（同時加骶骨牽引，並在骶骨疼痛敏感點按揉），肝逆時針按揉 49 次，脾順時針按揉 64 次。

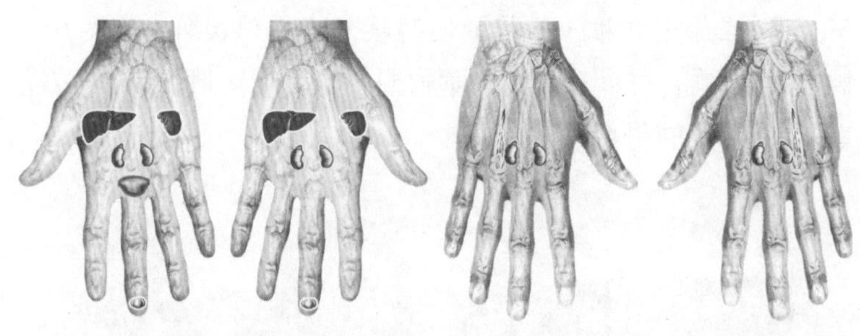

（6）下肢發麻

【反射區及操作方法】頸椎、胸椎、腰椎、骶骨、尾骨離心各推按 59 次（頸椎、腰椎另加牽引），腹股溝按壓 59 次，髖關節向心推按 59 次，臀部疼痛敏感點強刺激 1 分鐘（一起一落），坐骨神經點強刺激 1 分鐘（一起一落），腿部向心推按 120 次，肝順時針按揉 49 次。

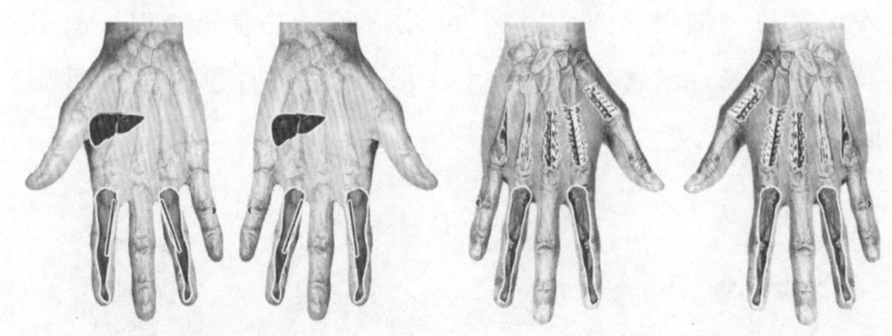

（7）腿部發涼

【反射區及操作方法】兩腎分離按揉 72 次，腿部、腳

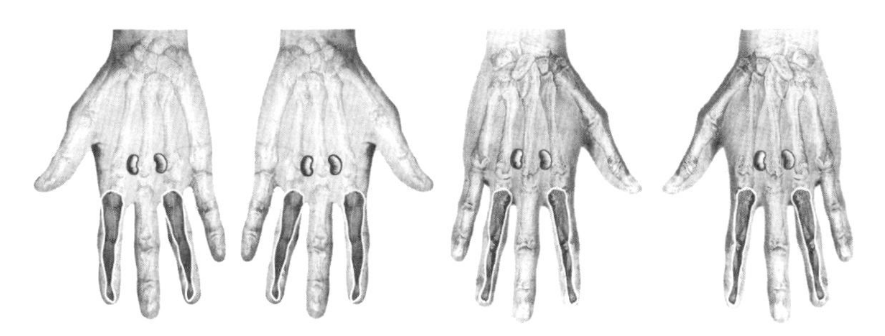

部向心推按 120 次，腹股溝用拇指輕按 5 分鐘，另用指背從腿根到腳部拍打 5 分鐘。

（8）下肢腫脹

【反射區及操作方法】兩腎相對按揉 72 次，脾用浮摸法順時針旋轉按揉 64 次，肝用浮摸法逆時針旋轉按揉 49 次，小腸順時針按揉 64 次，輸尿管離心推或拉 36 次，膀胱離心推刮 36 次，尿道離心推或拉 36 次，腿部先捻揉 3 分鐘，然後再向心推按 120 次。

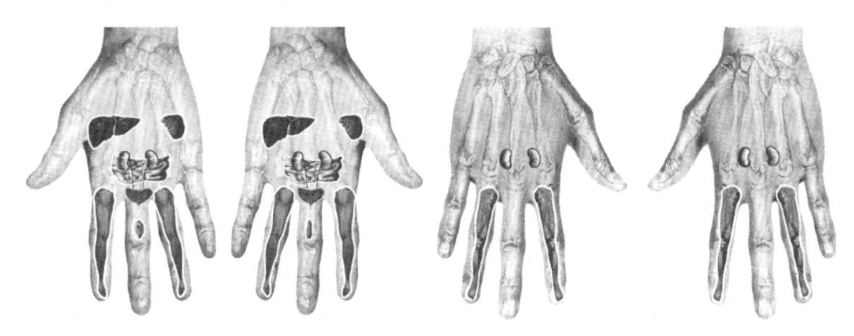

（9）下肢肌肉痠痛

【反射區及操作方法】腦垂體點按 81 次，腎上腺點按 81 次，甲狀腺捻揉 5 分鐘，兩腎相對按揉 72 次，肝逆時針按揉 49 次，脾順時針按揉 64 次，腿部捻揉 5 分鐘，然後用指背從腿根到腳部拍打 5 分鐘。

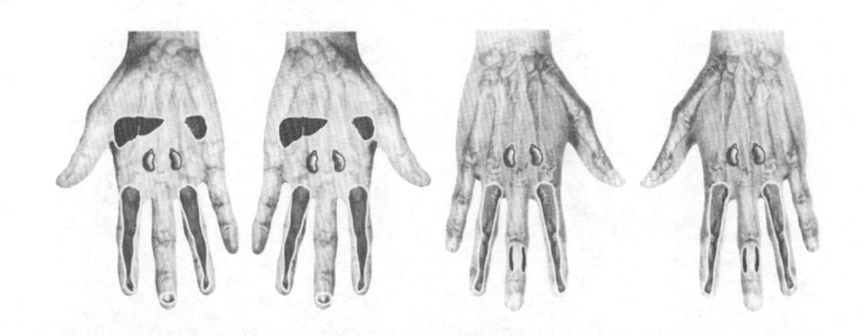

第七節 內分泌系統疾病

1. 甲狀腺功能亢進症

甲狀腺功能亢進症，是以指甲狀腺分泌甲狀腺激素過多為特徵的一種常見的內分泌系統疾病，簡稱甲亢。

【病因】甲亢的病因尚未完全明確。係甲狀腺分泌甲狀腺激素過多所致，與自身免疫及遺傳因素也有關。精神刺激及應激是甲亢的常見誘因。中醫認為，本病與情志內傷、腎陰虛虧或勞倦過度等因素有關。多見於 20～40 歲的女性，大多數起病緩慢，常因精神刺激、創傷及感染等因素而誘發本病或使病情加重。

【臨床表現】主要表現為性情急躁，易激動，神經過敏、多言，心跳加快，失眠多慮，手指顫動，怕熱，多汗，食慾亢進，易飢多食，形體消瘦，咽乾口燥，口苦目赤，兩眼直瞪，眼球突出，肌肉軟弱，易疲勞，女性月經不調，男性陽痿，頸前兩側甲狀腺部可見輕度或中度瀰漫性腫大等症狀。

【反射區及操作方法】下丘腦點按 3 分鐘，腦垂體點按 81 次，甲狀腺、甲狀旁腺捻揉 3～5 分鐘，腎上腺點按 81 次，兩腎相對按揉 72 次，肝逆時針按揉 49 次，脾順時針按

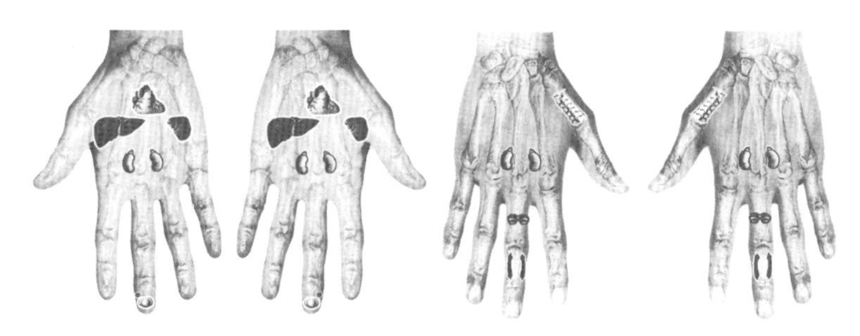

揉 64 次，眼向心按揉 49 次，心臟按壓 70 次，頸椎向心推揉 59 次。

2. 單純性甲狀腺腫

單純性甲狀腺腫是指非炎症所致的甲狀腺腫大，一般不伴有甲狀腺功能失常。本病分地方性和散發性兩種。

【病因】地方性甲狀腺流行地區，主要是由於嚴重的碘不足，血清蛋白結合碘降低，而血中促血甲狀腺激素則明顯升高，從而引起地方性甲狀腺腫。散發性甲狀腺腫發病原因之一是缺碘，還有各種不同的致病因素。如在青春期、懷孕時，對甲狀腺激素的需求增多，甲狀腺受刺激而腫大；某些藥物，如硫氰化鉀、化氯酸鉀、對氨水楊酸、硫脲嘧啶類、磺胺類、保泰松等均有致甲狀腺腫的作用；某些食物，如蘿蔔族蔬菜、白菜、油菜、捲心菜、大豆等可致甲狀腺腫；患者本身有先天性酶系缺陷時，會使甲狀腺激素合成障礙或釋放入血發生困難，也可導致甲狀腺腫；生長發育、妊娠、哺乳、停經、寒冷、創傷、感染、精神刺激等情況，對甲狀腺激素的需要增多，碘的需要量則增加，如碘的含量不能隨之增加而造成碘的相對不足，可誘發甲狀腺腫或使其加重。

【臨床表現】多發生於青春期、妊娠期、哺乳期及絕經期，女性多於男性，腺體通常輕度腫大，呈瀰漫性、對稱性，質較柔軟，表面光滑。早期無結節，病程日久，可形成結節。甲狀腺明顯腫大，甚至可壓迫氣管、喉返神經、食管而造成呼吸困難、聲音嘶啞、吞咽障礙等症狀。地方性甲狀腺腫大不一，早期除腺體腫大外，一般無自覺症狀，久病者可出現巨大腺體，下垂於頸下胸骨前。腺體內有大小不等的結節，質較堅硬，腺外有曲張靜脈隱隱可見，可引起壓迫徵群。受壓部位不同，可伴有不同的併發症。

【反射區及操作方法】甲狀腺、甲狀旁腺捻揉 3～5 分鐘，頸項捻揉 2 分鐘，頸椎向心推按 59 次（然後在頸椎反射區 6、7 椎體間隙點按 2 分鐘或直接在人體頸椎 6、7 間隙點按 2 分鐘），腦垂體點按 81 次，腎上腺點按 81 次，肝逆時針按揉 49 次，脾順時針按揉 64 次，心臟按壓 70 次，上、下身淋巴腺向心按揉 2 分鐘。

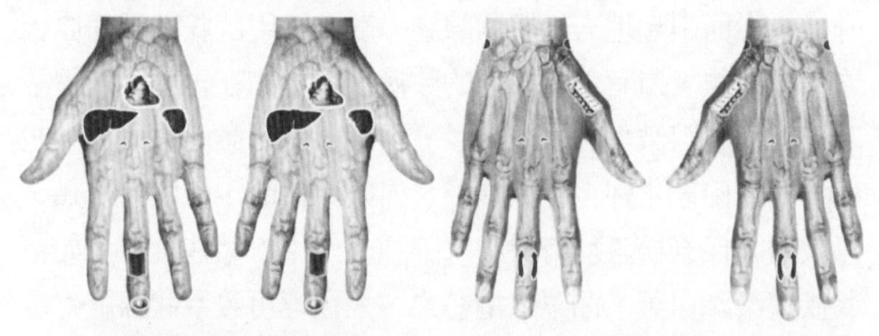

3. 甲狀旁腺功能亢進

甲狀旁腺功能亢進是由於甲狀旁腺分泌過多甲狀旁腺激素而引起的一系列臨床表現。

【病因】本病可分為原發性和繼發性兩種。原發性甲狀旁腺功能亢進是由於甲狀旁腺腺瘤增生肥大或腺癌所引起甲狀旁腺激素分泌過多，其原因不明。繼發性甲狀旁腺功能亢進是由於機體內發生血鈣過低或血磷過高，刺激甲狀旁腺而引起，多見於維生素 D 缺乏、嚴重腎臟病變、骨軟化症、溶骨疾患患者及妊娠或哺乳婦女等。

【臨床表現】可發生於任何年齡，多見於 30 歲以上，以女性較多。起病緩慢，症狀多樣，患者每以骨痛、發作性腎結石、難治性消化性潰瘍、多發性內分泌腺瘤及以血鈣過高呈神經官能症等表現而被發現。典型症狀可有全身或局部骨痛，不能支持重量，四肢肌肉鬆弛，張力減退，易於疲乏軟弱，食慾不振，便秘，噁心，嘔吐等。部分病人可伴有十二指腸潰瘍，多尿，口渴，心動徐緩，有時心律不整，過高的血鈣經腎臟排泄，久後可引起腎結石，還可併發腎盂腎炎等。

【反射區及操作方法】下丘腦點按 59 次，腦垂體點按 81 次，甲狀腺、甲狀旁腺捻揉 3～5 分鐘，腎上腺點按 81 次，兩腎相對按揉 36 次，腹腔神經叢以橫「8」字形按揉 64 次，肝逆時針按揉 49 次，脾順時針按揉 64 次，心按壓 60 次，頸項捻揉 2 分鐘，頭部順時針按揉 59 次，頸椎、胸椎、腰椎、骶骨、尾骨各向心推揉 59 次（加牽引），上、下身淋巴腺向心按揉 81 次。

如在推按脊柱時有疼痛點，要加按痛點，其他部位骨骼疼痛可在相對應的反射區進行按揉。四肢肌肉如有病變，可

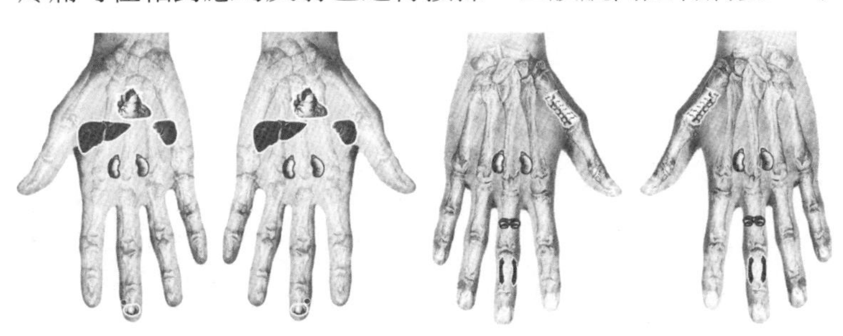

在相對應的反射區用推按、滾動、捻揉等手法治療。以上操作時間均在 1～2 分鐘內。

4. 更年期綜合徵

更年期綜合徵是指從中年過渡到老年時期的一種自然生理現象。男性通常為 50～60 歲，80％的患者為 45～55 歲的絕經期婦女。

【病因】人到更年期時，由於體內代謝和內分泌機能減退或失常，導致出現一系列精神、神經、內分泌方面的症狀。

【臨床表現】頭痛、頭暈、憂鬱，時冷時熱，潮熱時伴胸悶，精神不振，情緒不穩定，易激動，急躁易怒，心悸失眠，血壓暫時性升高，全身乏力，腰背痠痛，焦慮，恐懼，尿頻尿急，大便乾燥，下肢沉重，關節痛，輕度水腫，記憶力減退，思想不集中，月經週期紊亂，陽痿早洩，乳腺萎縮，陣發性潮熱波及頸部、面部，出汗，畏寒，皮膚異常感覺及食慾不振等症狀。

【反射區及操作方法】下丘腦點按 59 次，腦垂體點按 81 次，頭部向心按揉 59 次，頸項捻揉 2 分鐘，腎上腺點按 81 次，甲狀腺捻揉 2 分鐘，腹腔神經叢順時針按揉 64 次，肝用浮摸法逆時針旋轉按揉 49 次，脾用浮摸法順時針旋轉揉動 64 次，兩腎向左右旋轉按揉 72 次，卵巢、子宮離心推

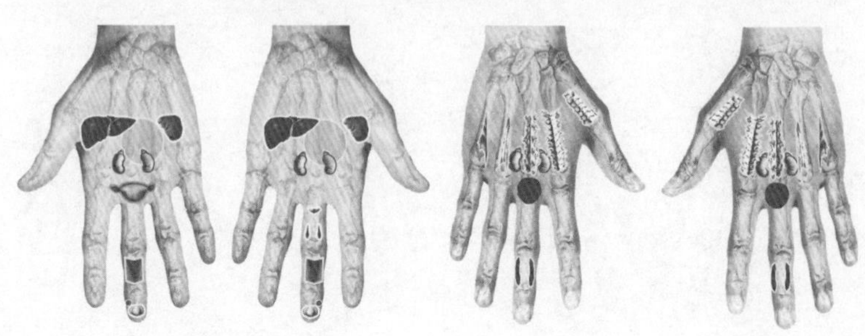

按 36 次，前列腺、睾丸離心推按 36 次，頸椎、胸椎、腰椎、骶骨、尾骨各向心推揉 59 次（加牽引）。

在做手部按摩治療時，同時做心理治療，取得患者的信任與配合。

5. 肥胖症

肥胖症是由於體內代謝功能失調而造成人體脂肪積聚過多所致。一般以超過正常體重 10%為過重，超過 20%稱肥胖症。

【病因】本症可分為單純性肥胖症和繼發性肥胖症。單純性肥胖症的病因尚未完全明瞭，多與遺傳、飲食（好食糖果、甜食、單餐大量進食）、代謝調節過程的障礙等因素有關，此類肥胖最常見。繼發性肥胖症的病因主要是由於下丘腦病變、垂體前葉、甲狀腺、性腺功能減退症、II 型糖尿病、胰島素瘤等因素所引起。

【臨床表現】肥胖症可發生於任何年齡，但以 40 歲以上人群居多，女性發病率較高，尤其是在絕經期後。由於病人肥胖程度不同，表現亦各異。輕度肥胖者一般無任何症狀，中度和重度肥胖者有行動緩慢、易感疲勞、氣促、負重關節痠痛或易出現退行性病變等症狀。極度肥胖者形成機體的額外負擔，使其氧氣消耗量較正常增加 30%～40%，病人常畏熱多汗，橫膈抬高使呼吸運動及血液循環均受影響，表現為呼吸短促、頭暈、頭痛、心悸、心臟擴大、心力衰竭、腹脹、下肢輕度浮腫等，部分病人可出現體癬或皮膚化膿性感染。此外，可因肺泡換氣不足，出現缺氧、二氧化碳瀦留及嗜睡狀態，男性可有陽痿，婦女可有月經量減少、閉經、不孕，常有腰痠、關節疼痛等症狀。易伴發高血壓、冠狀動脈粥樣硬化性心臟病、痛風、動脈硬化、糖尿病、膽石症等。

【反射區及操作方法】下丘腦點按 59 次，腦垂體點按 81 次，頭部向心按揉 59 次，頸項捻揉 2 分鐘，甲狀旁腺、甲狀腺捻揉 3～5 分鐘，心臟按壓 60 次，脾順時針按揉 64 次，胃順時針按揉 72 次，小腸離心推按 60 次，腎上腺點按 81 次，兩腎相對按揉 72 次，輸尿管離心推按 36 次，膀胱離心推按 72 次，尿道推揉 36 次，卵巢、子宮（女性）順時針按揉 72 次，頸椎、胸椎、腰椎、骶骨、尾骨各向心推揉 59 次（加牽引），腹腔神經叢以橫「8」字形按揉 64 次。

在用手部按摩調理時，應注意飲食的調節，再參加一定的體力活動和適應自身的體育鍛鍊及其他有益健康的活動，則會收到理想的效果。盡量不用節食減肥。

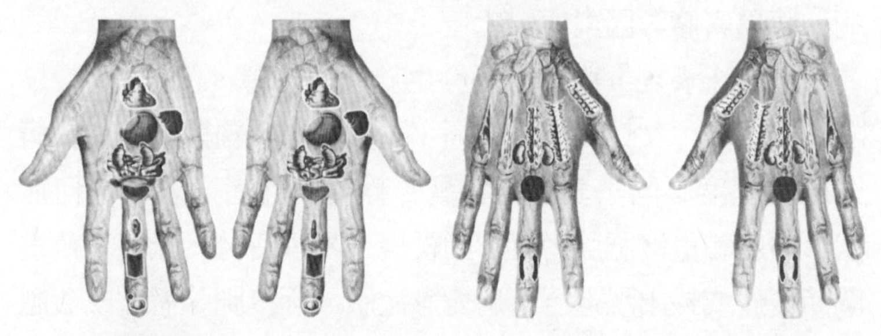

6. 糖尿病

糖尿病是一種最常見的有遺傳傾向的代謝、內分泌失常的慢性疾病。

【病因】糖尿病可分為原發性和繼發性兩種。原發性糖尿病的病因尚未完全明確，具有遺傳因素，可因胰島素分泌絕對或相對不足所引起糖代謝紊亂。血糖、尿糖增高，也與脂肪蛋白質代謝相繼紊亂有關。原發性糖尿病又可分為胰島素依賴型（Ⅰ型）和非胰島素依賴型（Ⅱ型）。繼發性糖尿病是由慢性胰腺炎，胰手術全部或大部切除後造成胰島組織廣泛破壞，肢端肥大症，嗜鹼細胞腺瘤，嗜鹼細胞瘤，胰島 α 細胞瘤，皮質醇增多等疾病或胰島素受體異常，以及長期使用腎上腺糖皮質激素治療或用噻嗪類利尿劑等所致。

【臨床表現】早期症狀大多不明顯，一般表現為軟弱無力，疲乏消瘦，腰痠腿痛，皮膚瘙癢，男性陽痿不育、女性月經不調，便秘，視力障礙等症狀。典型症狀是口渴、多飲、多尿、多食、體重減輕。病情嚴重時可出現酮症酸中毒等急性代謝紊亂，如果病情控制不好，易出現化膿性感染、肺結核、心血管、神經、視網膜和腎等慢性併發症。目前臨床上所說的糖尿病主要是指原發性的。

【反射區及操作方法】腦垂體點按 81 次，甲狀腺、甲狀旁腺捻揉 3 分鐘，腎上腺點按 81 次，腹腔神經叢以橫

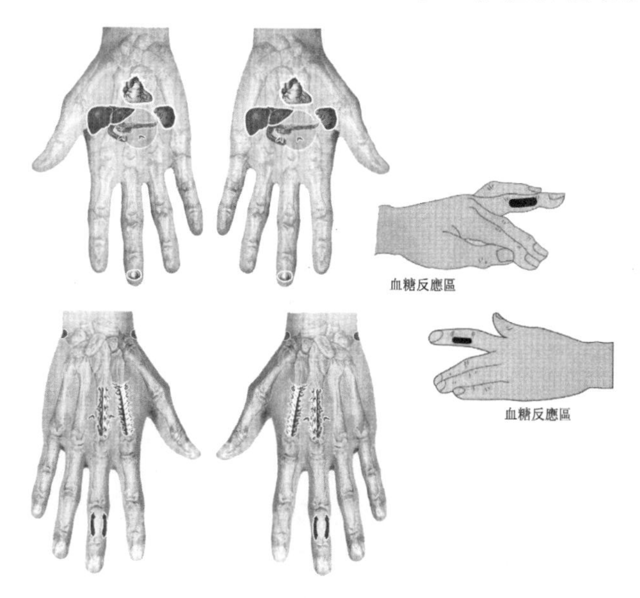

「8」字形按揉 64 次，胰逆時針按揉 72 次，心臟按壓 60 次，肝用浮摸法逆時針旋轉揉動 49 次，脾用浮摸法順時針旋轉揉動 64 次，十二指腸逆時針按揉 72 次，血糖反應區向心用浮摸法單向運動推 72 次，胸椎、腰椎各向心推揉 59 次，上、下身淋巴腺向心按揉 81 次。

每天可做 3 次，第一次最佳時間在上午 7 時至 9 時，第二次在 11 時至 13 時，第三次在 17 時至 19 時。平時如有時間，還可做胰、腦垂體、血糖反應區的按摩，手法同上。此外，要多參加戶外活動。

第八節 生殖系統疾病

1. 前列腺炎

前列腺炎是男性生殖系統最常見的疾病之一，發病多在 20～50 歲之間。

【病因】本病可分急性和慢性兩類。急性前列腺炎多由於飲食不節，過度飲酒，房事過勞，會陰部損傷，上呼吸道及泌尿系統感染，或機體其他部位炎症而誘發。急性前列腺炎或慢性尿道炎，如治療不當或不能及時治癒，可轉化成慢性前列腺炎，慢性前列腺炎也可能繼發於全身其他部位的感染。

【臨床表現】急性前列腺炎臨床症狀頗似尿路感染，有發熱、寒戰、體溫升高、尿頻、尿急、尿痛、排尿困難、噁心、嘔吐、便秘、腰骶部及會陰區有不適感等症狀。慢性前列腺炎臨床表現有排尿不盡、排尿後尿道不適感、尿後排出白色黏液、尿頻及腰部痠痛等症狀，常伴有陽痿、早洩、遺精、睪丸腫痛及性慾減退，久之可致前列腺肥大。

【反射區及操作方法】前列腺離心推刮 36 次，兩腎相對按揉 36 次，輸尿管離心推按 36 次，膀胱順時針按揉 36 次，尿道離心推 36 次，睪丸向心按揉 36 次，脾順時針揉動 64 次，腰椎、骶骨、尾骨各向心推按 59 次，腹股溝向兩側按揉 59 次，上、下身淋巴腺向心按揉 81 次，腎上腺點按 81 次。

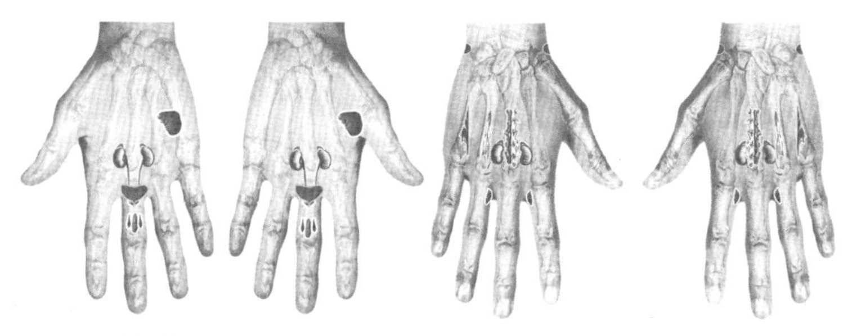

2. 陽痿

陽痿是指男性在房事時陰莖不能勃起或勃而不堅的生殖器官疾病，中醫稱「陽器不用」。

【病因】強烈的精神刺激，腦力或體力活動過激，精神緊張、恐懼、壓抑、創傷而使大腦皮質對勃起的抑制力過強，長期頻繁的性生活不節制，嚴重手淫，生殖器畸形或損傷，生殖器官病變，脊髓中樞機能紊亂，內分泌功能失調，長期飲酒，過度吸菸，大病久病身體虛弱或服用某些藥物（如鎮靜藥、甲氰米胍等）等都可引起陽痿。

【臨床表現】精神不振，頭暈目眩，面色蒼白，腰痠腿軟，畏寒肢涼，陰囊多汗，小便黃赤等症。

【反射區及操作方法】下丘腦點按 59 次，腦垂體點按 81 次，甲狀腺捻揉 2 分鐘，腎上腺點按 81 次，兩腎向內側

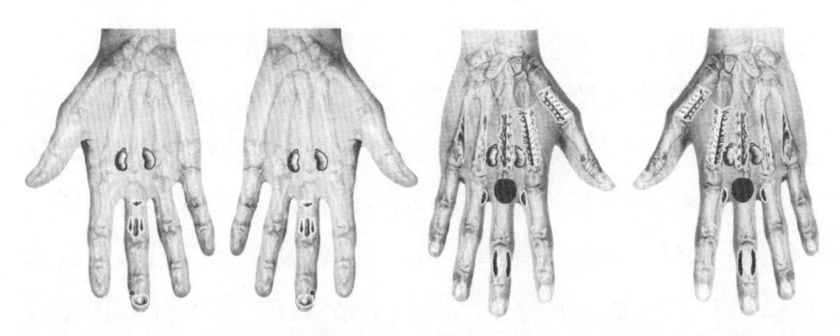

按揉 36 次，腹股溝順時針按揉 59 次，頭部順時針按揉 59 次，睾丸向心按揉 36 次，前列腺向心推按 36 次，尿道向心推 36 次，頸椎、胸椎、腰椎、骶骨、尾骨各離心推按 59 次。

3. 前列腺肥大

前列腺肥大是老年性生殖系統的一種較常見的疾病，發病多在 50～70 歲之間。

【病因】由於內分泌和代謝功能紊亂、失調、退化及病程日久的慢性前列腺炎所引起。

【臨床表現】起病時常不明顯，發展緩慢，病人逐漸出現排尿次數增多，特別在夜間更為明顯。隨病情的發展，可出現排尿費力和排尿無力、尿頻、尿急、尿流細小、尿後餘瀝不盡、腰部痠痛等症。病程日久，常常會引起膀胱感染、膀胱擴張及尿路梗阻，以及腎盂積水和腎功能衰退，嚴重者還可引起尿毒症。

【反射區及操作方法】前列腺順時針按揉 59 次，兩腎相對按揉 72 次，輸尿管離心推 36 次，膀胱順時針按揉 36 次，尿道離心推 36 次，腹股溝順時針按揉 59 次，睾丸向心按揉 36 次，脾順時針按揉 64 次，腦垂體順時針按揉 59 次，甲狀腺捻揉 2 分鐘，腎上腺點按 81 次，腰椎、骶骨、

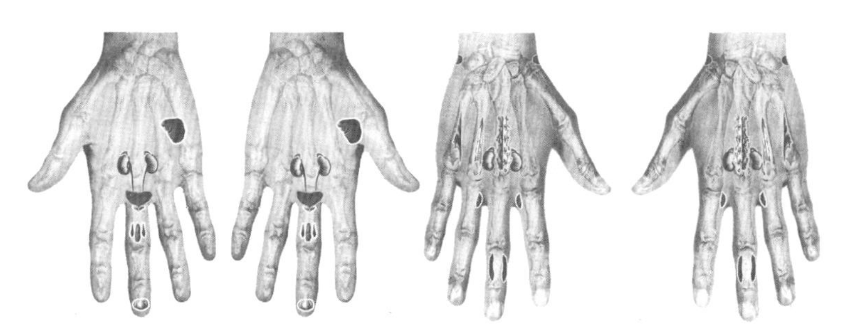

尾骨各向心推按 59 次（加牽引），上、下身淋巴腺向心按揉 81 次。

4. 遺精

遺精是指成年男性不因性生活而精液外洩的一種生殖疾症，又稱失精。夢中而遺者稱夢遺，無夢而遺者稱滑精。遺精可分為生理和病理兩種。未婚男性或夫婦分居者，每月有 1～2 次遺精現象為正常生理反應。每隔 3～5 天，甚至隔 1～2 天遺精者為病態反應。

【病因】由於早婚、房勞過度、屢屢手淫，思慮不遂，先天腎氣不足，勞心傷神太過，飲食不節，酗酒及吸菸致脾胃虛弱等所致。此外，前列腺炎、精囊炎、肛門瘙癢等症，也可造成遺精。

【臨床表現】可有頭暈，耳鳴，神疲乏力，腰痠腿軟，心悸失眠，精神萎靡不振，小便短黃，口乾口苦，多夢，盜汗，煩熱，食慾減退等症狀。

【反射區及操作方法】頭部逆時針按揉 59 次，兩腎向兩側按揉 72 次，前列腺順時針按揉 59 次，睾丸向心按揉 72 次，肛門順時針按 49 次，腹股溝向心推按 59 次，脾用浮摸法旋轉順時針揉動 64 次，腰椎、骶骨、尾骨各離心推按 59 次。

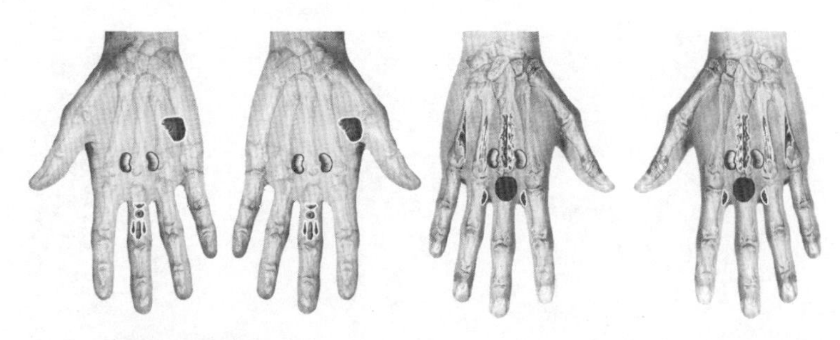

5. 男性不育症

男性不育症是指婚後夫婦同居兩年以上，未採取避孕措施，由於男性方面的原因造成不能受孕的男科疾病。

【病因】男性不育症由多方面原因引起。先天性睪丸疾病，如睪丸不降，睪丸萎縮，睪丸發育不全或根本就不發育，尤其是兩側睪丸都有病變時；後天性疾病，如睪丸損傷、睪丸炎、睪丸手術切除後、前列腺炎、精囊炎等。甲狀腺和腦垂體的功能減退、藥物、放射線照射過度、性功能障礙、房事過頻及疲勞過度等造成弱精、少精、滯精、死精、無精、精液異常、早洩、陽痿及精液不能進入陰道或精道受阻，導致多年不育或終身不育。

【臨床表現】

（1）夫婦婚後同居兩年以上，未採用避孕措施而未能懷孕。

（2）內分泌疾病和染色體異常所致的先天性疾病，表現為性成熟障礙，男性化不足、乳房增生、睪丸萎縮、小陰莖、性慾低下、早洩和陽痿等。

（3）睪丸先天性異常：無睪丸、隱睪和睪丸發育不全等。

（4）精索靜脈曲張：陰囊墜脹痛，陰囊內可觸及成團的曲張靜脈。

（5）生殖管道感染。

（6）性功能障礙。

【反射區及操作方法】下丘腦點按 59 次，腦垂體點按 81 次，腎上腺點按 81 次，甲狀腺捻揉 2 分鐘，睾丸向心按揉 72 次，前列腺順時針按揉 59 次，尿道用浮摸法向心推揉 59 次，腹股溝向心推揉 59 次，兩腎向兩側按揉 72 次，骶骨，尾骨離心各推 59 次。有生殖器先天疾病或異常，應施行手術相應的治療，然後再做手部按摩。

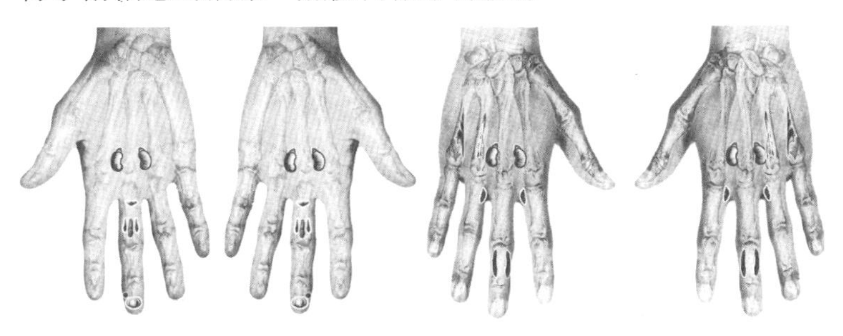

6. 月經不調

月經不調是女性常見的一種疾病，主要是指月經週期、經量、經色、經質發生異常變化。

【病因】由於飲食不節，營養不良，多產房勞，先天腎氣不足，腎氣虧損，勞倦過度，思慮過度，太胖或太瘦，跌仆損傷，機械刺激及全身性疾病等多種因素使卵巢、體內激素調節功能紊亂，腎、肝、脾功能失常，氣血失調，導致衝任二脈受損而發生月經規律失常所致。

【臨床表現】經期紊亂，提前或推後，經量時多時少，有時淋漓不盡，經質的稀稠、色澤不正常。常伴有頭痛，頭暈，心煩意亂，腰背痠痛，精神失常，心悸，夜寐不安，腹痛，乳脹及浮腫等症。

【反射區及操作方法】下丘腦點按 59 次，腦垂體點按 81 次，腎上腺點按 81 次，甲狀腺、甲狀旁腺捻揉 2 分鐘，卵巢相對按揉 72 次，子宮順時針按揉 36 次，陰道向心推 36 次，腹腔神經叢以橫「8」字形按揉 64 次，肝逆時針按揉 49 次，脾順時針按揉 64 次，頭部順時針按揉 59 次，腹股溝向心推 59 次，腰椎、骶骨、尾骨向心各推按 59 次。

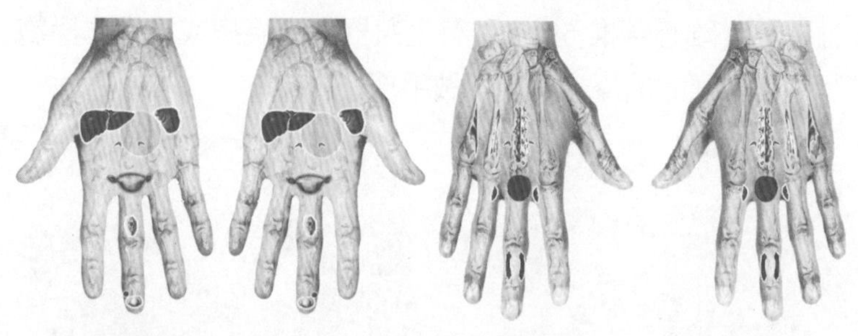

7. 痛經

痛經是指婦女經前期或在行經期間發生的難以忍受的下腹劇痛或骶部痠痛。

【病因】痛經可分為原發性和繼發性兩種。原發性痛經又稱為功能性痛經，病因尚未完全明確，婦科檢查生殖器官並無器質性病變，可能由精神緊張、體質虛弱、感覺過敏、子宮發育不良、子宮痙攣性收縮及子宮肌肉與纖維組織比例失調等因素所引起。多見於未婚或未孕婦女，常發生在月經初潮或初潮後不久，往往在婚育後緩解或自癒。繼發性痛經是因子宮內膜異位症、盆腔炎、子宮黏膜下肌瘤等生殖器官器質性病變所致。

【臨床表現】痛經的典型症狀是下腹部陣發性疼痛或呈持續性疼痛陣發加劇，有時放射至陰道、肛門及腰骶部。嚴重時，可出現全腹疼痛，患者面色蒼白、手足冰涼、出冷汗，常伴噁心、嘔吐、尿頻、便秘，甚至昏厥。腹痛常持續幾個小時，偶有 1～2 天，當經血流暢後腹痛逐漸緩解或在月經乾淨後消失。

【反射區及操作方法】腦垂體點按 81 次，甲狀腺、甲狀旁腺捻揉 2 分鐘，頭部順時針按揉 59 次，卵巢相對按揉 72 次，子宮離心推按 36 次，腹腔神經叢離心刮 64 次，肝逆時針按揉 49 次，脾順時針按揉 64 次，腰椎、骶骨、尾骨向心推按 59 次（加牽引）。最好是在月經來潮前兩天去做，疼痛加劇時在子宮區找敏感點強刺激，平時腰、腹、腳不要受涼。

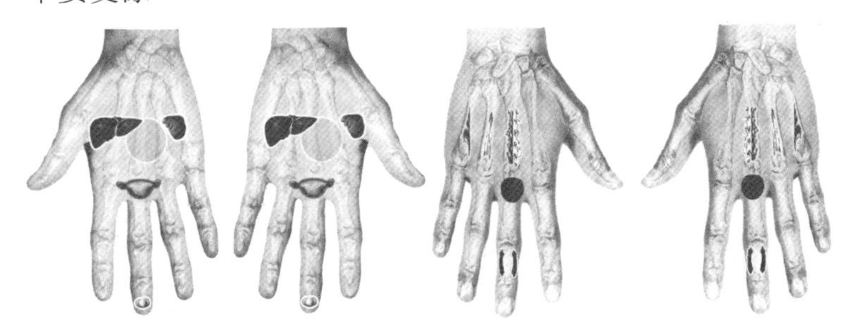

8. 盆腔炎

盆腔炎是指婦女內生殖器及周圍的結締組織或盆腔、腹膜等組織發生的炎症病變。

【病因】盆腔炎分急性和慢性兩種。慢性盆腔炎多因急性盆腔炎遷延不癒或治療不徹底，或因體質較差所致，也有急性期症狀不明顯，開始發現即為慢性者。中醫學認為情志不暢、房事不節、勞倦內傷、經期不衛生及外感邪毒使氣血瘀滯、濕熱蘊積所致。

【臨床表現】患者時有低熱，精神不振，乏力，下腹部墜脹及隱痛，腰骶部痠痛，痛經，月經失調，月經量及白帶增多，經前期或經期疼痛加重等症。

【反射區及操作方法】甲狀腺、甲狀旁腺捻揉 2 分鐘，腎上腺點按 81 次，腹股溝按壓 59 次，卵巢相對按揉 72 次，子宮離心刮 49 次，肝順時針按揉 47 次，脾順時針按揉 64 次，骶骨、尾骨向心推按 59 次，上、下身淋巴腺點按 81 次。

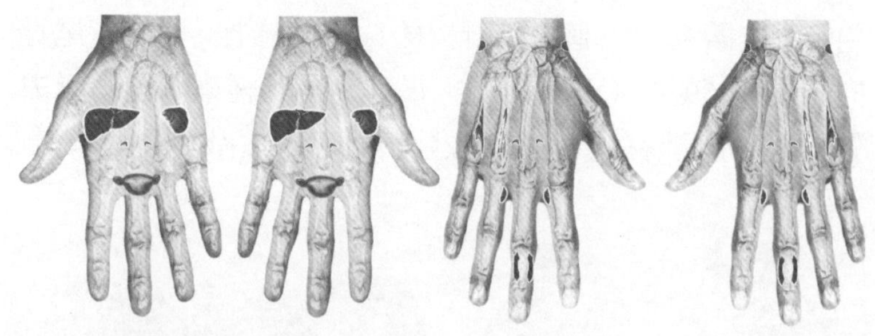

9. 老年性陰道炎

老年性陰道炎，又名萎縮性陰道炎，是一種非特異性陰道炎，多發生於絕經期後的婦女。

【病因】老年性陰道炎是由於婦女絕經後，因卵巢功能衰退，雌激素水平降低，陰道壁萎縮、黏膜變薄、上皮細胞所含糖原量減少，陰道內 pH 值上升，局部抗病能力削弱，致病細菌易於入侵引起炎症所致。或因創傷、盆腔炎感染等因素所致。

【臨床表現】多見陰道分泌物增多，呈黃水狀，有時含血絲或膿樣，小便增多，有疼痛感，外陰有疼癢或灼熱感，陰道黏膜皺褶消失、充血，有淺表潰瘍或粘連等。

【反射區及操作方法】腦垂體點按 81 次，甲狀腺、甲狀旁腺捻揉 2 分鐘，卵巢相對按揉 47 次，子宮離心刮 47

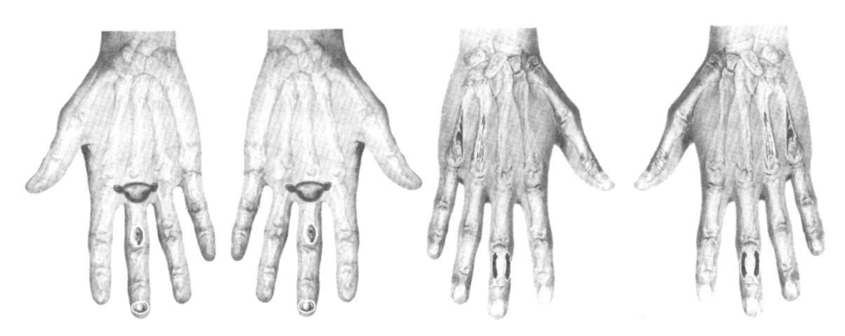

次，陰道離心推揉 47 次，骶骨、尾骨離心推按 59 次（痛點加按）。

10.功能性子宮出血

功能性子宮出血是指由於內分泌失調引起的異常子宮出血，是一種常見的多發婦科病。

【病因】精神過度緊張、環境和氣候的改變、營養不良或代謝障礙等機體內外因素，都可由大腦皮層干擾丘腦下部—垂體—卵巢軸的相互調節和制約，使卵巢功能紊亂、經期延長和經量增多，導致不規則出血。

【臨床表現】功能性子宮出血分無排卵型和排卵型。無排卵型多見於青春期少女或絕經前期的更年期婦女，臨床表現為不規則功能性子宮出血，有時先有兩個月左右的停經史，然後出現子宮出血，量特別多，經期延長。排卵型多見於流產或分娩後以及即將進入更年期的婦女，臨床表現為月經週期縮短或正常，也有少數延長者，行經期量多，可造成不孕或早期流產。此外，以上兩型還可有頭暈眼花，頭痛，口苦，面色蒼白，心煩多夢，煩躁易怒，精神疲乏，肢體倦怠，腰痠腿軟，四肢發熱，足跟疼痛，心悸失眠，容易出汗，小腹疼痛，尿赤便秘，食慾不振，貧血顯著等症。

【反射區及操作方法】脾用浮摸法逆時針旋轉揉動 64

次，肝用浮摸法逆時針旋轉揉動 49 次，卵巢向兩側揉按 72 次，子宮向心推按 54 次，腦垂體順時針按揉 81 次，腎上腺點按 81 次，兩腎相對按揉 36 次，甲狀腺捻揉 2 分鐘，頭部順時針按揉 59 次，腹腔神經叢以橫「8」字形按揉 64 次，大腿根部捻揉 2 分鐘，腰椎、骶骨、尾骨離心各推按 59 次。

在做按摩時，如子宮大量出血，不宜按摩卵巢和子宮反射區。子宮大量出血過後，宜用輕手法按揉卵巢和子宮反射區。平時還要加強精神、情緒的調整和補充適當的營養。

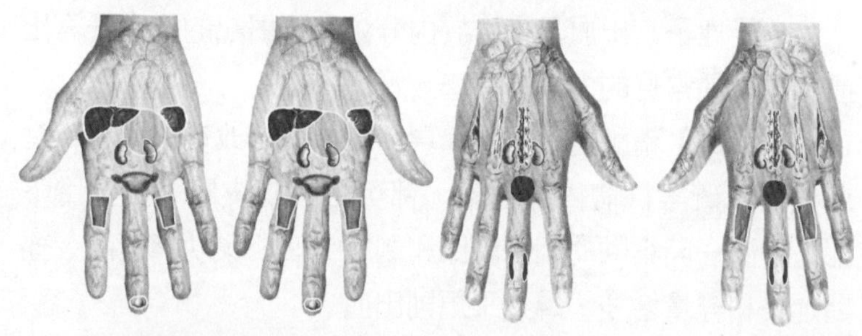

11.子宮脫垂

子宮脫垂是指子宮從正常位置沿陰道下降，宮頸外口達坐骨棘水平以下，甚至子宮全部脫出於陰道口以外之病症，中醫稱之為「陰挺」「陰疝」。

【病因】子宮脫垂的發生原因多是分娩後，過早下地，或急產、滯產、困難的陰道手術生產，都有可能使子宮支持組織鬆弛或撕裂，產後未及時修補，又不注意衛生，使這些組織的產後恢復不良，成為日後子宮脫垂的主要因素。此外，產後過早地參加重體力勞動，或有慢性咳嗽，習慣性便秘，生育過多，長期哺乳，雌激素水平下降，子宮支持組織萎縮，體質虛弱及先天性盆腔組織發育異常等，均可導致子宮脫垂。

臨床上按子宮脫垂的程序可分為三度：子宮頸外口雖已低於坐骨棘水平，仍在陰道內，為一度；子宮頸及部分子宮體脫出陰道口外，為二度；整個子宮體全部脫出陰道口外，為三度。

【臨床表現】子宮脫垂者因久站、咳嗽、排便、勞動及腹壓增加時自覺有腫塊從陰道脫出，臥床休息後自動回縮變小。隨著病情進展，腫塊物（即子宮頸）終日脫出，不再自動回縮。由於長期暴露在外，常受摩擦而變肥大，易破損，出現糜爛、潰瘍、感染而滲出血性膿樣分泌物，行動不便，痛苦不堪。子宮脫垂使尿道受壓和膀胱變位，可出現尿頻、排尿困難、尿瀦留或尿失禁。由於子宮下垂牽拉腹膜、韌帶及盆腔底組織，可引起腰痠，有下墜感，行走或勞動時加重。由於子宮脫垂，使血液循環發生障礙，造成子宮瘀血、月經量過多。

【反射區及操作方法】脾順時針按揉 64 次，腎上腺點按 81 次，兩腎相對按揉 72 次，膀胱順時針按揉 72 次，卵巢向兩側按揉 36 次，子宮向心推按 59 次，陰道向心推按 59 次，骶骨、尾骨離心各推按 59 次，疼痛敏感點加按 59 次，上、下身淋巴腺向心按揉 81 次。

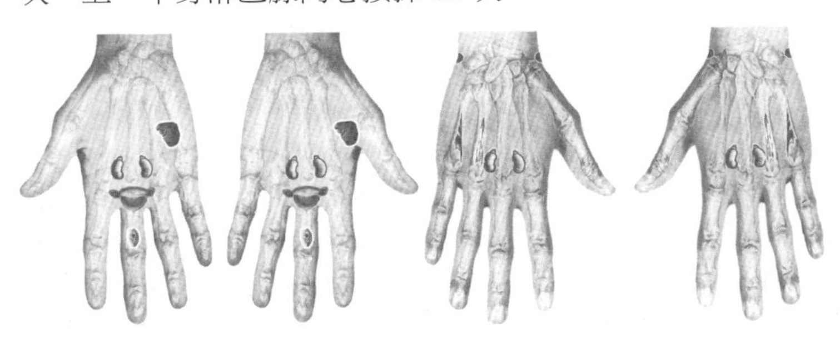

12.子宮肌瘤

子宮肌瘤是婦女生殖器官中最常見的一種良性腫瘤，子宮肌瘤是一種球形實質性腫瘤，可發生在子宮任何部位。原發部位在子宮肌層，隨著肌瘤的增大、部位的變化，可分為間質部肌瘤、漿膜下肌瘤、黏膜下肌瘤及子宮頸肌瘤等。多發生於中年婦女。

【病因】由於子宮內膜增生，卵巢功能失常，卵巢卵泡囊腫，雌激素分泌過多及精神因素所致。

【臨床表現】子宮肌瘤臨床一般不容易發現，因多數沒有特殊症狀，常在婦科檢查時才能發現。症狀有月經量增多，經期延長，白帶增多，肌瘤增大壓迫膀胱、輸尿管可引起尿頻、排尿困難、尿瀦留、輸尿管積水、腎盂積水而出現腰痛，壓迫直腸造成便秘及腹痛，嚴重者還伴有噁心、嘔吐、發熱、陰道出血及膿性白帶等。

【反射區及操作方法】下丘腦點按 59 次，腦垂體點按 81 次，腎上腺點按 81 次，甲狀旁腺捻揉 2 分鐘，腹腔神經叢以横「8」字形按揉 64 次，肝順時針按揉 47 次，脾用浮摸法順時針旋轉揉動 64 次，兩腎相對按揉 36 次，卵巢相對按揉 47 次，子宮順時針按揉 47 次，陰道離心推按 47 次，頸椎、骶骨、尾骨向心各推按 59 次，大腿後側離心刮按 47

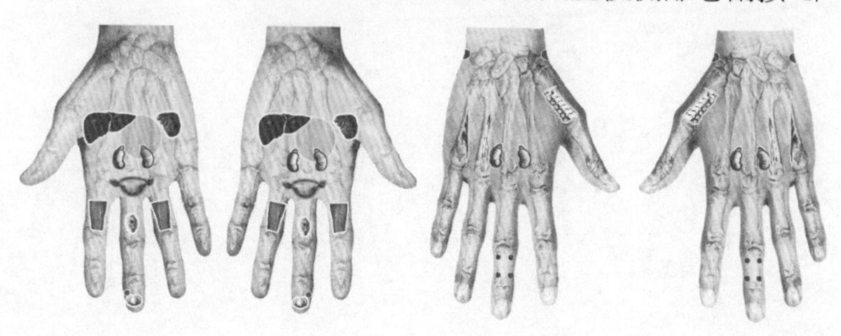

次，上、下身淋巴腺點按 81 次。

13.子宮頸炎

子宮頸炎是已婚婦女中發病率較高的一種常見疾病，本病又分急性和慢性兩種，急性較慢性少見。

【病因】急性子宮頸炎多因分娩、流產、手術或性交後子宮頸損傷感染所致。慢性子宮頸炎是由於子宮頸腺體分支複雜，子宮頸管內膜皺褶多，感染消除不徹底，急性治療不當未癒遷延而成，有的一旦發病即呈慢性炎症。此外，此病與內分泌失調也有關。

【臨床表現】急性子宮頸炎症狀有子宮頸充血，紅腫，陰道流出大量膿性分泌物，小腹脹痛，有低熱。慢性子宮頸炎症狀有陰道分泌物增多，呈白色、黃色或淡紅色黏液狀，膿性或血性，陰道有不規則的出血。子宮頸可有不同程度的糜爛、肥大、變硬、裂傷或腺體囊腫等病變。炎症擴散至盆腔時，患者多伴有腰痠、骶部痛、腹痛、下墜痛，經期、排便或性交後症狀加重，還可出現痛經或月經不調。

【反射區及操作方法】腦垂體順時針按揉 81 次，甲狀腺捻揉 2 分鐘，腎上腺點按 81 次，脾用浮摸法順時針旋轉揉動 64 次，子宮離心刮 36 次，卵巢點按 36 次，陰道離心推 36 次，骶骨、尾骨各向心推按 59 次，上、下身淋巴腺向

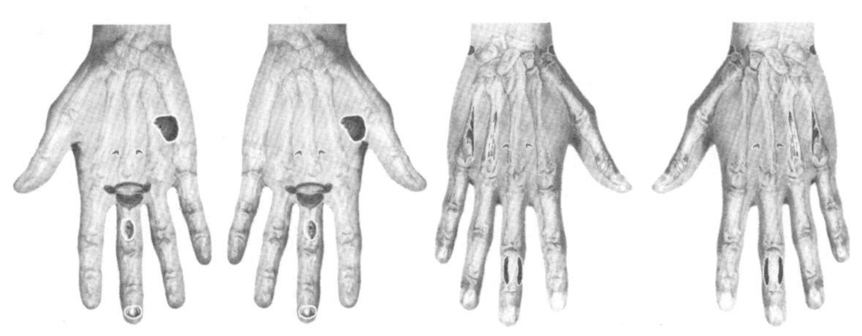

心按揉 81 次，膀胱順時針按揉 36 次。

14.妊娠嘔吐

妊娠嘔吐是指孕婦妊娠早期 6 週左右的一種反應，又稱孕吐，中醫稱「妊娠惡陰」。

【病因】妊娠嘔吐的發病原因尚未完全明確，多因精神過度緊張，神經系統功能不穩定，胃酸降低，絨毛膜促性腺激素水平較高，腎上腺皮質功能降低等因素所致。中醫認為是由於脾胃虛弱、肝膽氣鬱、胃失和降、衝脈之氣上逆所致。

【臨床表現】輕者，反覆嘔吐，厭食，食慾減退，流口水，倦怠喜臥，軟弱無力及失眠。嚴重者，嘔吐頻繁，不能進食進水，吐出膽汁或咖啡色血渣，脫水，酸中毒，電解質紊亂，全身乏力，明顯消瘦及體重下降等。

【反射區及操作方法】腹腔神經叢以橫「8」字形按揉 59 次，腦垂體按 81 次，甲狀腺用滾動法滾動 2 分鐘，腎上腺相對按揉 36 次，肝用浮摸法逆時針旋轉揉動 49 次，膽順時針按揉 49 次，脾用浮摸法順時針旋轉揉動 64 次，胃順時針輕手法按揉 72 次，肋間神經點點按 42 次，胸椎、腰椎各向心推按 59 次。

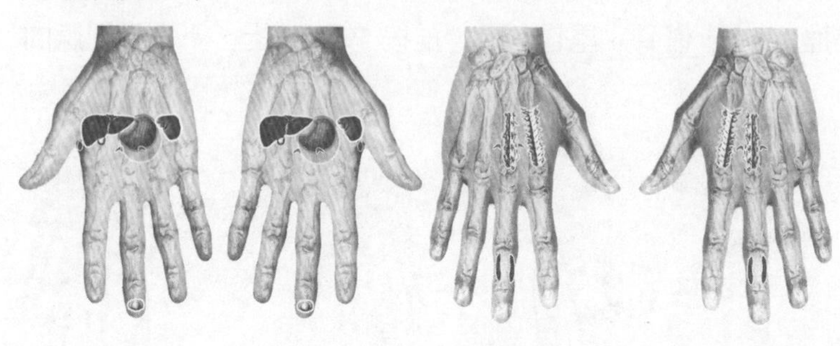

15.性冷淡症

性冷淡症是指女性對房事沒有興趣，行房事時不能進入性高潮之婦科病症。

【病因】由於對性知識瞭解不足而產生的心理障礙，情緒抑制，恐懼、精神緊張，性生活不協調，卵巢功能不良，腦垂體前葉機能減退，促性腺激素及腎上腺皮質激素分泌功能失調等因素所致。

【臨床表現】多有性慾冷淡，性交疼痛，精神萎靡不振，記憶力減退，腰痠乏力，四肢睏倦，乳房萎縮，毛髮脫落，性情急躁，心煩易怒，小腹寒冷作痛，月經不調等症。

【反射區及操作方法】頭部順時針按揉 59 次，下丘腦點按 59 次，腦垂體點按 59 次，腎上腺點按 81 次，甲狀腺捻揉 2 分鐘，肝用浮摸法逆時針旋轉揉動 49 次，脾用浮摸法順時針旋轉揉動 64 次，兩腎用輕手法相對按揉 72 次，子宮、卵巢用浮摸法順時針旋轉揉動 72 次，陰道用浮摸法向心推動 72 次，腹股溝用浮摸法向心推動 59 次，腹腔神經叢以橫「8」字形按揉 64 次。

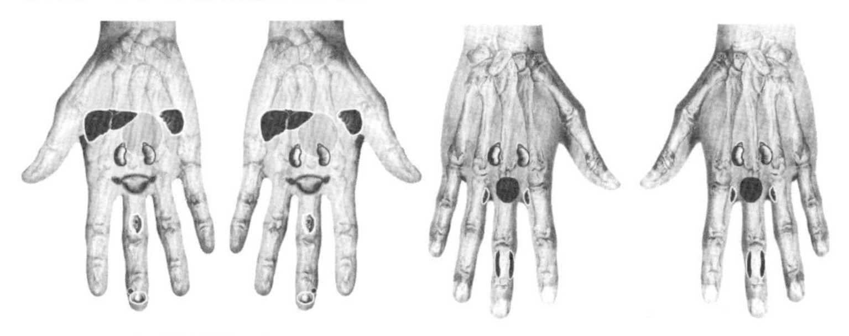

16.女性不孕症

女性不孕症是指婚後同居兩年以上未經避孕而不懷孕者，或婚後曾有妊娠而隔兩年以上再未受孕者，前者為原發性，後者為繼發性。

【病因】女性不孕症的發病原因是多方面的，主要原因有精神緊張，過度焦慮，環境變化，過度營養或重度營養不良，內分泌失調，甲狀腺功能亢進或低下，腎上腺功能紊亂，急慢性傳染病（如腮腺炎、猩紅熱、霍亂、先天性梅毒等），吸菸過多，飲酒過量，體力過度消耗，工作負擔過重，卵巢急慢性疾病，卵巢腫瘤，先天性無卵巢，嚴重卵巢發育不良或卵巢功能早衰等因素影響卵巢激素分泌而不能排卵；輸卵管周圍粘連或輸卵管炎症引起的輸卵管阻塞；輸卵管壁僵硬，輸卵管周圍粘連或輸卵管黏膜萎縮性改變，使輸卵管蠕動受影響，阻礙卵子和精子相遇；子宮發育不良，子宮內膜異位症，子宮內膜炎，子宮腔粘連，子宮肌瘤，子宮內膜息肉及慢性盆腔炎等不適合受精卵的植入和生長；子宮頸息肉，子宮頸肌瘤，子宮頸損傷，子宮頸狹窄，阻礙精子的順利通過；嚴重子宮頸炎或陰道炎的炎性分泌物，可消耗精液中存在的能量物質，降低精子活動能力，縮短精子生存時間等。以上因素均可導致不孕症。

【反射區及操作方法】下丘腦點按 59 次，腦垂體點按 81 次，甲狀腺捻揉 2 分鐘，甲狀旁腺向心按揉 2 分鐘，頭部順時針按揉 59 次，肝用輕手法逆時針按揉 49 次，脾用浮摸法順時針旋轉揉動 64 次，兩腎相對按揉 72 次，腹腔神經叢以橫「8」字形按揉 64 次，子宮用輕手法順時針按揉 72 次，兩卵巢相對按揉 72 次，陰道用浮摸法向心推動 72 次，腹股溝用浮摸法向心推動 59 次，腰椎、骶骨、尾骨各向心推按 59 次。

本病在用手部按摩調治的同時，應結合心理治療，消除

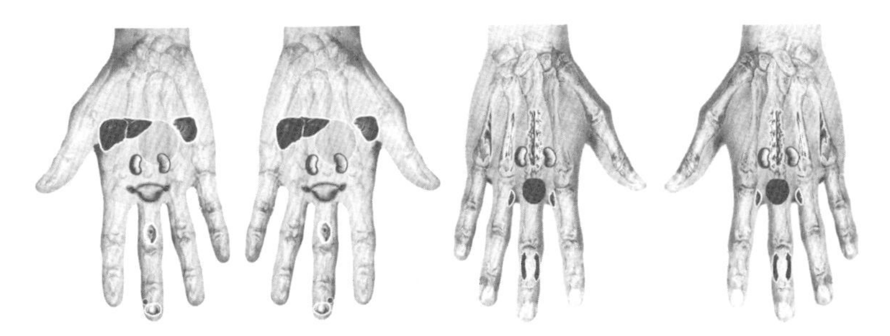

緊張心理；參加適合自己的體育鍛鍊，調整營養，勞逸協調，戒除菸酒，結合對病因的治療。先天性輸卵管阻塞、無卵巢、無陰道者，用手部按摩無效，應到醫院治療。

17.缺乳

缺乳是指產婦分娩後乳汁分泌量過少，不能滿足嬰兒的需要。

【原因】由於產婦在分娩時出血過多，產婦營養不良，過度疲勞，哺乳方法不當，產婦身體虛弱或患有慢性疾病，自主神經功能紊亂，精神刺激及乳腺發育不良等因素所致。

【反射區及操作方法】下丘腦點按 59 次，松果體點按 59 次，腦垂體點按 81 次，腎上腺點按 81 次，上、下身淋巴腺向心按揉 81 次，甲狀腺用滾動法滾動 2 分鐘，乳腺用浮摸法旋轉相對揉動 36 次，肝用浮摸法逆時針旋轉 49 次，脾用浮摸法順時針旋轉揉動 64 次，頭部順時針按揉 59 次，

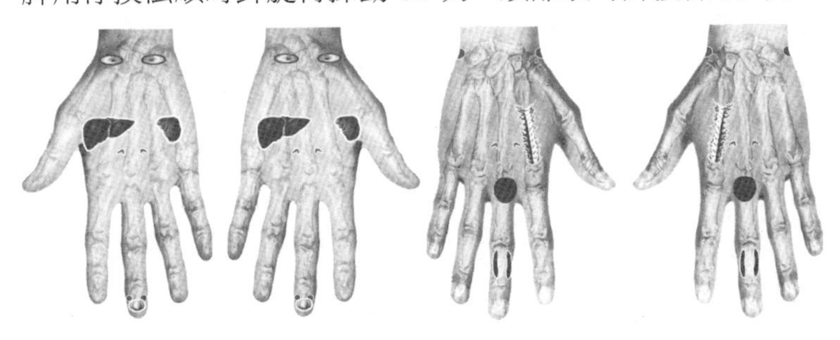

胸椎離心推按 59 次。

18.急性乳腺炎

急性乳腺炎指哺乳期婦女因乳腺感染所引起的化膿性炎症。

【病因】急性乳腺炎多因乳頭皸裂、破損或因初產婦女餵乳不當，乳頭被嬰兒吸破，以致金黃色葡萄球菌經乳管侵入乳腺，或因乳頭內陷畸形，乳房受擠壓，乳汁淤積等原因所引起。

【臨床表現】患者全身畏寒，發熱，乳房紅腫，疼痛，乳汁排泄不暢，骨節痠痛，食慾不振，噁心嘔吐，胸悶，若繼續發展可出現波動性疼痛，嚴重時伴有高燒寒戰，乳房腫痛明顯，有硬結，觸痛，患側腋下淋巴結腫大。如治療不及時，容易形成乳房膿腫。

【反射區及操作方法】兩乳腺用輕手法分離按揉 72 次，腋下按揉 49 次（右手逆時針，左手順時針），肝逆時針按揉 47 次，脾順時針按揉 64 次，甲狀腺捻 2 分鐘，腎上腺點按 81 次，胸椎向心推按 59 次（痛點加按 59 次），上、下身淋巴腺點按 81 次。

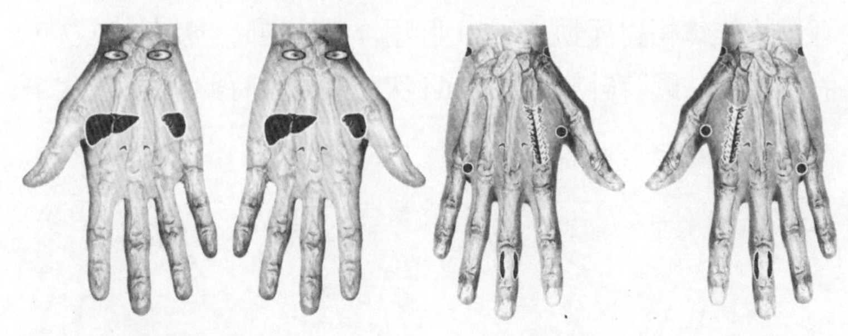

19.乳腺增生

乳腺增生即乳腺小葉增生病，又稱囊性乳腺炎，是女性多發病之一，常見於青年或中年女性。

【病因】病因尚未完全明確，多與內分泌紊亂，特別是卵巢功能失調有關。中醫認為，此病是情志不暢、肝氣鬱結、陰虛火鬱、氣滯血瘀、經絡失營、衝任失調所致。

【臨床表現】腫塊常為多發性，在患者的一側或兩側乳房可捫及圓形或橢圓形大小不等的結節腫物，質韌不堅硬，與皮膚及深部組織無粘連，沒有明顯的邊界，可活動。局部常有隱痛或刺痛感，尤以月經前疼痛較為顯著。有時腫塊較大，並有囊性感，乳房外形及皮膚正常，大多無觸痛或壓痛感。個別患者有乳頭溢液，常伴有頭暈失眠、煩躁易怒、口苦咽乾等症。

【反射區及操作方法】腦垂體點按 81 次，甲狀腺點按 81 次，兩乳腺分離按揉 47 次，腎上腺點按 81 次，上、下身淋巴腺點按 81 次，兩卵巢分離按揉 36 次，胸椎向心推按 49 次（痛點加按 59 次），兩腎相對按揉 72 次，肝逆時針按揉 47 次，脾順時針按揉 64 次。

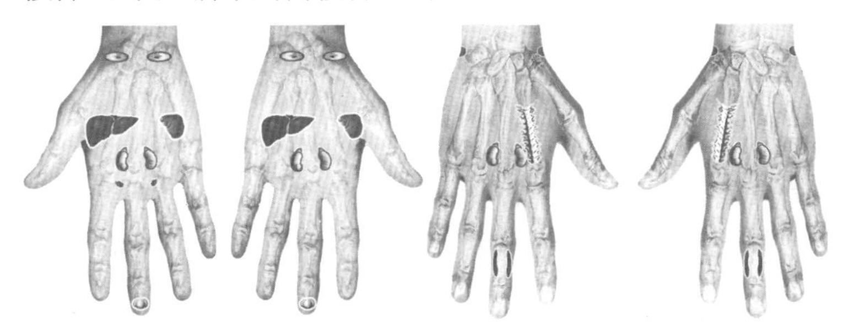

20.閉經

閉經是婦科疾病常見的一種症狀，凡婦女年滿 18 歲月經尚未初潮者稱為原發性閉經；已行經而又因病理性原因中斷 6 個月以上者，稱為繼發性閉經，也稱「女子不月」或

「月事不來」。

【病因】 引起閉經的原因又分生理性和病理性兩種。原發性有腦垂體促性腺功能低下，先天性無子宮或子宮發育不良，先天性無卵巢或卵巢發育不良。懷孕、哺乳期血海不能充盈，或進入更年期卵巢功能衰退等屬於生理性閉經。生殖器下段先天性缺陷，子宮內膜損傷或子宮切除，卵巢損壞或切除，腦垂體損傷，腦垂體腫瘤，精神、神經因素或患有消耗性疾病，貧血，肥胖，藥物抑制綜合徵，以及其他內分泌腺影響所致的閉經屬於病理性閉經。

中醫學按「辨證求因」原則，將閉經分為虛、實兩類。虛者多由精血不足、血海空虛、無血可下、肝腎不足、氣血虛弱等所致；實者多由氣滯血瘀、 痰濕阻滯、邪氣阻隔、脈道不通、經血不得下行等所致。

【臨床表現】 面色晦暗，腰膝痠軟，神疲乏力，頭暈耳鳴，心悸氣短，手足心熱，小腹發脹冷痛，怕冷，性慾減退，毛髮脫落，生殖器官萎縮，精神抑鬱，煩躁易怒，胸肋脹滿，噁心嘔吐，多痰，面浮足腫等。

【反射區及操作方法】 下丘腦點按 59 次，腦垂體點按 81 次，甲狀腺、甲狀旁腺捻揉 2 分鐘，肝用浮摸法逆時針旋轉揉動 47 次，脾用浮摸法順時針旋轉揉動 64 次，兩腎分離揉動 72 次，兩肺相對按揉 72 次，腹腔神經叢以橫「8」字形按揉 64 次，兩卵巢相對按揉 72 次，子宮順時針按揉 72 次，陰道用浮摸法向心推按 72 次，腹股溝用浮摸法向心推按 59 次，頭部順時針按揉 59 次，頸椎、腰椎、骶骨、尾骨向心各推按 59 次，腎上腺向心推按 81 次，上、下身淋巴腺向心揉按 81 次。最好再用季氏太極香薰灸命根穴 3～5 分鐘

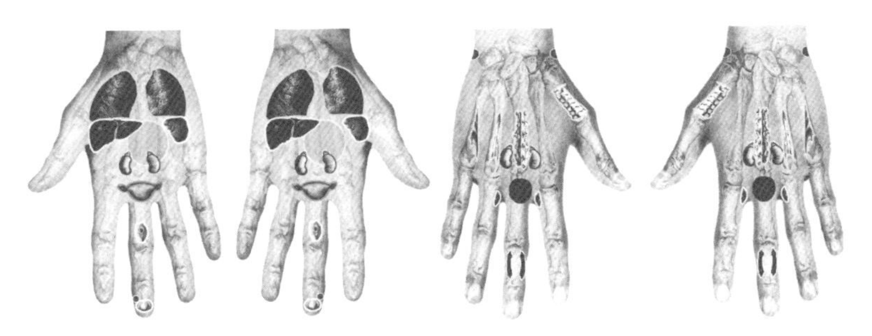

（命根穴在恥骨聯合上緣和肚臍連線正中，人體正中線上）。

21.經前期緊張綜合徵

經前期緊張綜合徵是指一些婦女在月經前出現一系列身體不適症狀，並兼有精神緊張、煩躁，一般在經前出現，月經來潮症狀消失，故稱經前期緊張綜合徵。本病多發生於中青年婦女。

【病因】目前尚不明確，可能與精神緊張、急躁、憂鬱、雌激素和孕激素的平衡失調及水鈉瀦留有關。中醫認為多因肝鬱氣滯、經脈瘀阻、腎水不足、心神失養而引起。

【臨床表現】症狀常在經前 1～2 週出現，至月經前 2～7 天最為明顯，經後自然消失。常見症狀有全身乏力、易疲勞、睏倦、急躁、激動、焦慮、抑鬱、情緒不穩定，頭痛、頭暈、食慾改變、噁心、嘔吐、腹瀉、腹部脹滿、肢體浮腫、尿頻、盆腔墜脹、腰骶部疼痛、潮熱、出汗、心悸、失眠等。

【反射區及操作方法】腹腔神經叢以橫「8」字形按揉 64 次，頸椎向心推按 59 次（加牽引），下丘腦點按 59 次，腦垂體向心推按 81 次，甲狀腺用滾動法滾動 2 分鐘，腎上腺離心推按 81 次，卵巢相對按揉 36 次，子宮離心推按 36 次，陰道離心推按 36 次，心臟用輕手法順時針按揉 3 分鐘（頻率為每分鐘60次），肝逆時針按揉47次，脾用浮摸法順時針旋轉揉動64次，胃用輕手法順時針按揉72次，兩腎相對按揉72次，腰椎、骶骨各離心推按59次，舌尖點按60次，舌根用滾動法滾動2分鐘，用季秦安太極香薰命根穴3～5分鐘。

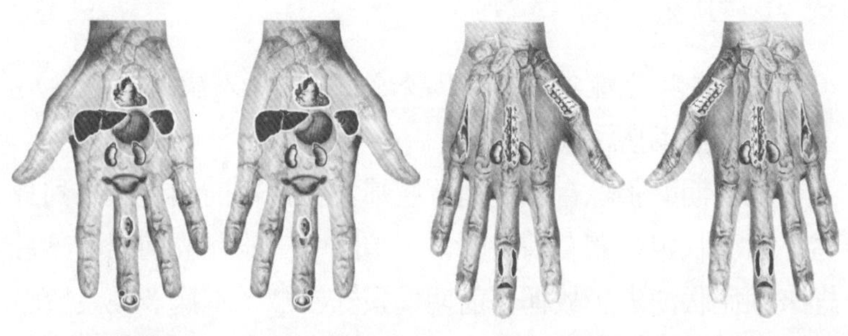

22.崩漏

崩漏是指非月經期的各種不規則陰道出血，是多種婦科疾病所出現的一種共同症狀。出血暴下不止或淋漓不盡，血量過多者，稱崩；血量少，淋漓不盡者，稱漏。二者常常交替出現，它們的病機相同，但出血的數量及病勢又有急緩之分。該病是婦科的一種常見病，又是疑難急重之證。在調整之前應當先排除外生殖器炎症、妊娠出血性疾病，以及生殖系統腫瘤，特別是子宮癌症等。

【病因】由於卵巢功能失調、黃體發育不全；血小板減少性紫癜、嚴重高血壓、內分泌失調等疾病使月經紊亂；生殖系統炎症、避孕節育器的副反應、避孕藥物及不規則地使用性激素等所致。中醫認為多因血熱、臟腑功能失調，而致衝任二脈受損失調所致；或因腎虛、脾虛、血瘀、勞傷過度而致。

【臨床表現】月經過多，經期長短不一，淋漓日久不止，勞累後加劇。經血紫暗有塊，白帶異常，伴有排尿困難、腰腿痠痛、腹痛、發熱、全身乏力。因大量失血嚴重者會發生休克，甚至危及生命。

【反射區及操作方法】下丘腦點按 59 次，腦垂體點按 81 次，甲狀腺捻揉 2 分鐘，腎上腺向心推按 81 次，肝用浮摸法逆時針旋轉揉動 49 次，脾用浮摸法順時針旋轉揉 64 次，兩腎分離按揉 72 次，兩卵巢用浮摸法分離按揉 72 次，子宮向心推按 36 次，陰道向心推按 36 次，腹股溝用浮摸法向心推 59 次，骶骨、尾骨離心各推 59 次，兩大腿後側用刮法離心刮 2 分鐘，上、下身淋巴腺向心按揉 81 次，有高血壓史者用浮摸法在血壓區向心推 81 次。

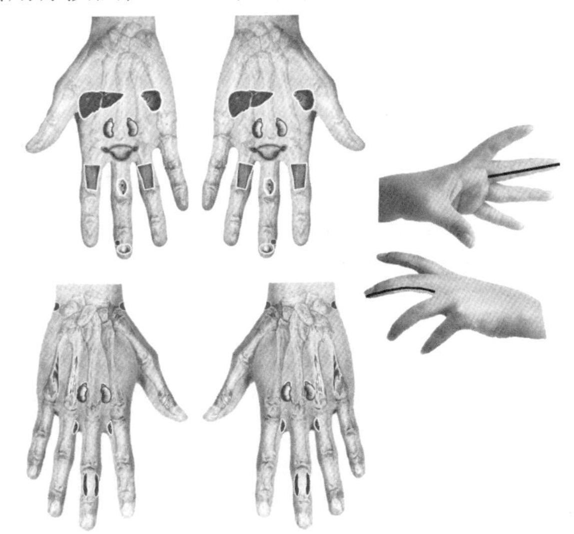

23.盆腔瘀血綜合徵

盆腔瘀血綜合徵是由於盆腔靜脈慢性瘀血而引起的一種婦科病。

【病因】本病的發生與多種因素有關，如盆腔靜脈解剖因素，慢性盆腔炎、子宮肌瘤，早婚早育、多產難產，子宮後位，長期從事站立工作，習慣性便秘，輸卵管結紮手術，個人體質因素等，造成盆腔靜脈曲張，影響血液回流所致。

【臨床表現】小腹墜痛（小腹兩側及恥骨上區疼痛），月經前久站、過度勞累及性交後疼痛加重，無性快感，腰骶部痛、乳房脹痛、全身乏力、經量增多。累及膀胱可出現尿頻、尿急、尿痛等。有些患者還有失眠多夢、頭痛頭暈、心悸氣短、消化不良、腹脹、全身痠痛等自主神經功能紊亂的症狀。

【反射區及操作方法】腹腔神經叢以橫「8」字形按揉 64 次，甲狀旁腺捻揉 2 分鐘，小腸順時針按揉 60 次，脾用浮摸法順時針旋轉揉 64 次，兩卵巢相對按揉 36 次，子宮用輕手法逆時針按揉 36 次，陰道用輕手法離心推 36 次，膀胱順時針按揉 36 次，腹股溝用浮摸法向心推按 59 次，兩大腿後側向心推按 59 次，頸椎向心推按 59 次（加牽引），腰椎、骶骨、尾骨離心各推按 59 次，上、下身淋巴腺點按 81 次。

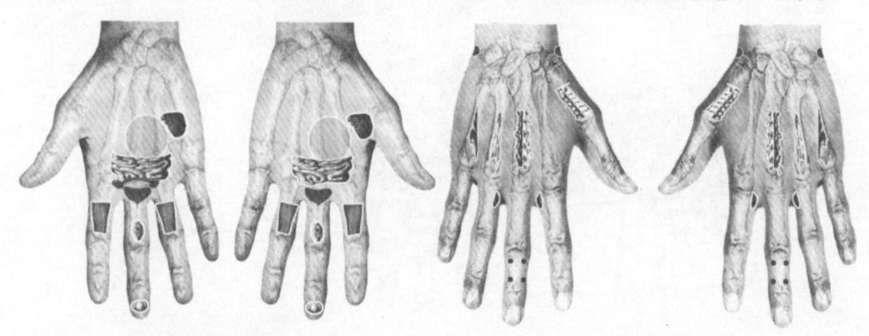

24.月經期浮腫

月經期浮腫是指在來月經期間頭面部及四肢浮腫，月經乾淨後又自行消退之月經併發症。

【病因】本病的病因是由於卵巢功能紊亂，雌激素分泌過多導致水納瀦留所致。中醫認為，肺虛失宣降、腎陽不足、脾虛不運、肝失疏泄，使人體氣血津液不能正常運行而導致水腫。

【臨床表現】面部浮腫，肢體腫脹，腹脹、食慾不振，腰痠腿軟，月經量多，大便溏薄，常嘆息等症狀。

【反射區及操作方法】下丘腦點按 59 次，腦垂體點按 81 次，腎上腺點按 81 次，兩卵巢相對按揉 72 次，兩肺相對按揉 72 次，大腸順腸道走向用浮摸法揉動 59 次，肝逆時針按揉 47 次，脾順時針按揉 64 次，子宮順時針按揉 36 次，腹腔神經叢以橫「8」字形按揉 64 次，兩腎相對按揉 72 次，輸尿管離心推按 36 次，膀胱順時針按揉 36 次，尿道離心推按 36 次，四肢各向心推 36 次，胸椎、腰椎、骶骨、尾骨離心各推按 59 次，頸椎牽引 5～10 次。

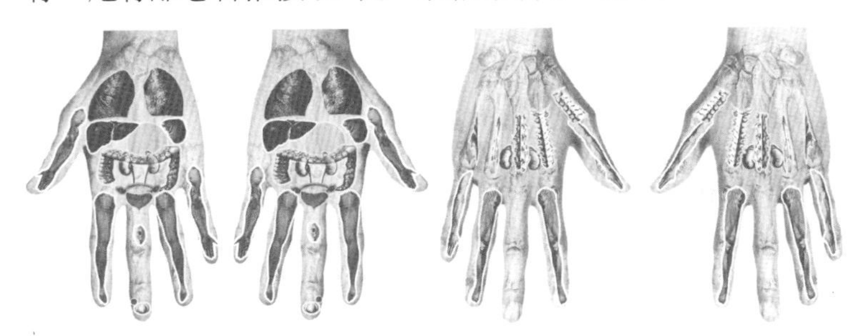

25.月經期頭痛

月經期頭痛是指月經期間出現的頭暈隱痛、脹痛及刺痛等月經週期的伴發症。

【病因】由於個體的素體虛弱，慢性失血，大病久病，精神情志失常，飲食不節所致。中醫則認為，肝脾功能失調，造成氣血化源不足、氣血不暢、瘀血內阻、脈絡不通等所致。

【臨床表現】頭暈、頭痛、耳鳴、心悸失眠，時輕時重；月經色紫暗有塊，下腹疼痛拒按，神疲乏力，飲食不香，大便溏薄等症狀。

【反射區及操作方法】腦垂體點按 81 次，頭部向心推按 59 次，三叉神經點按 59 次，肝逆時針按揉 47 次，脾順時針按揉 64 次，胃順時針按揉 36 次，腹腔神經叢以橫「8」字形按揉 64 次，兩卵巢相對按揉 36 次，子宮離心刮 36 次，陰道離心推 36 次，心臟按壓 3～5 分鐘（頻率為每分鐘 60 次），頸椎向心推按 59 次（加牽引），兩腎相對按揉 36 次。

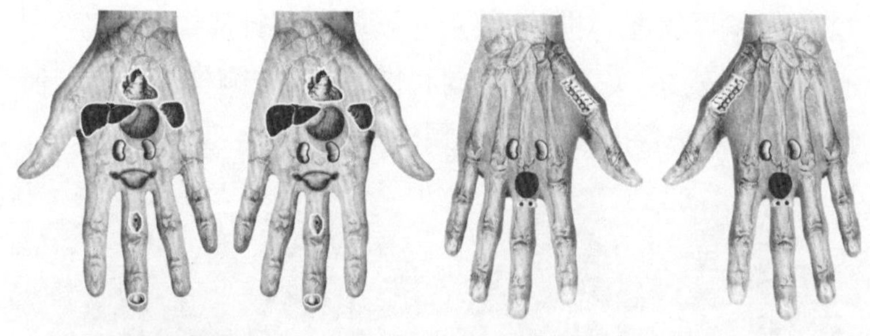

26.月經過多

月經過多是指月經週期及經期基本正常，經量明顯增多的一種婦女月經病，又稱「經水過多」。

【病因】本病與子宮本身疾病（如：子宮肌瘤、子宮內膜炎、子宮內膜異位症等），以及全身性疾病（如：血小板減少、血液病、肝臟疾病等）有關。此外，內分泌失調所致性激素過度分泌，或子宮內膜中螺旋小動脈收縮功能不佳等都可引起月經過多。中醫認為，身體虛弱者，中氣不足、飲食不節，過度勞累、憂思過度、久病傷脾，使脾氣虛弱、衝任不固、統攝失調所致。或素體陽盛者，七情過極、肝鬱化熱，過食辛辣、外感熱邪，使熱伏衝任、迫血妄行所致。氣血不暢者，氣滯血瘀，阻滯衝任，新血不能歸經等所致。

【臨床表現】月經週期及經期基本正常，就是月經經量明顯增多。根據氣血失調的不同病因，還會出現除經量多外，經血有色鮮紅或深紅、質黏稠、心煩口渴、面赤身熱或發熱惡寒、尿黃便結；或經血色淡質稀、神疲體倦、面色蒼白、氣短懶言、小腹有空墜感；或月經色紫黑、有血塊、月經持續難盡，以及月經期小腹疼痛拒按、腰腹痠脹等症狀。

【反射區及操作方法】下丘腦點按 59 次，腦垂體離心推按 81 次，腎上腺向心推按 81 次，腹腔神經叢順時針按揉 64 次，肝逆時針按揉 47 次，脾用浮摸法順時針旋轉揉 64 次，兩卵巢分離按揉 36 次，子宮逆時針按揉 36 次（按揉完後再按壓 36 次），兩腎相對按揉 36 次，腹股溝向心推按 59 次（推按完後再捂 2 分鐘），大腿後側按揉 59 次，腰椎、骶骨、尾骨離心各推 59 次，上、下身淋巴腺向心按揉 81 次。

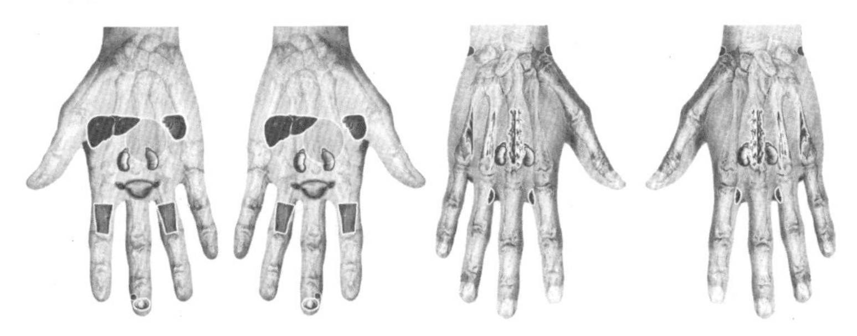

27.外陰瘙癢症

外陰瘙癢症是指多種原因、多種疾病引起的一種婦科病症，常在夜間或月經期加重，瘙癢嚴重時可使患者坐臥不安，中醫稱之為「陰門瘙癢」。成年婦女、育齡女性或激素分泌減少的更年期後的老年女性常出現此症狀。

【病因】本病發生的原因有全身性的，也有局部性的。

（1）**全身性疾病**：如糖尿病、甲狀腺功能紊亂、過敏、白血病、卵巢功能低下，以及精神情志因素、過度勞累、某些條件反射等原因所致。

（2）**局部性疾病**：如老年性陰道炎、外陰炎、滴蟲性或黴菌性陰道炎、尿失禁、肛裂及老年婦女外陰部乾燥等，使外陰皮膚受陰道分泌物及尿糞浸漬所致。還有月經期用了不潔淨的衛生巾、穿化學纖維內褲、服用避孕藥及使用了強鹼性洗滌用品等也可致病。

【臨床表現】本病多發生於陰蒂、小陰唇外側或擴散到整個外陰部，甚至肛門周圍。常呈陣發性或持續性瘙癢，在月經期或夜間加劇，食用刺激食物後也可加重。長期瘙癢者局部皮膚可有抓痕、紅腫粗糙。繼發感染時，還可出現膿性分泌物。病情嚴重者，瘙癢劇烈，坐臥不安。久治不癒者，局部皮膚可轉變為苔蘚樣硬化。此外，還會出現大便秘結、小便短赤、頭暈目眩、耳鳴腰痠等症。

【反射區及操作方法】上、下身淋巴腺點按 81 次，扁桃體按壓 47 次，小腸順時針按揉 47 次，肝逆時針按揉 47 次，脾順時針按揉 64 次，甲狀腺捻揉 3～5 分鐘，腦垂體點按 81 次，兩卵巢相對按 72 次，子宮順時針按揉 36 次，兩腎相對按揉 36 次，輸尿管離心推 36 次，膀胱順時針按揉 36 次，腹股溝離心推 59 次，陰道（尿道）離心推按 72 次（推按後再加按揉 72 次），大腿後側按揉 59 次，骶骨、尾骨離心各推按 59 次（加牽引）。

另外，還要注意個人衛生，平時應勤換內褲（不穿化學

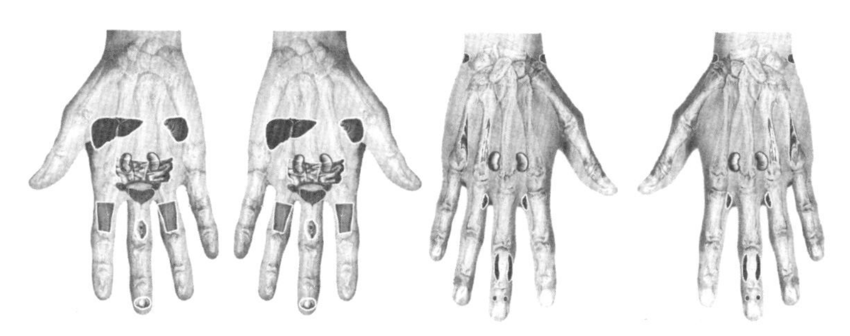

纖維的和過緊的內褲）。隨時觀察外陰處的皮膚變化，如有異常現象，及時到醫院診治。

28.子宮內膜異位症

子宮內膜異位症是指子宮內膜組織種植生長在子宮腔以外其他部位的一種婦科病，中醫稱之為「症瘕」「月經期腹痛」。多見於 20～40 歲的女性。子宮內膜異位症分內在性和外在性兩種。內在性是指子宮內膜侵犯了子宮肌壁層，外在性是指子宮內膜侵犯、種植在子宮壁層以外的部位。

【病因】由於月經時脫落的子宮內膜碎屑沒有隨月經排出，而隨經血逆流經輸卵管向上進入腹腔，散佈於卵巢表面或盆腔及腹腔內並增殖、生長蔓延所致。另外，育齡婦女多次人工流產、宮內有節育器、子宮手術、生殖道畸形及經常使用陰道栓劑藥物，造成經血排出不順等也可致病。

【臨床表現】子宮增大，錯位，宮體堅硬，痛經進行性加重，並伴有肛門墜痛，經期下腹痛可持續整個經期，腰骶部疼痛。同時，伴有月經失調，經量過多，經期延長，經前淋漓出血，並伴有不孕症。因疾病的部位不同，還可出現月經期排尿、排便疼痛，有的還會發生性交痛等症狀。

【反射區及操作方法】上、下身淋巴腺向心按揉 81 次，肝逆時針按揉 47 次，脾用浮摸法順時針旋轉揉 64 次，腹腔神經叢以橫「8」字形按揉 64 次，兩肺分離按揉 72 次，大腸順腸道走向推按 59 次，膀胱順時針按揉 36 次，兩卵巢相對按揉 72 次，子宮離心刮 72 次，陰道（尿道）離心推按 72 次，腹股溝離心推 59 次，頸椎、胸椎、腰椎、骶骨、尾骨向心各推 59 次（加牽引），兩臀相對按揉 36 次，大腿後側按揉 47 次。

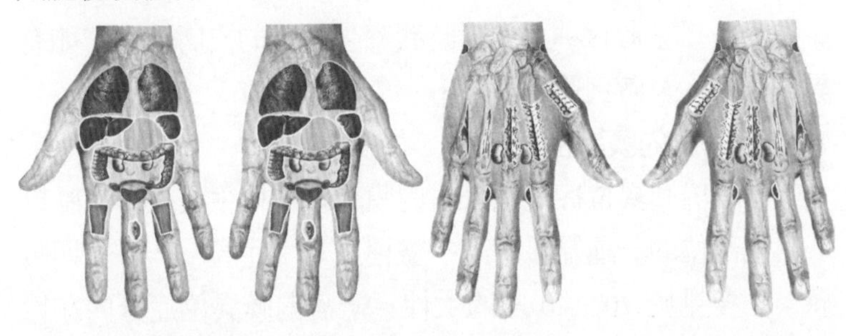

29.胎位不正

胎位不正是指孕婦在分娩前，胎兒在子宮體內的位置不正，又稱胎位異常。

【病因】大多是由於孕婦腹壁過鬆、羊水過多、子宮畸形、骨盆狹窄、子宮有腫瘤、前置胎盤或胎兒先天畸形所致。或由於孕婦腹壁過於緊張、雙胎、羊水過少、胎兒不能自然回轉也可導致胎位不正。

【臨床表現】常見有持續性後位、橫位、臀位、胎頭高直位、顏面位、額位等。有些孕婦還伴有頭暈耳鳴、心悸氣短、面色萎黃、身乏無力、脘腹脹滿、胸脅脹痛等症狀。

【反射區及操作方法】首先到醫院檢查確定屬於哪種胎位不正，然後再進行手部操作。根據檢查的結果用浮摸法在子宮反射區做旋轉揉動，手法一定要輕柔緩慢，每次做 72 次，一天可做 3～5 次，然後再做其他反射區的按摩。肝用浮摸法逆時針旋轉揉 49 次，脾用浮摸法順時針旋轉揉 64 次，兩腎相對用浮摸法揉 72 次，骶骨、尾骨用浮摸法順時針揉 59 次，兩手無名指尖尺側「腳反射區」各點按 2～5 分鐘（最好再用季秦安太極香熏灸腳反射區 2 分鐘）。

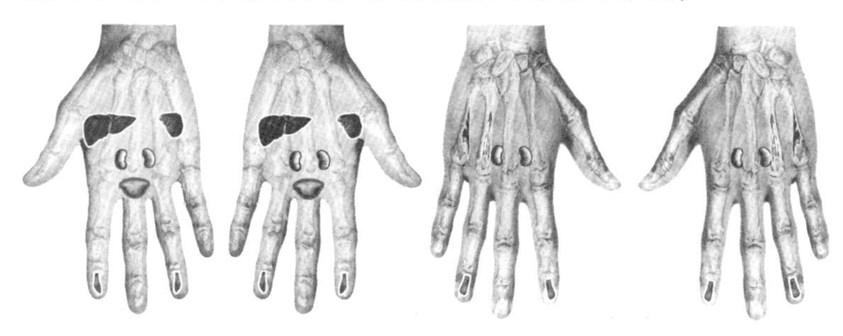

30.產後腹痛

產後腹痛是指產後因子宮收縮復位而引起的以小腹疼痛為主要症狀的病症，又稱「兒枕痛」「產後宮縮痛」。

【病因】由於孕婦在分娩時精神過度緊張，造成產後子宮收縮過強，使子宮組織缺血缺氧或壓迫子宮壁內神經纖維引起。中醫認為，因產時失血過多，胞脈失養，血少氣弱，運行無力，以致血行不暢，遲滯作痛。產後正氣虛弱，易感外邪，若起居不慎，寒邪乘虛入胞脈，寒凝血滯；或情志所傷，肝氣鬱結，疏泄失常，氣機不宣，瘀血內停，惡露不行，胞脈阻滯，導致腹痛。

【臨床表現】產後出現下腹部陣發性疼痛或隱痛不止，或有空痛、墜痛及痠痛等。腹痛時，小腹部可捫及收縮變硬的子宮，無反跳痛和腹肌緊張。有的還伴有頭暈目眩、耳鳴、胸脅脹痛、四肢不溫、大便異常等症狀。

【反射區及操作方法】在子宮反射區找敏感點，強刺激以緩解疼痛或止痛，然後再用浮摸法在子宮反射區逆時針旋轉揉 72 次，肝逆時針按揉 47 次，脾用浮摸法順時針旋轉揉 64 次，兩腎相對按揉 36 次，腹腔神經叢以橫「8」字形按揉 64 次，腹股溝向心推 59 次，骶骨、尾骨向心各推按 59 次。

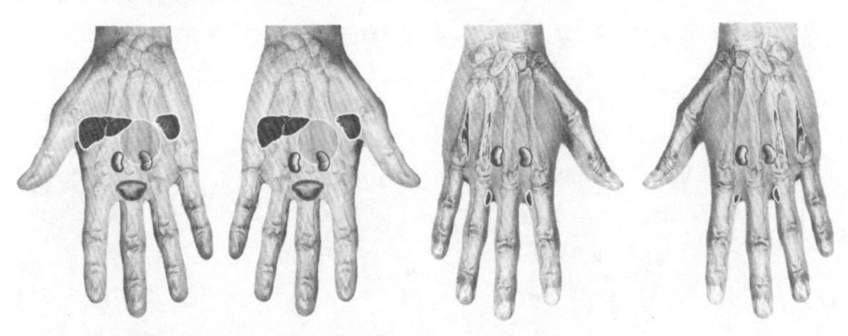

31.產後身痛

產後身痛是指產後出現肢體關節酸楚、麻木、疼痛、重著，又稱「產後關節痛」「產後痛風」。

【病因】可能與上呼吸道感染、寒濕過度、疲勞過度、精神創傷等因素有關。中醫認為，素體虛弱，因產時耗氣傷血，百節空虛，經脈及四肢百骸失於濡養；或產後氣血虧虛，營衛失調，腠理不密，復感風、寒、濕邪乘虛而入，留注經絡、關節、肌肉，造成氣血運行不暢，滯而不通，因而作痛。

【臨床表現】產褥期內周身關節疼痛，肢體痠楚、麻木，肢體關節活動受限，腰背屈伸不利，肢體腫脹，腿腳無力，足跟痛，眼眶暗黑，頭暈耳鳴，夜尿次數多，局部有壓痛等症狀。

【反射區及操作方法】上、下身淋巴腺向心按揉 81 次，扁桃體捻揉 2 分鐘，小腸順時針按揉 60 次，腹腔神經叢以橫「8」字形按揉 64 次，兩肺分離旋轉按揉 72 次，手掌氣管向心推按 72 次，肝用浮摸法逆時針旋轉揉 49 次，脾用浮摸法順時針旋轉揉 64 次，兩臀用浮摸法向心推 72 次，兩卵巢分離揉 36 次，子宮用浮摸法順時針按揉 36 次，喉捻揉 2 分鐘（指背），舌根用滾動法滾動 1 分鐘，四肢各捻 3 分鐘（從指尖向指根方向），四肢後面用滾動法滾動 3 分鐘（主要是關節活動的後面），頸椎、胸椎、腰椎、骶骨、尾骨各牽引 5～10 次（再各推按 59 次）。

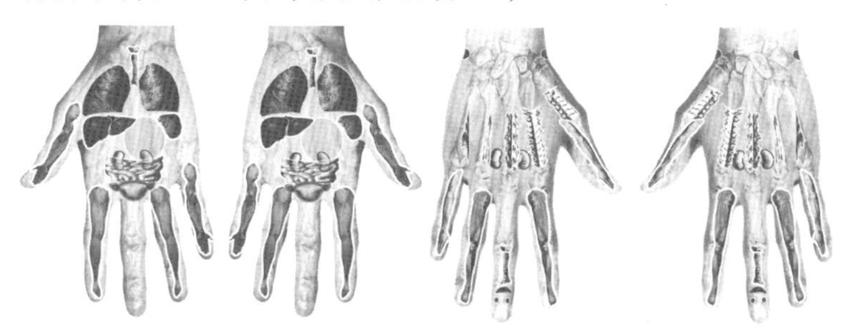

32.產後發熱

產後發熱是指產婦在產褥期內因生殖道的創面受致病菌感染，引起全身和局部的炎症變化，出現持續發熱不退，並伴有其他症狀的產後病，又稱「產褥熱」。

【病因】多於產褥期內生殖道感染有密切的關係，多在產後出血、滯產、陰道助產、剖宮產、胎膜早破、產道損傷及產婦抵抗力下降時發生。中醫認為產傷出血，護理不慎，元氣受損，胞脈空虛，或產後陰部不潔、不禁房事，邪毒乘虛侵入胞宮。或臨產感寒，情志所傷至氣滯血瘀，惡露不下，或下而不暢，瘀血停留，阻滯氣機，致營衛失調。或產後氣血虧虛，腠理不密，百脈空虛，以致外邪風、寒、暑熱乘虛內侵，而致營衛不合，或產後失血過多，陰血暴虛，陽無所附，陽浮於外等因素而致發熱。

【臨床表現】發熱寒戰，體溫在分娩後 24 小時至 10 天內連續兩次達到或超過 38℃，小腹疼痛拒按，惡露量多或少，煩躁口渴，尿少色黃，大便燥結。重症者，高熱不退、煩躁、面色蒼白、四肢厥冷；或高熱不退、神昏譫語，甚至昏迷。產後寒熱時作，惡露不下，或下亦甚少，小腹疼痛拒按，口燥不欲飲水，產後失血過多，身有微熱，自汗，頭暈目眩，心悸少寐，腹痛綿綿，手足麻木。產後惡寒發熱，頭痛，咳嗽，流涕，肢體疼痛，微汗口渴。發熱面赤，身熱多汗，口渴喜冷飲，身體疲倦，少氣懶言等症狀。

【反射區及操作方法】上、下身淋巴腺點按 81 次，扁桃體掐按 47 次，小腸順時針按揉 36 次，盲腸點按 47 次，肝逆時針按揉 49 次，脾用浮摸法順時針旋轉揉 64 次，腹腔神經叢以橫「8」字形按揉 64 次，兩卵巢分離揉 36 次，子宮用浮摸法順時針揉 36 次，陰道按揉 36 次，兩腎用浮摸法向心推 72 次，輸尿管離心推 36 次，膀胱順時針按揉 36 次，尿道離心推 36 次，頸椎、胸椎、腰椎、骶骨、尾骨用浮摸法向心各推 59 次（各牽引 5～10 次）。

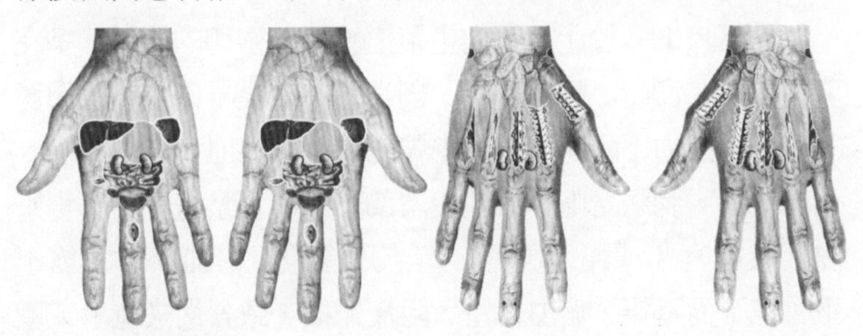

33.產後便秘

產後便秘是指產後飲食正常，大便數日不解，排便時費力，或大便艱澀，便時乾燥疼痛，又稱「產後大便難」。

【病因】因產婦產後臥床較多，尤其是仰臥日久，活動較少，導致子宮後位壓迫直腸，或腹肌及盆底肌肉鬆弛，使胃腸張力降低及蠕動緩慢所致。中醫認為，孕婦產後失血傷津，營血驟虛，津液虧耗，不能濡潤腸道，或陰虛火盛，消灼津液，液少津虧，傳導不利等因素所致。

【臨床表現】產後大便乾燥，數日不解，腹脹食減，頭暈心悸，多夢易醒。有些患者排便時乾燥疼痛，難以排出，胸滿腹脹，口燥咽乾，面黃無光澤等症。

【反射區及操作方法】兩肺相對按揉 72 次，肝逆時針按揉 49 次，脾順時針旋轉揉 64 次，胃順時針按揉 36 次，小腸順時針按揉 60 次，大腸順腸道走向推按 59 次，兩腎相對按揉 36 次，腹腔神經叢以橫「8」字形按揉 64 次，兩卵巢相對按揉 36 次，子宮用浮摸法順時針揉 36 次，頸椎、胸椎、腰椎、骶骨、尾骨各牽引 5～10 次（再各向心推按 59 次），舌根用滾動法滾動 2 分鐘。

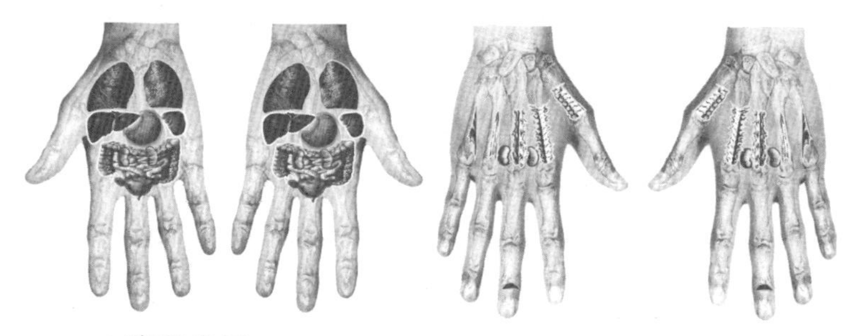

34.產後自汗

產後自汗為孕婦產後汗出過多，持續時間長。

【病因】因產後身體虛弱、營養缺乏、內分泌失調等原因所致。中醫認為產婦身體虛弱，產時失血傷津，氣隨血脫，其氣亦虛，衛陽不固，腠理不密等所致。

【臨床表現】汗出較多不能自止，動則加重。畏風，面色蒼白，倦怠乏力，氣短懶言，語聲低怯等症狀。

【反射區及操作方法】腦垂體點按 81 次，腎上腺點按 81 次，甲狀腺、甲狀旁腺捻揉 2 分鐘，兩卵巢相對按揉 36 次，腎上腺點按 81 次，心臟用輕手法順時針按揉 72 次，小腸順時針按揉 60 次，肝逆時針按揉 49 次，脾順時針按揉 64 次，兩腎離心推按 72 次，膀胱順時針按揉 36 次，頸椎、胸椎向心各推按 59 次（加牽引）。

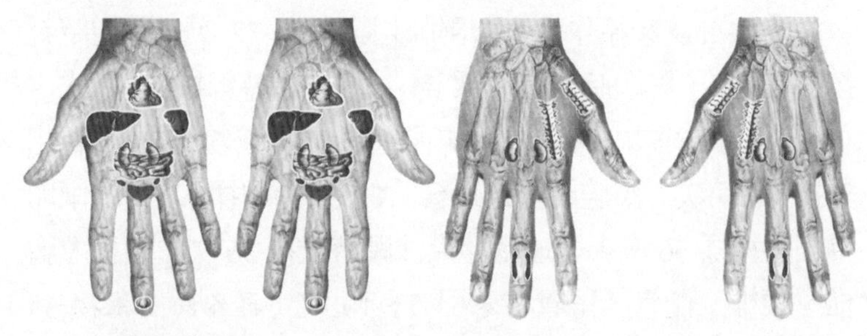

35.產後盜汗

產後盜汗是孕婦產後睡覺遍身出汗，出汗量多且濕衣，醒後即止。

【病因】可能因甲狀腺功能失調，肺部功能失調，或肺部患有某些疾病所致。中醫認為，營陰素虧，產時傷血，陰血亦感不足，造成陰虛內熱，迫液外洩，導致盜汗。

【臨床表現】產後睡覺時出汗，汗出濕透內衣，醒後自止，面色潮紅，常伴有頭暈耳鳴、口燥咽乾、渴不思飲、五心煩熱、腰膝痠軟等症狀。

【反射區及操作方法】腦垂體向心按揉 81 次，甲狀腺、甲狀旁腺用滾動法滾動 2 分鐘，腎上腺點按 81 次，心臟按壓 60 次，兩肺分離按揉 72 次，肝用浮摸法逆時針旋轉揉 49 次，脾用浮摸法順時針旋轉揉 64 次，大腸順腸道走向推按 59 次，兩腎相對按揉 72 次，膀胱順時針按揉 36 次，頸椎、胸椎、腰椎、骶骨、尾骨各牽引 5～10 次（再各向心推按 59 次），上、下身淋巴腺向心按揉 81 次。

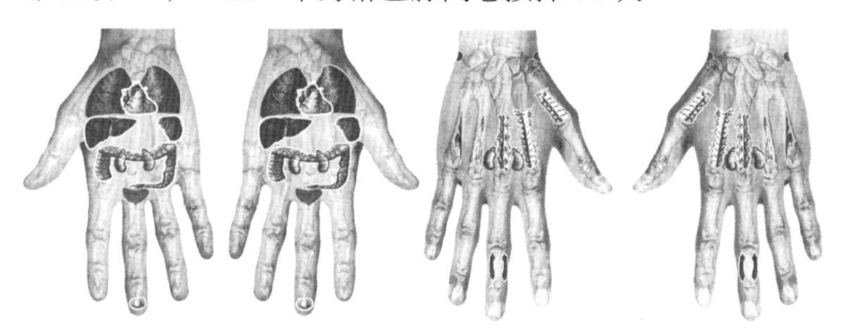

36.產後尿失禁

產後尿失禁是指孕婦產後小便淋漓不能自止，或無力約束小便自遺。

【病因】由於孕婦分娩時胎兒對盆底韌帶及肌肉的過度擴張，造成支持膀胱及尿道的組織鬆弛，或因接生不慎、手術等原因損傷膀胱，引起小便頻數或尿失禁。中醫認為素體虛弱，因產用氣傷於膀胱，而冷氣入胞囊，胞囊缺漏，或因腎氣虛弱，使膀胱失約導致尿失禁。

【臨床表現】小便頻數，每日可達數十次，並有小腹墜脹、淋漓不盡、面色無華、四肢無力、少氣懶言、腰膝痠軟、頭暈耳鳴、四肢怕冷等症狀。

【反射區及操作方法】兩肺用浮摸法相對旋轉揉動 72 次，大腸用輕手法順腸道走向推揉 59 次，脾用浮摸法順時針旋轉揉 64 次，肝逆時針按揉 49 次，兩腎分離按揉 72 次，膀胱逆時針按揉 72 次，尿道用滾動法滾動 2 分鐘，腹腔神經叢順時針按揉 64 次，胸椎牽引 5～10 次（再向心推按 59 次），骶骨、尾骨離心各推按 59 次。

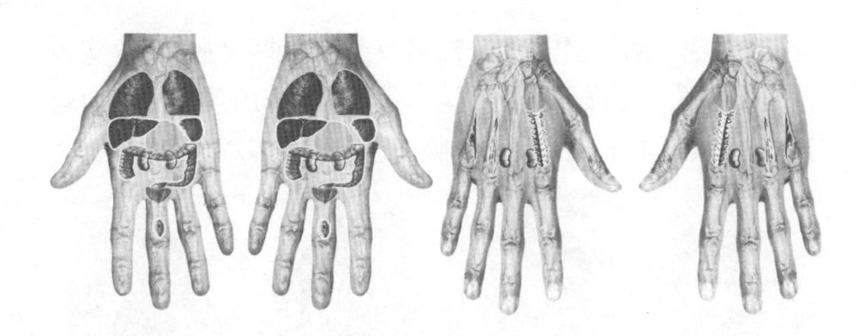

第九節 五官疾病

1. 瞼腺炎

瞼腺炎是一種常見的瞼板腺的急性化膿性炎症，俗稱「麥粒腫」。

【病因】多由葡萄球菌感染而致。

【臨床表現】發病初期，眼見有侷限性紅腫，邊緣有硬結，有微癢感，輕者可自行消散，重者 35 日後，硬結逐漸變軟化膿，破潰排膿後疼痛減輕而痊癒。

【反射區及操作方法】兩眼分離按揉 47 次（在眼反射區找疼痛敏感點用毫針刺放 1～3 滴血），肝逆時針按揉 47 次，胃順時針按揉 36 次，扁桃體捻揉 2 分鐘，小腸順時針按揉 60 次，背離心推 59 次。

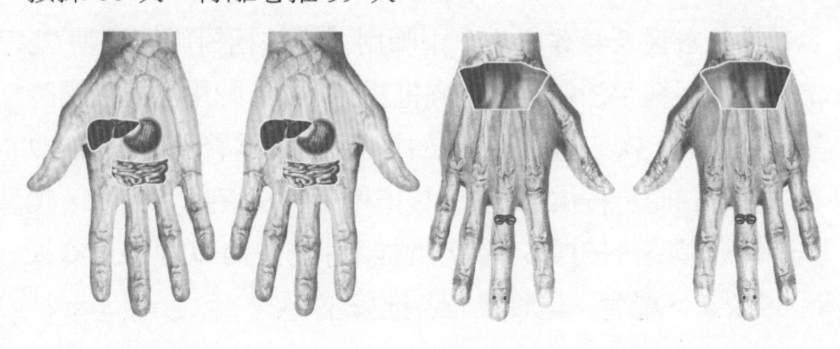

2. 上瞼下垂

上瞼下垂是指由多種因素引起的上眼瞼不能提起，遮住一部分或全部瞳孔，使瞼裂變窄的一種異常狀態。該病屬中醫「上胞下垂」「瞼廢」的範疇。

【病因】先天動眼神經核或提上瞼肌發育不全，重症肌無力，動眼神經麻痺，交感神經麻痺，癔症，老年病等所致。

【臨床表現】單側和雙側眼上瞼不能上舉或舉力不足。患者常藉助皺額、抬眉，以提起上瞼看清物體，嚴重者須仰視，才能視物。

【反射區及操作方法】眼用浮摸法向心推 49 次，頸項捻揉 2 分鐘，肝順時針按揉 49 次，脾順時針按揉 64 次，胃順時針按揉 72 次，頸椎向心推按 59 次（牽引 5～10 次），大腿內側向心推 60 次（疼痛敏感點向心點按 60 次）。

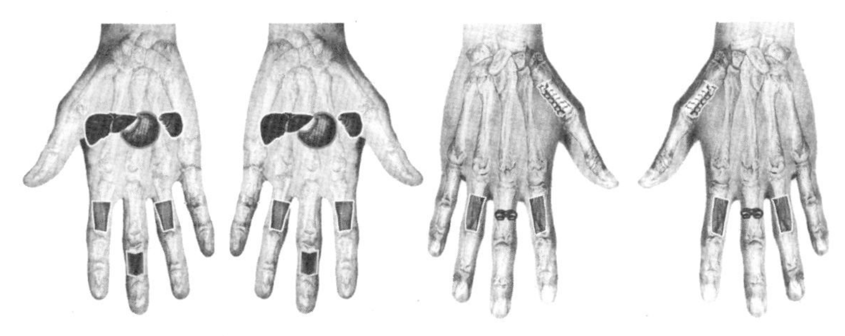

3. 慢性淚囊炎

慢性淚囊炎是指淚液、細菌瀦留在淚囊內所引起的炎症。

【病因】主要是由於沙眼及鼻腔慢性疾患或外傷造成鼻淚管狹窄、阻塞，以致成為細菌感染繁殖的場所，使淚囊發炎，該病屬中醫「漏眼」的範疇。

【臨床表現】溢淚，內眥部有分泌物，按壓淚囊部有大量的白色黏稠性膿液自淚點溢出，常引起內眥部皮膚粗糙，可伴有濕疹、瞼緣炎、急慢性結膜炎。

【反射區及操作方法】鼻向心推按 47 次，兩眼離心揑揉 36 次，兩肺分離按揉 36 次，心臟順時針按揉 60 次，脾順時針按揉 64 次，頸椎向心推按 59 次（加牽引），扁桃體捻揉 2 分鐘，小腸順時針按揉 60 次，盲腸點按 47 次，舌根用滾動法滾動 2 分鐘。

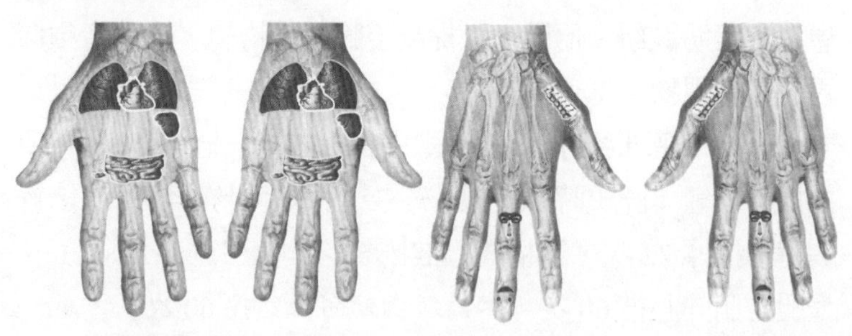

4. 結膜炎

結膜炎是一種常見的傳染性眼病，夏秋為多發季節，兒童較多，容易引起流行。該病屬中醫「天行赤眼」「目癢」的範疇。

【病因】多為細菌感染，但近年來病毒引起的急性結膜炎有增多的趨勢。

【臨床表現】雙眼紅腫疼痛，瞼、球結膜充血，眼部發癢，有異物感，怕熱怕光，流淚，淚多黏稠，急性期常伴有發熱、流涕及咽痛等症狀。

【反射區及操作方法】眼向心按揉 47 次，肝逆時針按揉 47 次，膽順時針按揉 47 次，胃順時針按揉 36 次，大腸順腸道走向推揉 59 次，上、下身淋巴腺向心按揉 81 次，扁

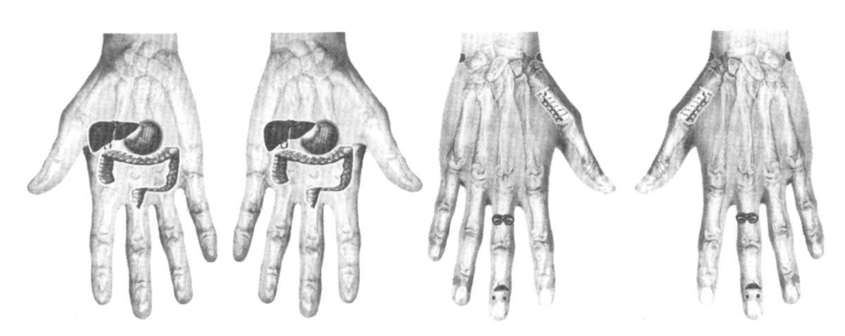

桃體捻揉 47 次，盲腸點按 47 次，舌根用滾動法滾動 2 分鐘，頸椎向心推按 59 次（加牽引）。

5. 單純皰疹病毒性角膜炎

單純皰疹病毒性角膜炎是一種潛伏性、單純皰疹病毒感性眼疾病，中醫稱之為「聚星障」。

【病因】多由單純皰疹病毒感染而引起。機體免疫功能減弱時易復發。熱病、精神刺激、過度疲勞、創傷、上呼吸道感染、月經來潮常為發病誘因。

【臨床表現】自覺眼澀痛，畏光，流淚，視力障礙，並伴有睫狀肌充血等症狀。

【反射區及操作方法】眼反射區找疼痛敏感點按 47 次（並可用毫針刺放 1～3 滴血），兩肺相對按揉 72 次，肝順時針按揉 49 次，大腸順腸道走向推按 59 次，小腸離心刮 60 次，上、下身淋巴腺點按 81 次，扁桃體用滾動法滾動 2

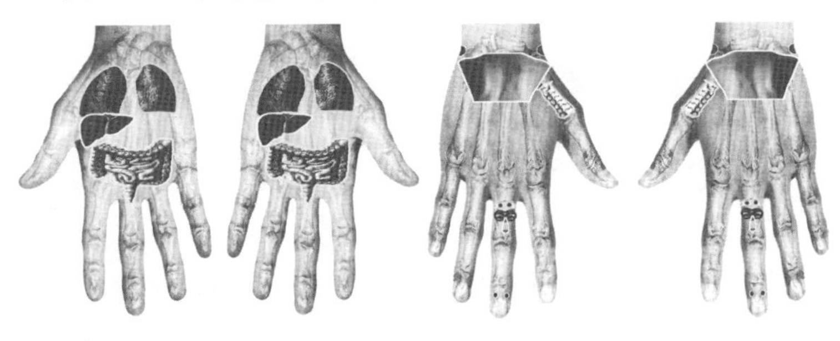

分鐘，鼻捻揉 2 分鐘，盲腸點按 47 次，頸椎向心推按 59 次（加牽引），背離心推 59 次，三叉神經向心旋轉輕揉 2 分鐘。

6. 泡性角膜炎

泡性角膜炎是指角膜出現泡性結節的一種變態反應性眼部炎症。多見於兒童和青少年，春季好發。中醫稱之為「金疳」「聚星障」。

【病因】多為結核菌或其他細菌毒素引起的過敏反應，也可因衛生條件差、營養不良、機體虛弱、過敏體質等因素所致。青少年容易得此病，多見於女性。

【臨床表現】畏光流淚，有異物感，眼瞼痙攣，視力模糊，角膜上出現一個或多個泡狀結節，周圍有侷限性充血，小泡可壞死脫落，形成小潰瘍。

【反射區及操作方法】眼向心捏壓按揉 47 次（在眼反射區找疼痛敏感點用毫針刺放 1～3 滴血），肝按壓 49 次，脾順時針按揉 64 次，兩肺相對按揉 72 次，兩腎相對按揉 36 次，小腸離心刮 60 次，上、下身淋巴腺點按 81 次，扁桃體用滾動法滾動 2 分鐘，盲腸點按 47 次，頸椎向心推按 59 次（加牽引），背離心推 59 次，三叉神經向心旋轉輕揉 2 分鐘。

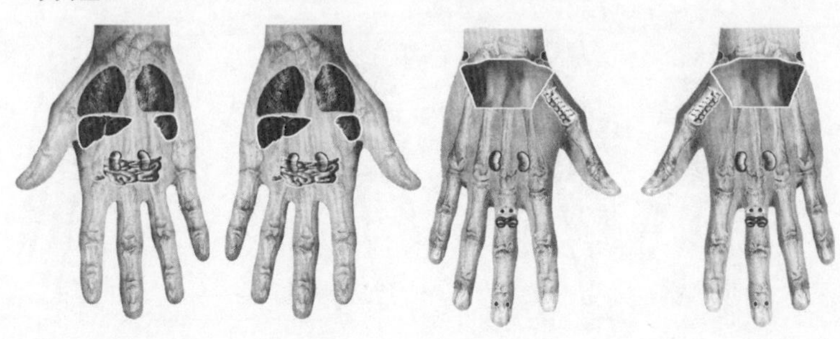

7. 老年白內障

老年白內障是指晶狀體在老化過程中逐步出現的一種退行性雙眼疾患。該病屬中醫「圓翳內障」「眼內障」的範疇。多在 50 歲以上中老年人群中發生。

【病因】病因尚未明確，一般認為與生理老化、營養不良、生活環境和自然條件影響、代謝障礙、內分泌紊亂、晶狀體營養障礙等有關。

【臨床表現】起初可無明顯自覺症狀，隨著病情的逐步發展，可出現視物模糊，視力僅存光感或僅能分辨眼前手動。

【反射區及操作方法】眼向兩側推按或刮 81 次，肝順時針按揉 49 次，兩腎相對按揉或向心推 72 次，脾順時針按揉 64 次，下丘腦點按 59 次，腦垂體點按 81 次，甲狀腺捻揉 2 分鐘，腎上腺向心推 81 次，男睾丸向心按揉 36 次，前列腺向心推 36 次，女卵巢分離按揉 36 次，小腸順時針按揉 60 次，頸椎向心推按 59 次（加牽引）。

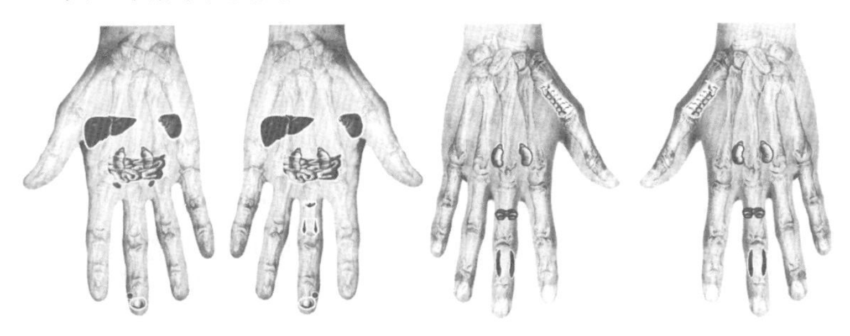

8. 玻璃體混濁

玻璃體混濁只是一種現象，分生理性和病理性兩種。病理性混濁是指眼內炎症的滲出物或細胞壞死組織等物質，進入玻璃體內所引起的眼部病變。該病屬中醫「雲霧移眼」的範疇。

【病因】眼內炎症滲出物、細胞壞死組織進入玻璃體內，形成各形狀混濁物。老年玻璃體變性，出現凝縮、液化、鈣鹽、膽固醇結晶沉著，以及眼外傷、玻璃體脫離、寄生蟲、眼內腫瘤等，都可導致玻璃體混濁。

【臨床表現】有黑影在眼前飄動，或點狀、線狀，或蚊子、蛛網膜狀。漂浮不定，視力減弱。

【反射區及操作方法】眼離心推 81 次，肝用浮摸法順時針旋轉揉 49 次，兩腎用浮摸法向心推 72 次，脾用浮摸法順時針旋轉揉 64 次，胃順時針按揉 72 次，上、下身淋巴腺點按 81 次，小腸離心推刮 60 次，頸椎向心推揉 59 次（加牽引），腳掌向心推 81 次。

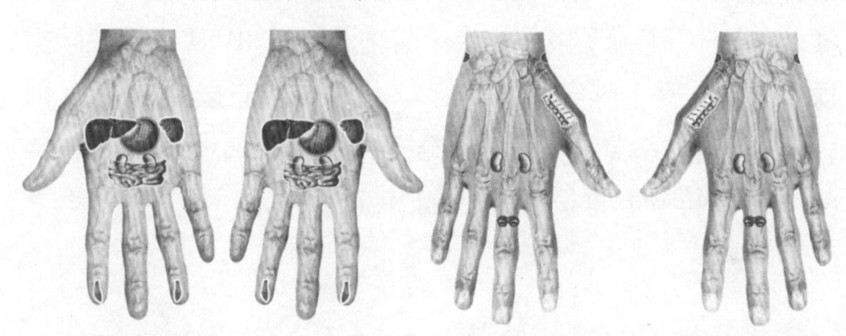

9. 青光眼

青光眼是以眼球內壓力升高為特徵的常見眼病，是致盲的主要眼病之一。可引起視力下降、視野出現缺損，甚至失明。該病屬中醫「青風內障」「綠風內障」的範疇。

【病因】本病有先天性、原發性和繼發性之分。先天性多因房角發育不全所致。繼發性是因其他眼病，如角膜炎、虹膜睫狀體病、眼內腫瘤等轉化所致。原發性青光眼分開角型和閉角型兩種。開角型是因房水排出系統病變，引起房水排出受阻或房水分泌過多、血管神經不穩定所致。急性閉角型青光眼是因眼部解剖因素引起瞳孔阻滯，導致後房房水壓力較前房高，造成房角關閉，出現房水排出受阻，引起眼壓升高而致病。情緒波動、精神緊張或受到刺激，以及過度疲勞等均可誘發本病。

【臨床表現】視力模糊及下降，或僅存光感，眼部劇烈脹痛，偏頭痛，眼壓增高（指壓眼部較硬），眼眶、鼻額牽痛，晚期可出現視神經乳頭凹陷或萎縮。

【反射區及操作方法】眼找敏感點揉或點壓 81 次，肝膽按壓 49 次，兩腎相對按揉或向心推 72 次，小腸順時針按揉 60 次，胃順時針按揉 72 次，舌尖點按 60 次，頸椎向心推按 59 次（加牽引），腳掌向心推按 36 次。

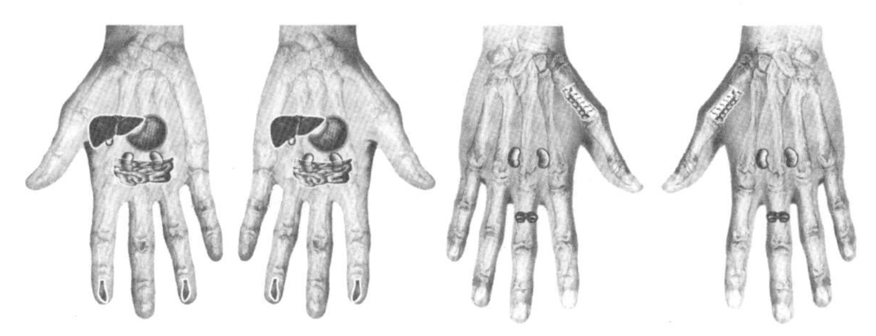

10.視神經萎縮

視神經萎縮不是一個獨立的疾病，而是多種疾病所引起的同一種表現。它是指視神經纖維退行性變性，導致傳導障礙的一種眼部病變。該病屬中醫「青盲」「暴盲」「視瞻昏渺」的範疇。

【病因】本病分原發性和繼發性兩種。原發性多因外傷、視神經炎、眶內腫瘤、顱內腫瘤、神經毒素及遺傳等因素所致。繼發性病變在視乳頭、視網膜，如視乳頭炎、視網膜脈絡膜炎、視網膜變性及青光眼等。

【臨床表現】視力減退，視野缺損，甚至失明。

【反射區及操作方法】眼找敏感點按壓 81 次，三叉神經向心按揉 59 次，頭部按揉 59 次，頸椎牽引 5～10 次（再向心推揉 59 次），心按壓 60 次，舌尖點按 60 次，肝逆時針按揉 49 次，脾用浮摸法順時針旋轉揉 64 次，兩腎按壓 72 次，上、下身淋巴腺向心按揉 81 次。

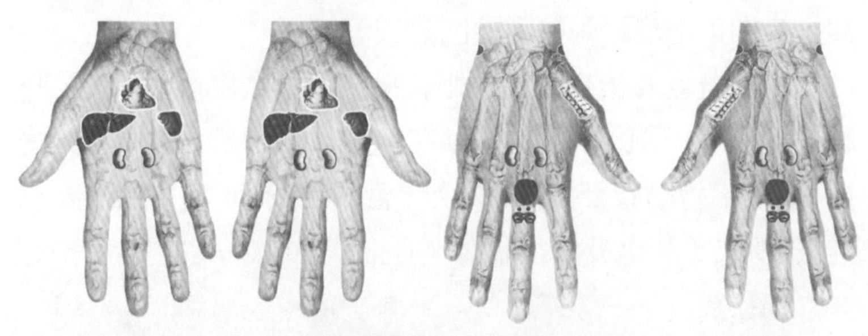

11.中心性漿液性脈絡膜視網膜病變

中心性漿液性脈絡膜視網膜病變是指視網膜黃斑區的脈絡膜血管層病變所引起的視網膜炎症。該病屬中醫「視瞻昏渺」「視惑」「視瞻有色」的範疇。

【病因】病因尚不明確，與精神緊張、過度疲勞、血管痙攣、極度興奮、機體過敏、感染等因素有關。

【臨床表現】視力減退，視物模糊，視物變小，視物變形或變色，眼前中心有暗淡灰褐色暗點，常伴有眼脹、頭痛等症。

【反射區及操作方法】眼向兩側推 81 次，心順時針按揉 60 次，脾用浮摸法順時針旋轉摩擦 64 次，肝按壓 49 次，兩腎向心輕推 72 次，腦垂體點按 81 次，上、下身淋巴腺點按 81 次，頸椎、胸椎各牽引 5～10 次，並向心各推揉

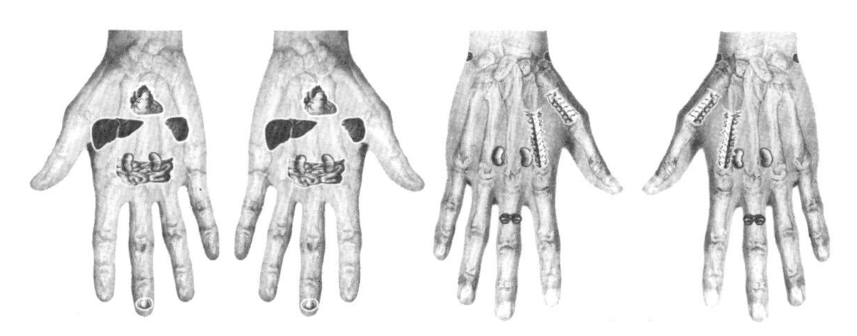

59 次，舌尖向心推 60 次，小腸順時針按揉 60 次。

12.老視

老視是指隨著年齡的增長，晶狀體逐漸硬化，彈性降低，其調節功能變弱或減退所形成的視力障礙，又稱「老花眼」。該病屬中醫「能遠怯近」的範疇。

【病因】隨著年齡增長，晶狀體彈性減退、變硬，調節功能逐漸下降，睫狀肌的伸縮力逐漸減弱所致。

【臨床表現】看遠處清晰，看近處模糊。在強光下看東西或久看，均可出現視近模糊、頭痛、眼疲勞或眼脹等症狀。

【反射區及操作方法】眼向心推 81 次（再按揉 81 次），肝逆時針按揉 49 次，胃順時針按揉 72 次，脾順時針按揉 64 次，頭部順時針按揉 59 次，頸椎牽引 5～10 次（再推按 59 次），小腸順時針按揉 60 次，肝用浮摸法逆時針旋

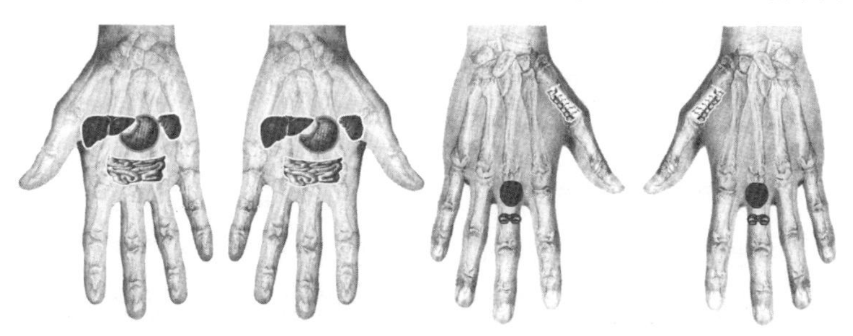

轉揉 49 次。每天可多做幾次，同時提高身體素質，加強營養，保證睡眠充足，心態保持平衡。

13.弱視

弱視是指單眼或雙眼經檢查，外眼和眼底均正常，而矯正視力卻低於 0.9。

【病因】屈光不正，斜視，兩眼屈光差較大，視覺剝奪及先天因素等所致。

【臨床表現】視力比同齡兒童低，常伴有斜視或震顫，識別單個物體較強、排列物體較弱。

【反射區及操作方法】眼向心按揉 81 次，頸椎向心推按 59 次（加牽引），肝逆時針按揉 49 次，胃順時針按揉 72 次，脾順時針按揉 64 次，兩腎相對按揉 72 次，小腸順時針按揉 60 次，頭部順時針按揉 59 次，下丘腦點按 59 次，腦垂體點按 81 次。

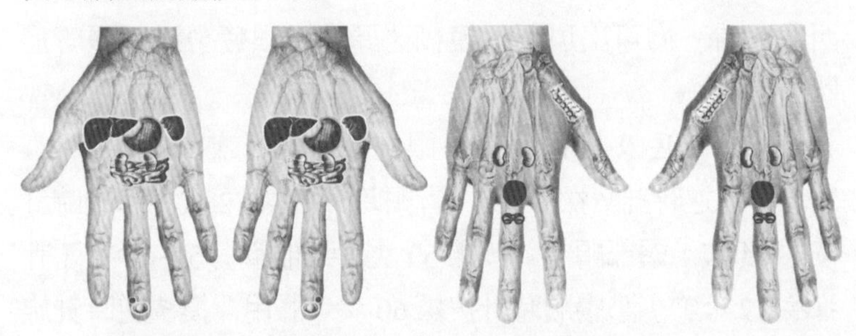

14.眼疲勞

眼疲勞是指眼長時間視物，得不到休息所產生的不適症狀。

【病因】與職業有關，不注意保護眼睛產生過度疲勞，腎臟虧損，肝血不足等所致。

【臨床表現】視物不能持久，時間長了出現視物昏花、

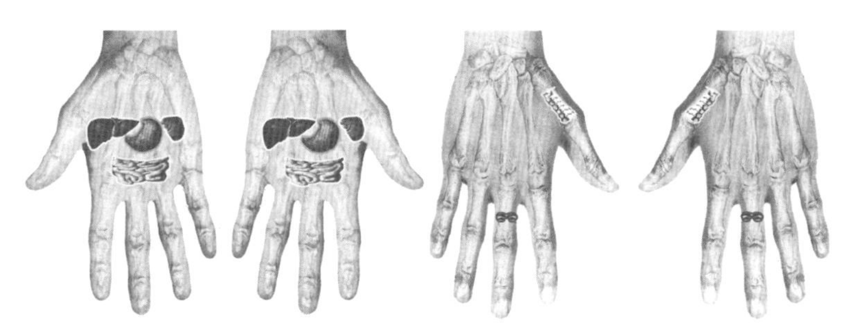

眼脹、乾澀、視物模糊、頭痛等症。

【反射區及操作方法】眼捏揉 81 次，肝順時針按揉 49 次，脾順時針按揉 64 次，胃順時針按揉 72 次，小腸向心推按 60 次，頸椎牽引 5～10 次（加向心按揉 59 次）。

15.電光性眼炎

電光性眼炎是指眼睛被強烈的紫外線照射後所引起的角膜和結膜輻射性燒傷。該病屬中醫「光熱眼」「眼睛澀痛」的範疇。

【病因】紫外線火電焊的強光對眼的長時間照射。

【臨床表現】發病急，眼部有異物感，灼熱刺痛，畏光流淚，眼瞼腫脹痙攣，視物模糊，眼部充血，球結膜有水腫等。

【反射區及操作方法】眼用浮摸法向心旋轉揉動 81 次（眼反射區疼痛點毫針刺放 1～3 滴血），頸椎向心推按 59

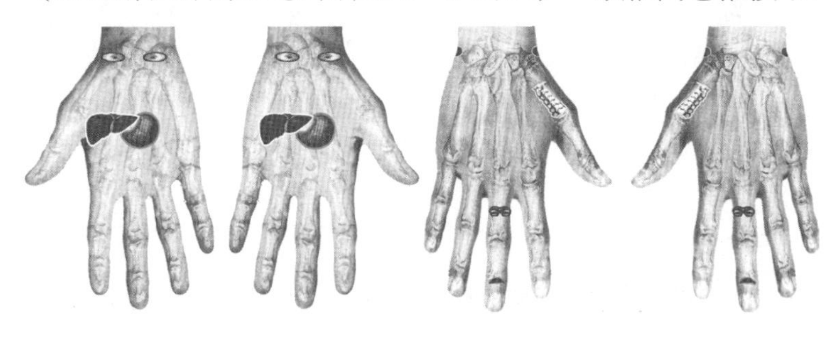

次（加牽引），兩乳腺分離按揉 36 次，上、下身淋巴腺點按 81 次，舌根點按 47 次，肝離心輕輕推 47 次，胃順時針按揉 72 次。

16.非化膿性中耳炎

非化膿性中耳炎可產生耳積液，又稱為分泌性中耳炎，是指以鼓室積液、聽力減退為特徵的中耳炎黏膜非化膿性病變，分急性和慢性兩種。

【病因】多因咽鼓管炎症或機械阻塞致病。如過敏、炎症、腫瘤、擤鼻涕不當、鼻的變態反應、上呼吸道感染、內分泌功能失常及氣壓損傷等引起。

【臨床表現】耳悶，耳內阻塞，聽覺減退，伴有耳鳴現象，有傳導性或混合性耳聾。

【反射區及操作方法】耳點按 36 次，兩腎相對按揉 72 次，兩肺分離按揉 72 次，脾用浮摸法順時針旋轉摩動 64 次，肝逆時針輕揉 49 次，膽順時針按揉 36 次，腎上腺點按 81 次，鼻、上下頜、喉離心推 36 次（在指背做），舌根用滾動法滾動 2 分鐘，頸項捻揉 2 分鐘，頸椎離心推 59 次（加牽引），背向心推 59 次。

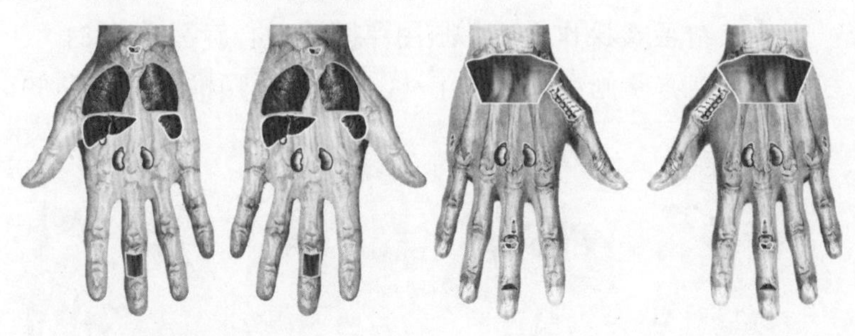

17.化膿性中耳炎

化膿性中耳炎是指由於細菌直接侵入中耳，引起的中耳黏膜化膿性炎症，以耳內反覆流膿為特徵的耳部疾病，分急性和慢性兩種。

【病因】多因細菌感染引起。淚水、奶水、洗澡水或游泳池水灌入中耳，上呼吸道感染，擤鼻涕不當及鼓膜外傷等均可引起中耳發炎。

【臨床表現】急性起病急，耳痛多為搏動性跳痛，如鑽刺樣，體溫升高，可高達 38℃以上，聽覺減退；鼓膜穿孔後可有膿液流出，此時體溫下降，疼痛減輕，伴有頭痛、全身不適等症。慢性多因混合感染或急性治療不當遷延而致，患耳呈持續性或間歇性流膿，聽覺下降等。

【反射區及操作方法】耳按壓 81 次，鼻、上下頜用滾動法滾動 2 分鐘，舌根用滾動法滾動 2 分鐘，頸椎牽引 5～10 分鐘（再向心按揉 59 次），頸項捻揉 2 分鐘，兩腎相對按揉 72 次，膽順時針按揉 36 次，上、下身淋巴腺點按 81 次，扁桃體用滾動法滾動 2 分鐘，盲腸點按 47 次，小腸順時針按揉 60 次，兩肺分離按揉 72 次，背向心推 59 次。

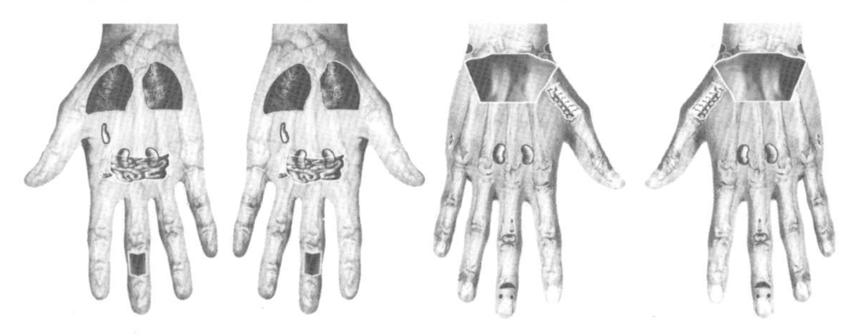

18.梅尼埃綜合徵（內耳性眩暈症）

梅尼埃綜合徵是以一種突發性旋轉性眩暈為主要症狀的內耳病，病變改變為內耳迷路積水，又稱「梅尼埃病」「迷路積水」。

【病因】發病原因尚不明確，一般認為與自主神經系統紊亂、自身免疫功能變化、情緒波動、過度疲勞、受涼等有關。

【臨床表現】突然發作旋轉性眩暈，並伴有耳鳴、耳聾、胸悶、噁心嘔吐、出冷汗、心悸、咽乾口苦、面色蒼白、自身感覺四周物體在旋轉及血壓下降等症狀。急性發作期有眼球震顫。

【反射區及操作方法】耳強刺激點按 72 次，兩腎相對按揉 72 次，肝、膽順時針按揉 49 次，脾用浮摸法順時針旋轉按揉 64 次，頸椎向心推按 59 次（加牽引），骶骨和尾骨連接邊緣同時向心推按 59 次，小腦點按 81 次，腦垂體點按 81 次。

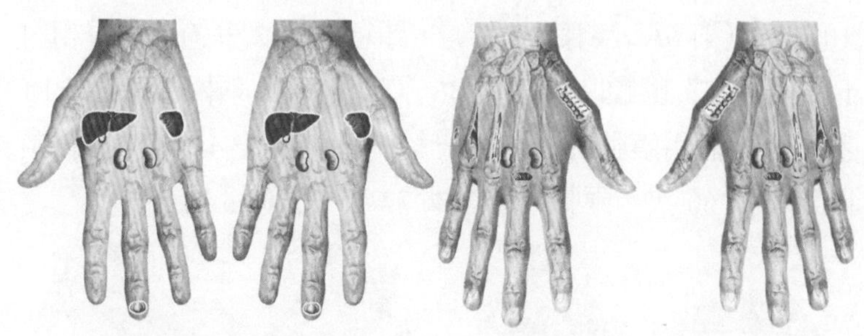

19.乾燥性鼻炎

乾燥性鼻炎是指以鼻黏膜乾燥為主要特徵的一種常見慢性鼻病。中醫稱之為「鼻燥」。

【病因】多因氣候過冷或過熱，在高溫環境中工作時間較長，吸菸過多，營養不良，身體虛弱，空氣乾燥等因素所致。

【臨床表現】鼻內乾燥，刺癢，易出血。

【反射區及操作方法】鼻用浮摸法向心揉 36 次，兩肺

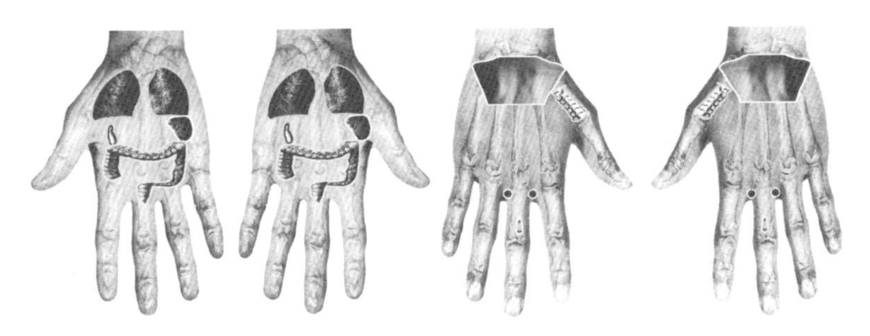

分離按揉 36 次，大腸順腸道走向推揉 59 次，額竇掐按 59 次，頸椎向心推揉 59 次，背向心推 59 次，脾用浮摸法旋轉摩 64 次，膽順時針按揉 49 次。

20.萎縮性鼻炎

萎縮性鼻炎是指以鼻黏膜及鼻骨質的萎縮性改變為特徵的一種慢性鼻炎，好發於女青年。

【病因】分原發性和繼發性兩種。原發性病因尚不明確，一般認為與自身免疫、自主神經功能失調、內分泌紊亂、營養不良及細菌感染有關。繼發性多因鼻部炎性疾病、先天鼻部缺損、鼻腔手術後遺症及有害氣體長期侵襲等所致。

【臨床表現】鼻腔、鼻、咽喉乾燥，鼻塞不通，嗅覺出現障礙，頭昏、頭痛、鼻內臭氣，易出鼻血等症。

【反射區及操作方法】鼻用浮摸法向心捏揉 72 次，兩肺分離按揉 72 次，大腸順腸道走向按揉 59 次，喉用浮摸法向心推 59 次，舌根用滾動法滾動 2 分鐘，額竇掐按 59 次，肝逆時針按揉 49 次，脾用浮摸法順時針揉 64 次，頸椎向心推 59 次（加牽引），背向心推 59 次，上、下身淋巴腺點按 81 次，下丘腦點按 59 次，腦垂體點按 81 次，甲狀腺捻揉 2 分鐘。鼻梁平塌凹陷者，可用手部整形矯正，具體操作方法

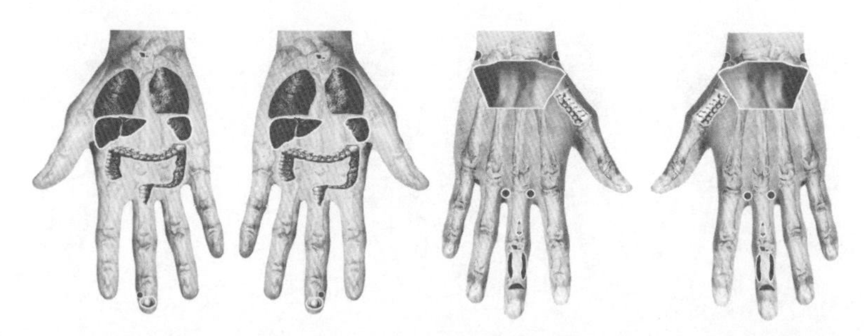

為：首先將中指近節指段牽引開，然後用另一隻手的拇指在鼻反射區的對側向上頂，牽引的手下壓，動作輕柔緩和，不能用暴力，上頂下壓 35 分鐘，然後用捏提的手法在鼻反射區再做 2 分鐘，再用擠推的方法在鼻反射區兩側上擠推 3 分鐘，每天最多做 23 次。

21.鼻竇炎

鼻竇炎是鼻竇黏膜化膿性炎症，是鼻部多發病之一，又名「腦漏」，中醫稱之為「鼻淵」。

【病因】機體抵抗力差，嚴重的傷風感冒，細菌感染，鼻部外傷，氣壓快速改變，過度疲勞及跳水、游泳的姿勢不正確等因素，使治病菌從鼻口進入鼻竇而致病。

【臨床表現】發熱，鼻塞，流膿涕，嗅覺減退，頭痛，局部有壓痛，鼻涕稠而臭，以及全身不適等症。

【反射區及操作方法】鼻離心按揉 81 次，額竇掐按 59

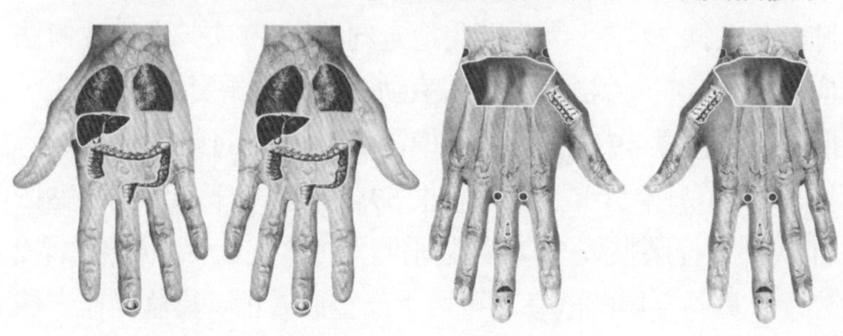

次，兩肺離心按揉 72 次，頸椎向心推按 59 次，背向心推按 59 次，肝、膽順時針按揉 47 次，大腸順腸道走向推揉 59 次，腦垂體點按 81 次，上、下身淋巴腺點按 81 次，扁桃體用滾動法滾動 2 分鐘，盲腸點按 47 次。

22.慢性喉炎

慢性喉炎是指喉黏膜的慢性非特異性炎症，可有血管擴張、細胞浸潤、組織增生或腺體萎縮。中醫稱之為「慢喉音」。在臨床常見有單純性喉炎和肥厚性喉炎兩種。

【病因】急性喉炎反覆發作，沒有徹底治癒的遷延，周圍器官組織慢性炎症長期刺激喉部所致。過度吸菸、喝酒，化學粉塵，有害氣體及肺部疾患等所致。長期用口呼吸及發音不當也易致此病。

【臨床表現】喉部常有不適，發癢乾燥，聲音嘶啞，喉部疼痛，乾咳，有清嗓子的習慣等。

【反射區及操作方法】喉部順時針按揉 36 次，舌根用滾動法滾動 2 分鐘，頸項捻揉 2 分鐘，耳點按 36 次，鼻、上下頜離心推 36 次，兩肺相對按揉 72 次，脾用浮摸法順時針旋轉摩揉 64 次，兩腎相對按揉 72 次，心順時針按揉 60 次，腎上腺點按 81 次，上、下身淋巴腺向心按揉 81 次，頸椎向心推按 59 次。

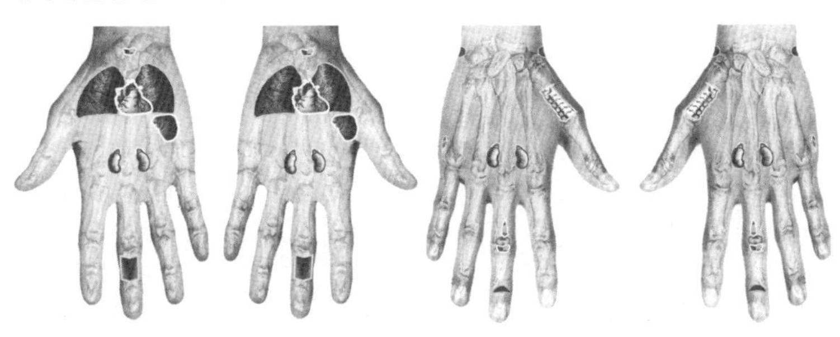

23.聲帶小結

聲帶小結是指聲帶邊緣發生粟粒狀對稱性的小結節，屬慢性喉炎的一種類型。好發於歌唱演員、教師，女性多於男性。該病屬中醫「慢喉音」的範疇。

【病因】過食辛辣刺激性食品，發音或用聲過度，喉部疾病等所致。

【臨床表現】聲音嘶啞，發音困難，喉部有輕微疼痛、刺癢感。

【反射區及操作方法】喉順時針按揉 72 次，舌根用滾動法滾動 35 分鐘，氣管向心推 36 次，脾用浮摸法順時針旋轉摩揉 64 次，頸項捻揉 2 分鐘，頸椎向心推按 59 次，上、下身淋巴腺向心按揉 81 次。

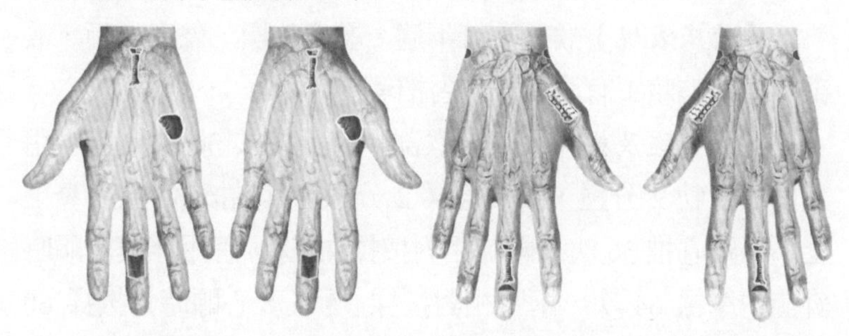

24.口乾

口乾是指唾液分泌量減少所引起的一種症狀，也有唾液分泌正常的口乾症。

【病因】涎腺疾病使唾液分泌失常，情緒波動，精神緊張，神經衰弱，更年期綜合徵，藥物，口腔慢性疾病等均可致口乾。

【反射區及操作方法】上下頜離心推 36 次，舌尖用浮摸法順時針旋轉揉 36 次，舌根用浮摸法順時針旋轉揉 36

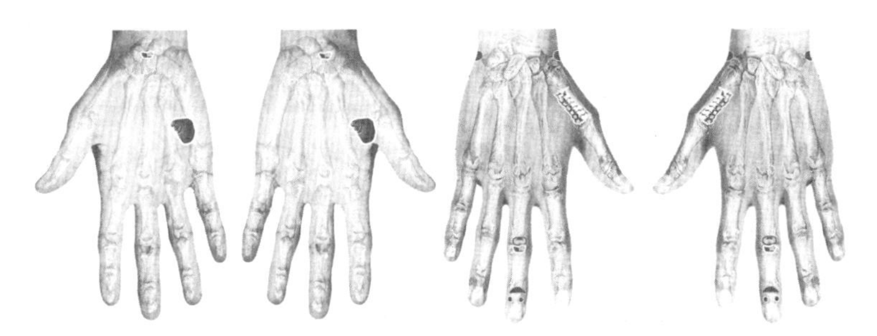

次，喉用浮摸法順時針揉 36 次，脾用浮摸法順時針旋轉摩揉 64 次，頸椎用浮摸法向心推 59 次，上、下身淋巴腺用輕手法向心按揉 81 次。

25.流涎症

流涎症是指各種原因導致唾液分泌過多，不能自主控制，從口角留出的一種症狀。

【病因】多因口腔黏膜疾病，酸、苦味刺激，條件反射性刺激，身體的某些疾病，中風後遺症等所致。

【臨床表現】口水不由自主地從口角流出，難以自控。

【反射區及操作方法】上下頜向心推 36 次，舌尖用浮摸法逆時針旋轉揉 36 次，舌根用浮摸法逆時針旋轉揉 36 次，喉用浮摸法逆時針揉 36 次，脾用浮摸法逆時針旋轉摩揉 64 次，頸椎用浮摸法離心推 59 次，上、下身淋巴腺點按 81 次。

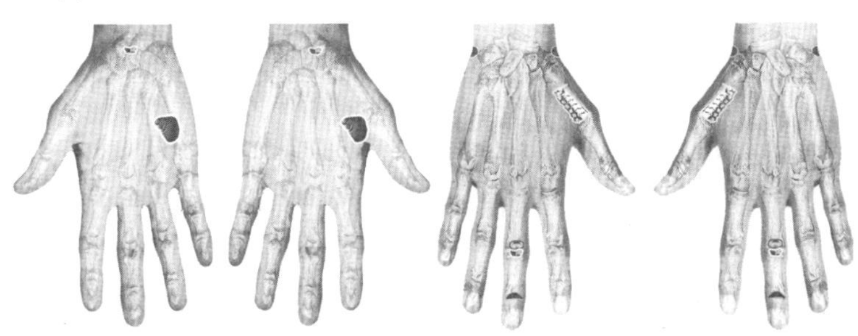

26.口腔炎

口腔炎是指局部病變或全身疾病引起口腔黏膜上產生表淺米粒大或豆大的潰瘍點及炎症，又稱「口腔潰瘍」。

【病因】口腔炎是局部疾病或全身疾病在口腔的一種表現，與精神緊張、過度疲勞、口腔不潔、飲食不節等有關，病因較複雜。消化道疾病、代謝性疾病、內分泌系統疾病均能導致口腔潰瘍。

【臨床表現】潰瘍好發於舌尖、舌邊緣、唇頰，呈孤立的圓形、橢圓形淺層小潰瘍，伴有疼痛，影響說話和飲食，有口臭，常反覆發作等。

【反射區及操作方法】上下頜用輕手法順時針按揉 36 次，舌尖點按 36 次，舌根點按 36 次，兩肺分離按揉 36 次，心順時針按揉 60 次，膽順時針按揉 47 次，胃順時針按揉 47 次，盲腸點按 47 次，大腸順腸道走向推按 59 次，頭部順時針按揉 59 次，上、下身淋巴腺點按 81 次，喉點按 47 次，扁桃體點按 47 次，頸椎向心推按 59 次。

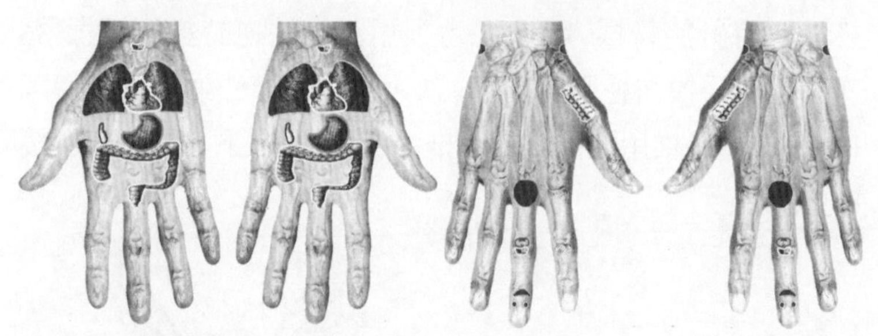

27.口角炎

口角炎是指在口角區發生的皸裂、糜爛性病變，中醫稱之為「口丫瘡」。

【病因】各種消耗性疾病，白色念珠菌感染，唾液分泌過多，口角過於緊張，維生素缺乏等所致。

【臨床表現】在口角區有皸裂、糜爛、紅斑，反覆發作。

【反射區及操作方法】上下頜兩側向心按揉 47 次，胃順時針按揉 72 次，脾用浮摸法逆時針旋轉揉 64 次，大腸順腸道走向推揉 59 次，盲腸點按 47 次，上、下身淋巴腺點按 81 次，扁桃體掐點 47 次，頸椎向心推按 59 次。

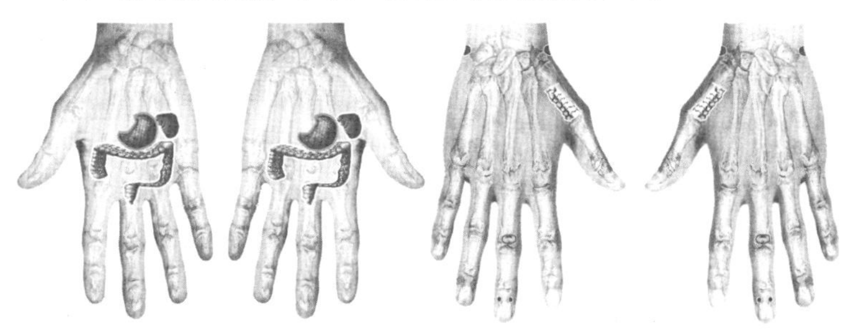

28.慢性唇炎

慢性唇炎是指以唇部紅腫痛癢、日久結痂起屑為特徵的慢性非特異性炎症。中醫稱之為「唇風」。

【病因】齒槽膿腫，吸菸，喝酒，習慣性舔唇、咬唇、咬指甲，氣候寒冷或乾燥的侵襲，高溫環境作業，接觸過敏性物質（如牙膏、化妝品及藥物），日光照射等所致。

【臨床表現】多在下唇部發生，自覺唇部乾燥發癢，疼痛似灼熱，唇部紅腫、皸裂、流水，有屑和痂，易脫落，唇周肌肉緊張等。

【反射區及操作方法】上下頜向兩側推按 81 次，鼻離心推 36 次，舌尖點按 60 次，胃順時針按揉 72 次，脾順時針按揉 64 次，上、下身淋巴腺點按 81 次，盲腸點按 47 次，大腸順腸道走向推揉 59 次，肛門順時針按揉 47 次，頸

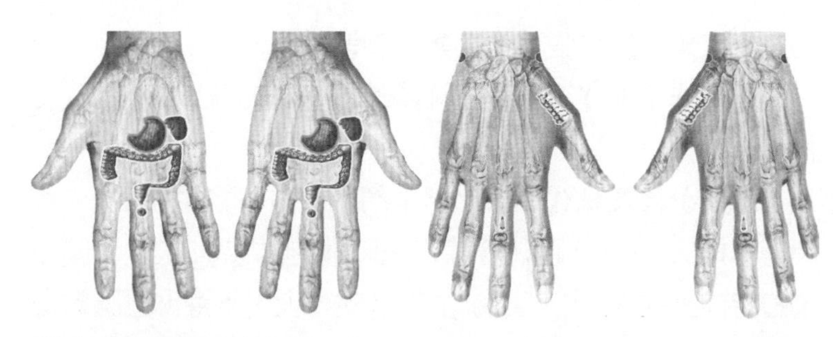

椎向心推按 59 次。

29.口臭

口臭是指口中的氣味臭穢，其是某些口腔疾病、鼻部疾病和全身疾病的一個症狀。

【病因】口腔不潔，口腔、消化道、呼吸道的一些疾病，如牙周炎、鼻炎、支氣管擴張、肺膿瘍、消化不良等均可產生口臭。此外，精神病、化學藥物中毒也能導致口臭。

【臨床表現】說話或呼吸由口中散發出臭穢氣體，有些還伴有便秘、口乾舌燥、舌乾口渴、呼吸氣粗等症狀。

【反射區及操作方法】上下頜用滾動法滾動 2 分鐘，舌尖點按 47 次，舌根離心推 47 次，胃順時針按揉 72 次，脾順時針按揉 64 次，兩肺分離按揉 72 次，小腸離心推 60 次，大腸順腸道走向推按 59 次，上、下身淋巴腺點按 81 次，盲腸點按 47 次，頸椎向心推按 59 次。

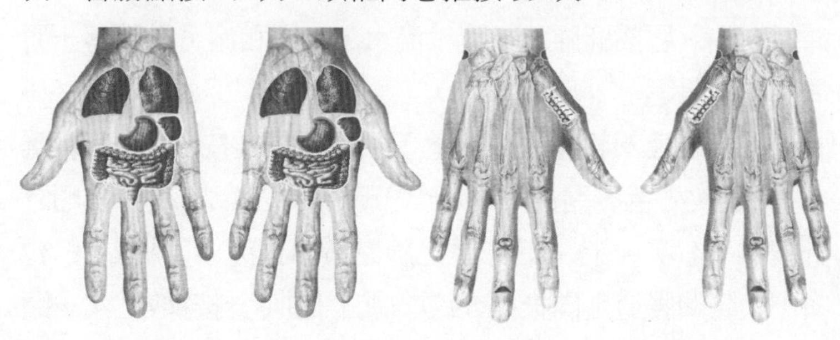

30.耳鳴

耳鳴是聽覺功能紊亂而產生的一種症狀，患者自覺一側或兩側耳內有各種不同的聲音或響聲，如蟬鳴、放氣、水漲潮聲等，在安靜的環境中其感覺更明顯。這種聲音時大、時小或不變，可持續性，也可間斷性。傳導性耳聾患者常出現低音性耳鳴，神經性耳聾患者多伴有高音性耳鳴。

【病因】主要是由於聽覺的傳導器、感音器、聽神經傳導路的障礙，耳部疾患以及患有全身其他系統疾病而引起。中醫認為，腎陽不足、腎精虧損，虛火上擾清竅；風熱、痰火、肝膽風火上逆，會引起耳中鳴聲不已及聽力減退。

【反射區及操作方法】肺向兩側按揉 72 次，肝逆時針按揉 49 次，膽按壓 49 次，脾順時針按揉 64 次，兩腎分離按 72 次，耳點按 72 次，鼻向心按揉 72 次，喉順時針按揉 36 次，頭部順時針按揉 59 次，甲狀腺滾動 2 分鐘，腎上腺點按 81 次，腹腔神經叢以橫「8」字形按揉 64 次，頸椎離心推按 59 次（加牽引）。

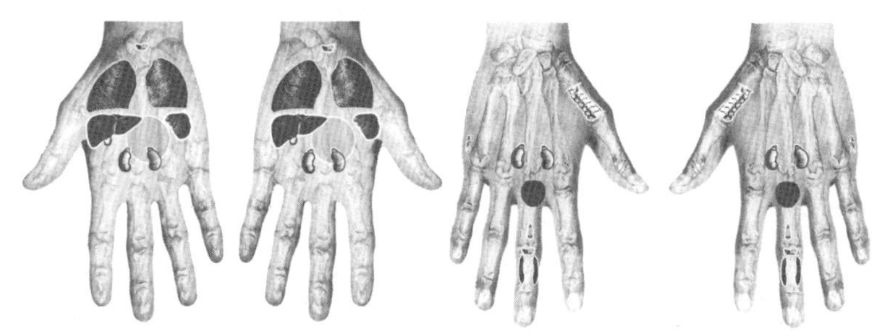

31.耳聾

耳聾是指不同程度的聽覺功能的消失，輕者為重聽，聽力完全消失為耳聾。

正常情況下，外界的聲音是經外耳、鼓膜、中耳、聽骨、內耳、耳蝸聽神經傳到腦部的聽覺細胞，上述過程中任何單位發生障礙或病變，均可引起耳聾。

【病因】藥物中毒、急慢性中耳炎、迷路炎、鼻咽炎、耵聹栓塞、耳咽管阻塞、耳硬化、內耳震盪、耳內腫瘤、聽神經或聽覺中樞病變、噪音、感冒及內耳退化所引起的老年性耳聾等。

中醫認為，暴怒、驚恐、肝膽之火上逆使少陽經氣閉阻；或因腎氣虛弱，精所不能達耳部所致。

【反射區及操作方法】頭部順時針按揉 59 次，鼻子向心按揉 72 次，喉向心推按 36 次，兩腎相對按揉 72 次，肝逆時針按揉 49 次，膽點按 72 次，甲狀腺、甲狀旁腺捻揉 2 分鐘，腹腔神經叢以橫「8」字形按揉 64 次，上、下身淋巴腺向心按揉 81 次，頸項捻揉 2 分鐘，頸椎離心推按 59 次（加牽引）。

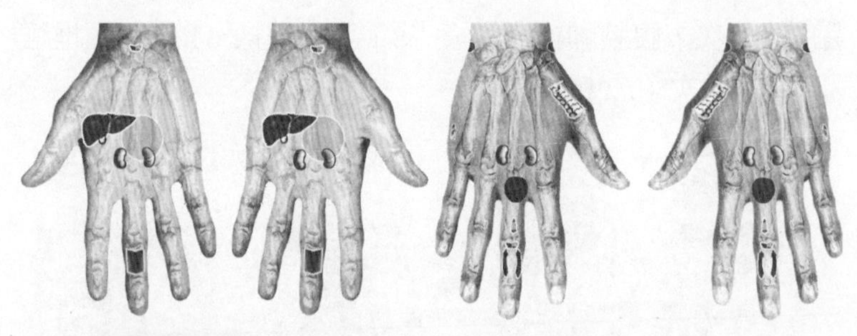

32.過敏性鼻炎

過敏性鼻炎是由多種特異性過敏原引起的變態反應性鼻炎。

【病因】此病與內分泌失調，自主神經系統障礙，鄰近病灶感染，遺傳，空氣過度乾燥或潮濕，過敏體質，機體因某些過敏原（如藥粉、煙塵、 蟎、刺激性氣味、化學氣體、氣候的冷熱變化等）刺激而在鼻部引起的異常反應等有關。

【臨床表現】本病是一種陣發性疾病，突然發作，鼻腔、咽喉部發癢難忍，連續噴嚏，鼻流清涕，鼻塞，流淚，頭痛等症狀。如有繼發感染也會流膿性濁涕，鼻腔黏膜呈瀰漫性水腫，顏色呈蒼白或略帶紫色。

【反射區及操作方法】鼻離心推按 72 次，喉向心推按 36 次，舌根向心推按 36 次，氣管向心推按 36 次，肺向心推按 72 次，額竇掐按 2 分鐘，三叉神經掐按 2 分鐘，脾用浮摸法順時針旋轉按揉 64 次，兩腎相對按揉 72 次，腦垂體向心按揉 81 次，甲狀腺捻揉 2 分鐘，腹腔神經以橫「8」字形按揉 64 次，上、下身淋巴腺向心推按 81 次，頸椎離心推按 59 次（加牽引）。

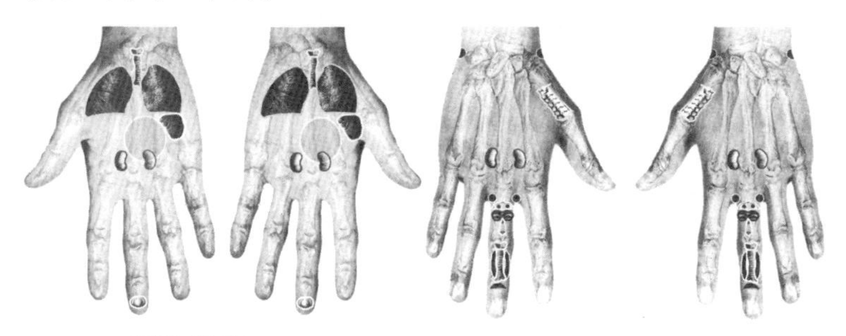

33.慢性鼻炎

慢性鼻炎是鼻腔黏膜及黏膜下層的慢性炎症。

【病因】大多由急性鼻炎反覆發作或治療不徹底而轉為慢性鼻炎。此外，受慢性扁桃體炎、增殖體肥大、鼻中隔偏曲、鼻竇炎等鄰近組織病灶反覆感染的影響，或受外界有害氣體、粉塵、乾燥、潮濕、高溫等長期刺激，以及急性傳染病或慢性消耗性疾病，都會導致本病的發生。

【臨床表現】主要症狀是鼻塞、流涕，遇冷空氣刺激時加重，鼻腔分泌物為黏液膿性，鼻腔分泌物增多，可伴有嗅覺和聽力減退、咽喉乾燥，有的患者因鼻塞而發生頭痛、頭暈症狀。鼻腔檢查時，可見黏膜充血及下鼻甲腫脹、肥大。

【反射區及操作方法】鼻離心推按 72 次，喉向心推按 36 次，舌根滾動 2 分鐘，額竇掐按 2 分鐘，兩肺相對按揉 72 次，肝用浮摸法逆時針旋轉揉動 49 次，脾用浮摸法順時針揉動 64 次，扁桃體掐按 49 次，頭部順時針按揉 59 次，甲狀腺捻揉 2 分鐘，腎上腺點按 81 次，上、下身淋巴腺點按 81 次，頸椎離心推按 59 次（加牽引）。

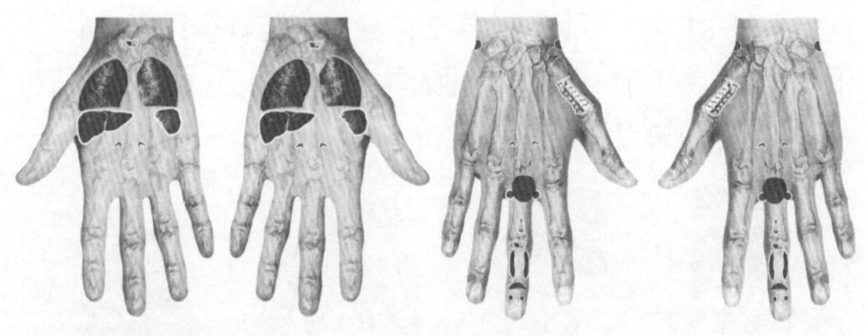

34.扁桃體炎

扁桃體炎是一種由於細菌感染所引起的扁桃體炎症，並伴有全身症狀。

【病因】主要是由於溶血性鏈球菌、葡萄球菌等侵入扁桃體，引起炎症，扁桃體發生充血、腫脹、滲出等病理變化。多在疲勞、受涼、感冒後機體抵抗力下降時感染發病，可分急性和慢性兩種。

【臨床表現】急性發病較急，開始怕冷，繼而發熱，體溫高達 39℃～40℃。患者有明顯的咽痛，吞嚥時加劇，伴有全身不適，有發熱、發冷、頭痛、咽乾癢及全身痠痛等症狀。檢查時可見咽部充血、扁桃體腫大，頷下可見淋巴結腫大和壓痛。慢性扁桃體炎有反覆急性扁桃體炎發作的病史，平時沒有什麼症狀或僅感咽有不適，扁桃體過分肥大時，可妨礙呼吸，睡時有鼾聲。兒童患者常伴有增殖體肥大、鼻塞、涕多和聽力減退等症狀。

【反射區及操作方法】扁桃體掐按5分鐘，喉順時針按揉36次，上下頷離心推按49次，舌根滾動2分鐘，舌尖點按2分鐘，腋下向心推按47次，三叉神經向心按揉49次，肺向心推按72次，肝逆時針按揉47次，脾順時針按揉64次，胃逆時針按揉54次，上、下身淋巴腺向心揉81次，頸椎向心推按59次（加牽引）。

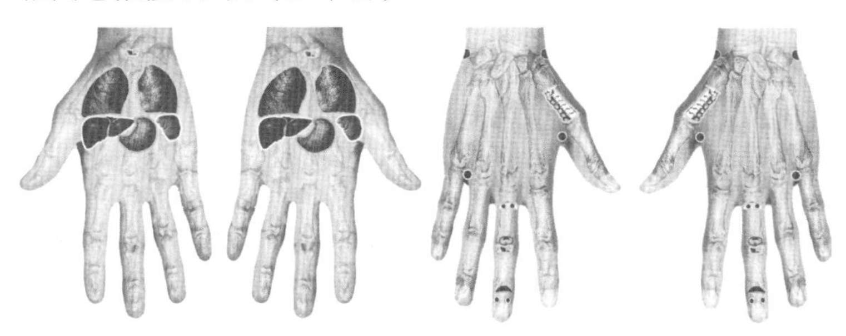

35.慢性咽炎

慢性咽炎是指咽部黏膜的瀰漫性炎症。

【病因】常因急性咽炎反覆發作，咽部黏膜經常充血，黏膜下淋巴組織增生治療不當或根治不徹底，而形成慢性咽炎。此外，慢性鼻炎、鼻竇炎的患者，常因膿性分泌物刺激咽部而導致慢性咽炎。此外，長期過量喝酒、吸菸，受粉塵、化學氣體刺激咽部，發音過度以及上呼吸道感染等均可導致慢性咽炎。

【臨床表現】主要症狀是咽部疼痛、咽部乾燥發癢，有灼熱、異物感，聲音粗糙嘶啞或失音，咽部黏膜充血、增厚，咽後壁淋巴濾泡較多。由於咽部有黏膩液狀物附著，可引起咳嗽、吐黏痰。

【反射區及操作方法】舌根用滾動法滾動 5 分鐘，喉向心推按 72 次，扁桃體用滾動法滾動 5 分鐘，氣管向心推按 72 次，上下頜離心推按 47 次，肺向心推按 47 次，脾順時針按揉 64 次，胃離心刮或推按 49 次，腎上腺離心推按 81 次，上、下身淋巴腺向心按揉 81 次，頸項捻揉 2 分鐘，頸椎向心推按 59 次（加牽引）。

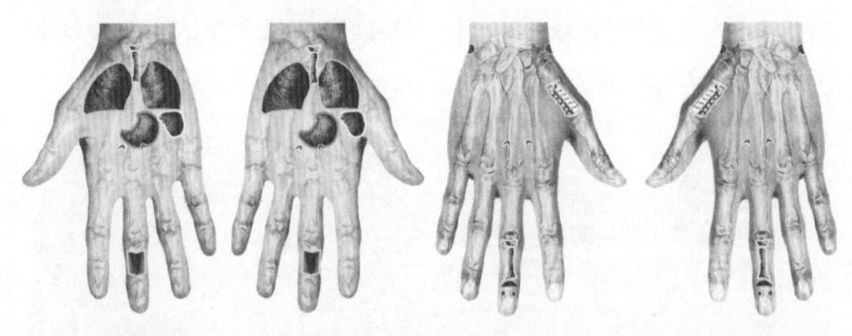

36.牙痛

牙痛是口腔牙齒病最常見的症狀之一。

【病因】牙痛多由牙齒本身疾病，如齲齒（蛀牙或蟲牙）、急性牙髓炎（牙神經痛）、急性牙周膜炎、急性智齒、冠周炎、牙釉重度磨耗、牙頸部楔狀缺損、急性化膿性上頜竇炎等引起。此外，神經系統疾病（如三叉神經痛）、身體某些慢性病（如高血壓患者牙髓充血、糖尿病患者牙髓血管炎壞死）等都可引起牙痛。

中醫認為，風熱侵襲，邪聚不散，氣血滯留，瘀阻脈絡，胃火素盛，風熱邪毒外犯，引動胃火循經上蒸牙床；或腎陰不足，虛火上炎，灼爍牙齦，骨髓空虛，牙失榮養所致。

【臨床表現】主要症狀為牙痛、咀嚼困難；遇冷、熱、酸、甜或機械性刺激，疼痛加重。

【反射區及操作方法】上下頜疼痛敏感點點按 120 次（如疼痛厲害，點著不放，直到疼痛緩解或止痛為止），三叉神經掐按 3～5 分鐘，舌根滾動 2 分鐘，胃離心推或刮 47 次，兩腎相對按揉 72 次，大腸順腸道走向推按 47 次，腹腔神經叢以橫「8」字形按揉 64 次，上、下身淋巴腺點按 81 次，頸椎向心推按 59 次（加牽引）。

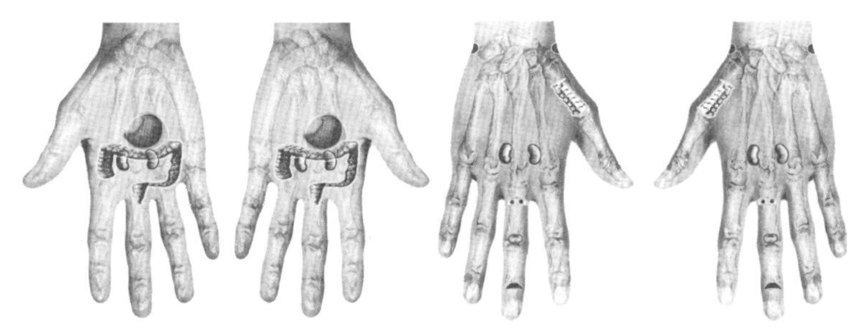

37.近視眼

近視眼是指眼睛調節機能失常的一種常見眼科疾病。

【病因】近視眼的發生原因尚未完全明瞭，其主要成因是環境因素，如近距離工作時間過長，光線不足或在不穩定的光線下看書，坐車或走路看書，寫字、看書的姿勢不當，用眼時間過長造成眼疲勞，不良的眼衛生習慣，遺傳因素等。此外，勞逸結合不當、營養不良、生活不規律、不注意鍛鍊身體等都可促進近視發展。因眼軸過長或角膜屈折率太強，致使平行光線進入眼球後，焦點落在視網膜之前者為真性近視。如用眼不當，導致睫狀肌痙攣，晶狀體彎曲度增大，使外來的平行光線聚集在視網膜前方者為假性近視，此類假性近視經正確治療可逆轉。

【臨床表現】患者視近物清楚，視遠物模糊不清，常伴有眼脹、頭痛、流淚、視力疲勞等症。

【反射區及操作方法】眼向兩側按揉 84 次，肝用浮摸法逆時針旋轉揉動 49 次，脾用浮摸法順時針旋轉揉動 64 次，胃用浮摸法順時針旋轉揉動 72 次，兩腎分離按揉 72 次，頸椎向心推按 59 次（加牽引）。在調整的過程中，要注意眼睛的休息，不能過於疲勞，要加強自身的鍛鍊，不吃生蔥、蒜等對眼睛無益的食物，勞逸結合，這樣才能保護好眼睛。

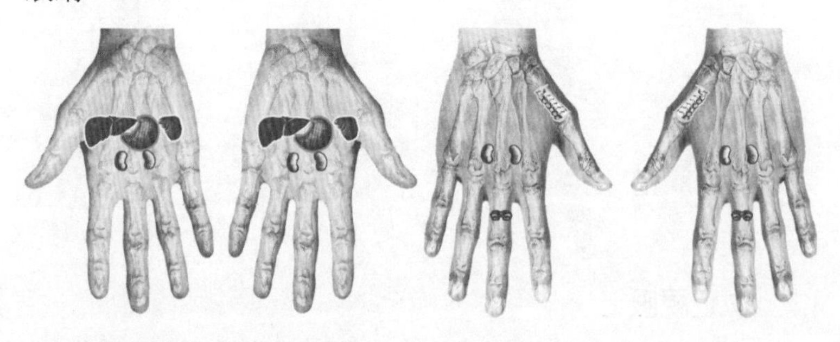

第十節 皮膚疾病

1. 雞眼

雞眼又稱「肉刺」，多發生於足部易受壓迫或摩擦的部位。

【病因】由於足底長時期的摩擦、受壓等機械刺激，皮膚角質層過度增生，尖端向皮膚深部突出，堅硬的尖端間接擠壓真皮乳頭部附近感覺神經末梢，可產生疼痛。穿鞋不合適或鞋底不平、長期行走、足部畸形等也是產生雞眼的常見原因。

【臨床表現】受壓部位皮膚增厚，表面為黃豆大小圓錐形角質，略高出皮面，質堅硬，有壓痛，行走時加重。

【反射區及操作方法】兩腎相對按揉 72 次，輸尿管離心推或拉 36 次，膀胱順時針按揉 36 次，尿道離心推或拉 36 次，脾順時針按揉 64 次，腳部反射區疼痛敏感點點按 59 次。手足部雞眼相對應的臟腑、組織、器官也施術（根據不同部位用不同手法）。要穿合適的鞋，在調理過程中要用溫開水泡腳，每次要泡半個小時。

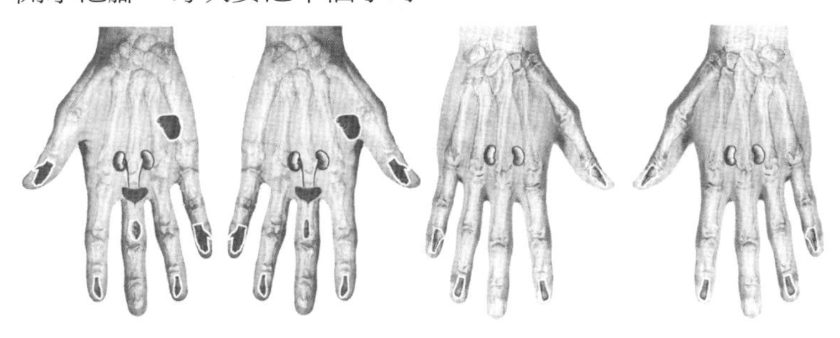

2. 胼胝

胼胝又稱「老繭」，是指手掌、足底部不規則圓形皮膚角質層侷限性片狀增厚的一種皮膚病。

【病因】由於手掌和足底突出部位長期受壓摩擦，穿鞋不合適，長時間的步行，平底足長時間的行走，足部畸形，從事某些體力勞動等因素所致。

【臨床表現】一般多無自覺症狀，嚴重時可有壓痛，影響行走。若胼胝在反射區上，其相對應的臟腑、組織、器官在生理上就會起到變化，時間長了就會對其相對應的臟腑、組織、器官產生影響而致病，應及早治療。

【反射區及操作方法】肺向兩側按揉 72 次，脾順時針

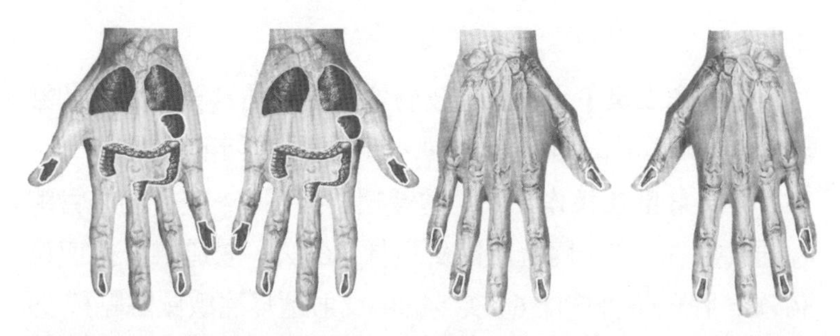

按揉 64 次，大腸順腸道走向推按 59 次，手部、足部反射區疼痛敏感點按揉 81 次。手、腳部反射區有胼胝相對應的臟腑、組織、器官也要按揉，根據不同部位用不同手法去操作。最好每晚用淡鹽水泡腳半小時，這樣調理效果更佳。

3. 帶狀皰疹

帶狀皰疹是指由皰疹病毒引起的一種急性皰疹性皮膚病，中醫稱之為「蛇丹」「纏腰火丹」「蜘蛛瘡」。

【病因】帶狀皰疹病毒可長期潛伏於人體內而不發病，由於情志不暢，飲食不節，過度疲勞，神經系統障礙，感染，外傷，腫瘤，紅斑狼瘡，放療，某些藥物反應，使機體抵抗力降低時，容易激發病毒形成帶狀皰疹。多發生於春秋季節，男女老少都可發生。

【臨床表現】發病初期，患者患處先有皮膚刺激感和灼熱感，並伴有輕度發熱、疲乏無力、食慾不振等全身症狀。繼而出現局部不規則紅斑，紅斑上有群聚的丘疹和水皰，有小米粒到綠豆大小，周圍有紅暈，沿神經呈單側性，帶狀分佈，有灼熱劇痛，附近淋巴結腫大。多發生於背、胸等肋間神經及三叉神經分佈區域。若發生在眼部，可引起結膜炎、潰瘍性角膜炎等。本病特點是局部顯著疼痛，病程 2～3 週，癒後極少復發。

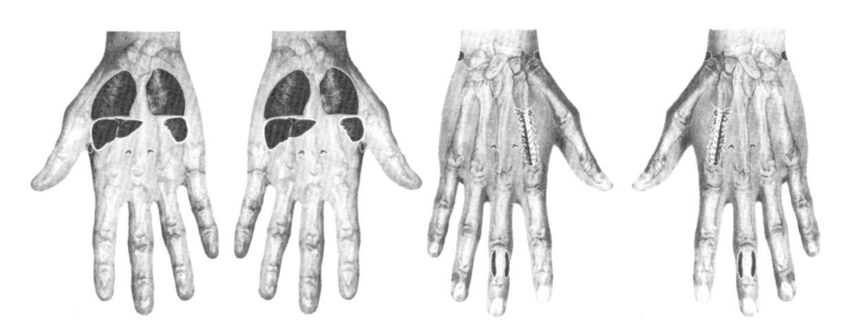

【反射區及操作方法】肺向兩側旋轉揉動 72 次，肝順時針按揉 47 次，脾逆時針按揉 64 次，甲狀腺捻揉 5 分鐘，腎上腺點按 81 次，上、下身淋巴腺點按 81 次，肋間神經點點按 59 次或止痛為止，胸椎向心推按 59 次（加牽引）。

4. 蕁痲疹

蕁痲疹是一種伴有瘙癢或灼熱的侷限性、暫時性、水腫性、過敏性皮膚病，俗稱「風疹塊」「風團」。

【病因】在機體敏感的情況下，誘發蕁痲疹的原因很多，水產品如魚、蝦、蟹；食品如草莓、大蒜、番茄；草木如花粉、蕁麻、漆樹；化學性的如青黴素、呋喃唑酮、磺胺類藥物及血清、疫苗等；冷、熱、風、濕、日光、按摩、壓力等物理刺激；病症感染或寄生蟲感染的毒性物質刺激等。此外，胃腸功能紊亂、內分泌功能失調、代謝障礙、精神創傷等均可引起或誘發蕁痲疹。

【臨床表現】本病有急、慢性之分。急性者皮膚突然出現從米粒到手掌大小不等、形狀不同的風團，略隆起，呈淡紅、鮮紅或蒼白色，劇烈瘙癢，經幾分鐘或數小時即逐漸消退，不留任何痕跡，一日內可反覆發作數次。發作時常伴有奇癢、刺痛或灼熱感，風團可發生在任何部位。本病的病程長短不一，急性者在 1～2 週可癒，持續 6 週以上則轉為慢

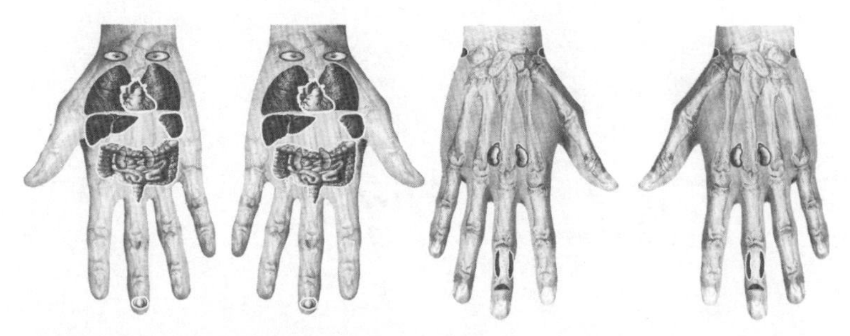

性蕁痲疹，可反覆發作長年不癒。

【反射區及操作方法】肺向心推按 72 次，心順時針按揉 60 次，肝順時針按揉 47 次，脾逆時針按揉 64 次，兩腎相對按揉 72 次，腦垂體點按 81 次，甲狀腺捻 2 分鐘，腎上腺點按 81 次，小腸離心推或刮 60 次，大腸順腸道走向推按 59 次，上、下身淋巴腺點按 81 次，舌尖點按 64 次，舌根點按 32 次。

5. 濕疹

濕疹是一種常見的變態反應性皮膚病，可分為急性和慢性兩種。

【病因】病因尚未明確，目前大多認為過敏性體質為主要發病原因，許多外界因素都可成為引起濕疹的原因。如過食魚蝦、牛羊肉、辛辣食物、脂肪類食物及嗜菸酒和飲濃茶；吸入或接觸粉塵、油漆、染料、塑膠製品、毛織品、羽毛等引起過敏；慢性病如膽囊炎、扁桃體炎、腸道寄生蟲等病症感染，以及寒冷、潮濕、日光、細菌、黴菌等。此外，精神緊張、過度疲勞、營養失調、憂鬱、失眠，使自主神經功能失調，神經受到損傷等多種原因均可引起變態反應。

【臨床表現】本病多發生於小腿、肘、膕窩、臍窩、陰囊、女陰、肛門周圍、乳頭周圍、頭面部及外耳等處。急性呈對稱性、瀰漫性和多形性分佈，皮膚出現潮紅、丘疹、水皰、膿皰、糜爛、滲液、結痂、落屑等，邊界不清，炎症反應明顯，同時伴有灼熱和癢感。慢性期可出現鱗屑、苔蘚、皮膚浸潤、皮膚增厚、皮溝加深、色素增加、皮損邊緣清晰。急性經適當治療，可在 1～2 週內治癒；如治療不當、反覆發作轉為慢性，經久不癒，病程可遷延數月至數年。

【反射區及操作方法】肺向心推揉 72 次，肝順時針按揉 47 次，脾用浮摸法逆時針旋轉揉動 64 次，小腸離心刮 60 次，大腸順腸道走向推按 59 次，腹腔神經叢以橫「8」字形按揉 64 次，腦垂體順時針按揉 81 次，扁桃體點按 47 次，甲狀腺捻揉 2 分鐘，腎上腺向心推按 81 次 ，上、下身淋巴腺向心按揉 81 次。

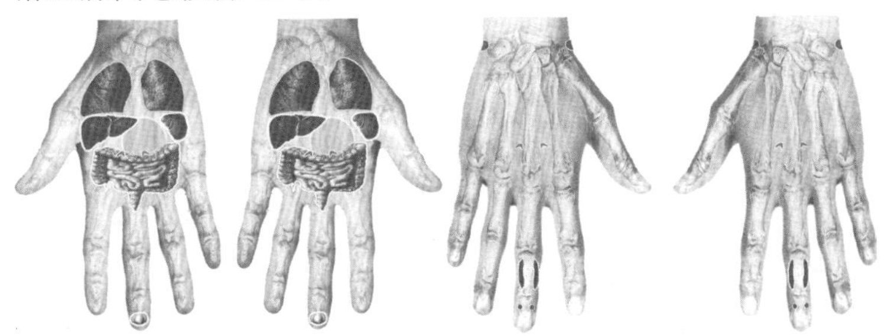

6. 痤瘡

痤瘡是青春發育時期常見的一種毛囊皮脂腺的慢性炎症性皮膚病，俗稱「粉刺」「青春痘」。

【病因】病因尚未明確，一般認為青春期性腺成熟，在性激素分泌增加的影響下，皮脂腺代謝旺盛，排泄增多，毛囊口上皮細胞角化過度，皮脂腺排泄的皮脂被毛囊口上皮細胞角化過度所形成的角栓堵塞，不能排出，就形成粉刺。當細菌進入毛囊繁殖，分解皮脂，產生游離脂肪酸，侵蝕破壞毛囊壁，就會引起炎性反應。過食脂肪、糖類，消化不良，代謝失調，休息欠佳，神經功能失常或化學物質的刺激等因素是主要誘因，多發生於面部、上胸和肩背部皮脂腺分泌旺盛的部位。

【臨床表現】丘疹、膿皰、膿腫、黑頭粉刺、白頭粉刺或黃豆大小又紅又痛的結節等。疹子消退後，局部可留下暫時性棕褐色色素斑、小坑、凹狀疤痕或疤痕疙瘩。病程較長，大部分可自然痊癒。

【反射區及操作方法】腦垂體逆時針按揉 81 次，甲狀腺捻揉 2 分鐘，腎上腺離心推按 81 次，生殖器按揉 72 次，肺向心推按 36 次，心順時針按揉 60 次，肝逆時針按揉 47 次，脾順時針按揉 64 次，小腸離心刮 60 次，大腸順腸道走向推按 59 次，臉部向心揉動 36 次，上、下身淋巴腺向心按揉 81 次，頸椎離心推按 59 次（加牽引），背向心推按 59 次。

患者宜保持清潔，常用溫水、肥皂洗臉，除去油脂，常洗澡。注意飲食，少吃脂肪和糖類及辛辣食物，忌菸酒，以免加重病情。避免搔抓，最好用傳統療法，不濫用藥物治療。

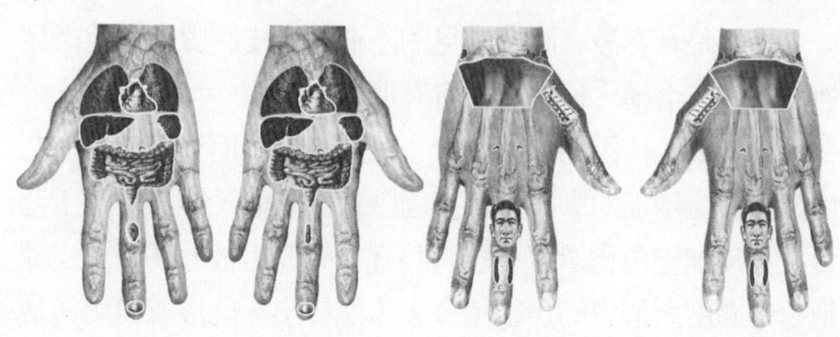

7. 黃褐斑

黃褐斑是指發生於面部的一種色素沉著性皮膚病，又稱「肝斑」，俗稱「蝴蝶斑」。

【病因】病因尚未明確，是全身疾病的一種局部表現。妊娠、月經失調、痛經、盆腔疾病、長期內服避孕藥、結核病、肝病、重症失眠、貧血，慢性酒精中毒，內分泌紊亂，長期在室外工作受風吹日曬以及平時肝火旺盛等，均可致病。

【臨床表現】表現為鼻部、面頰、眉、額部、上唇出現黃褐或咖啡色片狀斑塊，枯暗無光，形狀不一，大小不等，邊緣清楚，不高出皮膚，表面光滑，無鱗屑，夏季重、冬季輕，患處多無自覺症狀。一般分佈對稱，有時相互融合，形成蝴蝶狀外觀。

【反射區及操作方法】下丘腦點按 59 次，腦垂體順時針按揉 81 次，甲狀腺捻揉 5 分鐘，腎上腺點按 81 次，卵巢相對按揉 36 次，子宮離心推刮 36 次，肺向兩側旋轉按揉 72 次，肝用浮摸法逆時針旋轉揉動 47 次，脾用浮摸法順時針旋轉揉動 64 次，兩腎相對按揉 72 次，面部向心推按 47 次，頸椎、胸椎各向心推按 59 次。

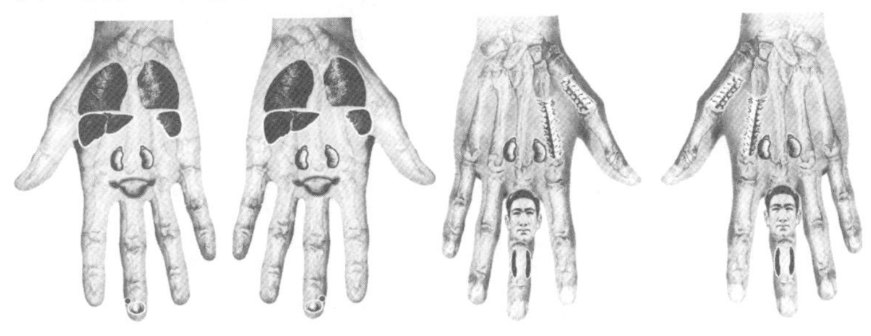

8. 扁平疣

扁平疣是一種病毒性皮膚病，多發生於青年人，女性較男性多，又稱「青年扁平疣」。

【病因】由於接觸感染人乳頭狀瘤病毒所引起。潛伏期約半年至 1 年，可自體接種擴散，多發生於面部、手背。

【臨床表現】皮損為扁平丘疹，似針頭至綠豆大小，丘疹堅實而扁平，淺褐色或正常皮膚色，有時也呈淡紅色，常成群分佈，有的呈線條狀排列，表面光滑，境界明顯。偶有瘙癢，多數無自覺症狀。

【反射區及操作方法】下丘腦點按 59 次，腦垂體點按 81 次，甲狀腺用滾動法滾動 3 分鐘，肺向兩側旋轉按揉 72 次，肝用浮摸法逆時針旋轉揉動 47 次，脾用浮摸法順時針旋轉揉動 64 次，大腸順腸道走向推按 59 次，扁桃體掐按 59 次，上、下身淋巴腺點按 81 次，頸椎向心推按 59 次（加牽引）。

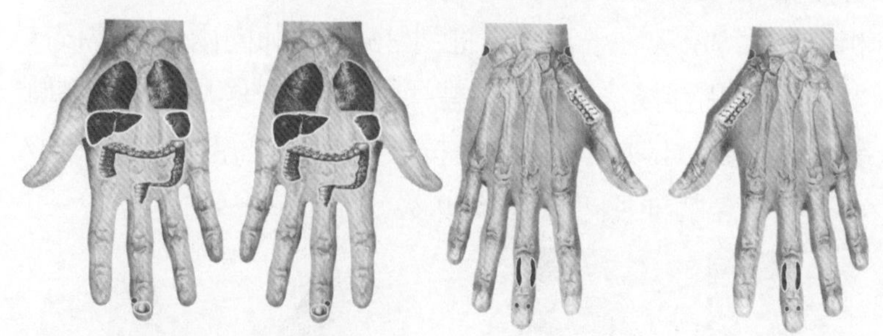

9. 銀屑病（牛皮癬）

銀屑病是一種常見的慢性頑固性皮膚病，俗稱「牛皮癬」，中醫稱之為「鬆皮癬」「乾癬」「銅錢癬」。

【病因】病因尚未明確，可能與精神焦慮、食慾不節、肌膚失養、代謝失調、免疫功能障礙及遺傳有關。

【臨床表現】臨床上以尋常型最為常見，皮損初起時是針頭到黃豆大或更大的圓形紅色炎性丘疹或斑血疹，表面有層層堆集乾燥的銀白色鱗屑，剝除鱗屑，露出鮮紅、平滑有光亮的薄膜，刮掉薄膜出現小血點。日後疹逐漸擴大，界限清楚，略高出皮膚面，鄰近的損害可相互融合成較大的斑塊，有點滴狀、錢幣狀、地圖狀、環狀等各種形態。其皮損好發於頭皮及四肢伸側，特別是在肘及膝關節附近，日後可蔓延至全身，自覺有不同程度的痛癢。本病的病程長短不一，在發病的過程中亦可有新的皮損陸續發生，一般冬季重、夏季輕，但易於復發。

【反射區及操作方法】腦垂體點按 81 次，甲狀旁腺捻揉 5 分鐘，腎上腺離心推按 81 次，兩肺向心推按 72 次，大腸順腸道走向推按 118 次，肝用浮摸法逆時針旋轉揉 47 次，脾用浮摸法順時針旋轉揉動 64 次，胃順時針按揉 36 次，心用按壓法按壓 60 次，頸椎、胸椎、腰椎、骶骨、尾骨各向心推按 59 次（另加牽引）。

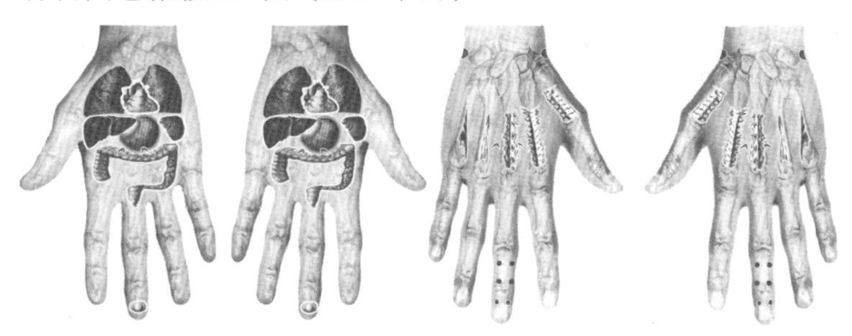

10.丹毒

丹毒是指病菌侵入皮膚或黏膜內的網狀淋巴管所引起的感染性皮膚病。

【病因】由於溶血性丹毒鏈球菌由皮膚的破損處侵入皮

膚引起皮膚網狀淋巴管和皮膚全層感染發炎所致。此外，營養不良、過度飲酒、免疫功能失常、腎性水腫等因素也是發生丹毒的原因。

【臨床表現】起病急驟，惡寒發燒、頭痛、疲乏、口乾欲飲、煩躁、關節痠痛，局部出現小片玫瑰紅疹，邊界清晰，高出皮膚，表面稍腫，有時出現水皰，破潰流水，疼痛瘙癢，局部皮膚粗糙變硬，溫度升高並有壓痛，嚴重者可出現高燒煩躁、噁心、嘔吐等症狀。丹毒常反覆發作，久治不癒者易形成下肢象皮腫。

【反射區及操作方法】腎上腺點按 81 次，兩腎離心推按 72 次，肺向心推按 72 次，心順時針按揉 60 次，脾用浮摸法順時針按揉 64 次，胃順時針按揉 36 次，小腸離心刮 60 次，大腸順腸道走向推揉 118 次，甲狀腺捻揉 2 分鐘，肝順時針按揉 47 次，扁桃體掐按 47 次，上、下身淋巴腺點按 81 次，頸椎、胸椎、腰椎、骶骨、尾骨各向心推按 59 次（加牽引）。

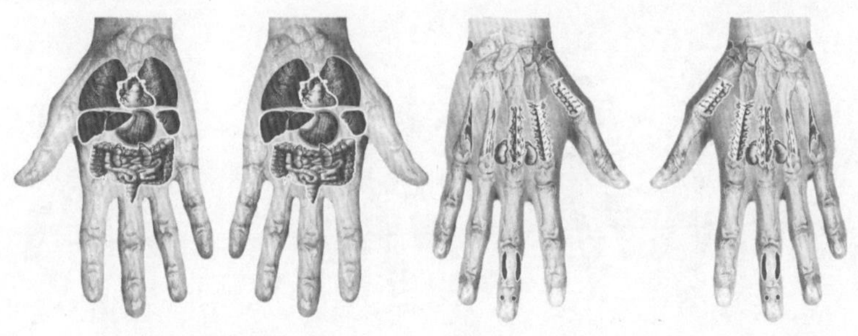

第十一節 兒科疾病

1. 小兒發熱

小兒發熱是指各種因素使小兒體溫高出了正常體溫，是小兒多種疾病的一種共同臨床表現。

【病因】因受寒受涼，飲食不節，病毒、細菌感染，內分泌失調，免疫反應，散熱功能失常等均能引起發熱。

【臨床表現】發熱，怕冷，咳嗽，鼻塞流涕，咽部紅腫，食慾不振，嘔吐或腹瀉，體溫高於 37°C 等症。

【反射區及操作方法】肺用浮摸法向心按 72 次，氣管向心輕推 36 次，大腸順腸道走向推 59 次，扁桃體向心按揉 47 次，肝逆時針按揉 47 次，脾順時針按揉 64 次，上、下身淋巴腺向心按揉 81 次，腋下離心按揉 47 次，手背向心快速輕輕摩擦 3～5 分鐘。

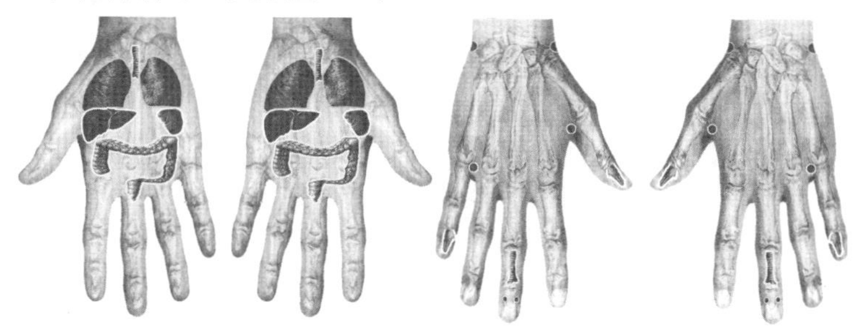

2. 小兒感冒

小兒感冒是小兒時期最常見的四季皆可發生的一種外感性疾病。

【病因】主要是外感風寒所致，病毒、細菌的感染，營養不良，過度勞累，以及環境不良均可使小兒免疫功能減弱而患此病。

【臨床表現】發熱，鼻塞流涕，咳嗽，咽喉紅腫，呼吸氣促，煩躁不安，不思飲食等症。

【反射區及操作方法】首先用浮摸法先從一側胸反射區向手掌反射區推 60 次，然後再從手背反射區向肩反射區推 9 次。接下來再做另一側，操作方法與動作相同。接下來做手背，手背也用浮摸法向心推 9 次，肺向心輕推 36 次，氣管向心輕推 36 次，喉順時針按揉 36 次，舌根輕輕滾動 2 分鐘，腋下離心推 47 次，腹股溝離心推 47 次，上、下身淋巴腺點按 81 次，扁桃體捻揉 2 分鐘，脾用浮摸法順時針旋轉揉 64 次。

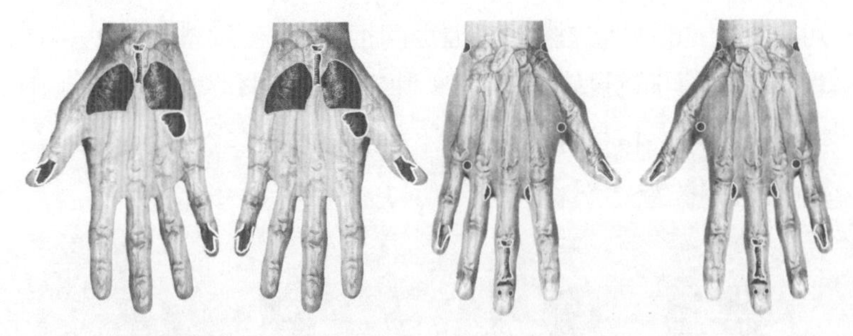

3. 小兒咳嗽

咳嗽是小兒上呼吸道疾病的常見症狀之一。

【病因】因外感傷風，各種傳染病，呼吸道障礙，循環失常，過敏反應變態等，以及刺激氣管、支氣管引起炎症而發生咳嗽。外感傷風者較多。

【臨床表現】咳嗽，痰稀，打噴嚏，鼻塞流涕，全身不適，發熱可有可無。

【反射區及操作方法】兩肺分離按揉 36 次，氣管向心推 36 次，喉順時針按揉 36 次，舌根點按 47 次，背離心推 59 次，脾順時針按揉 64 次，兩腎相對按揉 36 次，上、下

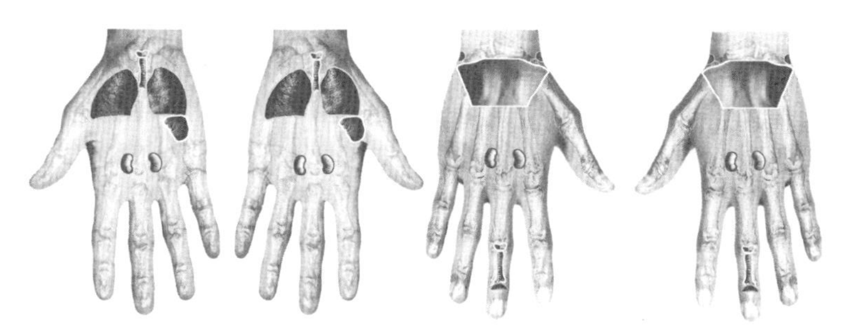

身淋巴腺向心按揉 81 次。

4. 小兒百日咳

百日咳是小兒常見的一種呼吸道傳染病。中醫稱之為「頓咳」「天哮咳」。

【病因】多由百日咳嗜血桿菌引起，主要由飛沫傳播，冬春季多見。

【臨床表現】百日咳分為三期，即初期、中期和後期。初期症狀類似感冒，表現為咳嗽、鼻塞流涕、打噴嚏、發熱等。中期咳嗽逐漸加重，出現陣發性痙攣性咳嗽，連咳持續，有雞鳴聲，淚涕交流。後期咳嗽慢慢緩解。

【反射區及操作方法】兩肺相對按揉 72 次，大腸順腸道走向推 59 次，氣管輕輕滾動 2 分鐘（只做手背氣管），胸椎向心推按 59 次，背向心推按 59 次，喉點按 36 次，舌根點按 47 次，上、下身淋巴腺點按 81 次，扁桃體捻揉 2 分

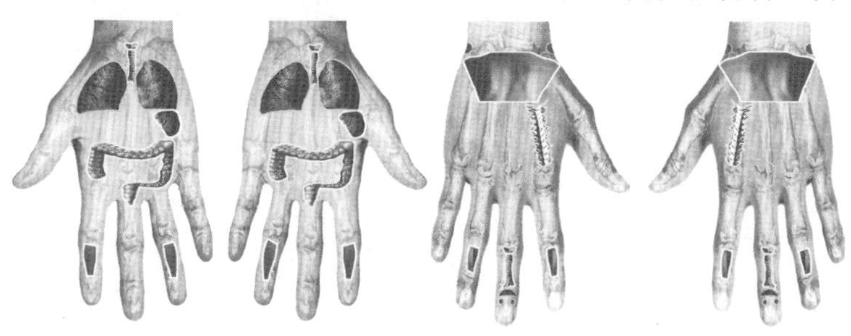

鐘，脾順時針按揉 64 次，小腿敏感點點按 47 次。

5. 小兒哮喘

小兒哮喘是兒童期最常見的一種反覆發作的過敏性疾病，呼吸道突然變窄，痰增多，呼吸困難。

【病因】病因尚未完全明確，與先天不足、身體虛弱、抵抗力低、變態反應、內分泌及遺傳有著密切的關係，呼吸道感染常成為誘發原因。

【臨床表現】反覆發作性哮喘，胸悶氣粗，呼吸急促，痰多，喉間有哮鳴音，煩躁不安，大汗淋漓，面色青灰，夜間和清晨較重。

【反射區及操作方法】背用輕手法離心快速摩擦 2 分鐘，在背部找敏感點順時針按揉 47 次，下丘腦點按 59 次，腦垂體點按 81 次，腎上腺向心推 81 次，上、下身淋巴腺向心按揉 81 次，扁桃體向心按揉 47 次，小腸順時針按揉 60 次，盲腸點按 47 次，兩肺分離按揉 36 次，氣管向心推 36 次，喉點按 36 次，脾順時針按揉 64 次，兩腎相對按揉 36 次，胸椎向心推按 59 次。

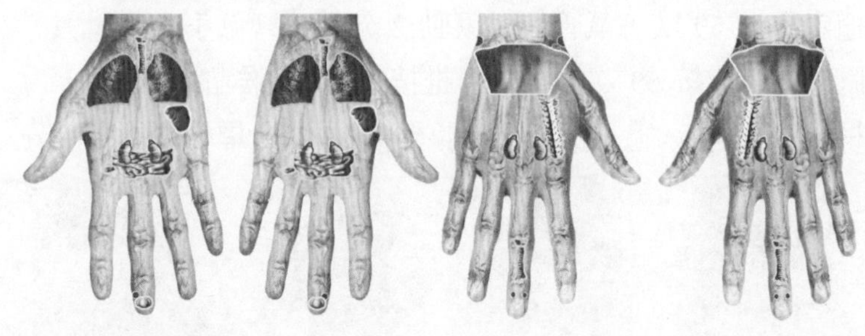

6. 小兒肺炎

小兒肺炎是兒童期呼吸道感染的一種常見疾病，該病屬中醫「風濕」「肺風痰喘」的範疇。

【病因】因細菌、病毒感染及支原體、衣原體、立克次體、真菌和寄生蟲引起感染性肺炎，也可因藥物及過敏性反應等因素引起過敏性肺炎，還可成為痲疹、百日咳等疾病的繼發症狀。

【臨床表現】主要表現為咳嗽、呼吸困難、氣促、發熱、煩躁不安、食慾減退，或有嘔吐及腹瀉。病重者可累及神經、循環和消化系統的相應病變。

【反射區及操作方法】背用輕手法快速摩擦 2 分鐘，胸椎用輕手法快速向心推 59 次，兩肺用輕手法分離按揉 72 次，心順時針按揉 60 次，氣管向心推 36 次，肝逆時針按揉 47 次，脾順時針按揉 64 次，腹腔神經叢以橫「8」字形按揉 64 次，盲腸點按 47 次，大腸順腸道走向按揉 59 次，上、下身淋巴腺點按 81 次，扁桃體捻揉 2 分鐘，舌根輕輕滾動 2 分鐘，頸椎向心推按 59 次。

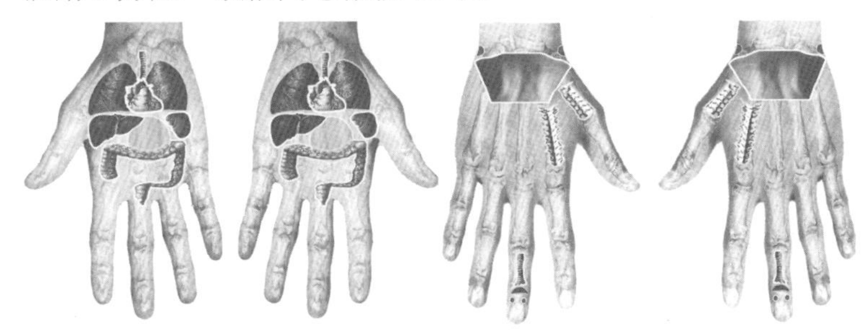

7. 小兒厭食

小兒厭食是指小兒日不思食，是消化功能紊亂的一種表現，可能是小兒生長發育過程中的一過性現象，也可能是某些疾病的繼發症狀。該病屬中醫「食積」的範疇。

【病因】多因過量飲食、餵養不當、營養過剩或營養不足、胃部痙攣、精神緊張、長期偏食等因素所致。不僅反映出消化道的功能或器質性疾病，而且常見於其他系統疾病及各種感染。

【臨床表現】食慾不振，無進食慾望，甚至拒絕飲食，常伴有腹脹、腹瀉、消瘦、肢體無力、多汗、噁心嘔吐等現象。

【反射區及操作方法】首先讓小兒改變不良飲食習慣。肝逆時針按揉 49 次，脾用浮摸法順時針旋轉揉 64 次，胃順時針按揉 72 次，小腸順時針按揉 60 次，腹腔神經叢順時針按揉 64 次，頸椎、胸椎、腰椎、骶骨、尾骨向心各推按 59 次，兩腎分離按揉 72 次，腦垂體點按 81 次，甲狀腺、甲狀旁腺各捻揉 2 分鐘。

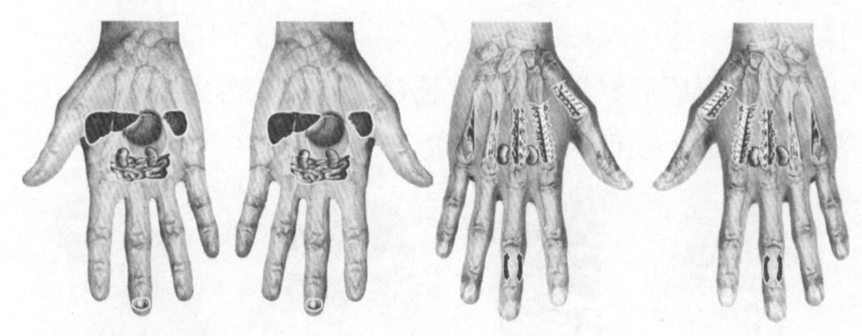

8. 小兒嘔吐

嘔吐是指因各種原因導致小兒進食的食物突然逆流，從口中吐出的常見症狀。

【病因】因受涼、受寒、食物不潔、飲食失調、脾胃虛弱等所致，或是某些疾病的繼發症狀之一。

【臨床表現】可有嘔吐酸腐、腹脹、口臭、厭食、噯氣、大便溏薄穢臭、身體無力睏倦等症狀。

【反射區及操作方法】頸椎、胸椎、腰椎用輕手法向心各推 59 次，食道、胃離心推 72 次，肝逆時針按揉 47 次，

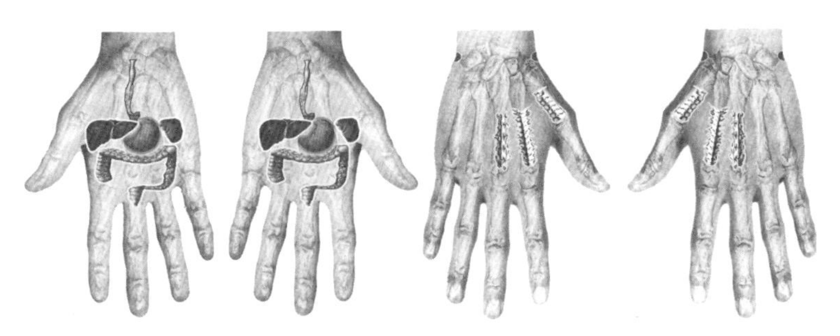

脾用撫摸法順時針旋轉揉 64 次，腹腔神經叢以橫「8」字形按揉 64 次，大腸順腸道走向推 59 次，上、下身淋巴腺點按 81 次。

9. 小兒積滯

小兒積滯是指因小兒消化功能失衡，飲食在消化道腐敗、淤積，脾胃受損所致的胃腸疾病，該病屬中醫「濕積」的範疇。

【病因】多因餵養不當、飲食不節、過食生冷或不潔食物，造成消化功能失衡所致。

【臨床表現】不思飲食、拒食、腹脹、噯氣、飲食不消化，以及大便帶有殘渣、味腥臭等症狀。

【反射區及操作方法】頸椎、胸椎、腰椎、骶骨、尾骨向心各推按 59 次，胃順時針按揉 72 次，脾順時針按揉 64 次，肝順時針按揉 49 次，腹腔神經叢以橫「8」字形按揉

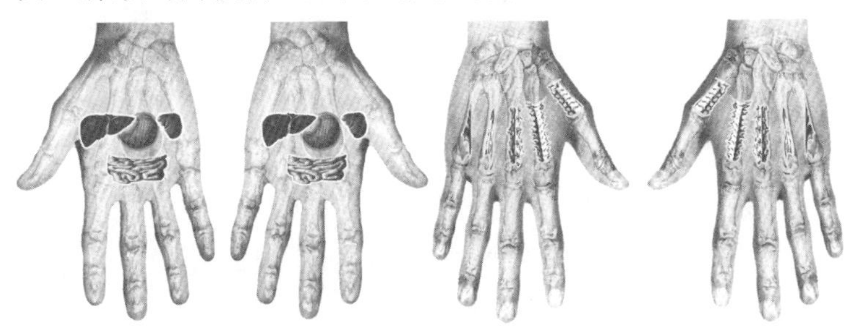

64 次，小腸順時針按揉 60 次。

10.小兒消化不良

小兒消化不良是指因小兒飲食不當所形成的一種慢性消化系統功能紊亂綜合徵。該病屬中醫「風瀉」「積滯」的範疇。

【病因】多在夏秋發生，常因餵養不當，進食過多、過硬不容易消化的食物，斷奶或突變食物，氣候炎熱或突然變冷，某些傳染病等，引起消化功能紊亂所致。

【臨床表現】嘔吐酸臭殘渣，腹脹腹鳴，腹痛拒按；夜晚睡不好，常啼哭，但無力；伴有低熱，不想吃東西；大便臭穢，腹痛欲瀉，瀉後疼痛緩解。

【反射區及操作方法】骶骨、尾骨離心各推按 59 次，頸椎、胸椎、腰椎向心各推按 59 次，小腸向心推按 60 次，腹腔神經叢以橫「8」字形按揉 64 次，肝逆時針按揉 49 次，脾順時針按 64 次，胃按壓 72 次，上、下身淋巴腺向心按揉 81 次，頭部順時針按揉 59 次。

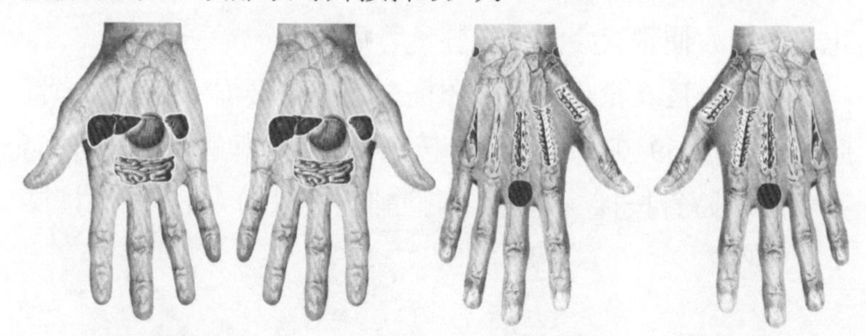

11.小兒疳症

疳症是指兒童因飲食不節、脾胃虛損、運化失宜所造成的一種營養缺乏性慢性病變。屬營養不良的範疇，為小兒「麻、疳、驚、瀉」四大症之一。

【病因】因飲食不節、飲食無度、損傷脾胃、餵養不當、挑食、偏食、厭食、長期嘔吐或腹瀉等因素所致。

【臨床表現】食慾減退，人體虛弱消瘦，情緒易激動，面色萎黃，毛髮稀疏，動作異常，咬指磨牙，腹脹如鼓，青筋暴露，精神萎靡，生長發育緩慢等症。

【反射區及操作方法】腹腔神經叢以橫「8」字形按揉 64 次，頭部按揉 59 次，頸椎、胸椎向心各推按 59 次，胃按壓 36 次（然後順時針再按揉 36 次），脾用浮摸法順時針旋轉揉 64 次，小腸順時針按揉 60 次，大腸順腸道走向推 59 次，骶骨、尾骨向心各按揉 59 次，舌尖、舌根各點按 60 次，上、下身淋巴腺點按 81 次。

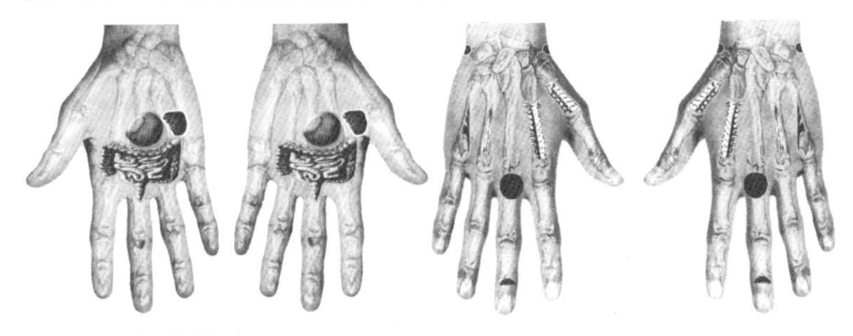

12.小兒腹痛

小兒腹痛是指胃脘以下、臍之四周及恥骨以上部位發生的疼痛，是臨床上小兒常見的一種症候。

【病因】因腹部受寒著涼、暴飲暴食、過食生冷等因素所致，身體的多種疾病如外科的腸套疊、腸梗阻、胃腸穿孔等急腹症均會導致腹痛。

【臨床表現】主要表現為腹痛，因寒腹痛加劇，陣陣發作，得溫則減。肢冷，嘔吐腹瀉，腹部脹滿，疼痛拒按，不思飲食，腹痛欲瀉，瀉後痛減，時有嘔吐，夜臥不安，手足

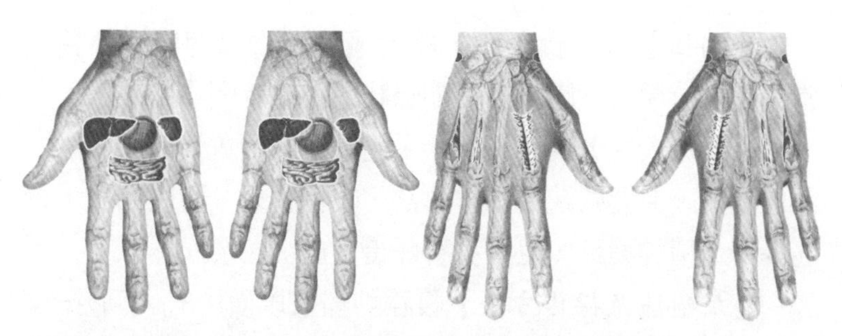

心熱等。急腹症引起的腹痛劇烈，有板狀腹等特異表現；感染性腹痛伴有發熱。

【反射區及操作方法】腹腔神經叢順時針按揉 64 次，胃順時針按揉 36 次後再按壓 36 次，脾順時針按揉 64 次，小腸順時針按揉 60 次後再向心方向推按 60 次，骶骨、尾骨離心各推按 59 次，胸椎向心推按 59 次（再找敏感點順時針按揉 47 次），上、下身淋巴腺向心按揉 81 次，肝逆時針按揉 47 次。

13.小兒腹瀉

小兒腹瀉是指由多種發病原因引起的以大便質稀、次數增多為主要表現的一種常見的消化道疾病，該病屬中醫「泄瀉」的範疇。

【病因】因餵養不當，飲食過多，食物過敏，藥物、營養不良，風寒暑濕，先天或後天消化酶缺乏，免疫力低下，各種病毒、細菌感染等因素所致的腸道感染或消化功能紊亂。

【臨床表現】每天大便多次，可由數次到數十次，稀薄或水樣便，腹脹腹痛等。

【反射區及操作方法】骶骨、尾骨離心各推 59 次，小腸向心推按 60 次，大腸順腸道走向按揉 59 次，脾用浮摸法

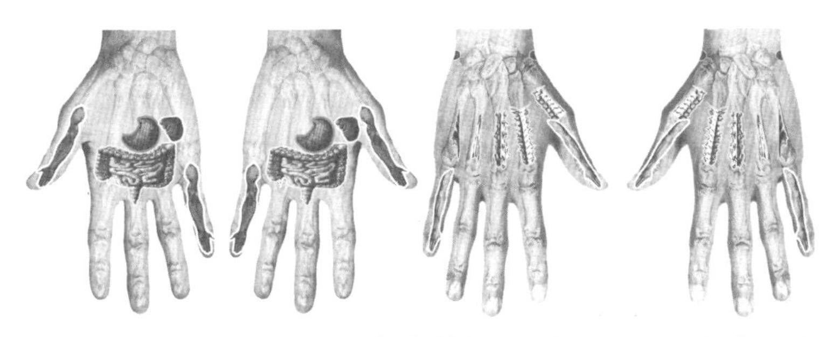

順時針揉 64 次，胃順時針輕輕按揉 72 次，上、下身淋巴腺向心按揉 81 次，推上肢反射區 24 次（從指尖向指根推），頸椎、胸椎、腰椎向心各推 59 次。

14.小兒便秘

小兒便秘是指小兒大便秘結難於排出，排便時間延長，是兒科臨床常見的一種症狀，即人們常說的大便不通。

【病因】先天性疾病，腸道功能失調，腹肌無力，飲食過少，水分不足，營養成分搭配不協調等因素所致。

【臨床表現】大便乾燥，排出困難，腹部不適等症狀。

【反射區及操作方法】大腸先逆腸道而行推按 24 次，然後再順著大腸走向推按 25 次，骶骨、尾骨向心推按 59 次，腹腔神經叢順時針按揉 64 次，脾順時針按揉 64 次，兩肺相對按揉 72 次，兩腎相對按揉 72 次，小腸離心推按 60 次。

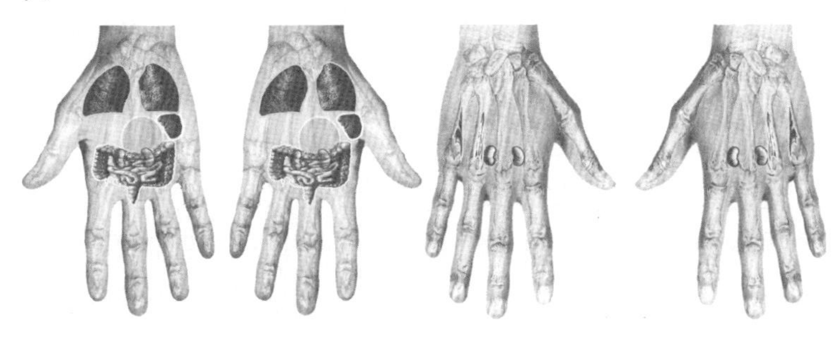

15.小兒脫肛

小兒脫肛是指直腸黏膜脫垂於肛門之外的一種症狀。

【病因】因營養不良，體質虛弱，發育缺陷，經常便秘、腹瀉、咳嗽等使腹腔內壓力增加的因素均可造成脫肛，小兒盆腔支持組織發育不全也能引起脫肛。

【反射區及操作方法】脾順時針按揉 64 次，骶骨、尾骨離心各推按 59 次，大腸逆腸道而行推 59 次，肛門向心方向推 59 次，腹股溝向心推 59 次，臀分離按揉 59 次。

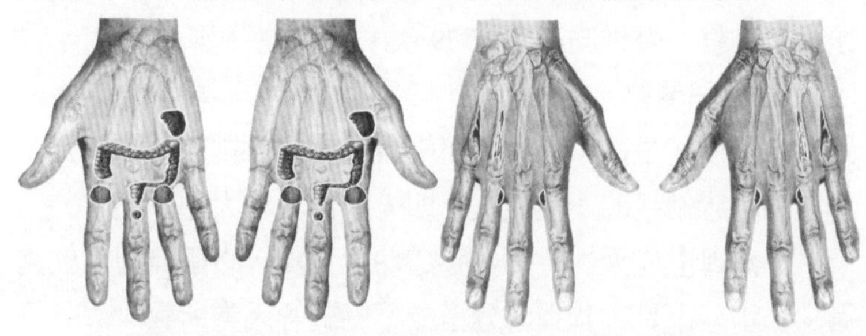

16.小兒疝氣

小兒疝氣是因小兒出生後腹股溝鞘狀突關閉不完全，導致腹內臟器或組織通過此處時向體表突出，形成可回納的包塊。

【病因】中醫認為該病是先天稟賦不足、感受風寒、情緒波動、身體虛弱、寒凝氣滯所致。

【臨床表現】患者腹股溝等處可摸到稍帶彈性的腫物突出，啼哭、咳嗽、站立、行走時復出，臥著入腹，突出時有下墜痛感或脹痛感等。

【反射區及操作方法】肝逆時針按揉 49 次，脾順時針按揉 64 次，骶骨、尾骨離心推按 59 次，腹股溝向心推按 59 次，尿道向心推 72 次，兩腳反射區捻揉 3～5 分鐘，兩

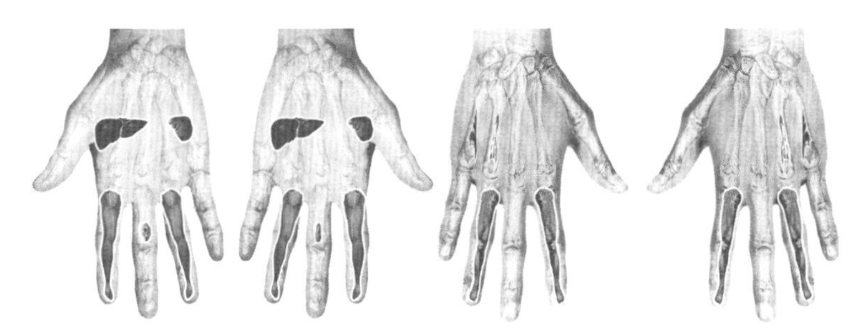

下肢向心推 43 次。

17.小兒遺尿

小兒遺尿是指小兒睡眠中小便自遺，醒後方覺的常見疾病。

【病因】先天性大腦發育不全，後天因素造成大腦皮質及皮質下中樞功能紊亂，或脊髓反射弧消失，泌尿系及其周圍組織慢性病變的刺激，白天過度勞累等均可發生遺尿。中醫認為該病是肺、脾、腎三臟器的氣化失常、膀胱不約所致。

【臨床表現】主要是夜晚睡覺時夢中排尿，有時一夜數次，持續數年，可給身體帶來多方面的不適。

【反射區及操作方法】頭部順時針按揉 59 次，下丘腦點按 59 次，腦垂體點按 81 次，兩肺分離按揉 36 次，脾順時針按揉 64 次，兩腎分離按揉 36 次，膀胱順時針按揉 36

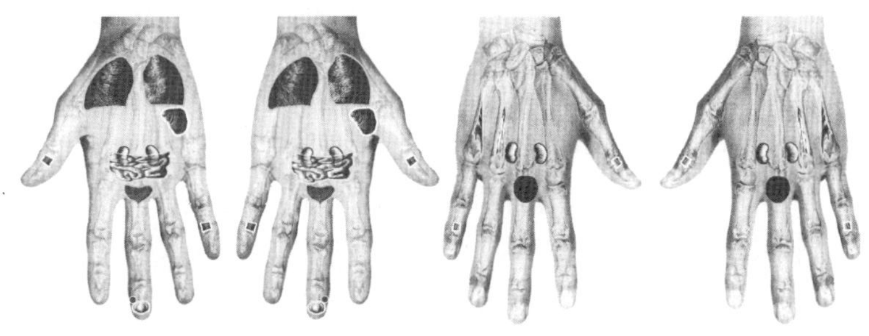

次，小腸順時針按揉60次，骶骨、尾骨向心各揉按59次，在腕反射區中點（掌側面）點按60次。

18.小兒尿瀦留

小兒尿瀦留是指膀胱尿液已滿，但排尿不暢，點滴而出或小便閉絕的泌尿系病症。

【病因】體質虛弱，精神緊張，腹腔、肛腸疾病等因素所致。尿道結石、外傷等梗阻是導致急性尿瀦留的常見病因。

【臨床表現】排尿困難，小腹脹滿，手足冰涼，小兒煩躁哭鬧等症。

【反射區及操作方法】兩腎相對按揉72次，心順時針按揉60次，脾順時針按揉64次，兩肺相對按揉72次，頸椎、胸椎、腰椎、骶骨、尾骨向心各推按59次，腹腔神經叢以橫「8」字形按揉64次，膀胱離心推按36次，尿道離心推按36次，腹股溝離心推按59次，小腸逆時針按揉60次。

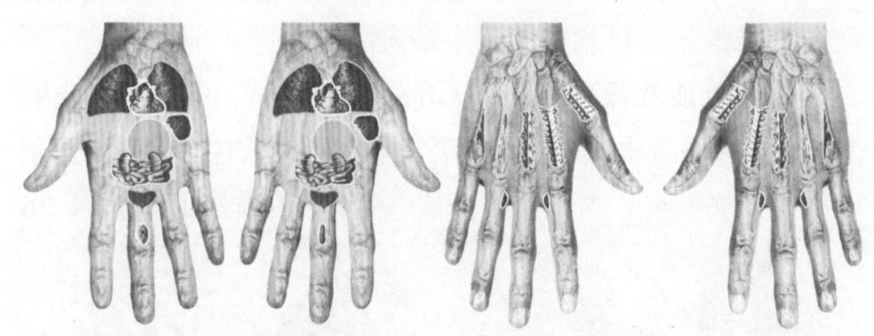

19.小兒細菌性痢疾

小兒細菌性痢疾是由痢疾桿菌引起的小兒夏秋季節較常見的一種腸道傳染病。該病屬中醫「腸游」的範疇。

【病因】多因感受暑濕，被細菌污染的食物從口而入感染所致。

【臨床表現】發熱、腹痛、腹瀉、裡急後重、黏液膿血便，重者可出現驚厥或休克等。

【反射區及操作方法】腹腔神經叢以橫「8」字形按揉64次，骶骨、尾骨離心各推按59次，小腸順時針按揉60次後再向心推按60次，肝逆時針按揉47次，脾順時針按揉64次，胃順時針按揉36次，上、下身淋巴腺向心按揉81次，扁桃體捻揉47次，腋下離心推47次，腹股溝分離按揉47次。

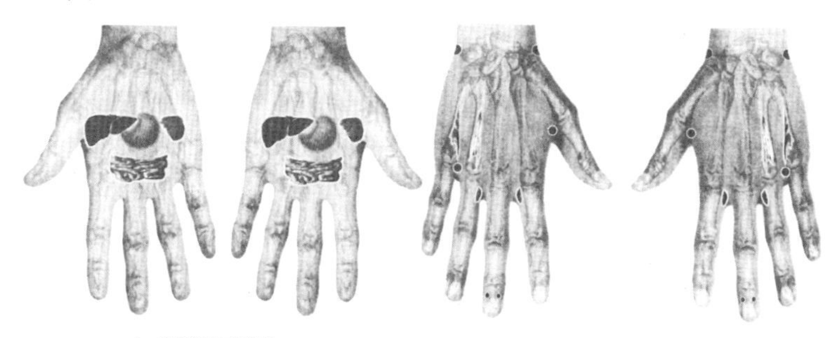

20.小兒腸痙攣

小兒腸痙攣是指由於小兒飲食不當、精神憂鬱、食物過敏等造成胃腸蠕動失調、腸道平滑肌強收縮所出現的腸道疾病。該病屬中醫「氣滯腹痛」的範疇。

【病因】多因餵養不當，過食生冷，常吃零食，食物過敏，吃飯時情緒不好，精神緊張及憂鬱，上呼吸道感染等導致自主神經功能紊亂，出現腸道痙攣。

【臨床表現】有腹痛，腹脹，輕度噁心，發作時哭鬧不停及翻轉等症狀。

【反射區及操作方法】腹腔神經叢按壓64次，在大、小腸區找疼痛敏感點由輕到重按壓，直到疼痛緩解，小腸順

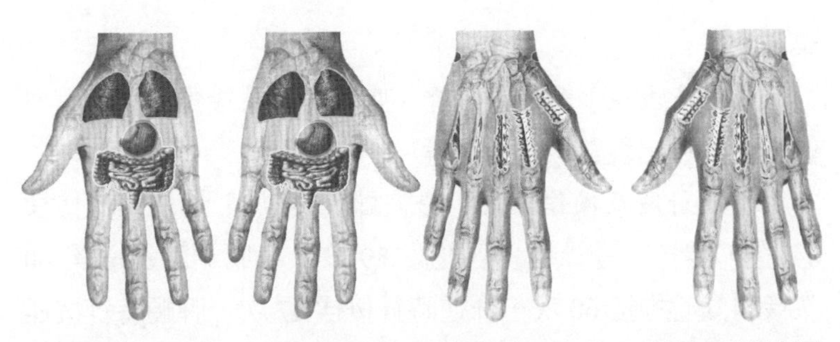

時針按揉60次，大腸順腸道走向推按59次，兩肺相對按揉72次，胃順時針按揉36次，頸椎、胸椎、腰椎、骶骨、尾骨向心各推按59次，上、下身淋巴腺點按81次。

21.小兒夜啼

小兒夜啼是指小兒白天一切都很正常，入夜則啼哭不停，或時停時哭，持續時間少則數日，多則數月，俗稱「夜哭郎」。

【病因】由於驚嚇、脾寒、心熱所致。

【臨床表現】主要表現為夜晚不停地哭鬧。

【反射區及操作方法】兩腎用浮摸法向心推72次，小腸離心推刮60次，脾先輕後重再輕順時針按揉64次，肝順時針按揉49次，頸椎、胸椎向心各推按59次，上肢反射區內側推9次（從指根向指尖推），腕中點（小指掌側面，中節指骨段與遠節指骨段指間關節紋中間點）點按36次，頭

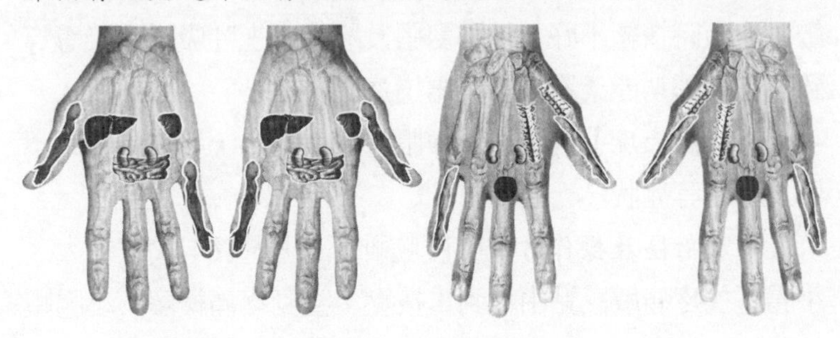

部按揉 59 次。

22.小兒驚風

小兒驚風是指小兒突然發作的全身或局部肌肉陣攣性抽搐的一種兒科最常見的急症。

【病因】多因外感風寒，飲食不節，突受外界強烈刺激而受驚嚇，中樞神經系統的器質性病變及中樞神經功能異常，以及身體的某些病變均可引起小兒驚風。

【臨床表現】主要表現為四肢抽搐，顫抖，牙關緊閉，兩目上視，脊背強直，煩躁不安，出現神志昏迷等。

【反射區及操作方法】出現神志昏迷點腎上腺或兩腳掌反射區正中，直到患者清醒。

（1）**止抽搐**：點小腦、掐甲狀旁腺。

（2）**牙關緊閉**：點舌尖、舌根。

（3）**導痰**：向心推氣管，兩肺分離按揉。

（4）**清食導滯**：脾用浮摸法順時針旋轉按揉 64 次，大腸順腸道走向推按 59 次。

（5）**脊背強直**：頸椎、胸椎、腰椎、骶骨、尾骨向心各推按 59 次，手背快速摩擦 2 分鐘。

（6）**清熱鎮驚**：肝按壓 49 次，下肢（從指根向指尖，即離心方向）推 6 次，刮手掌（從掌根向指尖刮）2 分

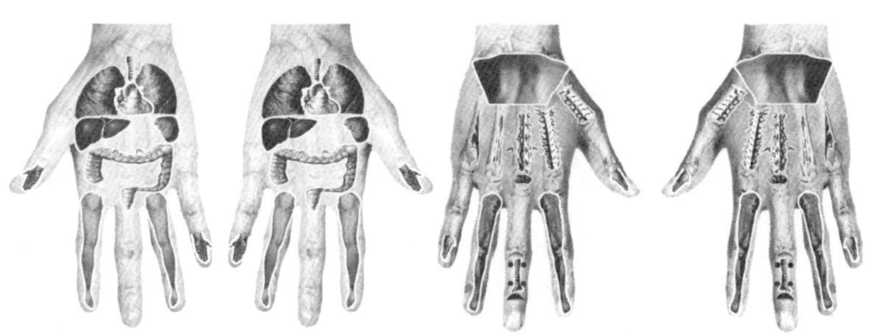

鐘。做完後一定要做心臟反射區，心臟用按壓的方法做 3～5 分鐘（頻率為每分鐘 60 次），做完讓患者喝溫開水。

如驚風經常發作，一定要去醫院檢查。

【註】如去醫院不方便，自己可先選按以上方法操作，但做完後仍須去醫院做檢查。

23.小兒痲疹

小兒痲疹是由痲疹病毒引起，具有高度傳染的出疹性疾病，冬春季節多見。該病屬中醫「溫熱病」的範疇。

【病因】主要是由於痲疹病毒由呼吸道傳播，免疫功能低下的兒童極易感染發病。

【臨床表現】主要表現為全身皮膚出現紅色皮疹。初期：發熱，咳嗽，流涕，流淚。出疹期：發熱，咳嗽加重，疹出齊。疹回期：逐漸退熱，咳嗽減輕等。

【反射區及操作方法】

初期：兩肺用浮摸法分離按揉 72 次，喉輕輕順時針按揉 36 次，再輕輕向心推手背 2 分鐘。

出疹期：脾用輕手法順時針揉 64 次，胃用輕手法順時針揉 36 次，肝用輕手法逆時針揉 49 次，兩肺用輕手法分離揉 36 次，頸椎、胸椎、腰椎、骶骨、尾骨用輕手法向心各推 59 次。

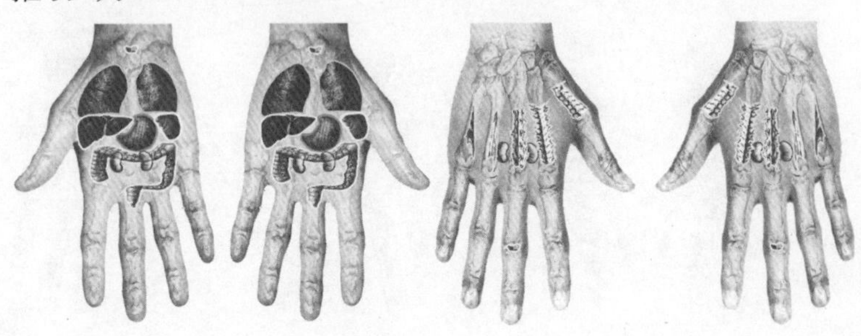

疹回期：脾用浮摸法順時針旋轉揉 64 次，兩肺用浮摸法相對按揉 72 次，兩腎向心輕輕推 36 次，胃用浮摸法順時針按揉 36 次，大腸順腸道走向推按 59 次，頸椎、胸椎、腰椎、骶骨、尾骨用輕手法向心各按揉 59 次。

24.小兒風疹

小兒風疹是由風疹病毒引起的一種病情較輕的發疹性急性呼吸道傳染病。該病屬中醫「風痧」的範疇。

【病因】由於外感風熱，風疹病毒經口、鼻、眼部分泌物及呼吸道飛沫傳播而引起發病。

【臨床表現】發熱，咳嗽，全身出現淺紅色細小疹點，耳後及頸部淋巴結腫大，好發於 1～5 歲小兒。

【反射區及操作方法】兩肺分離按揉 72 次，脾順時針按揉 64 次，肝逆時針按揉 47 次，下丘腦點按 59 次，腦垂體點按 81 次，甲狀腺捻揉 2 分鐘，上、下身淋巴腺點按 81 次，扁桃體按壓 47 次，盲腸點按 47 次，腹腔神經叢以橫「8」字形按揉 64 次，頸椎向心推按 59 次，腋下離心推 47 次，喉點按 47 次，大腸順腸道走向推按 59 次，上、下身淋巴腺向心按揉 3～5 分鐘（主要是調治淋巴結腫大）。

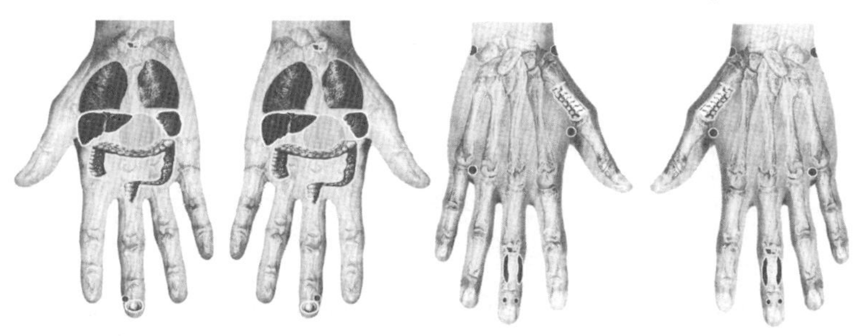

25.小兒鵝口瘡

小兒鵝口瘡是由白色念珠菌感染所致的口腔疾病。

【病因】因小兒體質虛弱，營養不良，腹瀉，長期使用抗生素或激素，飲食用具不衛生，口腔不潔淨，消化不良，免疫力低下所致。

【臨床表現】口腔、舌面佈滿白色乳凝塊樣物，不易擦去，強行擦拭可見潮紅、出血，也可累及上呼吸道，小兒煩躁不安，哭鬧不休，流涎拒食，大便秘燥等。

【反射區及操作方法】舌尖用滾動法滾動 2 分鐘，舌根用滾動法滾動 2 分鐘，上下頷用滾動法滾動 2 分鐘，扁桃體捻揉 2 分鐘，上、下身淋巴腺點按 81 次，肝逆時針按揉 47 次，脾用浮摸法順時針旋轉揉 64 次，兩腎用輕手法向心推 36 次，盲腸點按 47 次，小腸離心推 60 次。

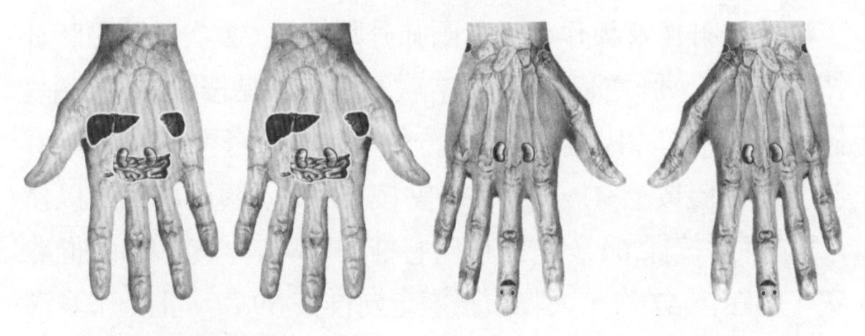

26.小兒夏季熱

小兒夏季熱是小兒時期特有的一種季節性發熱性疾病，又稱「暑熱症」。該病屬中醫「注夏」「夏瘦」的範疇。

【病因】主要是小兒體溫調節功能不健全，造成排汗受阻、散熱緩慢、不適應高溫環境所致。小兒先天不足、營養不良、體質虛弱等也是發病原因。

【臨床表現】有長時間的發熱而不退，體溫波動在 38℃～40℃之間，口渴多飲，多尿汗少等症狀。

【反射區及操作方法】背快速離心推 3～5 分鐘，頸椎、胸椎、腰椎、骶骨、尾骨向心快速各推 59 次，兩肺分離按揉 72 次，肝離心推 47 次，胃離心輕推 36 次，脾順時針按揉 64 次，小腸順時針按揉 60 次，腋下離心推 47 次。

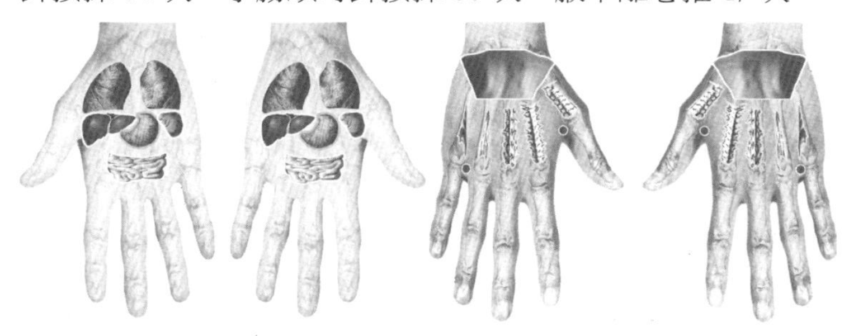

27.小兒佝僂病

小兒佝僂病是指小兒時期常見的一種營養缺乏慢性之症，中國北方發病率高。該病屬中醫「五遲症」的範疇。

【病因】該病是由於維生素 D 缺乏，引起鈣、磷代謝失常所造成的全身性慢性營養缺乏性疾病。先天不足，餵養不當，脾腎功能紊亂也可導致本病。

【臨床表現】免疫力低下，體弱多病，發育遲緩，以骨骼發生改變為主要特徵，如雞胸、龜背及上下肢畸形（如「O」形、「X」形腿）等。

【反射區及操作方法】下丘腦點按 59 次，腦垂體順時針按揉 81 次，甲狀腺、甲狀旁腺捻揉 2 分鐘，兩卵巢分離

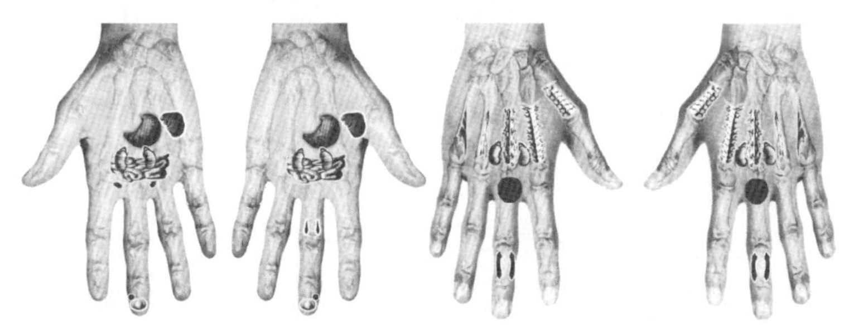

按揉 36 次，睾丸向心按揉 36 次，腎上腺向心推 81 次，頭部按揉 59 次，脾順時針按揉 64 次，胃順時針按揉 72 次，小腸順時針按揉 120 次，頸椎、胸椎、腰椎、骶骨、尾骨向心各推按 59 次，兩腎分離按揉 72 次。

28.小兒肌性斜頸

小兒肌性斜頸是指小兒頭向患側斜前傾、顏面旋向健側的一種徵象。

【病因】多因產傷、胎兒頭位不正等原因使一側胸鎖乳突肌受壓缺血，最後導致攣縮與變短所造成的肌性斜頸。

【臨床表現】患兒頭部向患側斜，頸前傾，顏面旋向健側，可觸摸到硬而不痛的梭形腫物。

【反射區及操作方法】頸項捻揉 2 分鐘，肩部順時針按揉 59 次（肩前、肩旁、肩後都要揉），面部捻揉 2 分鐘（鼻、眼、上下頜都要揉），頸椎牽引 5～10 次（在牽引時，患側向健側歪斜，施術者將頸椎反射區向患側頂），牽引患側上肢反射區（牽引開後，讓患兒頭部向健側歪斜），斜方肌相對按揉 59 次（主要揉傾斜患側），背離心推揉 59 次，胸椎向心推 59 次。

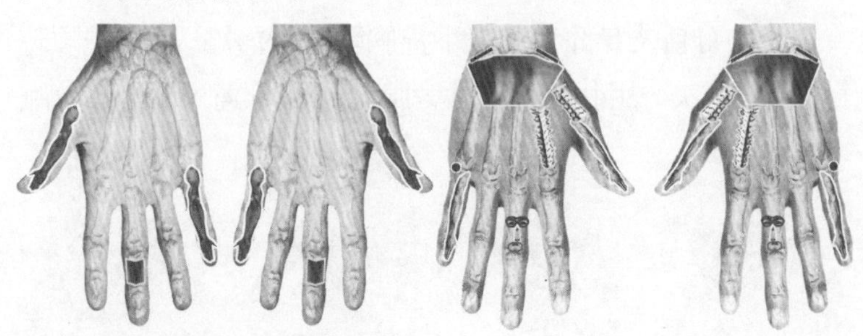

29.小兒麻痺後遺症

小兒麻痺後遺症是指由脊髓灰質炎病毒引起的脊髓神經

感染性疾病，四季均可發病，以夏秋季最多見。該病屬中醫「痿證」的範疇。

【病因】脊髓灰質炎病毒經飛沫和糞便傳播，侵犯小兒的神經系統而致。中醫認為，主要是風熱暑濕時行疫氣之邪由口鼻侵入肺胃，流竄經絡而導致發病。

【臨床表現】肌肉鬆弛萎縮，兩下肢痿軟，弛緩性癱瘓，患肢冰冷，肢體畸形等。

【反射區及操作方法】頸項捻揉 2 分鐘，頸椎、胸椎、腰椎、骶骨、尾骨向心各推揉 59 次（然後在胸椎、腰椎找疼痛敏感點各加按揉 59 次），兩肺離心按揉 36 次，大腸順腸道走向推按 59 次，肝逆時針按揉 47 次，脾順時針按揉 64 次，頭部順時針按揉 59 次，兩腎相對按揉 72 次，上、下身淋巴腺點按 81 次，扁桃體捻揉 2 分鐘，盲腸點按 47 次，牽引患側肢體（一邊牽引，一邊矯正）。

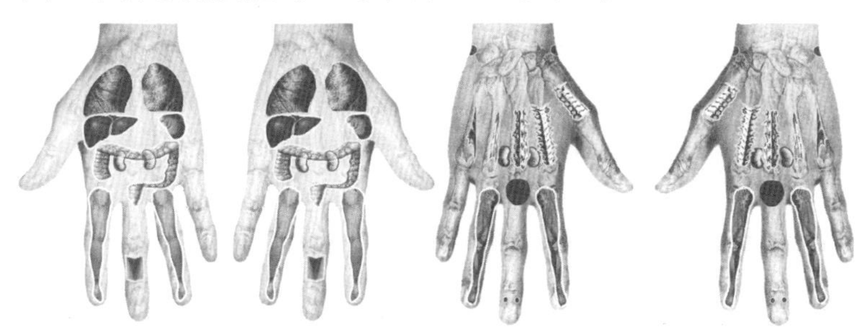

30.小兒皰疹性口炎

小兒皰疹性口炎是單純皰疹病毒所致的炎症性疾病。中醫稱之為「口瘡」「口疳」「口糜」。

【病因】因小兒口腔黏膜柔嫩、免疫功能不足，受皰疹病毒感染所致。營養不良、起居失常、飲食失節也可引發該病。

【臨床表現】 發熱，口腔黏膜有小水泡或潰瘍，潰瘍表面有黃白色模樣滲出物，繞以紅暈等症象。

【反射區及操作方法】 上、下身淋巴腺點按 81 次，扁桃體掐按 47 次，盲腸點按 47 次，肝順時針按揉 47 次，胃逆時針按揉 36 次，脾順時針按 64 次，心按壓 60 次，小腸離心推刮 60 次，頸椎向心推按 59 次，上下頜捻揉 2 分鐘，舌尖點按 60 次，舌根點按 47 次。

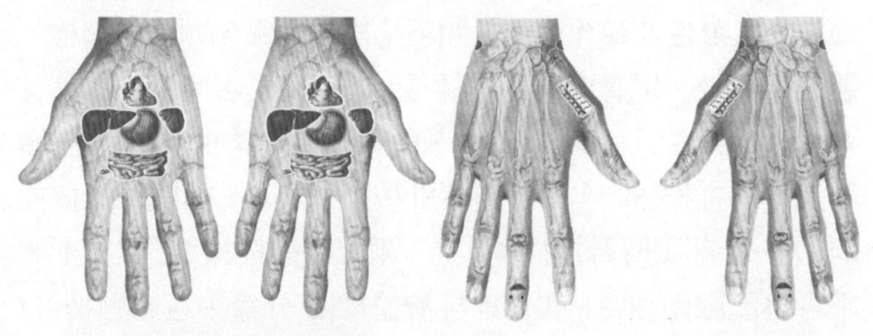

31.小兒急性扁桃體炎

小兒急性扁桃體炎是小兒的一種常見急性上呼吸道感染性疾病。中醫稱扁桃體為「乳娥」，稱急性扁桃體炎為「爛乳娥」、「喉娥風」。扁桃體周圍膿腫稱為「喉癰」。

【病因】 主要是過度勞累，潮濕受涼，睡眠不足，營養不良，抵抗力減弱，B 型溶血性鏈球菌、葡萄球菌等乘虛而入，滯留咽部和扁桃體隱窩內繁殖所致。

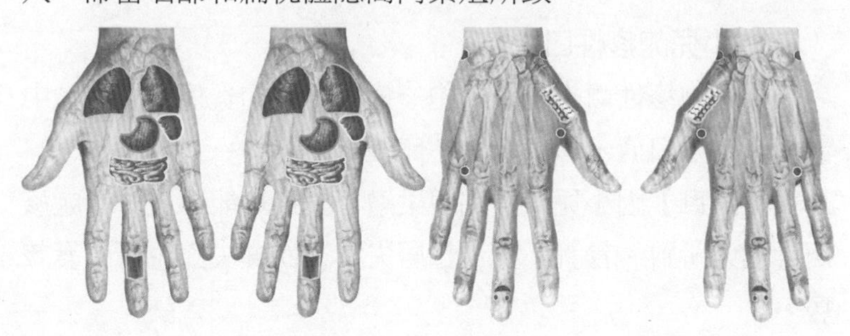

【臨床表現】發熱怕冷，扁桃體紅腫，頭痛，身體不適，咽喉疼痛，嚥物困難，頸部和下頜淋巴結腫大等。

【反射區及操作方法】扁桃體用滾動法滾動 2 分鐘，舌根用滾動法滾動 2 分鐘，舌尖點按 47 次，頸項捻揉 2 分鐘，頸椎向心推按 59 次，上下頜捻揉 2 分鐘，兩肺分離按揉 36 次，胃逆時針按揉 36 次，脾順時針按揉 64 次，上、下身淋巴腺點按 81 次，腋下離心推 47 次，小腸離心刮 60 次。

32.小兒流行性腮腺炎

小兒流行性腮腺炎是指由腮腺炎病毒引起的一種急性呼吸道傳染病。中醫稱之為「痄腮」。

【病因】病毒由直接接觸、飛沫污染食具和玩具等途經傳播而致病。冬春季為發病高峰，四季均可發病。

【臨床表現】發熱，耳下腫脹，堅硬拒按，咀嚼困難，食飲不佳，頭痛噁心，嚴重者可併發腮腺腦炎，在青春期可併發睾丸炎、卵巢炎等。

【反射區及操作方法】上、下身淋巴腺點按 81 次，扁桃體捻揉 2 分鐘，上下頜捻揉 2 分鐘，舌尖用滾動法滾動 2 分鐘，兩卵巢相對按揉 47 次，睾丸向心按揉 47 次，腹股溝離心推 59 次，腋下離心推 47 次，耳點按 36 次，心按壓 60

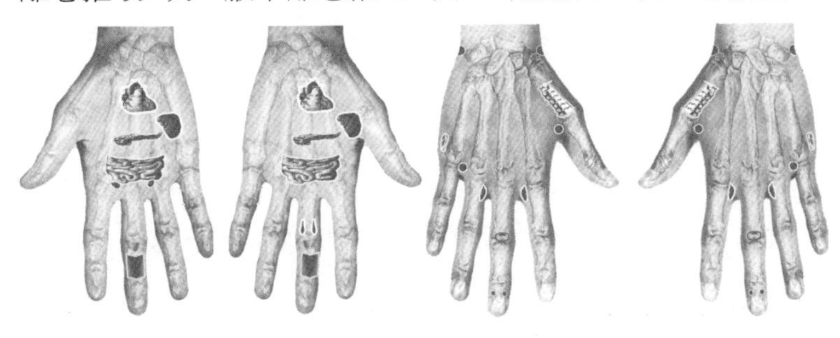

次，小腸離心刮 60 次，頸項捻揉 2 分鐘，頸椎向心推按 59 次，脾用浮摸法順時針旋轉揉 64 次，胰點按 36 次。

33.小兒鼻血

小兒鼻血是指因小兒鼻外傷或鼻內病變，血液從鼻黏膜溢出之常見症狀。中醫稱之為「鼻衄」。

【病因】鼻子本身病變及身體某些疾病，擤鼻或挖鼻造成鼻黏膜損傷，氣候乾燥，粉塵污染，有毒氣體刺激所致。

【臨床表現】出血輕者僅涕中帶血，重者出血量多，可引起頭暈、乏力、暈厥等症。

【反射區及操作方法】用食指、中指、無名指挾住鼻反射區（鼻反射區位於中指背面近節指骨段中間 1/3 處。食指和無名指在下、中指在上挾住鼻區，直至鼻血止住）。用手點肩區（位置在腕骨和第一掌骨底連接處，點住不放，直至鼻血止住）。平時多做以下反射區的按摩：兩肺相對按揉 36 次，脾順時針按揉 64 次，鼻用輕手法捻揉 2 分鐘，胃順時針按揉 36 次，頸椎向心推 59 次。

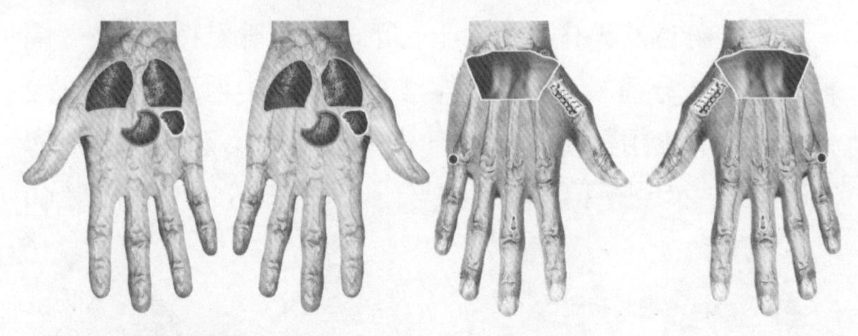

34.小兒貧血

小兒貧血是指小兒體內缺乏生血所必須的物質或造血功能不足及吸收功能低下所致的病症。該病屬中醫「血虛」「萎黃」的範疇。

【病因】因小兒骨髓造血功能不足，缺乏必須的造血營養物質，吸收功能障礙，急慢性失血，先天發育不良，餵養不當，久病不癒，臟腑功能低下等所致。

【臨床表現】食慾不振、乏力、肝脾腫大、面色蒼白、眼結膜蒼白、精神萎靡、發育遲緩。

【反射區及操作方法】脾順時針按揉 64 次，肝逆時針按揉 49 次，兩腎相對按揉 72 次，頸椎、胸椎、腰椎、骶骨、尾骨向心各推揉 59 次，大腿捻揉 2 分鐘，小腸順時針按揉 60 次，兩卵巢相對按揉 36 次，睾丸向心按揉 36 次，外生殖器用浮摸法向心推 36 次。小兒貧血，一定要去醫院做詳細檢查，確定是什麼性質的貧血。

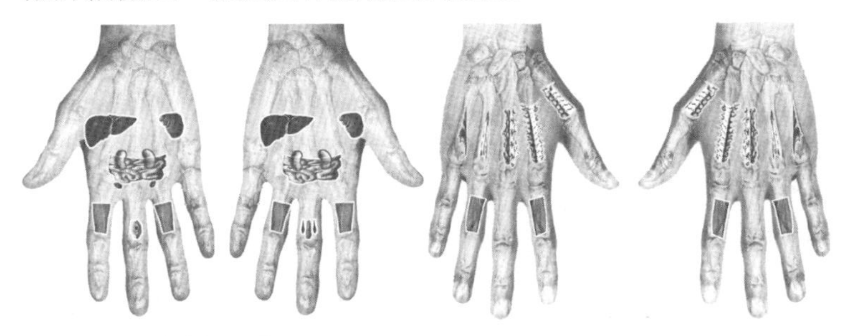

35.小兒流涎症

小兒流涎症是指小兒口水不由自主地流出口外的一種症狀。

【病因】小兒吞嚥唾液功能差，出牙時三叉神經受刺激，唾液分泌增多自流，大腦發育不全或腦部病變後遺症，以及脾胃虛寒等所致。

【反射區及操作方法】脾用浮摸法逆時針旋轉揉 72 次，胃順時針按揉 36 次，三叉神經用輕手法向心按揉 36 次，舌根用浮摸法向心推 36 次，上下頜用浮摸法向心推 36

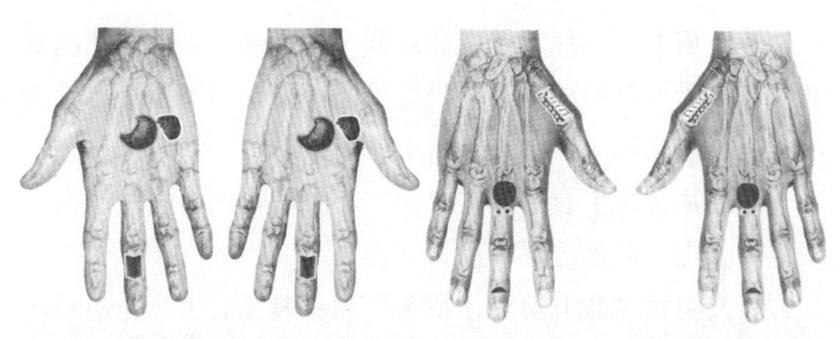

次，頭部順時針按揉 59 次，頸項向心推 36 次，頸椎向心推揉 59 次。

36.小兒頸淋巴結核

小兒頸淋巴結核是小兒常見的一種慢性結核病。中醫稱之為「鼠瘡」「癧子頸」。

【病因】由於小兒體質虛弱，感受風寒，結核桿菌乘虛入侵頸部及耳後淋巴結所致。

【臨床表現】頸部有一個或數個大小如豆粒的結節，逐漸增大如梅李，按之堅硬，推之能動，皮色不變，低熱，身體不適，乏力倦怠，午夜低熱，嚴重者破後膿稀、久不收口等。

【反射區及操作方法】上、下身淋巴腺點按 81 次，扁桃體用滾動法滾動 2 分鐘，小腸順時針按揉 60 次，盲腸點按 47 次，肝逆時針按揉，脾順時針按揉 64 次，兩肺相對按

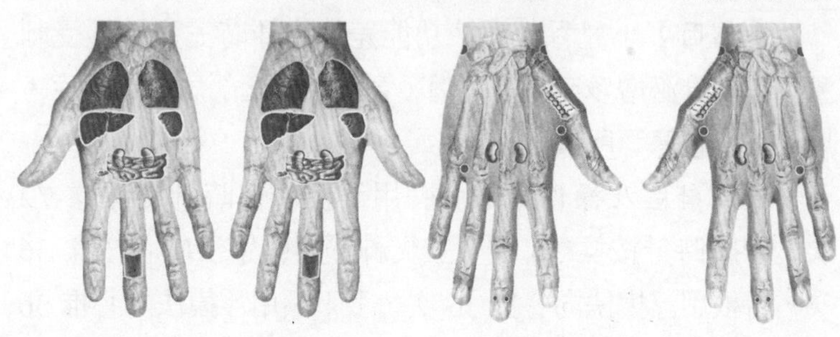

揉 36 次，兩腎相對按揉 36 次，腋下順時針按揉 47 次，頸項捻揉 2 分鐘，頸椎推按 59 次，上身淋巴向心按揉 3～5 分鐘。

37.小兒大腦發育不全

小兒大腦發育不全是一種先天性腦發育功能障礙性病變，中醫稱之為「痴呆」「白痴」。

【病因】多因近親結婚，胎兒不足月出生，妊娠時營養不足，內分泌障礙，化學藥物使用不當或放射線過多地照射及遺傳因素等所致。

【臨床表現】發育不正常，能吃能睡，智力較低，痴呆無語，表現能力差，行動遲緩，四肢無力，注意力不集中，發音不清，免疫功能低下，嚴重者可致癱瘓。

【反射區及操作方法】

（1）心按壓 60 次，兩肺相對按揉 72 次，兩腎相對按揉 72 次，肝順時針按揉 49 次，脾順時針按揉 64 次，下丘腦點按 59 次，腦垂體點按 81 次，甲狀腺、甲狀旁腺捻揉 2 分鐘，腎上腺點按 81 次，小腦點按 59 次，頭部順時針按揉 59 次，頸椎、胸椎、腰椎、骶骨、尾骨向心各推按 59 次，腹腔神經叢以橫「8」字形按揉 64 次（可提高智力）。

（2）小腦點按 59 次，頭部順時針按揉 59 次，頸椎牽

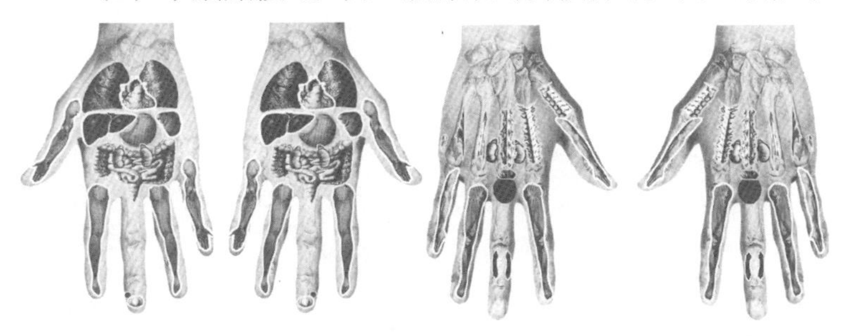

引5～10次，胃順時針按揉72次，心順時針按揉60次，肝用浮摸法逆時針旋轉揉49次，脾用浮摸法順時針揉64次，小腸順時針按揉60次，大腸順腸道走向推按59次，耳點按36次，腰椎、骶骨、尾骨向心各推59次（可提高智力）。

（3）腦垂體點按81次，小腦點按59次，頭部順時針按揉59次，肝逆時針按揉49次，脾順時針按揉64次，頸椎、胸椎、腰椎、骶骨、尾骨各牽引5～10次（再向心各推揉59次），四肢各捻揉3～5分鐘（可提高運動能力）。

38.小兒自汗

小兒自汗是指小兒不因氣溫、活動、穿衣過厚及服用發汗藥等因素，在白天靜坐、睡眠的狀態下，全身或局部汗多之症。

【病因】多因小兒身體虛弱，營衛失和，先天不足，後天失養等所致。

【臨床表現】以自汗為主，見於全身或局部，精神疲倦，易感冒，低熱，食慾不佳，心煩易哭鬧等。

【反射區及操作方法】心按壓3～5分鐘（頻率為每分鐘60次），兩肺相對按揉72次，脾順時針按揉64次，肝逆時針按揉49次，大腸順腸道走向推揉59次，背分離推59次，胸椎、腰椎向心各推揉59次，下丘腦點按59次，腦垂體點按81次，腋下離心推47次。

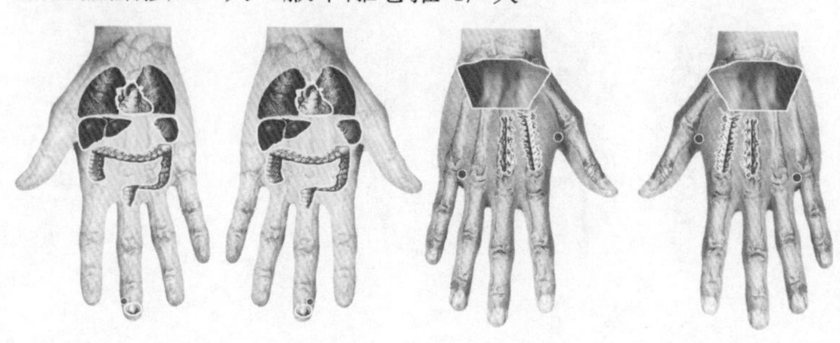

39.小兒盜汗

小兒盜汗是以小兒睡熟時出汗、醒時汗止為特徵的一種常見症候。

【病因】主要是小兒體質虛弱或心肺功能失常所致，中醫認為脾肺兩虛是最主要的原因。

【臨床表現】睡時汗多，可濕透衣被等。

【反射區及操作方法】心順時針按揉 3～5 分鐘（頻率為每分鐘 60 次），兩肺分離按揉 47 次，大腸順腸道走向推按 59 次，小腸順時針按揉 60 次，兩腎分離按揉 72 次，背向心推 59 次，頸椎、胸椎、腰椎向心各推按 59 次，下丘腦點按 59 次，腦垂體點按 81 次，甲狀腺捻揉 2 分鐘。

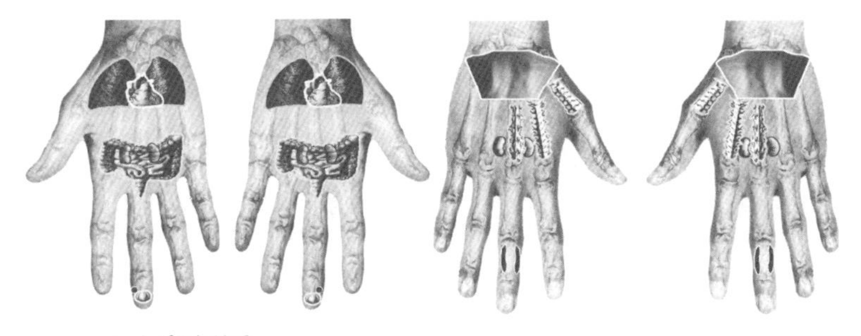

40.小兒低矮

小兒低矮是指小兒因內分泌失調或營養不當造成的發育不正常。

【反射區及操作方法】下丘腦點按 59 次，腦垂體點按 81 次，甲狀腺捻揉 2 分鐘，腎上腺點按 81 次，兩腎相對按揉 72 次，肝逆時針按揉 49 次，脾用浮摸法順時針旋轉揉 64 次，頸椎、胸椎、腰椎、骶骨、尾骨各牽引 5～10 次（再向心推揉 59 次），四肢各捻揉 2 分鐘，加牽引 5～10 次。

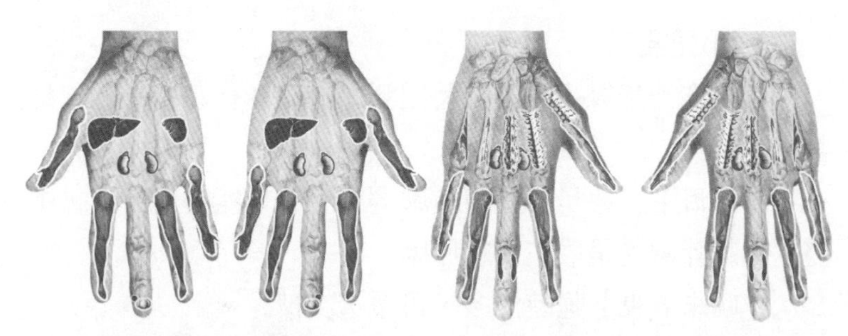

41.提高小兒免疫力

【反射區及操作方法】上、下身淋巴腺向心按揉 81 次，腋下向心推按 59 次，腹股溝向心推按 59 次，扁桃體捻揉 2 分鐘，盲腸點按 59 次，小腸順時針按揉 60 次，肝逆時針按揉 49 次，脾順時針按揉 64 次，頸椎向心推按 59 次，兩腎相對按揉 72 次。

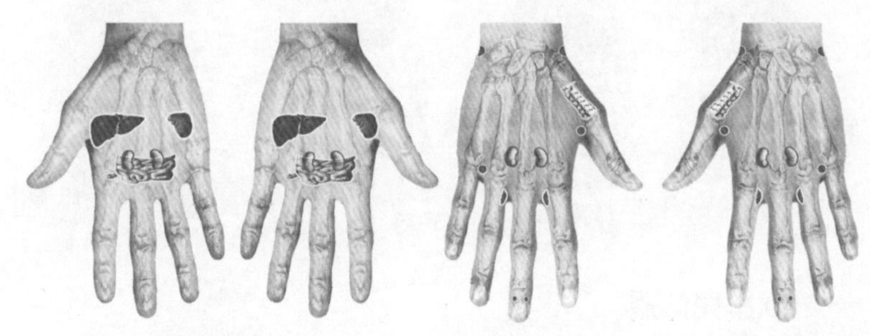

42.小兒腿痛

小兒腿痛是指小兒生長性腿部疼痛。

【病因】有部分小兒在生長發育過程中出現生長性腿部疼痛。

【臨床表現】表現為一側或雙側膝關節周圍及小腿有較劇烈的疼痛，常在上半夜發作，短期內能自行緩解，無其他明顯症狀。

【反射區及操作方法】頸椎、腰椎向心推揉 59 次（加

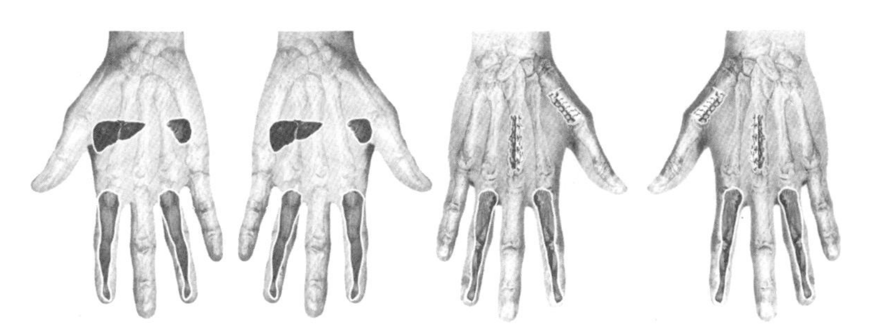

牽引），肝逆時針按揉 49 次，脾順時針按揉 64 次，下肢用滾動法滾動 3 分鐘，然後再捻揉 2 分鐘。

43.小兒搖頭症

小兒搖頭症是指小兒清醒或睡熟後不由自主地擺動頭部的一種症狀。

【病因】多因高熱、感染或外傷所致。

【臨床表現】小兒有不斷搖頭、眨眼、吐舌、口角抽動、哭笑無常、躁動等症狀。

【反射區及操作方法】下丘腦點按 59 次，腦垂體點按 81 次，頭部按壓 59 次，小腦點按 59 次，甲狀旁腺捻揉 2 分鐘，頸項捻揉 2 分鐘，三叉神經向心按揉 59 次，頸椎、胸椎各牽引 5～10 次（再向心各推按 59 次），肝逆時針按揉 47 次，脾順時針按揉 64 次，背向心捏推 59 次，上下頷、眼各捻揉 3 分鐘，上、下身淋巴腺點按 81 次。

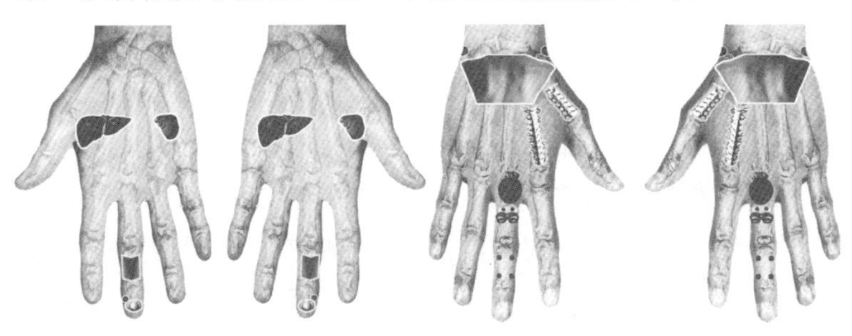

第十二節 手療法的保健應用

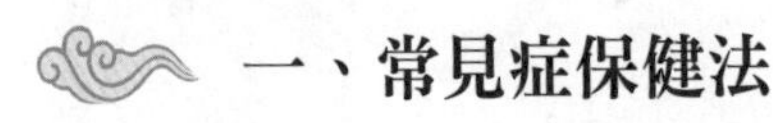

一、常見症保健法

1. 春困

春天來臨，氣候變暖，此時人們最易睏乏，尤其是在工作和學習時，容易打瞌睡，有時很難擺脫，不妨採用手部按摩法來驅趕睏乏。

【反射區及操作方法】下丘腦點按 59 次，腦垂體點按 81 次，兩肺分離按揉 72 次，脾順時針按揉 64 次，肝逆時針按揉 49 次，兩腎相對按揉 72 次，頸椎向心推按 59 次，頭部順時針按揉 59 次，小腦點按 81 次，兩眼分離按揉 49 次。

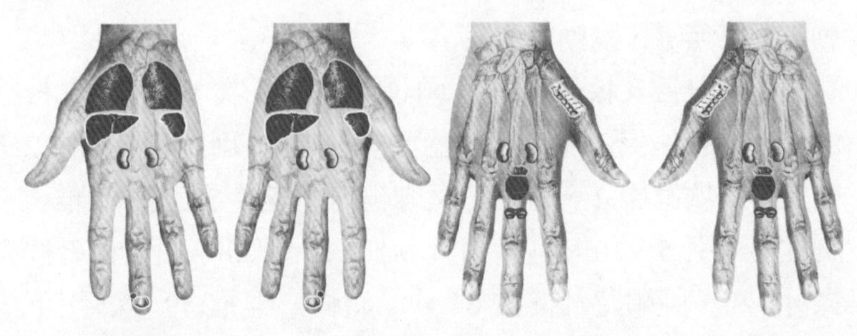

2. 睏倦

如今，人們工作和生活壓力大，時常需要通宵達旦地工作和學習，久而久之，睏倦就像揮之不去的陰影一樣困擾著人們，不妨採用手部按摩法來緩解一下。

【反射區及操作方法】下丘腦點按 59 次，腦垂體點按 81 次，舌尖點按 60 次，舌根點按 36 次，頭順時針按揉 59 次，小腦點按 81 次，三叉神經向心按揉 47 次，肝逆時針按

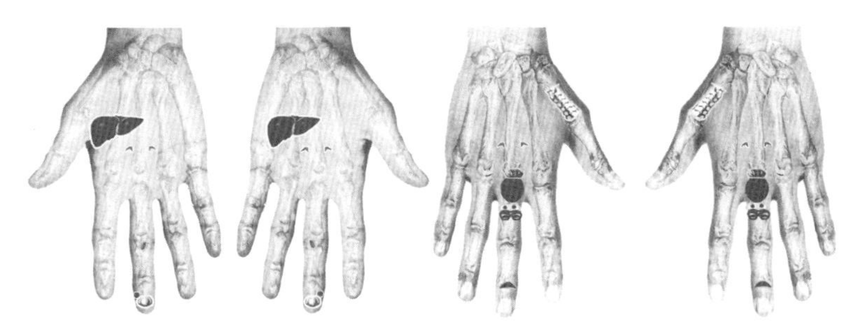

揉 49 次，頸椎向心推按 59 次，腎上腺點按 81 次，兩眼分離按揉 49 次。

3. 秋燥

每當秋季時，因氣候乾燥，人們常感覺到口乾無味、口乾舌燥、唇裂、便秘等，沒有精神，給生活帶來不適。

【反射區及操作方法】脾用浮摸法順時針旋轉摩揉 64 次，肝逆時針按揉 49 次，胃順時針按揉 36 次，舌尖順時針輕揉 36 次，舌根離心推 36 次，頸椎向心推按 59 次。如口中無味，可用五指交替在脾反射區做按摩，方法同上。

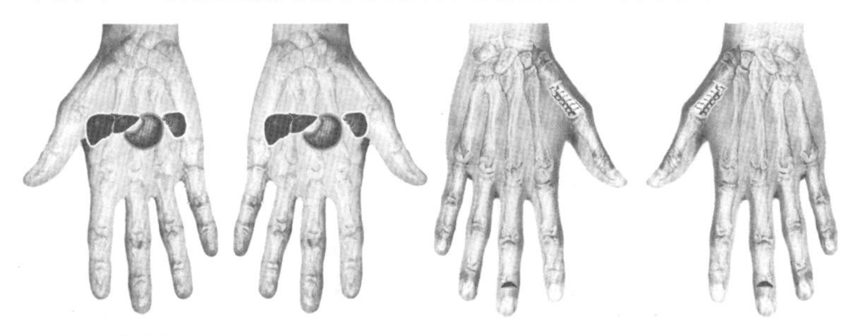

4. 畏寒

在寒冷季節，許多人手、腳和腰部都有發冷冰涼的現象，如不調理會給身體帶來多種病變，及時正確的手部按摩能很快起到驅寒增溫的作用。

【反射區及操作方法】背、頸椎、胸椎、腰椎、骶骨、

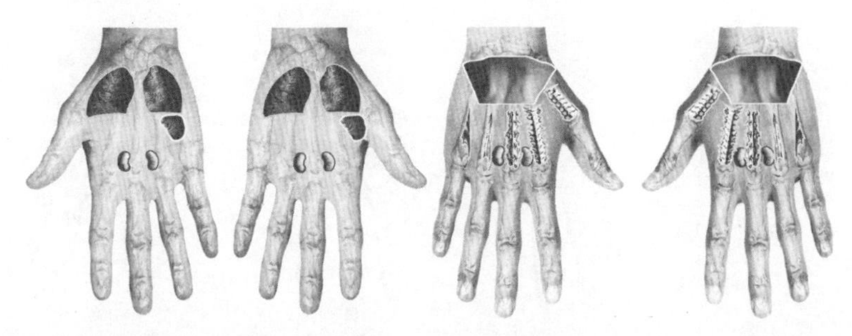

尾骨快速來回摩擦 3～5 分鐘，兩肺相對按揉 72 次，脾順時針按揉 64 次，兩腎相對按揉 72 次。

5. 健忘

健忘可對工作、學習和生活帶來很多不便，甚至造成損失，要及早調理。

【反射區及操作方法】頭部順時針按揉 59 次，小腦點按 81 次，下丘腦點按 59 次，腦垂體點按 81 次，松果體點按 59 次，心按壓 60 次，肝逆時針按揉 49 次，脾順時針按揉 64 次，兩肺相對按揉 72 次，頸椎向心推揉 59 次（加牽引），腎上腺點按 81 次。

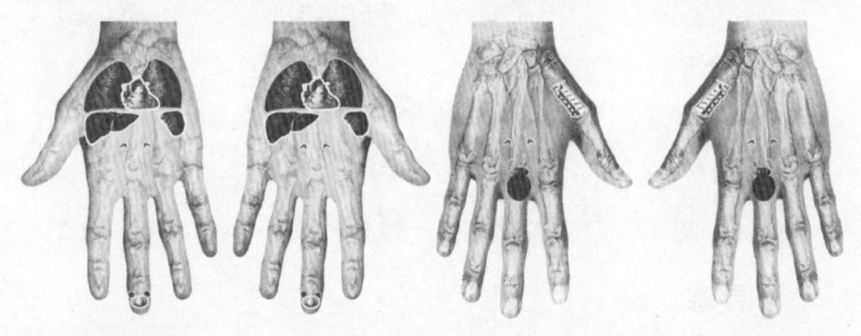

6. 消瘦

消瘦多為營養不良、胃腸功能減弱或因某些疾病而致。消瘦也會給人們帶來一些病變。瘦人除了加強營養及合理飲食外，不妨增加手部按摩，使自己的身體豐滿健壯起來。

【反射區及操作方法】腦垂體點按 81 次，甲狀腺、甲狀旁腺捻揉 2 分鐘，胃順時針按揉 72 次，脾順時針按揉 60 次，舌尖用輕手法向心推 36 次，膽順時針按揉 47 次，小腸順時針按揉 60 次，大腸順腸道走向按揉 59 次，兩腎相對按揉 72 次，頸椎、胸椎、腰椎、骶骨、尾骨向心各推按 59 次（加牽引）。

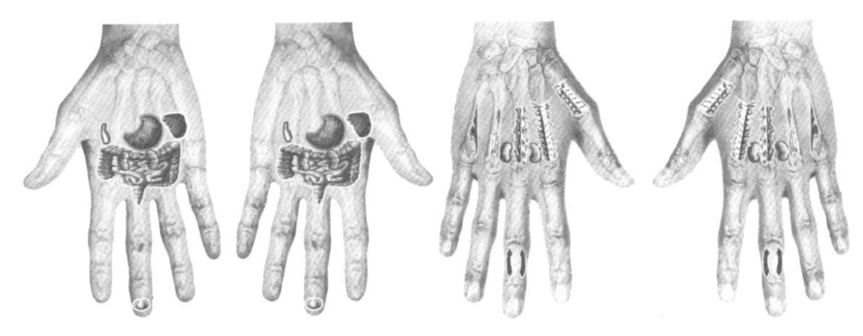

7. 體虛

身體虛弱的人往往機體抵抗力低，最容易感染疾病，而且在工作和學習時也常常力不從心。配合手部按摩可以讓他們的身體強壯起來。

【反射區及操作方法】頭部順時針按揉 59 次，腦垂體點按 81 次，甲狀腺、甲狀旁腺捻揉 2 分鐘，腎上腺點按 81 次，上、下身淋巴腺點按 81 次，肝逆時針按揉 49 次，膽順時針按揉 49 次，胃順時針按揉 72 次，脾順時針按揉 64

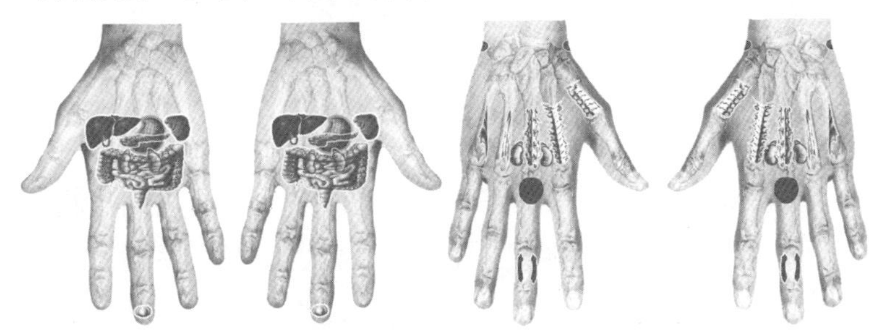

次，胰逆時針按揉 36 次，兩腎相對按揉 72 次，小腸順時針按揉 60 次，盲腸點按 47 次，大腸順腸道走向推按 59 次，頸椎、胸椎、腰椎、骶骨、尾骨向心各推按 59 次。

8. 疲勞綜合徵

疲勞綜合徵主要是因工作和學習緊張，任務繁重，人們的身心得不到充分的休息，而積勞成疾，出現疲憊、頭痛、頭暈、腰膝痠軟、乏力、情緒波動、注意力不集中和記憶力減退等身體不適症狀，要抓緊時間調理。

【反射區及操作方法】腦垂體點按 81 次，頭部順時針按揉 59 次，心臟按壓 3～5 分鐘（頻率為每分鐘 60 次），眼分離按揉 49 次，舌尖點按 60 次，上、下身淋巴腺點按 81 次，肝逆時針按揉 49 次，胃順時針按揉 72 次，脾順時針按揉 64 次，兩腎相對按揉 72 次，小腸順時針按揉 60 次，頸椎、胸椎、腰椎、骶骨、尾骨向心各推按 59 次，四肢各捻揉 3 分鐘。隨時隨地都可以做。同時，加強鍛鍊，保證充足的睡眠。

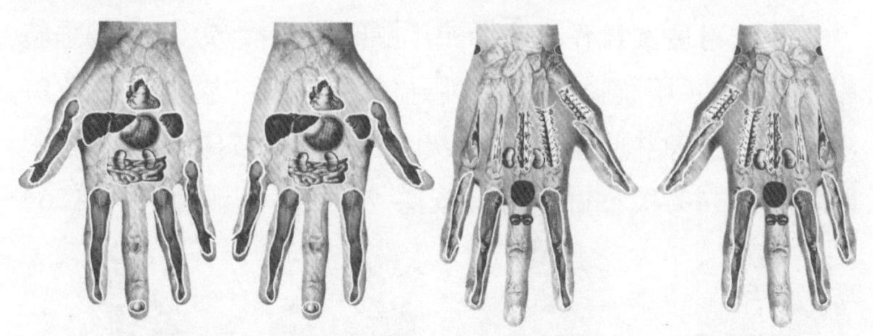

9. 競技綜合徵

競技綜合徵是指在比賽或考試期間發生的一系列身體不適的症狀。多由於心理、生理因素及社會環境不協調，使人的神經、消化、心血管等系統發生功能紊亂而致。常表現為頭痛、頭暈、煩躁、心悸、失眠多夢、氣急、血壓升高、便秘或腹瀉等症狀。

【反射區及操作方法】頭部順時針按揉 59 次，小腦點按 81 次，下丘腦點按 59 次，腦垂體點按 81 次，甲狀腺、甲狀旁腺捻揉 2 分鐘，腎上腺點按 81 次，兩卵巢相對按揉 36 次，睾丸向心按揉 36 次，心按壓 60 次，肝逆時針按揉 47 次，脾順時針按揉 64 次，胃順時針按揉 36 次，小腸順時針按揉 60 次，盲腸點按 47 次，腹腔神經叢以橫「8」字形按揉 64 次，頸椎、胸椎、腰椎、骶骨、尾骨向心各推按 59 次（加牽引），兩腎相對按揉 72 次。

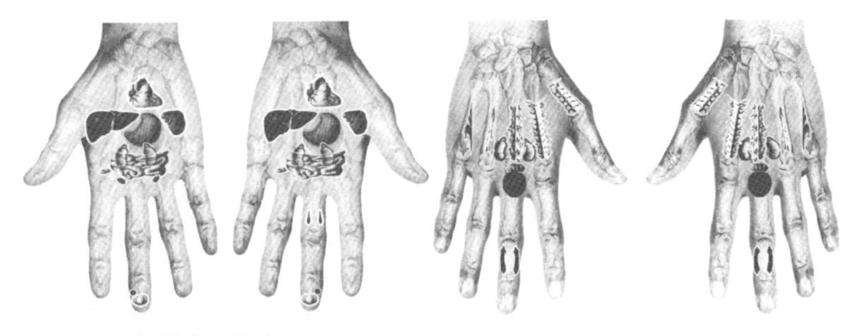

10.女性焦慮症

多數患焦慮症的女性都很要強，對自己要求很高，責任心很強，又過分自信，常常對工作或生活中的困難和挫折估計不足，一旦出現問題又容易緊張和不安，情緒不穩定，大多數人在不良的自我暗示下發病。出現一點兒症狀又特別關注、在意，極力和症狀做對，不能冷靜細心地去處理現實問題，從而使病情逐漸升級或加重。

焦慮症患者常出現不安、緊張、恐懼、失眠、健忘、敏感、多疑等症狀。常有自責、自恨、內疚等不良情緒，還有部分出現食慾不振、性慾減退、月經不調或閉經等症狀。

【反射區及操作方法】頭部順時針按揉 59 次，腦垂體點按 81 次，甲狀腺捻揉 2 分鐘，腎上腺點按 81 次，卵巢相對按揉 36 次，心按壓 60 次，肝逆時針按揉 49 次，脾順時針按揉 64 次，舌尖點按 36 次，頸椎向心推按 59 次，胸椎離心推按 59 次。

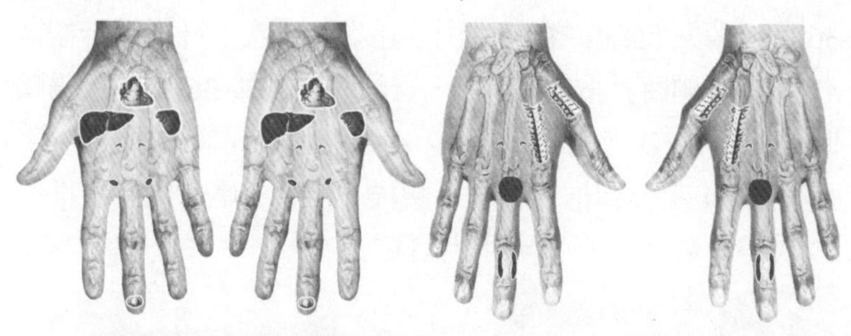

11.伏案工作綜合徵

長期伏案工作的人員，缺乏必要的活動，隨著時間的延續，不知不覺地出現不同程度的脫髮、皮膚蒼白、弓背、頸肩背痠痛等症狀。軀幹長期處於彎曲形態，心肺活動受限，功能逐步減退，易患慢性支氣管炎、心律不整，使心臟的應激性下降。久坐還容易出現盆腔及下肢血瘀、血滯、痔瘡等病。

【反射區及操作方法】除了加強工作空隙的運動和鍛鍊外，還可抽出一些時間做手部按摩。頸項捻揉 2 分鐘，頸椎、胸椎、腰椎、骶骨、尾骨向心各推揉 59 次（加牽引），心按壓 60 次，大腸順腸道走向推揉 59 次，肺相對按揉 72 次，背離心推按 59 次，四肢各捻揉 2 分鐘。使用電腦者另加：眼向心按揉 49 次，脾順時針按揉 64 次，肝逆時針按揉 49 次，上、下身淋巴腺點按 81 次，手腕捻揉 2 分鐘。看電視時，為防止電視病，可一邊看電視，一邊按摩。

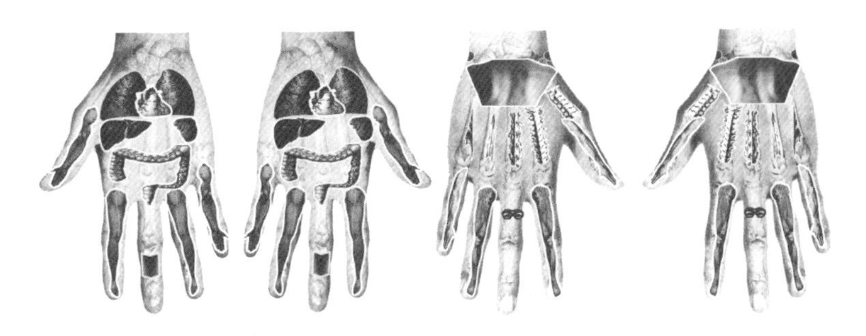

二、癌症止痛法

疼痛是癌症最痛苦的症狀之一，70%80%的癌症患者有著不同程度的疼痛。下面介紹一些癌症止痛方法，癌症患者不妨試一試。

1. 腦瘤痛止痛法

【反射區及操作方法】頭部掐按 59 次，小腦點按 81 次，腦垂體點按 81 次，舌尖、舌根各點按 47 次，三叉神經掐按 59 次，頸椎向心按壓 59 次，上、下身淋巴腺點按 81 次，扁桃體捻揉 2 分鐘，小腸順時針按揉 60 次，盲腸點按 47 次，脾順時針按揉 60 次，大腿後側敏感點點按 47 次。

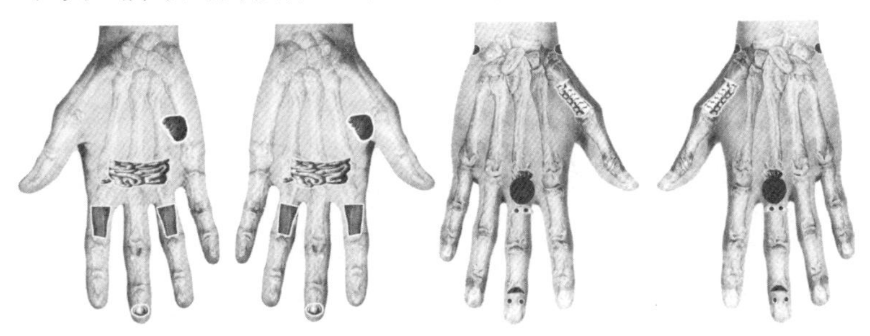

2. 上頜竇癌止痛法

【反射區及操作方法】頭部掐按 59 次，額竇掐按 47 次，鼻掐按 47 次，三叉神經掐按 59 次，舌尖、舌根各點按

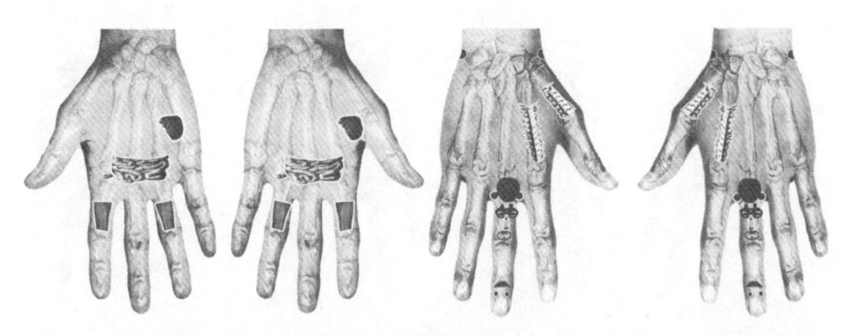

47 次，眼掐按 47 次，上下頜點按 47 次，頸椎、胸椎向心各推按 59 次，上、下身淋巴腺點按 81 次，扁桃體用滾動法滾動 47 次，脾順時針按揉 64 次，小腸順時針按揉 60 次，盲腸點按 47 次，大腿後側敏感點點按 47 次。

3. 鼻咽癌止痛法

【反射區及操作方法】鼻掐按 72 次，舌尖、舌根各點按 47 次，上下頜點按 47 次，耳點按 36 次，肺分離按揉 72 次，額竇掐按 59 次，三叉神經向心按揉 59 次，上、下身淋巴腺點按 81 次，扁桃體用滾動法滾動 2 分鐘，脾順時針按揉 64 次，小腸順時針按揉 60 次，盲腸點按 47 次，頸椎、胸椎向心各推按 59 次，大腿後側敏感點點按 47 次。

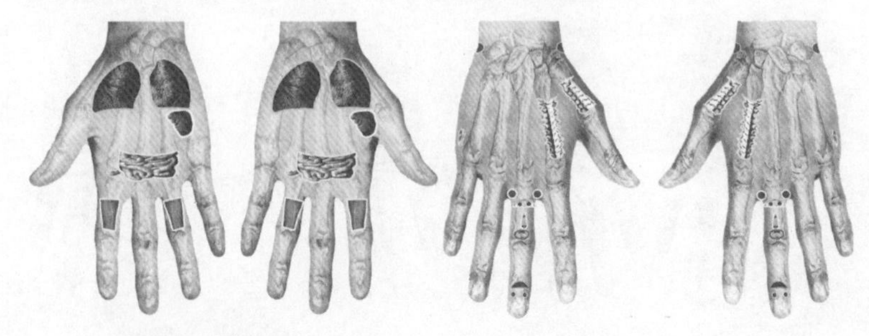

4. 喉癌止痛法

【反射區及操作方法】喉點按 47 次，舌尖、舌根各點按 47 次，鼻、上下頜捻揉 2 分鐘，頸項捻揉 2 分鐘，小腦

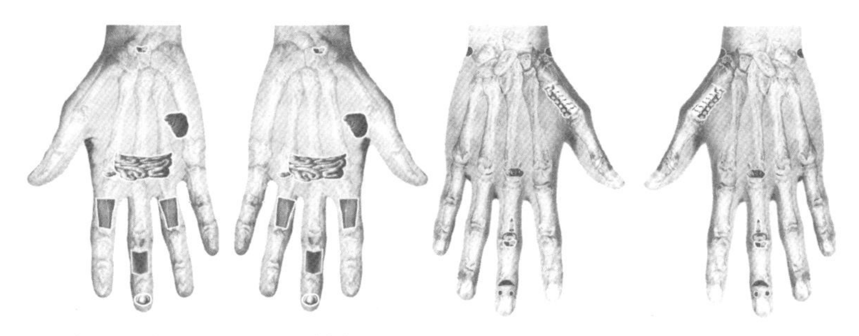

點按 81 次，腦垂體點按 81 次，頸椎向心按壓 59 次，上、下身淋巴腺點按 81 次，扁桃體用滾動法滾動 2 分鐘，脾順時針按揉 64 次，小腸順時針按揉 60 次，盲腸點按 47 次，大腿後側敏感點點按 47 次。

5. 甲狀腺癌止痛法

【反射區及操作方法】甲狀腺用滾動法滾動 3～5 分鐘，舌根點按 47 次，腦垂體點按 81 次，喉點按 47 次，鼻、上下頜用滾動法滾動 2 分鐘，頸項捻揉 2 分鐘，頸椎、胸椎向心各按壓 59 次，上、下身淋巴腺點按 81 次，扁桃體用滾動法滾動 2 分鐘，脾順時針按揉 64 次，小腸順時針按揉 60 次，盲腸點按 47 次，大腿後側敏感點點按 47 次。

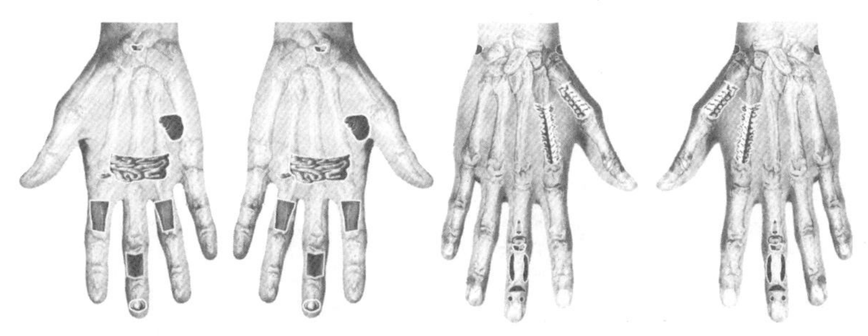

6. 肺癌止痛法

【反射區及操作方法】兩肺分離按揉 72 次，氣管向心推按 72 次，肋間神經點點按 47 次，心臟按壓 60 次，背離

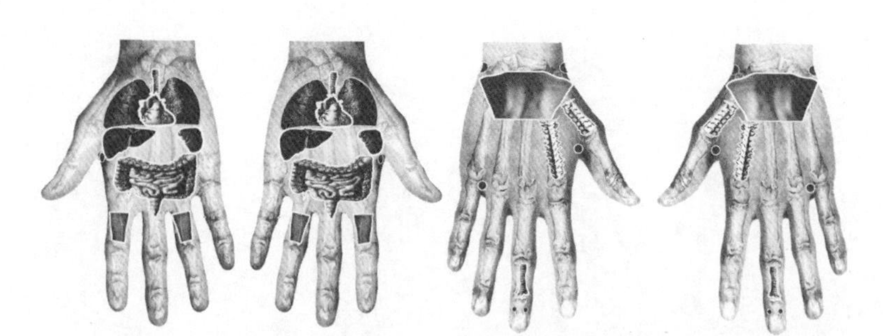

心推按 47 次，頸椎、胸椎向心各按壓 59 次（胸椎疼痛敏感點再點按 59 次），上、下身淋巴腺點按 81 次，扁桃體用滾動法滾動 2 分鐘，肝逆時針按揉 49 次，脾順時針按揉 64 次，小腸順時針按揉 60 次，大腸順腸道走向推按 59 次，盲腸點按 47 次，腋下點按 47 次，大腿後側敏感點點按 47 次。

7. 食道癌止痛法

【反射區及操作方法】食道向心推按 47 次（食道的狹窄部重點刺按 47 次），胃順時針按揉 72 次，肝逆時針按揉 47 次，脾順時針按揉 64 次，頸項捻揉 2 分鐘，頸椎、胸椎向心各推按 59 次（疼痛敏感點再點按 59 次），上、下身淋巴腺點按 81 次，扁桃體掐按 47 次，小腸順時針按揉 60 次，盲腸點按 47 次，大腿後側敏感點點按 47 次。

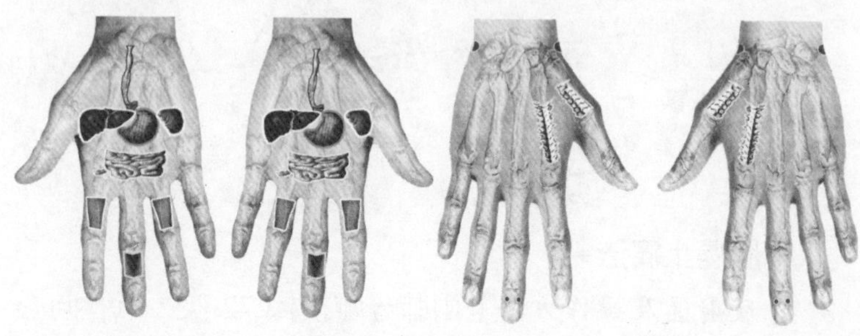

8. 胃癌止痛法

【反射區及操作方法】胃按壓 72 次，胰逆時針按揉 36 次，膽順時針按揉 47 次，心順時針按揉 60 次，胸椎向心推按 59 次（疼痛敏感點再點按 59 次），肝逆時針按揉 47 次，脾順時針按揉 64 次，腹腔神經叢以橫「8」字形按揉 64 次，上、下身淋巴腺點按 81 次，扁桃體掐按 47 次。

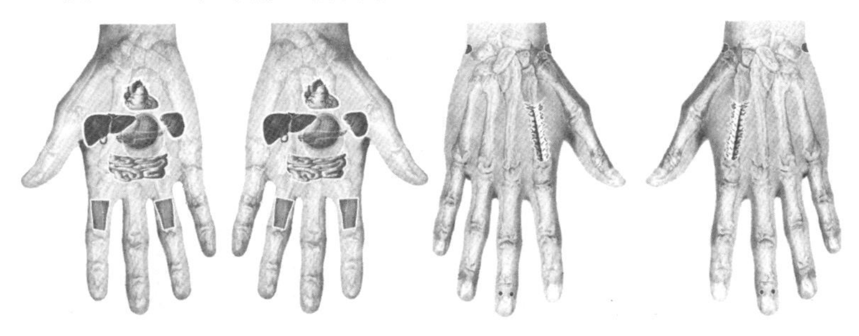

9. 肝癌止痛法

【反射區及操作方法】肝逆時針按揉 47 次，脾順時針按揉 64 次，肋間神經點點按 47 次，胃順時針按揉 36 次，兩肺相對按揉 47 次，胸椎、腰椎向心各推按 59 次（疼痛敏感點再點按 59 次），上、下身淋巴腺點按 81 次，扁桃體掐按 47 次，小腸順時針按揉 60 次，盲腸點按 47 次，大腿內側離心推 59 次，大腿後側敏感點點按 47 次。

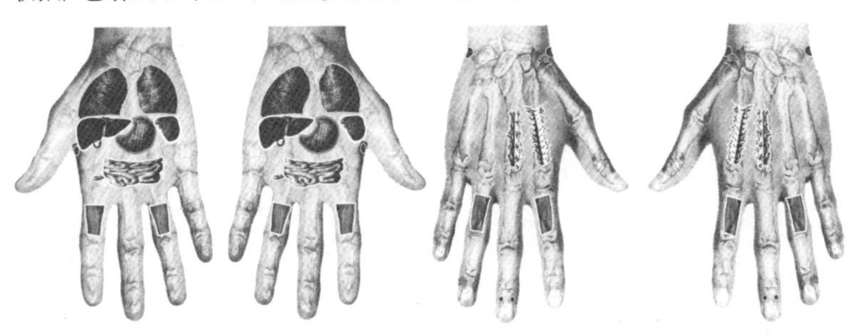

10.大腸癌止痛法

【反射區及操作方法】大腸順腸道走向推按 59 次（推完後，找疼痛敏感點強刺激點按 47 次），兩側腹股溝相對按揉 47 次，腰椎、骶骨、尾骨向心各推按 59 次（疼痛敏感點再點按 59 次），兩肺相對按揉 72 次，上、下身淋巴腺點按 81 次，扁桃體掐按 47 次，肝逆時針按揉 47 次，脾順時針按揉 64 次，腹腔神經叢以橫「8」字形按揉 64 次，小腸順時針按揉 60 次，盲腸點按 47 次，胸椎向心按壓 59 次，大腿後側敏感點點按 47 次。

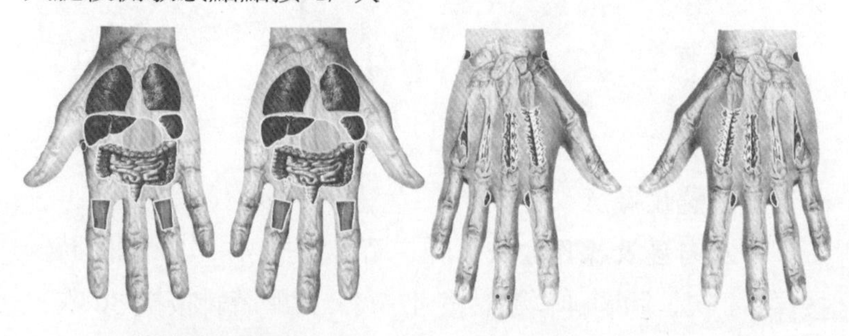

11.乳腺癌止痛法

【反射區及操作方法】乳腺按壓 47 次，兩側腋下相對按揉 47 次，頸項捻揉 2 分鐘，頸椎、胸椎向心各推按 59 次（疼痛敏感點再點按 59 次），兩肺相對按揉 36 次，背按壓 59 次，上、下身淋巴腺點按 81 次，扁桃體掐按 47 次，小

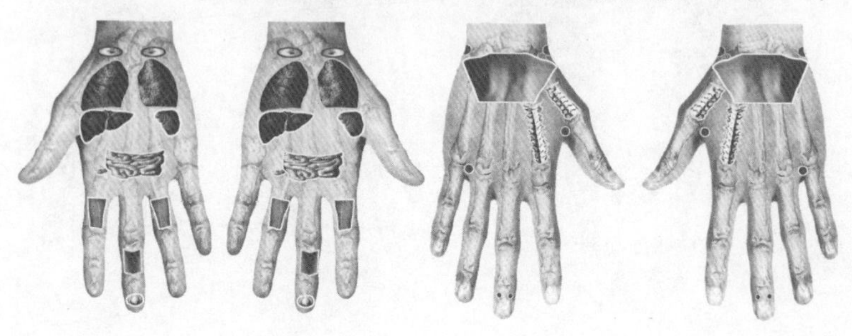

腸順時針按揉 60 次，盲腸點按 47 次，肝順時針按揉 49 次，脾順時針按揉 64 次，腦垂體點按 81 次，大腿後側敏感點點按 47 次。

12.宮頸癌、子宮體癌止痛法

【反射區及操作方法】子宮順時針按揉 72 次（子宮疼痛敏感點再點按 47 次），兩卵巢相對按揉 36 次，腰椎、骶骨、尾骨向心各推按 59 次（疼痛敏感點再點按 59 次），兩側腹腔溝相對按揉 47 次，胸椎向心按壓 59 次，大腿後側敏感點點按 47 次，上、下身淋巴腺點按 81 次，扁桃體用滾動法滾動 2 分鐘，肝逆時針按揉 47 次，脾順時針按揉 64 次，小腸順時針按揉 60 次，盲腸點按 47 次。

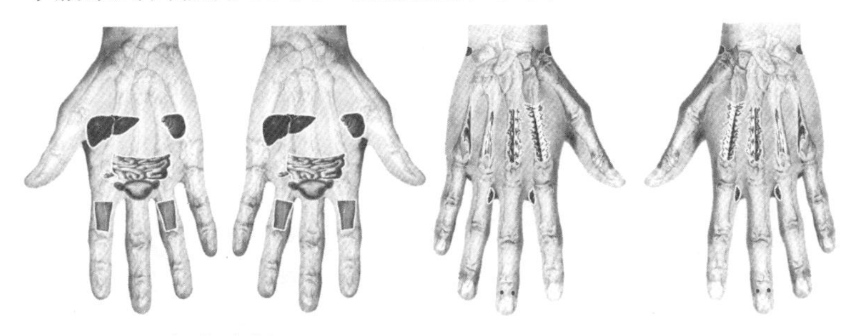

13.腎癌止痛法

【反射區及操作方法】兩腎相對按揉 72 次，輸尿管離心推 36 次，膀胱順時針按揉 36 次，胸椎、腰椎、骶骨、尾骨向心各推按 59 次（疼痛敏感點再點按 59 次），雙腳底向心推按 36 次，舌尖點按 60 次，上、下身淋巴腺點按 81 次，扁桃體用滾動法滾動 2 分鐘，肝逆時針按揉 47 次，脾順時針按揉 64 次，小腸順時針按揉 60 次，盲腸點按 47 次，腹腔神經叢以橫「8」字形按揉 64 次，大腿後側敏感點點按 47 次。

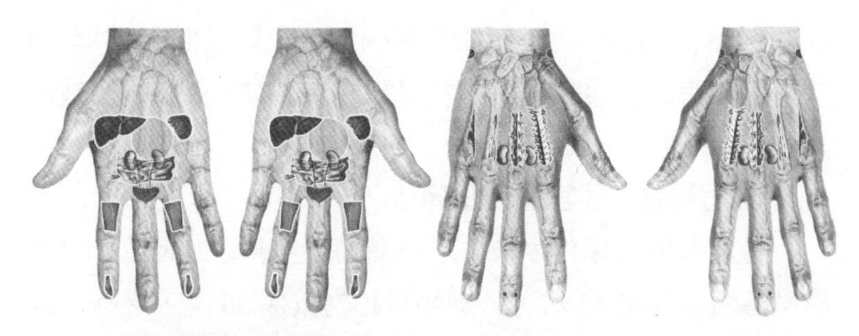

14.膀胱癌止痛法

【反射區及操作方法】膀胱順時針按揉 72 次（膀胱疼痛敏感點再點刺 47 次），兩腎相對按揉 36 次，輸尿管離心推 36 次，尿道離心推 36 次，兩側腹股溝相對按揉 47 次，骶骨、尾骨向心各推 59 次（疼痛敏感點再點按 59 次），上、下身淋巴腺點按 81 次，扁桃體用滾動法滾動 2 分鐘，小腸順時針按揉 60 次，盲腸點按 47 次，胸椎向心推壓 59 次，大腿後側敏感點點按 47 次。

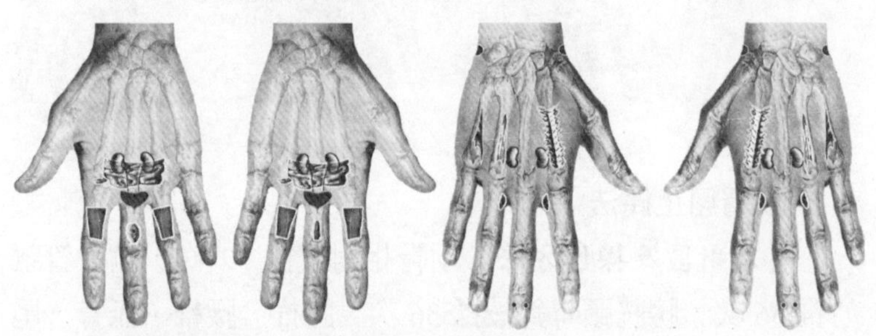

15.胰腺癌

【反射區及操作方法】胰逆時針按揉 72 次，膽順時針按揉 47 次，十二指腸順時針按揉 72 次，胸椎、腰椎向心各推按 59 次（疼痛敏感點再點按 59 次），腹腔神經叢以橫「8」字形按揉 64 次，兩側腋下相對按揉 47 次，兩側腹股溝相對按揉 47 次，上、下身淋巴腺點按 81 次，扁桃體用滾

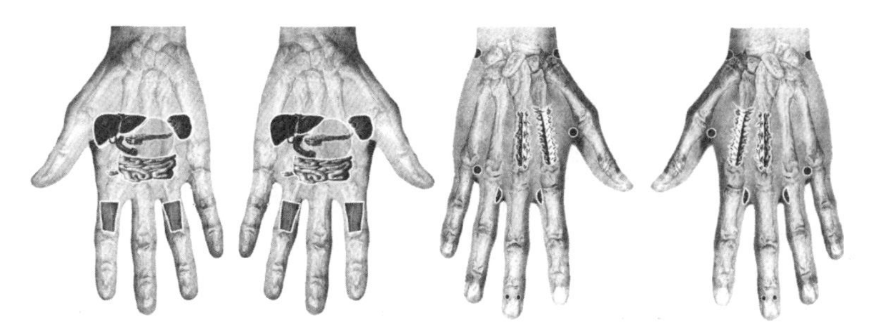

動法滾動 2 分鐘，肝逆時針按揉 47 次，脾順時針按揉 64 次，小腸順時針按揉 60 次，盲腸點按 47 次，大腿後側敏感點點按 47 次。

三、強身健體法

一個健康的身體是人一生中最大的幸福，要想獲得健康的身體，不妨從按摩雙手開始。

1. 固腎益精法

【反射區及操作方法】兩腎先相對按揉 36 次，再分離按 36 次，再用浮摸法向心推 36 次；胸椎、腰椎、骶骨、尾骨向心各推按 59 次（加牽引），小腸順時針按揉 60 次，雙腳掌向心推 36 次，耳點按 36 次。

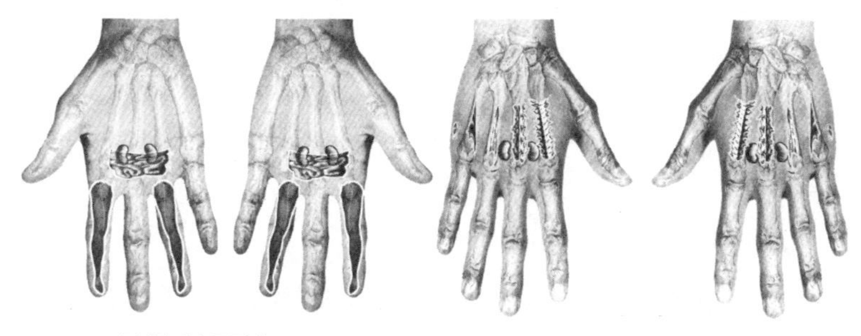

2. 健脾益胃法

【反射區及操作方法】脾用浮摸法順時針旋轉摩揉 64

次；胃先用浮摸法順時針摩揉 36 次，再用輕手法順時針按揉 36 次，再用顫抖手法（金剛指）點 36 次；小腸順時針按揉 60 次，兩大腿內側分離按揉 64 次，兩小腿外側向心按揉 36 次，胸椎、腰椎向心各推揉 59 次（加牽引）。

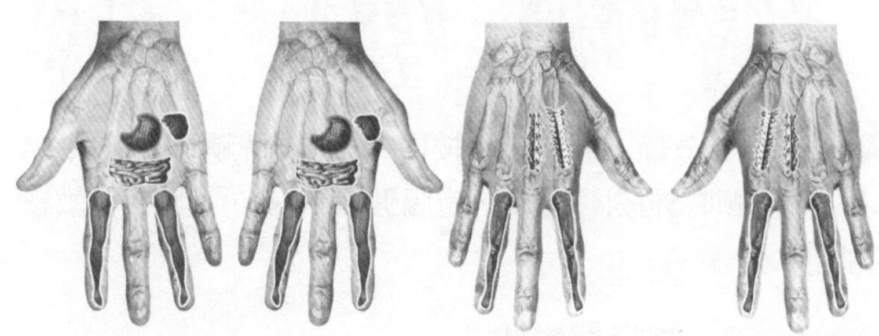

3. 疏肝利膽法

【反射區及操作方法】肝用浮摸法逆時針旋轉摩揉 49 次，膽用輕手法順時針揉 49 次，兩眼相對按揉 36 次，胸椎、腰椎向心各推揉 59 次（加牽引），大腿後側向心推 36 次，兩小腿外側向心按揉 36 次，腳背向心推 36 次，小腸順時針按揉 60 次。

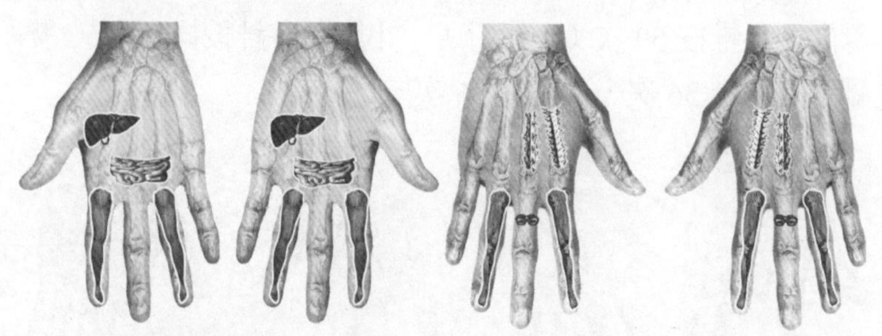

4. 宣肺通氣法

【反射區及操作方法】兩肺分離按揉 72 次，氣管向心推 72 次，鼻離心推 36 次，背向心推 59 次，胸椎向心推揉 59 次，兩上肢掌側離心推 36 次，大腸順腸道走向推揉 59

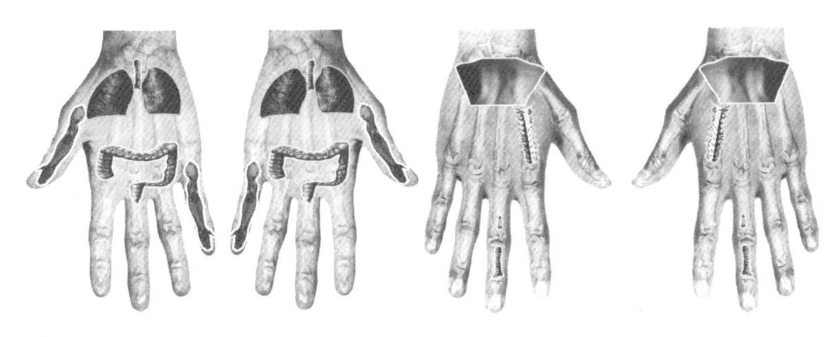

次。

5. 心臟保養法

【反射區及操作方法】心先按壓 60 次，再順時針按揉 60 次；舌尖向心推 60 次，背用中指拍打 36 次，肺用中指拍打 36 次，腋下向心推 36 次，頸椎、胸椎向心各推揉 59 次，腦垂體向心頂按 81 次，兩大腿內側向心按揉 60 次，兩上肢手掌側離心推 36 次，手背向心推 81 次，小腸順時針按揉 60 次。

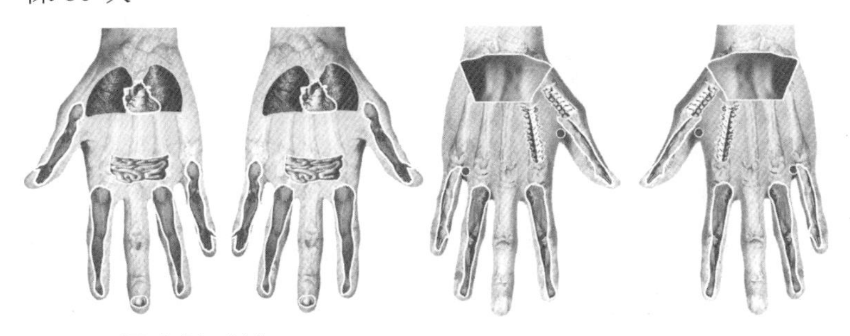

6. 提高精神法

【反射區及操作方法】小腦點按 81 次，頭部向心推 59 次，兩眼相對按揉 36 次，三叉神經向心按揉 59 次，腦垂體點按 81 次，頸項捻揉 2 分鐘，頭部用食指拍打 59 次，兩上肢從掌側離心推 6 次，背側向心推 9 次，兩下肢捻揉 3 分鐘，頸椎向心推揉 59 次。

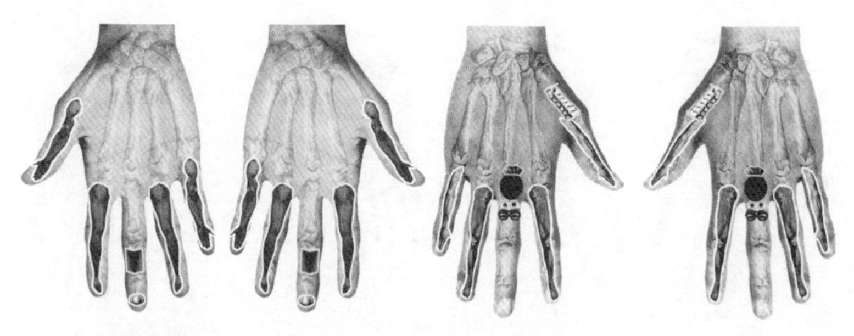

7. 明目法

【反射區及操作方法】兩眼先相對按揉 49 次，再向兩側推擦 49 次，然後再點按 49 次；鼻離心推 36 次，肝用浮摸法逆時針按揉 49 次，胃順時針按揉 72 次，頸椎向心推 59 次。

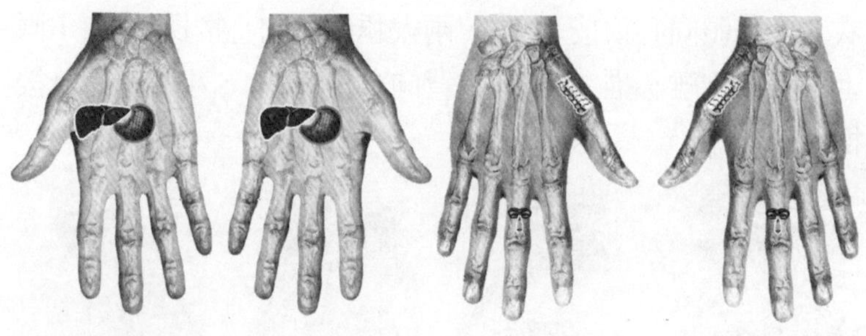

8. 聰耳法

【反射區及操作方法】兩耳向心按揉 36 次，再用小指拍打 36 次，然後再向心推擦 36 次；舌根用滾動法滾動 3 分

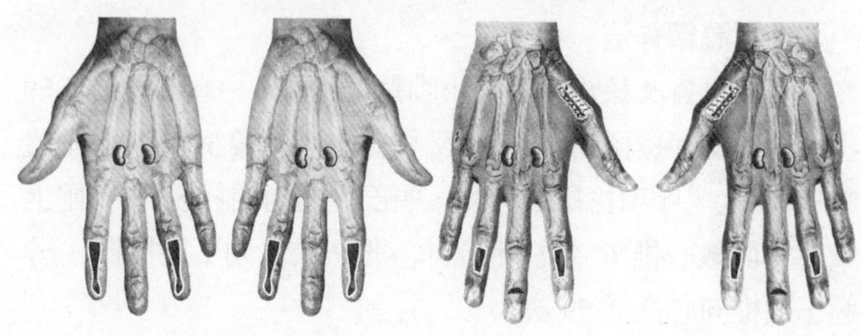

鐘，頸椎向心推按 59 次，兩腎分離按揉 72 次，腳掌向心推 36 次，小腿側向心推 36 次。

9. 通鼻法

【反射區及操作方法】鼻兩側先向心捏揉 36 次，再離心推 36 次；額竇掐按 59 次，兩肺分離按揉 72 次，氣管向心推按 36 次，喉向心推 36 次，舌根向心推按 36 次，頸椎向心推按 59 次，背向心推擦 59 次。

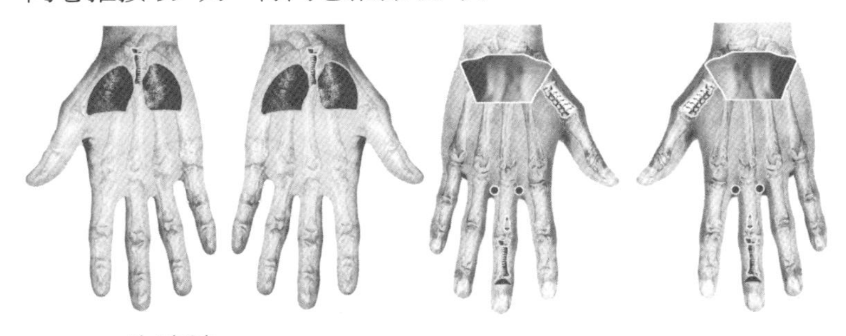

10.生津法

【反射區及操作方法】脾用浮摸法順時針旋轉摩揉 64 次，舌尖用浮摸法向心推 36 次，舌根用浮摸法順時針揉 36 次，上下頜用輕手法向兩側推 36 次，頸椎用浮摸法向心推 59 次。

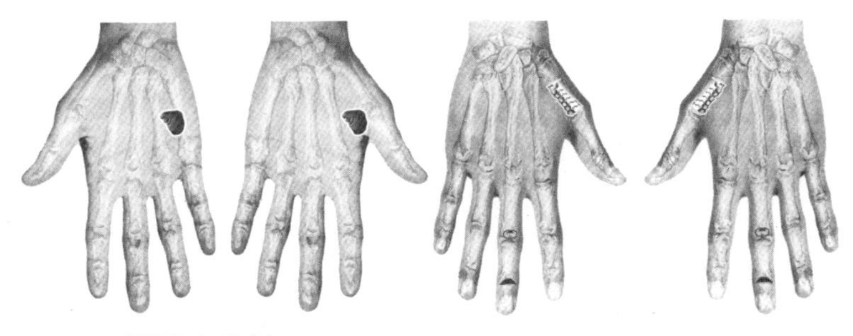

11.潤喉亮音法

【反射區及操作方法】脾用浮摸法順時針旋轉摩揉 64

次；喉先用浮摸法順時針摩揉 36 次，再用食指拍打 36 次；舌尖向心推按 36 次；舌根向心推按 36 次，氣管向心推按 36 次，頸椎向心推按 59 次。

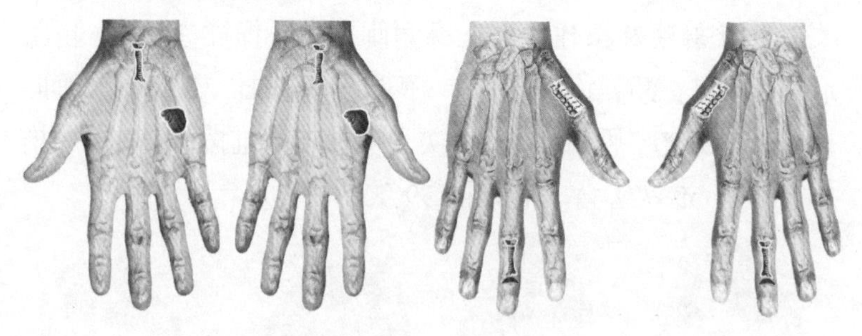

第十四章 手部美容

季秦安手部美容法是「季秦安無損傷美容整形法」中的一種手法。「季秦安無損傷美容整形法」是在季秦安手部全息診斷、治療，季秦安脊柱調理手法的基礎上，運用手部反射區調理手法、太極按摩手法、心法調理，結合太極美容香薰灸，以及飲食調理、心理調養等綜合調理，人性化美容整形，可美容、護理、祛皺、祛斑、美白、隆鼻、鼻部矯正、顴部整形、下頜整形、豐胸、減肥等。（詳細內容見《季秦安無損傷美容整形法培訓教材》）

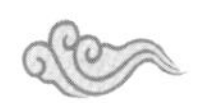

一、消除皺紋法

1. 額頭紋的消除法

（1）按揉手部頸項反射區 3 分鐘。

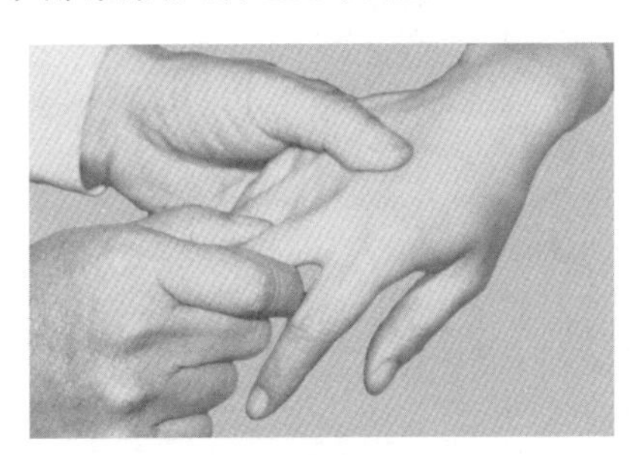

（2）向心推搓額部反射區 2 分鐘。

（3）牽引頸椎反射區，並同時按揉反射區兩側，做 7 次。

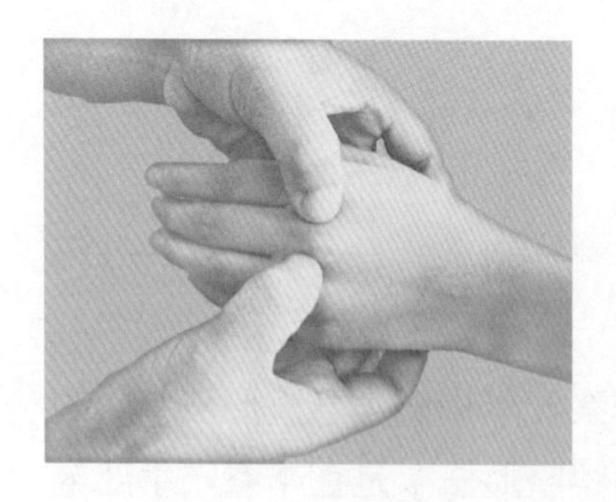

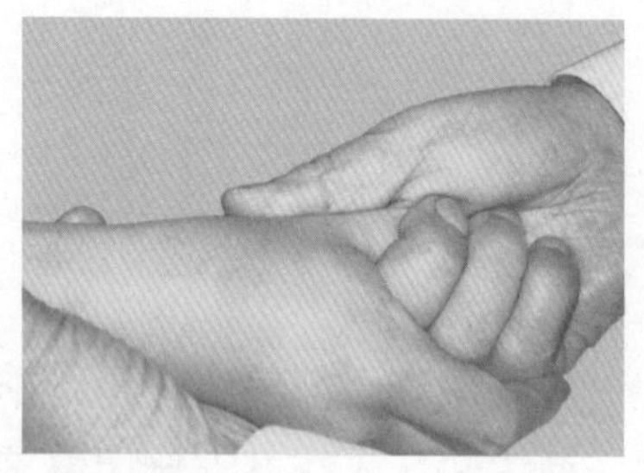

（4）向心推手部頭頂反射區 2 分鐘。

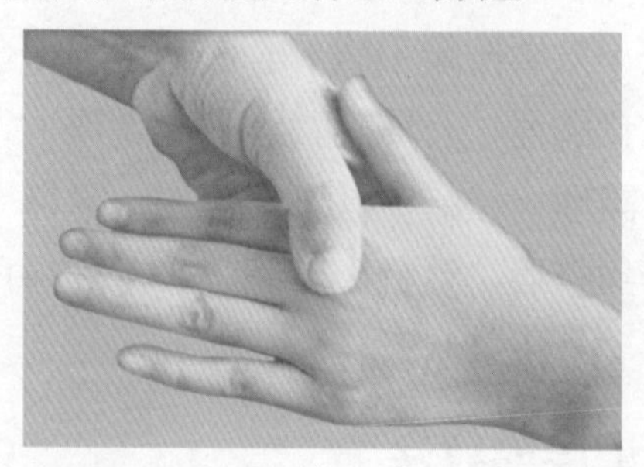

2. 眼角皺紋的消除法

（1）將中指牽引開後，向心推揉眼反射區 2 分鐘。

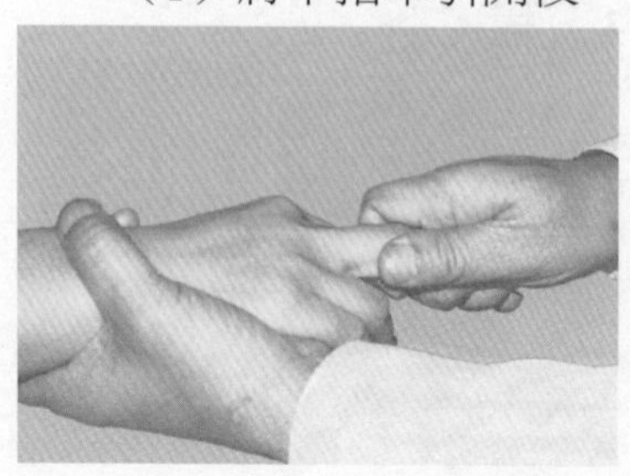

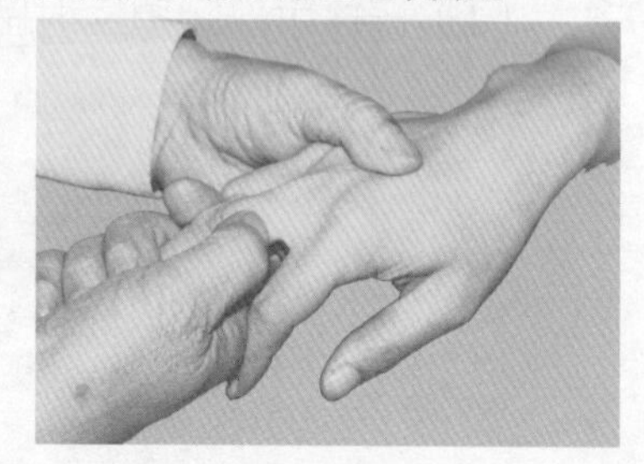

（2）向心推揉三叉神經反射區 2 分鐘。

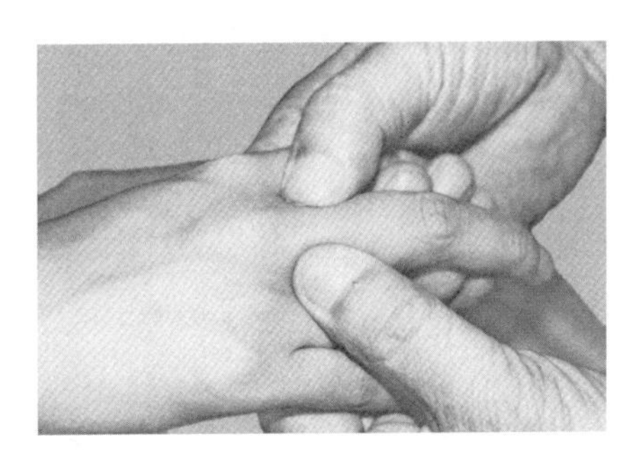

（3）捻揉頸項反射區 2 分鐘。

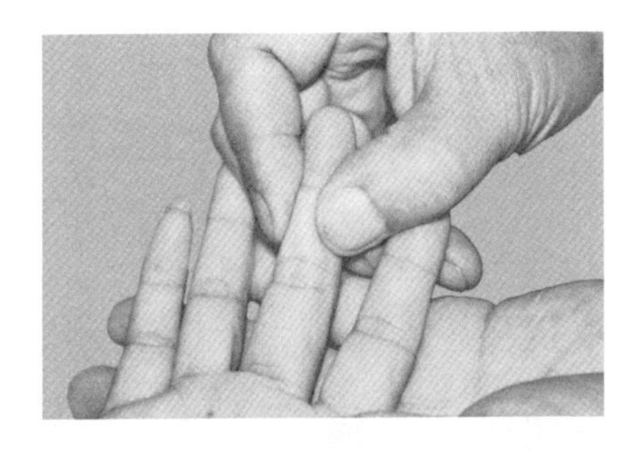

（4）牽引頸椎反射區，同時按揉頸椎反射區 2 分鐘。

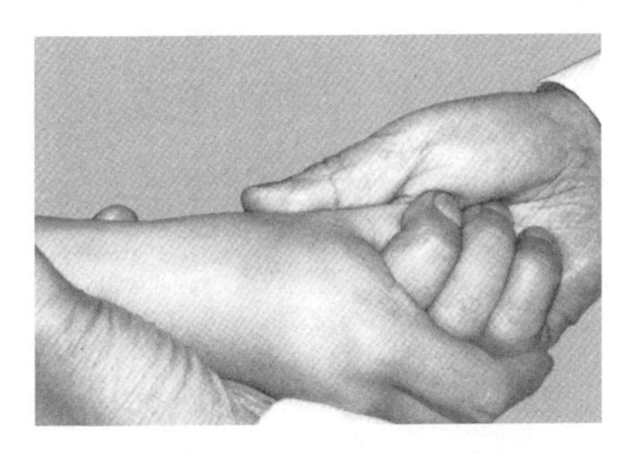

3. 嘴部皺紋的消除法

（1）向心從臍反射區推至氣管反射區 21 次。

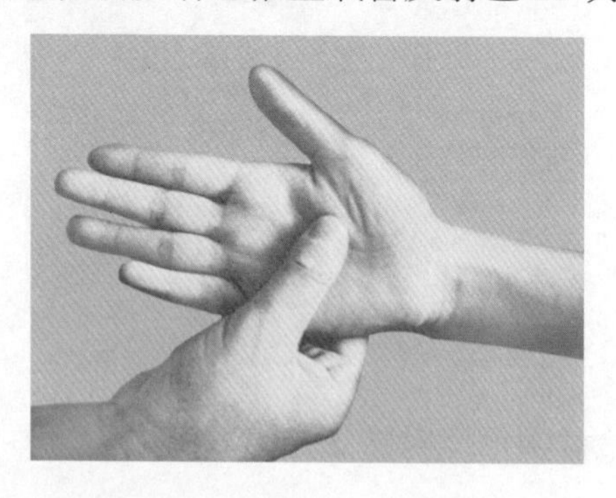

（2）按揉小腸及膀胱反射區 2 分鐘。

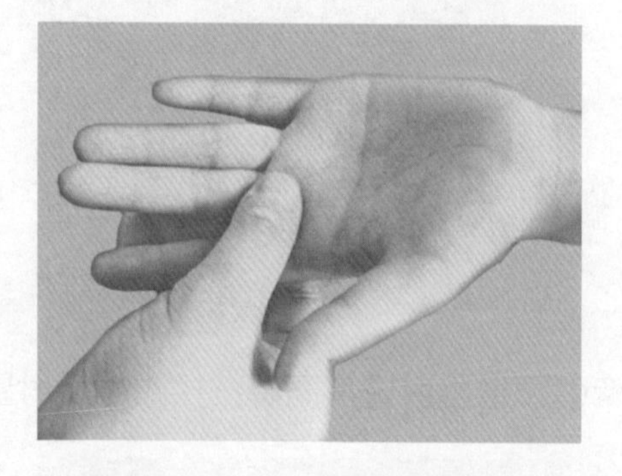

（3）牽引尾骨反射區，同時加按揉 21 次。

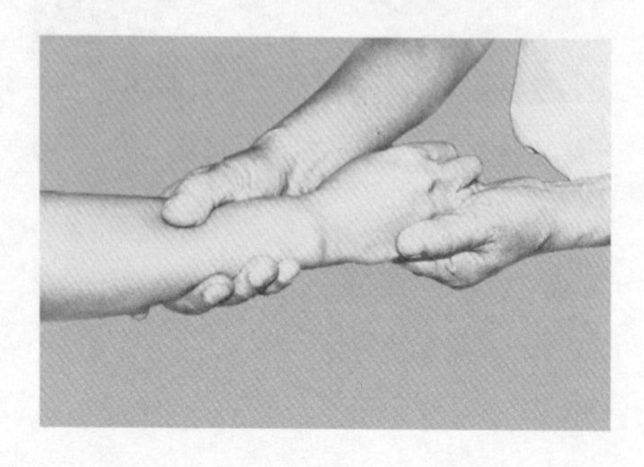

（4）捻揉頸項 2 分鐘。

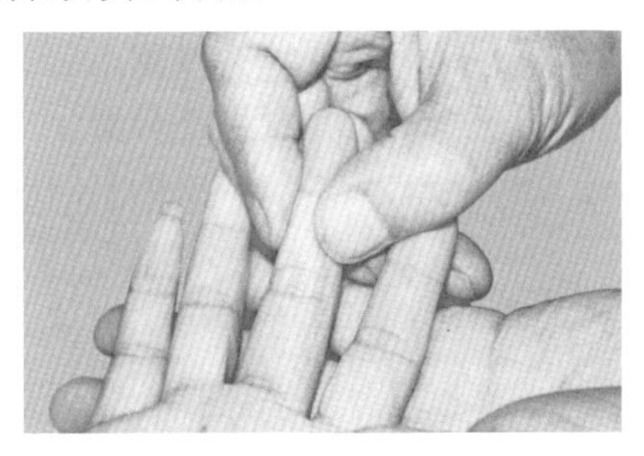

（5）牽引頸椎反射區並同時按揉頸椎反射區兩側，做 7 次。

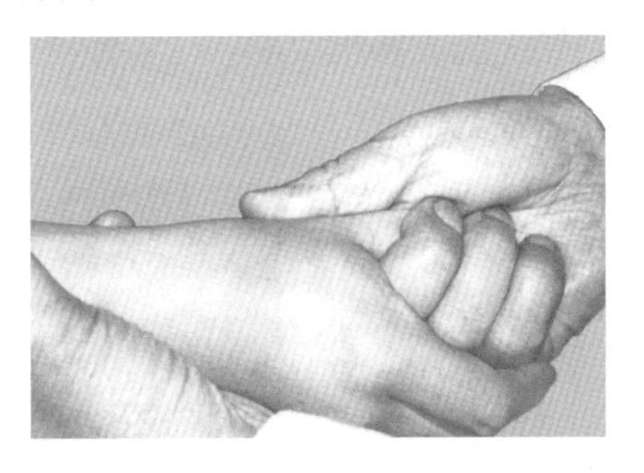

（6）按揉上下頜 2 分鐘。

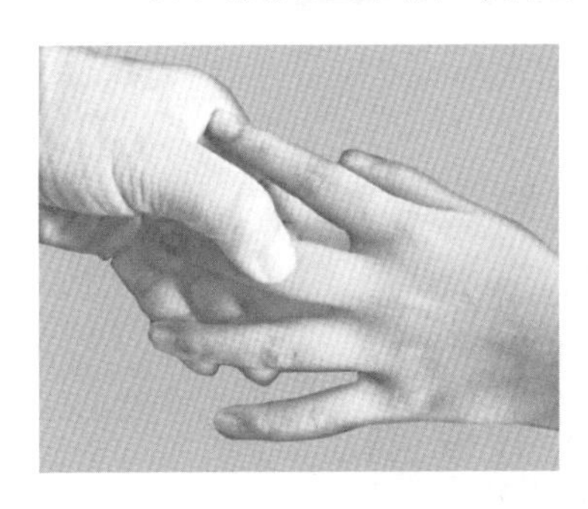

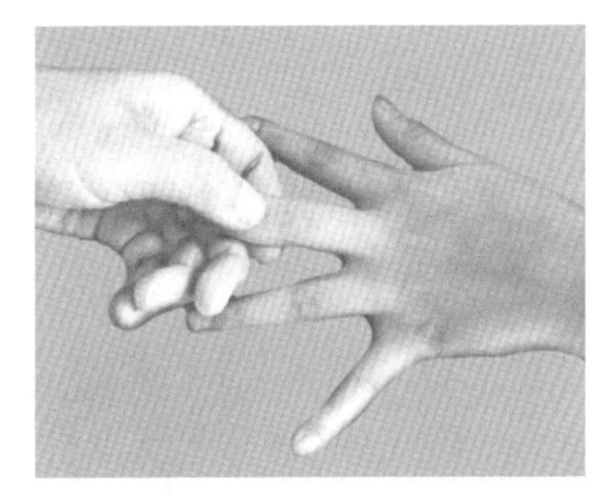

4. 鼻子周圍及兩顴處皺紋消除法

（1）向心按揉鼻反射區兩側 2 分鐘。

（2）向心捻揉三叉神經反射區 2 分鐘。

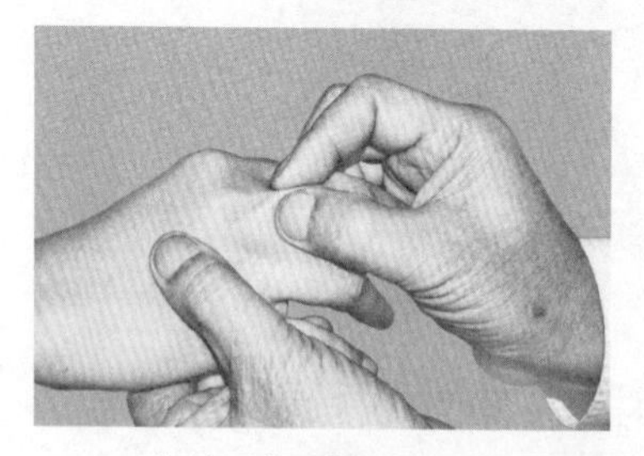

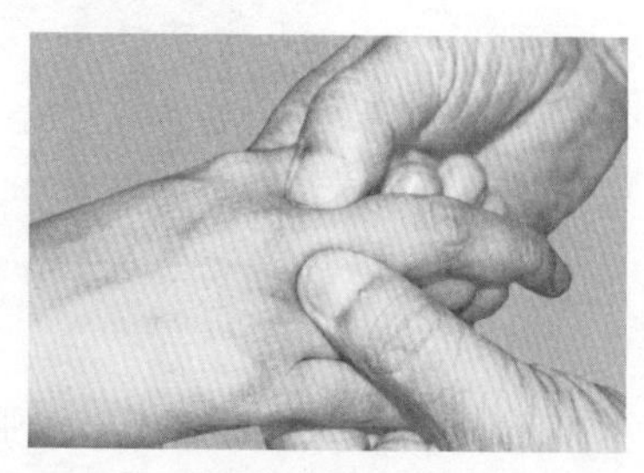

（3）牽引頸、胸、腰椎反射區，各做 7 次，並同時捏提椎體兩側。

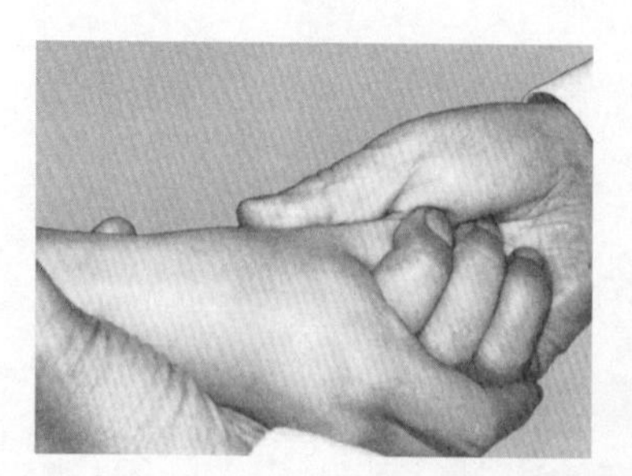

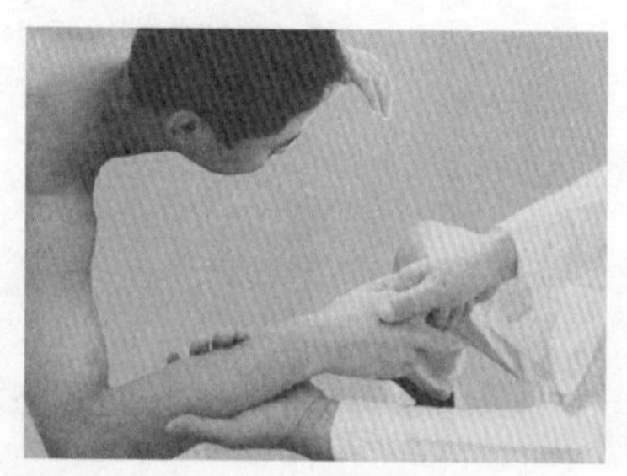

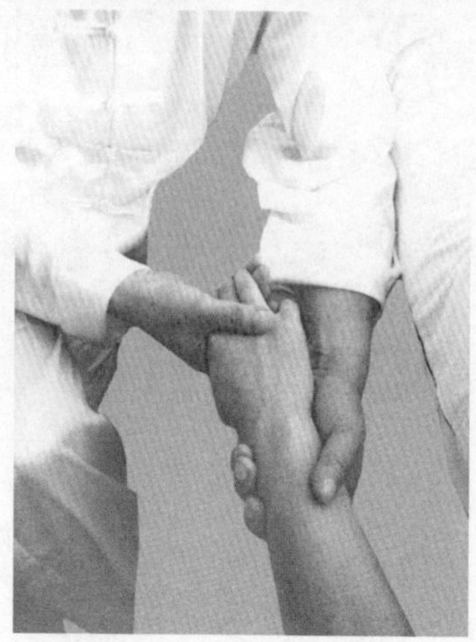

二、青春痘的消除法

（1）用分離法按揉肺反射區、乳腺反射區、兩肩反射區，各做 36 次。

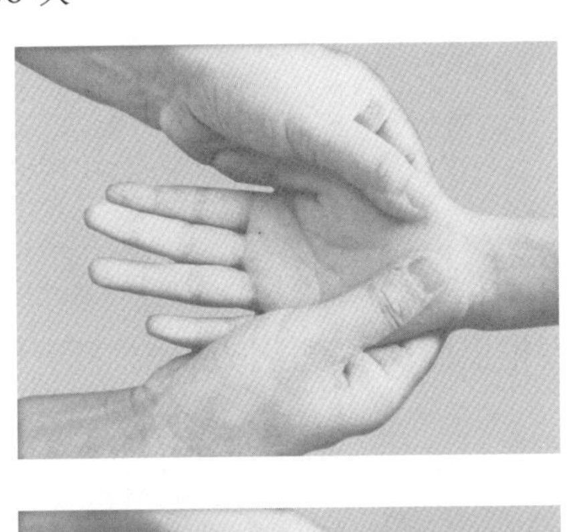

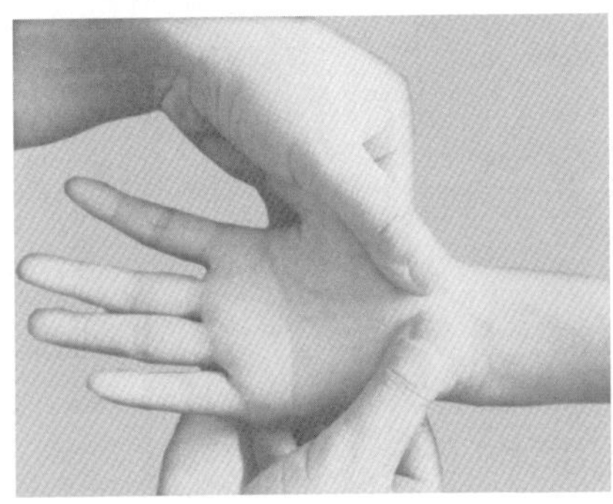
②

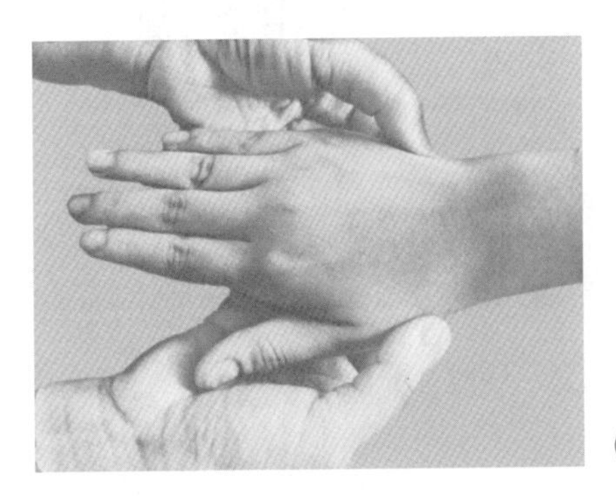
③

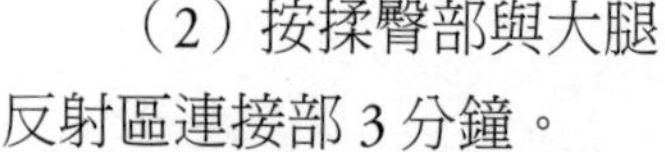

（2）按揉臀部與大腿反射區連接部 3 分鐘。

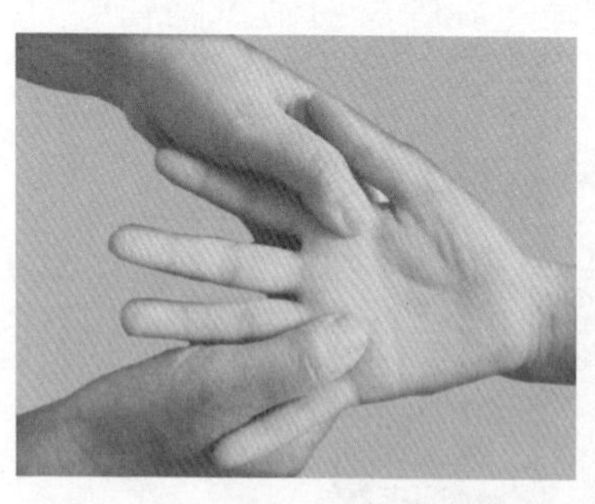

（3）捻揉頸項 2 分鐘。

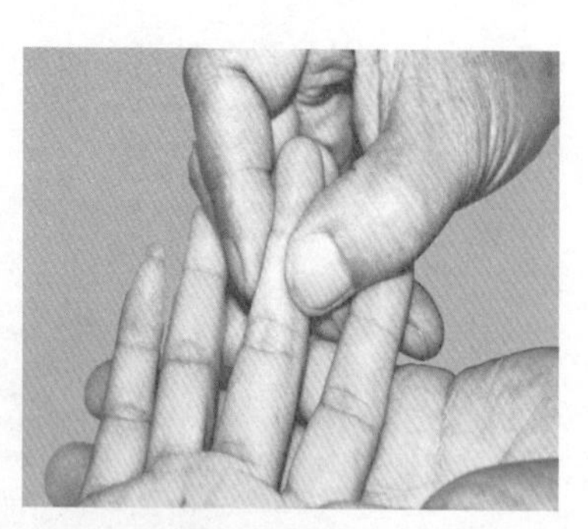

（4）牽引頸椎反射區並同時按揉頸椎反射區兩側，做 7 次。

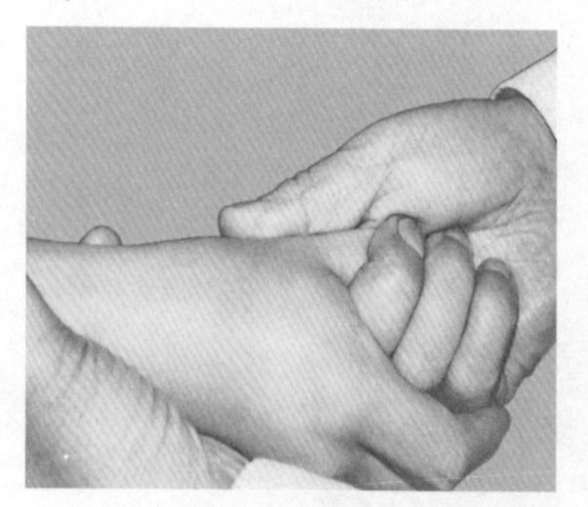

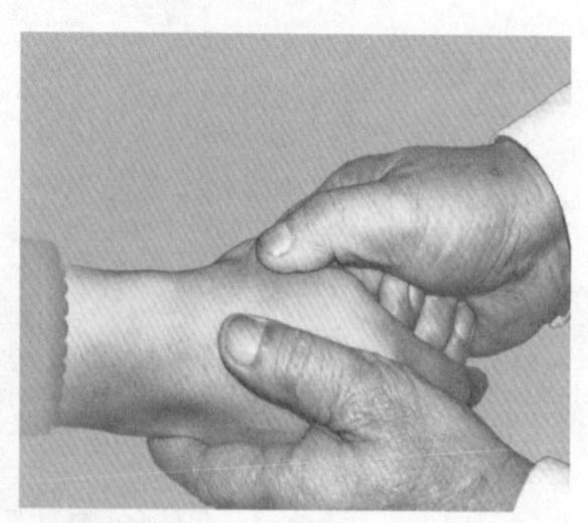

（5）向心推手背 2 分鐘。

（6）分推斜方肌反射區並按揉 2 分鐘。

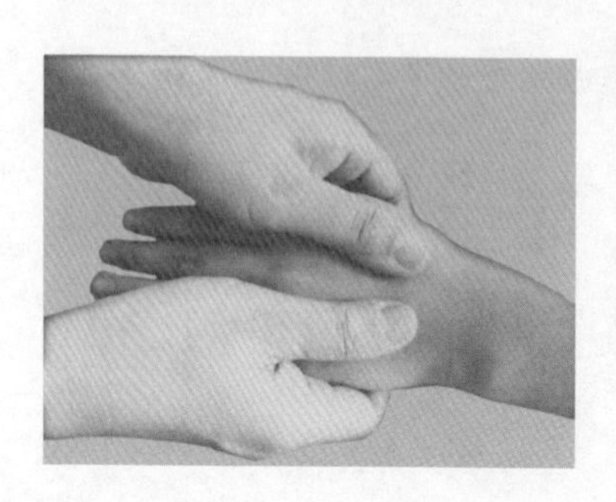

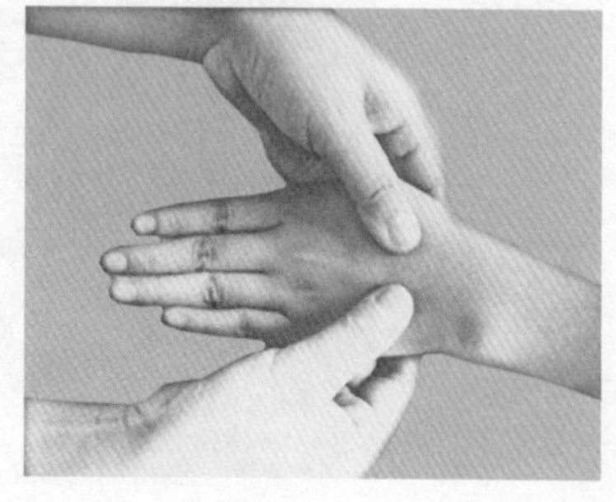

三、提　臂

（1）按揉臀部反射區 2 分鐘。

（2）按揉下腹部反射區 2 分鐘。

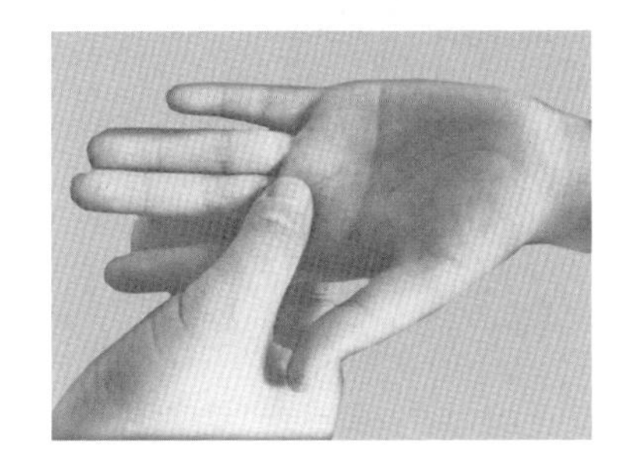

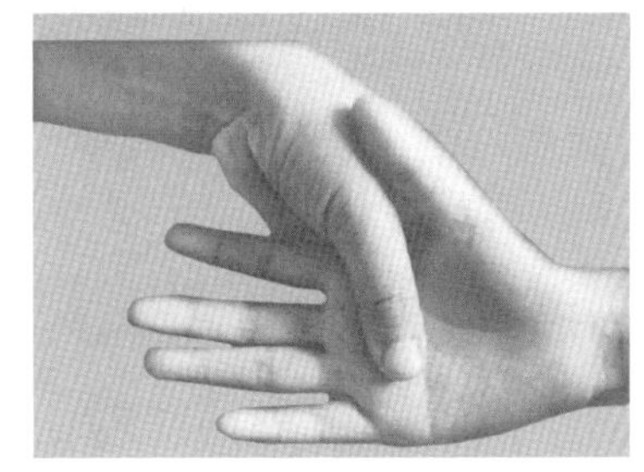

（3）按揉髖關節反射區 2 分鐘。

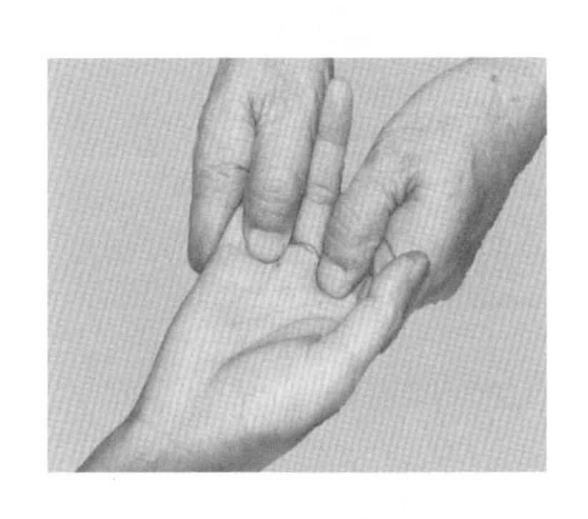

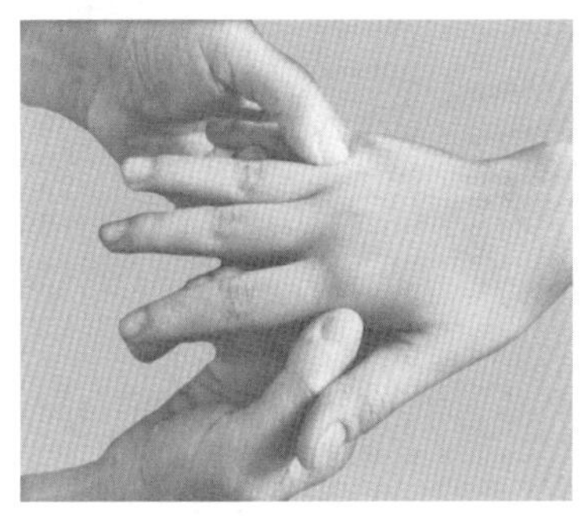

（4）按揉腹股溝反射區 2 分鐘。

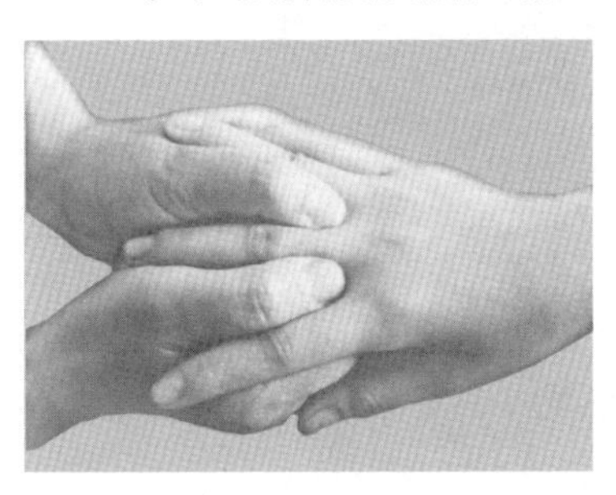

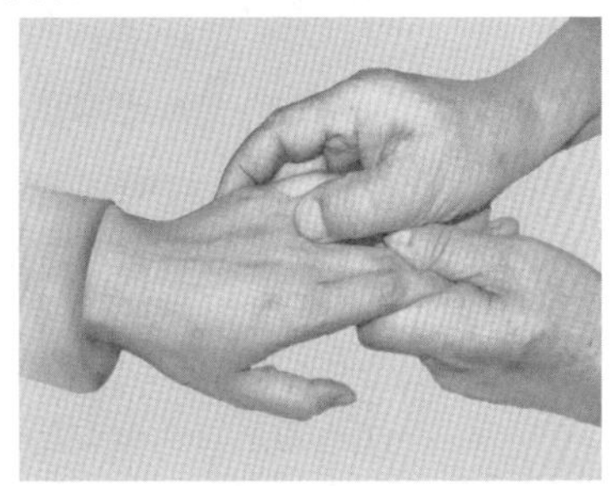

（5）按揉大腿反射區 2 分鐘。

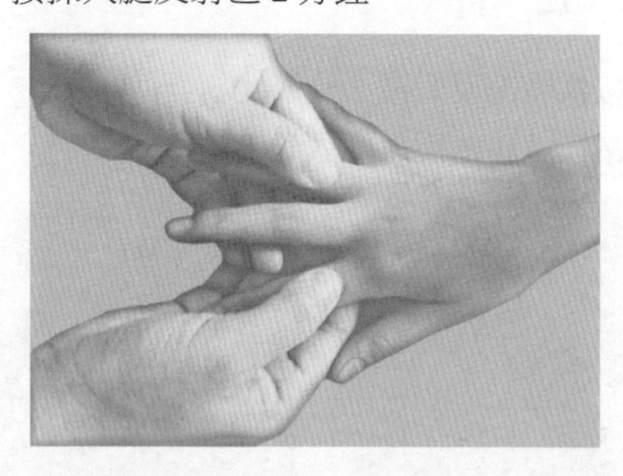

（6）從腎反射區下緣按至臀反射區上緣 7 次。

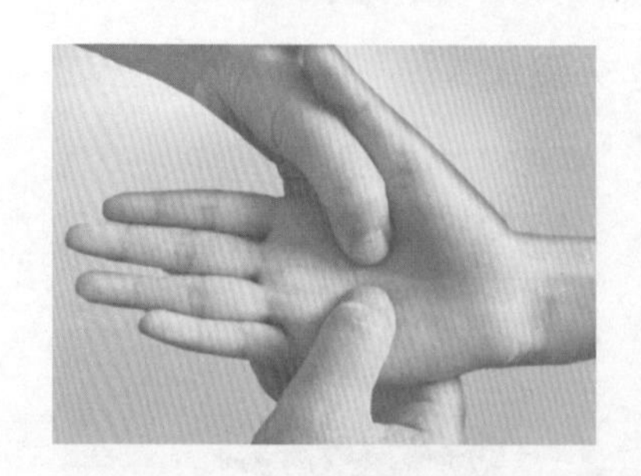

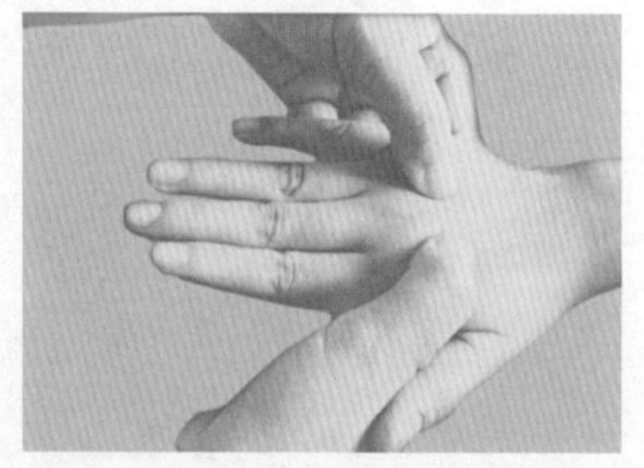

（7）從膕窩反射區向心推按至臀反射區下緣 7 次。

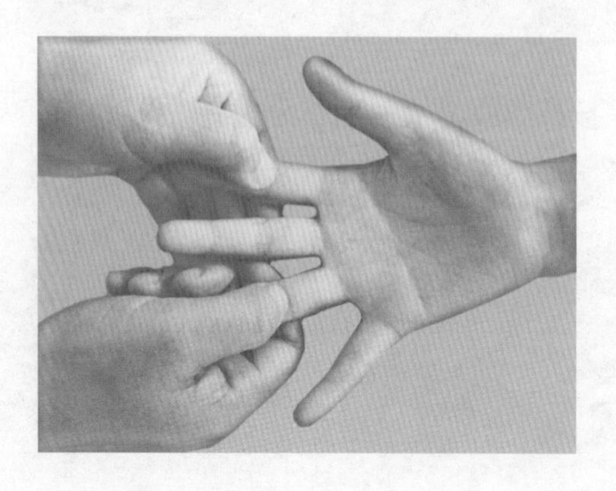

（8）牽引腰椎、骶骨、尾骨反射區，並做旋轉上下揉搖動 7 次。

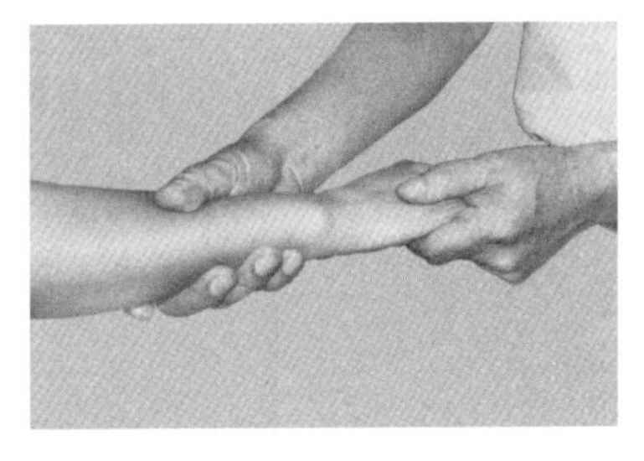

四、瘦身

（1）牽引手部頸椎、胸椎、腰椎、骶骨、尾骨反射區，各牽引 7 次並同時按揉。

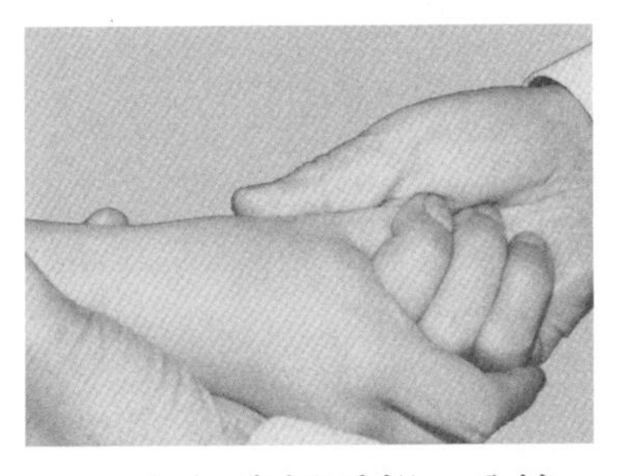

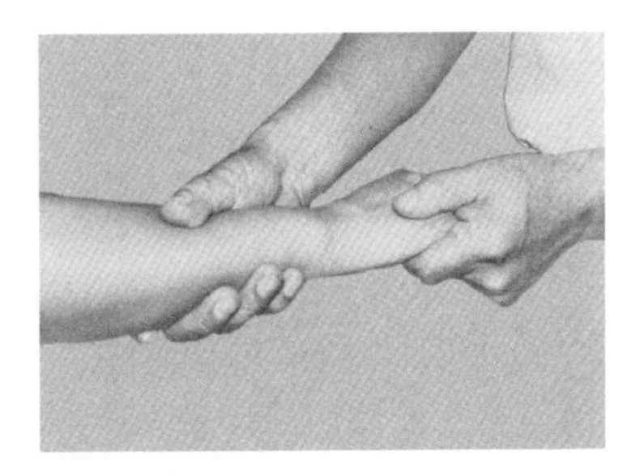

（2）拿揉手部 2 分鐘。

（3）捻揉頸項反射區 2 分鐘。

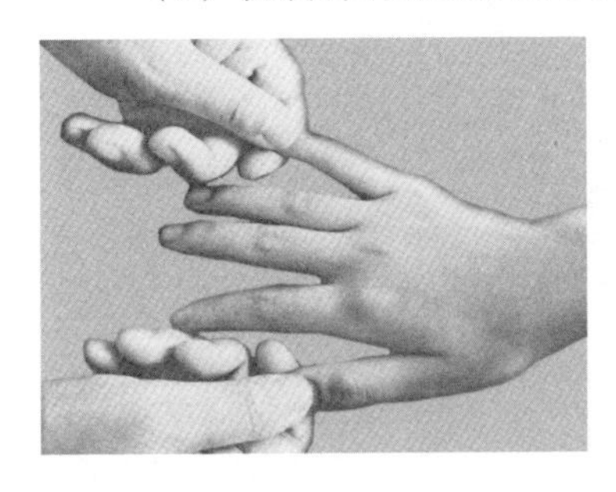

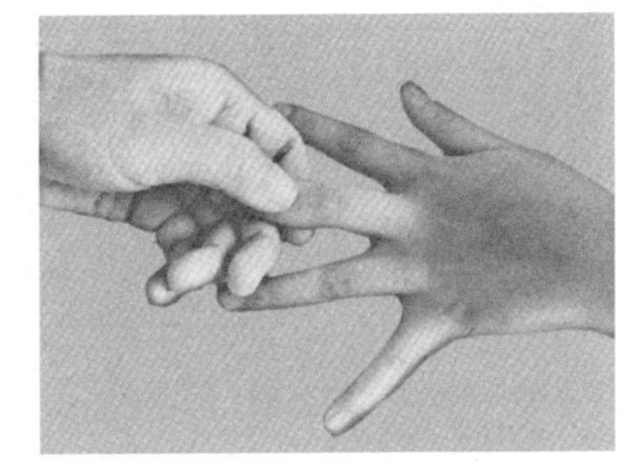

（4）捻揉上臂反射區 2 分鐘。

（5）推揉腋下反射區 2 分鐘。

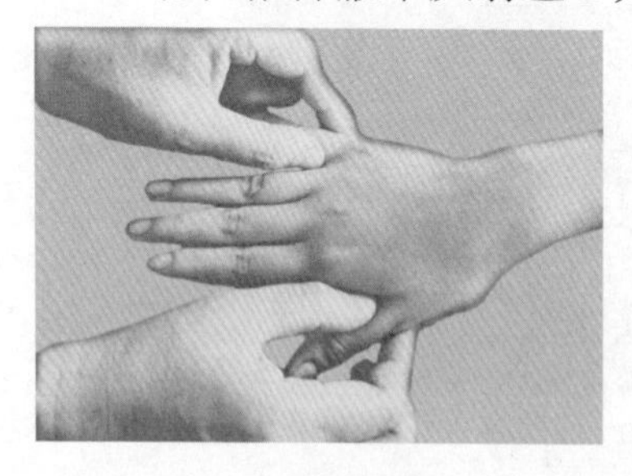

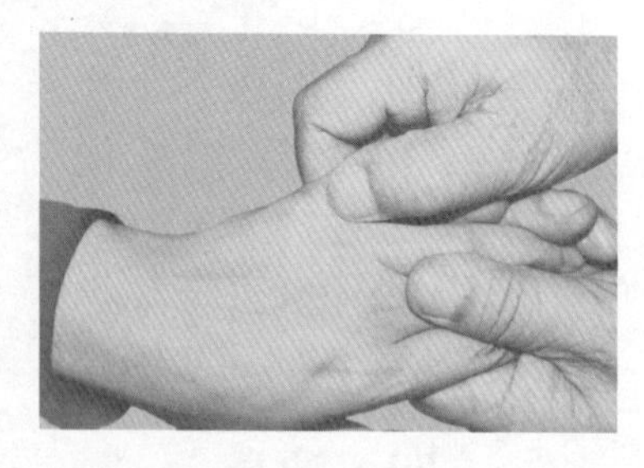

（6）捻揉大腿 2 分鐘。

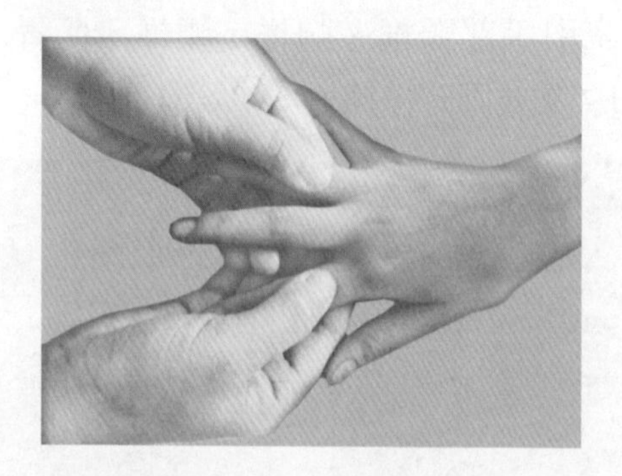

（7）離心推揉胸椎反射區橈側面 2 分鐘。

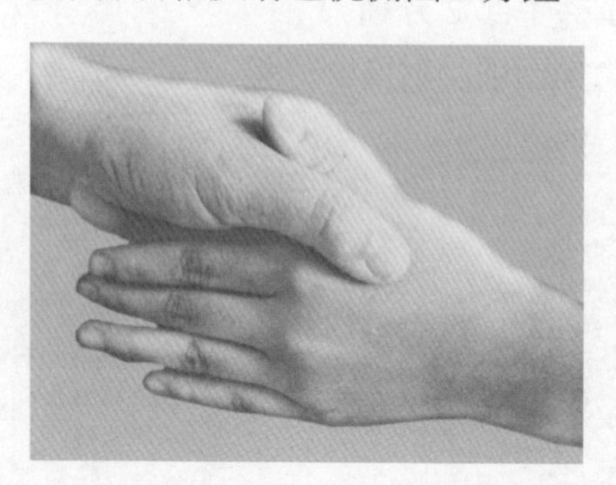

（8）離心推揉尾骨反射區尺側面 2 分鐘。

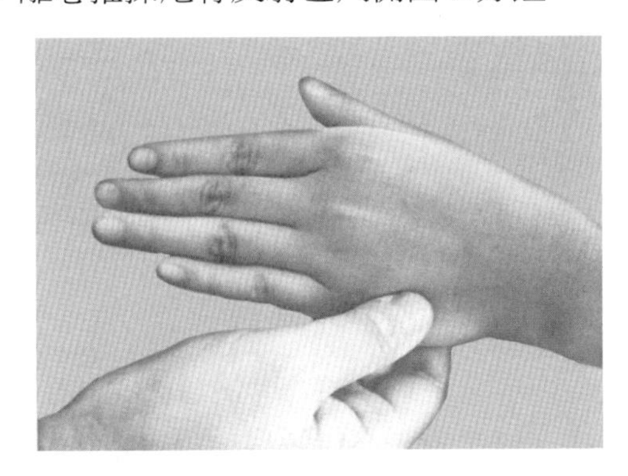

（9）推揉踝關節反射區 2 分鐘。

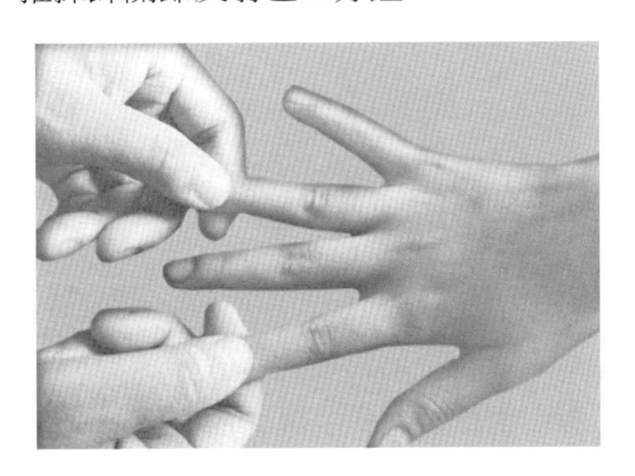

（10）牽引頸椎反射區並同時按揉，做 7 次。

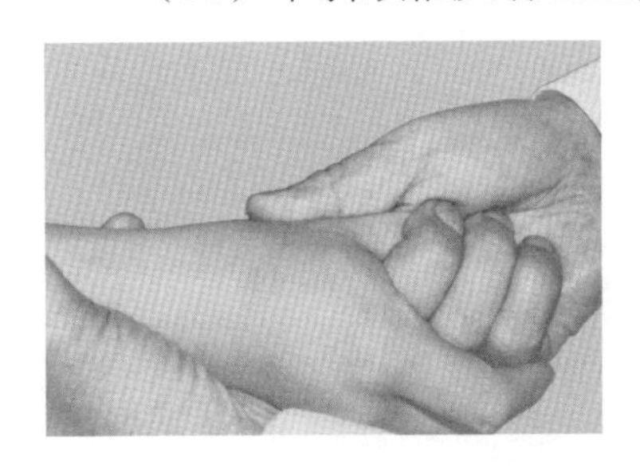

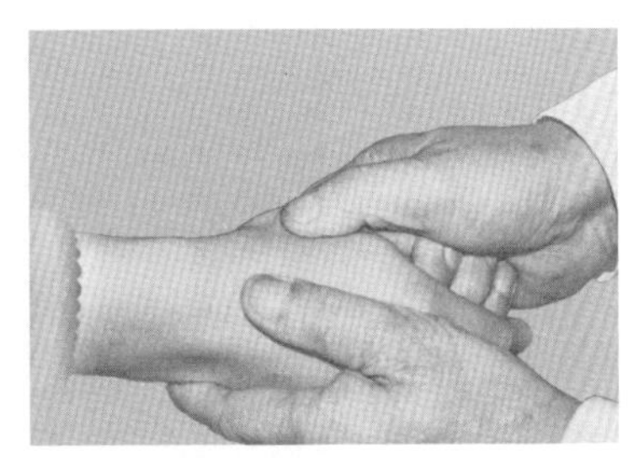

（11）牽引骶骨反射區並同時按揉，做 7 次。

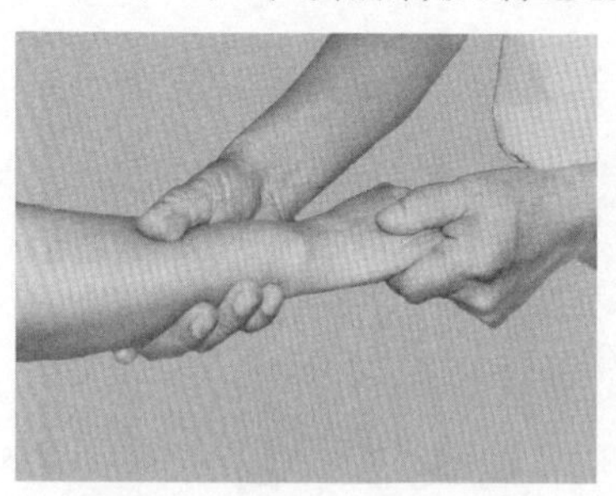
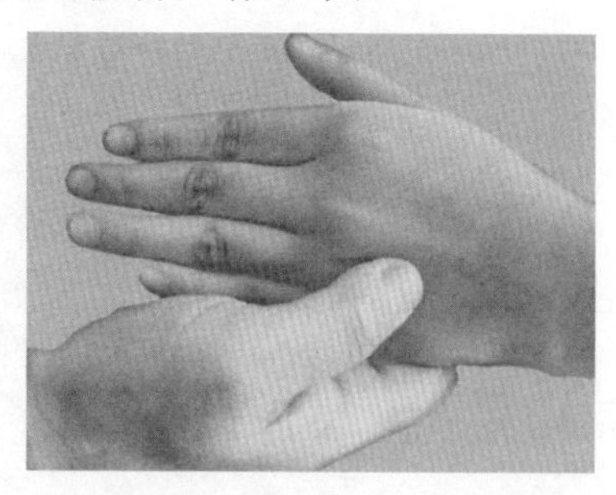

（12）牽引第二掌骨並同時按揉小腸及腹腔神經叢反射區 2 分鐘。

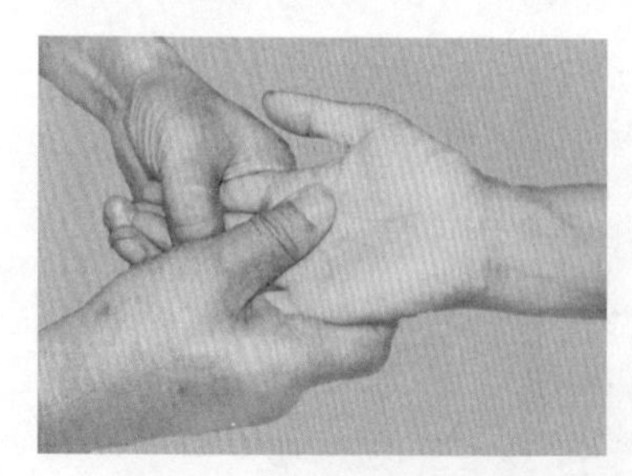
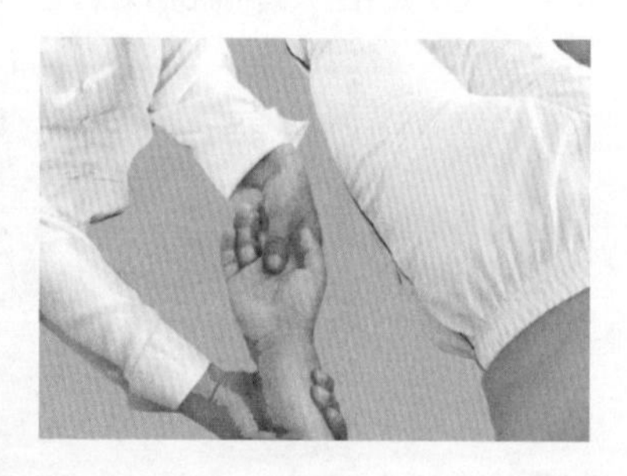

（13）牽引腰椎、骶骨、尾骨反射區並同時按揉，做 7 次。

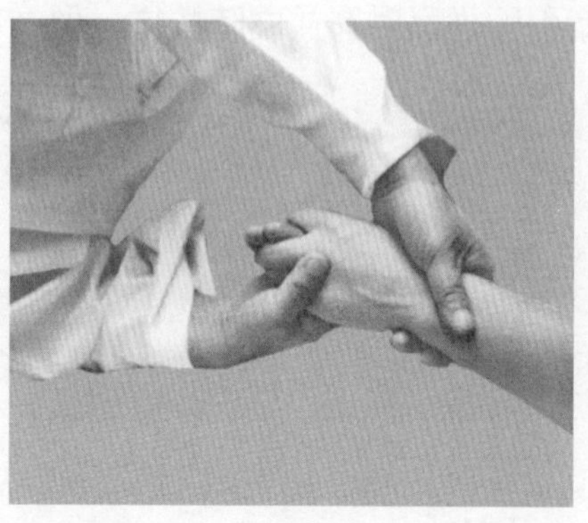

（14）按揉腹股溝反射區 2 分鐘。

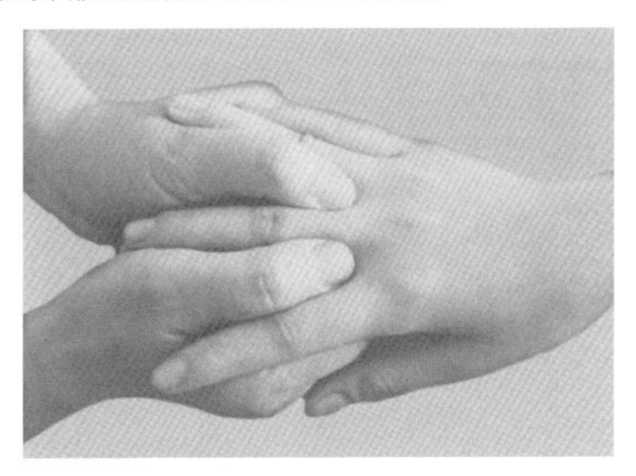

五、豐　乳

（1）向心推揉肩反射區 2 分鐘。

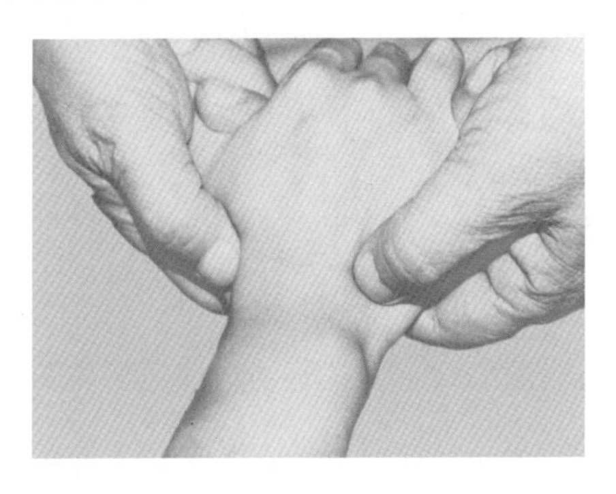

（2）向心推揉腋下反射區 2 分鐘。

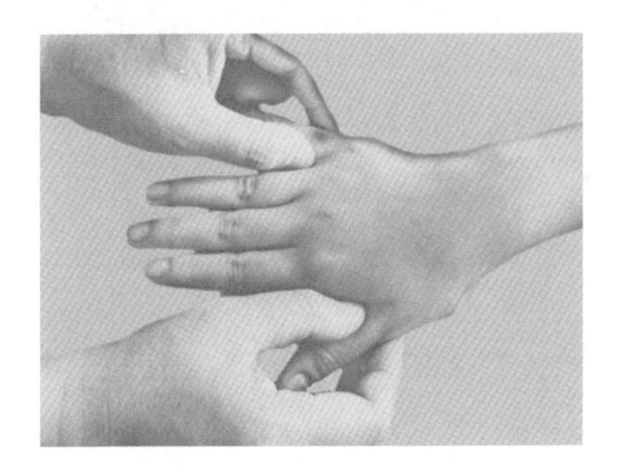

（3）推擠乳腺反射區 2 分鐘。

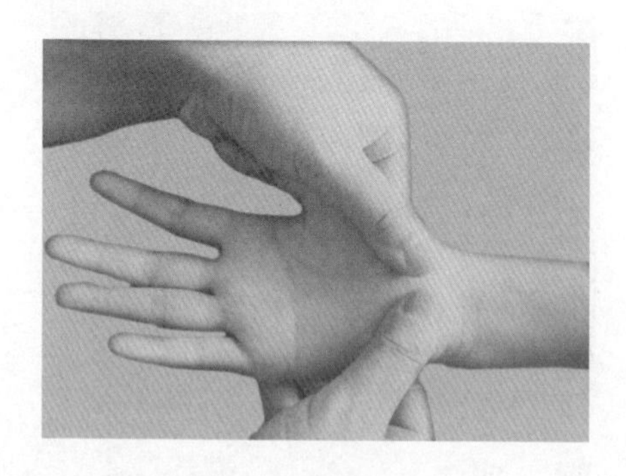

（4）捏提乳腺反射區 2 分鐘。

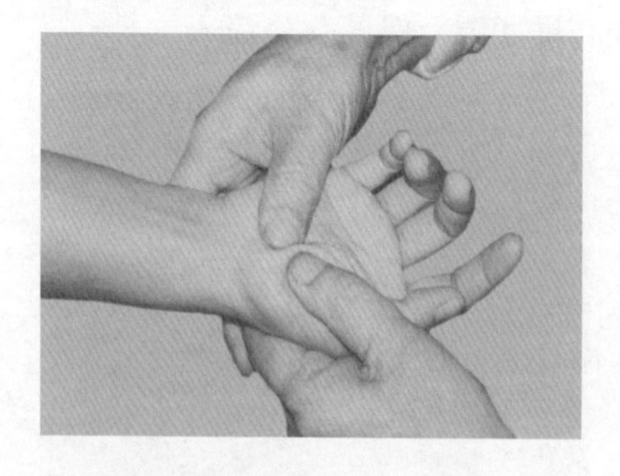

（5）向心推抬乳腺反射區 2 分鐘。

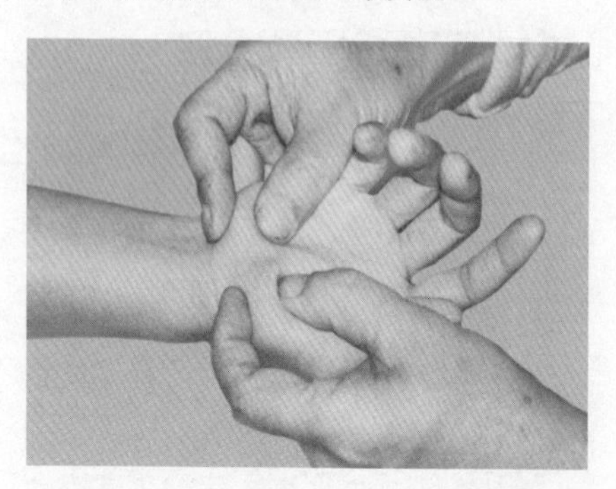

（6）按壓胸椎反射區兩側 2 分鐘（最好在牽引胸椎的情況下做，效果會更好）。

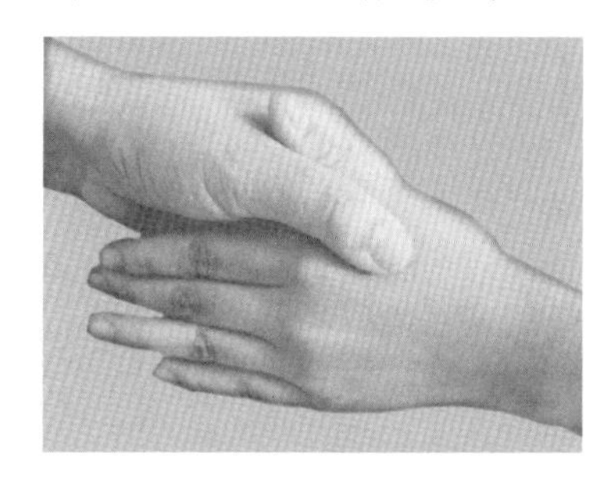

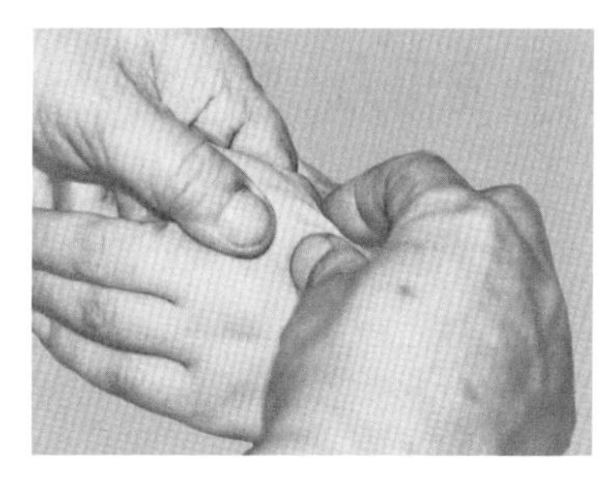

（7）向心推按大腿反射區外側及後側各 2 分鐘。

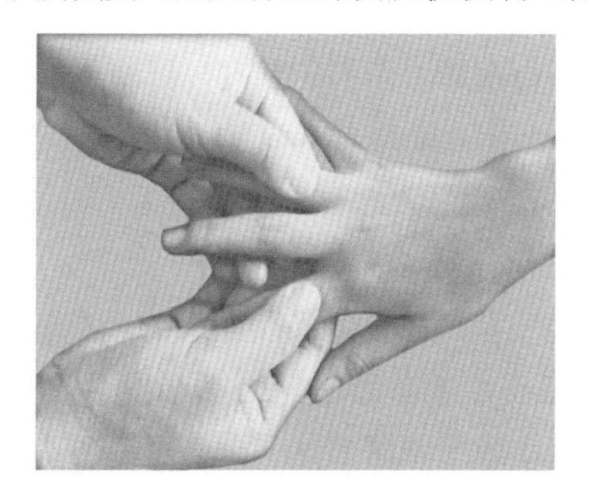

第十五章
手部反射區針刺

季秦安手部針刺法是「季秦安特技針刺法」中的一種方法。手部調理、治療，與全身治療、足療、耳穴治療等一樣，都可以施行按摩、牽引、點穴、針刺、太極香薰灸等各種自然療法。（詳細內容見《季秦安特技針刺法培訓講義》）

手部有三陰三陽六經之脈循行，傳統的穴位有 50 多個。而手作為一個反映全身整體訊息的全息胚，有 80 多個反射區。季秦安手部診療法的「季秦安手部全息經脈腧穴圖」，以經絡學說、整體觀念、全息理論為基礎，探討了手部 14 條全息經脈的分佈及 360 多個全息腧穴定位與全身整體的內在聯繫，是對手部針刺治療全身疾病的進一步補充。

「體針」可針治全身的各種病症。現在手部的老穴位、反射區、反射點以及新的全息腧穴，亦可單在手部針刺，針治全身各種疾病。當然，也可結合「體針」、點穴、按摩等。

一、手部針刺的特點

（1）安全、易掌握。

（2）針刺的面積大。

（3）沒有不能進針的地方。

（4）不受環境、時間、地點等因素的影響。

二、手部針刺的借力及要領

（1）進針借力：胛脊。

（2）起針借力：勞宮。

（3）行針捻針借力：命門。

（4）出針前，想命門。

（5）出針時，借力勞宮，將病患帶出體外。

三、行針的方法與要求

1. 基本要求

（1）手部針刺，直刺比較多。

（2）手背椎體兩側直刺，應避開骨骼和血管。

（3）肉少部位多用平針或斜刺（行針時要把皮提起，避開骨頭）。

（4）手指部位多用斜刺或平刺。

（5）臟腑行針時，多有直刺或斜刺。斜刺時，方向循著臟腑的走向。

（6）眼睛部位行刺時，從大眼角向小眼角方向斜刺。

（7）手心針刺時，在患部或反射區先按揉，再進針，可減少疼痛感。

2. 針刺的方法

（1）進針部位要找準確，效果才好。要在症狀反射區內找到斑和點，因為這是病灶處，或是在其敏感點、條索、包塊、疼痛點上進針。有腫瘤者，在其反射區周圍進針。

（2）針刺方向要求較嚴，有直刺、斜刺、平刺、向心刺、離心刺等，應根據疾病的情況選擇。如鼻塞離心扎，鼻炎、流鼻血向心扎；眼睛反射區從大眼角往小眼角方向扎。要根據經絡走向，順經走針；根據反射區的方向進針，如脊柱反射區向心進針，腿、手臂反射區離心進針；根據不同臟腑定位的方向進針。如弄不清、掌握不準的，可以垂直進針。肉少部位、手指，多用平刺或斜刺。

（3）行刺留針不超過兩分鐘。

（4）在骨頭處，要用手提起皮膚，在皮膚上刺，不要扎到骨頭上，以防傷骨膜。有血管的地方要避開血管。

（5）進針要快，出針時要捻一下，使患者得氣後再起針。

（6）掌部血管豐富，針刺時要注意避讓。在臟腑反射區扎針，起針時如出血，要將血擠盡。耳鳴，扎耳區擠出血後就能好。

（7）面神經麻痺在頭部反射區的前頭部位進針。嘴往哪邊歪，哪邊就高，就在那邊離心進針，低的一邊向心進針。

（8）手針針感較強，施術前需向患者說明並解釋，以取得患者的配合。在掌部針刺時，先在患部或反射區按揉，再進針，以減少患者的疼痛感。

（9）進針前看一下針色，出針後一定要看一下針頭的顏色，會有黑色或黃色等，以分析判斷病症性質。

3. 針刺後的要求

（1）起針時，一定要緩和，不要用力過猛，直立起針，不得歪斜。

（2）起針時，如果出血，要及時處理，用乾藥棉擦掉血跡，用酒精棉球在施針處消毒。

（3）起針後一個小時內，勿接觸水，避免感染。

四、手部「八卦九宮一點紅」針刺法

「八卦九宮一點紅」針刺法，是在八卦九宮取穴的施針基礎上，外加一要穴或部位、阿是穴及病灶點。

如：手部掌側八卦九宮一點紅，男在左手設八卦九宮（天），女在右手行八卦九宮（天），另外在對側掌部臍反射區（神闕全息穴）再刺一針（地），稱之為「八卦九宮一點紅」，主要針對生殖、泌尿系統疾病的治療。

1. 男，以陽為主，開百會

中指點百會，向前方推。或指腹輕拍百會，向上抬起，同時舌頭頂上顎，口出「嗒」聲。

【治療】在疾病所屬系統的經脈上找穴位開穴。比如，肺臟系統問題，在肺經找敏感點開穴，再在肺臟反射區針刺。肺屬臟，在臟會章門穴開穴。兩手同時中指點章門穴，吸氣。呼氣時，同時猛一鬆手抬起。

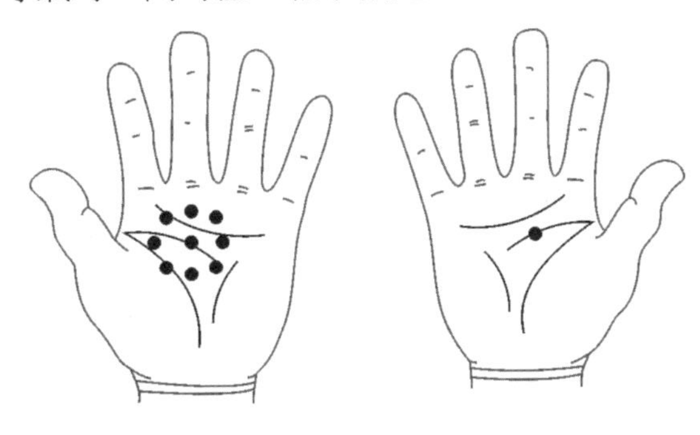

2. 女，判斷是陽虛還是陰虛

陽虛，開「大椎穴」。陰虛，開「三陰交穴」或「會陰穴」。

【治療】在疾病所屬系統的經脈上找敏感點「穴位」開穴。若屬腑，開腑會「中脘穴」。

婦科病，在衝脈上找敏感點（穴位）。

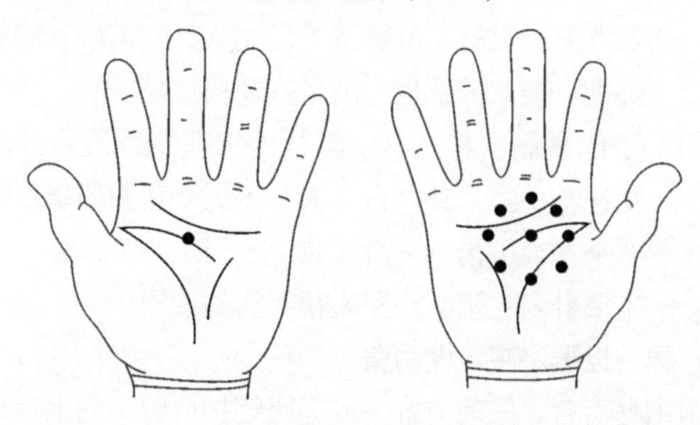

第十六章
手部全息經脈腧穴的應用

季秦安手部反射區是以人體解剖學原理和張穎清教授全息胚理論作為定位的基礎、標準，它符合人體臟腑、組織、器官的分佈規律和排列順序，所以在手部就有人體反射區的經絡和腧穴，也就是身體的十二正經、任督二脈和穴位投影至手部。（詳細內容見《季秦安特技針刺法培訓講義》）

比如，在手中指兩側浮摸法降血壓手法，就是中醫傳統推拿法「抹橋弓」在手部的反射投影，就是從翳風推抹到缺盆。

再如手部無名指橈側和食指尺側血糖反應區，就是小腿全息反射脛骨內緣胰臟血糖調理區。這個穴位在小腿內側的中間位置。按揉消渴穴如果有酸脹疼的感覺，甚至有結節，那麼就該注意自己的血糖是否正常了。

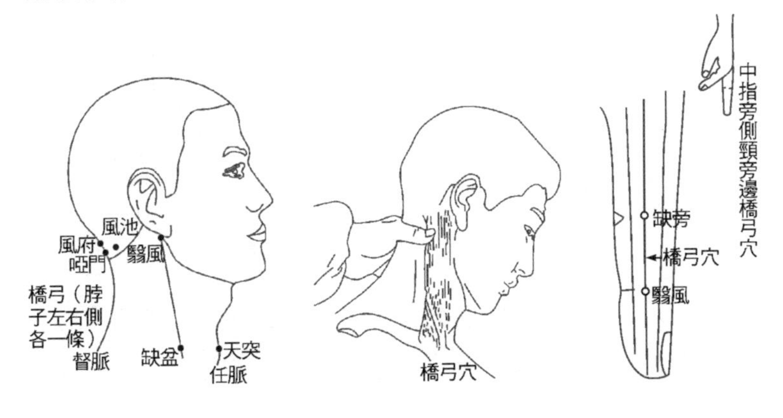

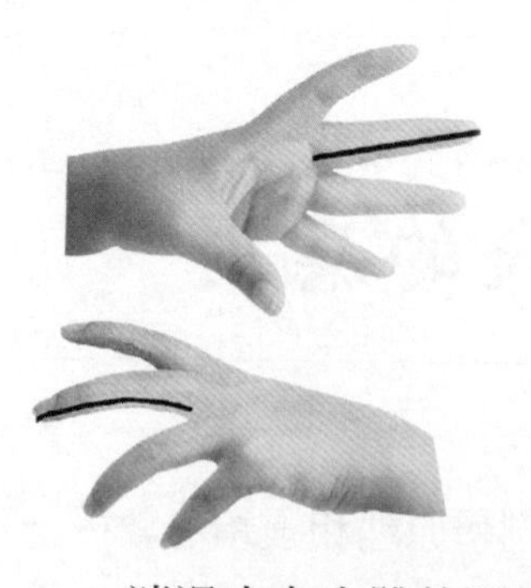

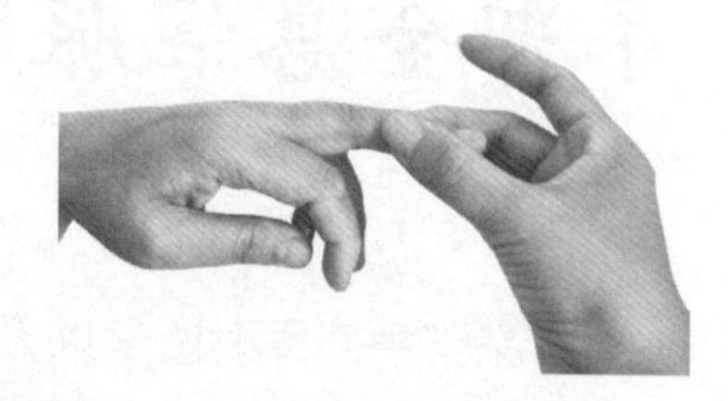

消渴穴在人體的踝骨和脛骨的正中，病程較長的消渴病患者假如觸摸到此穴時，會摸到一個粗大的結節，點揉時會有激烈的疼痛。病程不太長的患者，則在此處摸不到結節，但會有異樣的痛感，這說明胰臟的性能下降了。結節會隨著病情的加深而變大，刺痛感會越來越顯著。

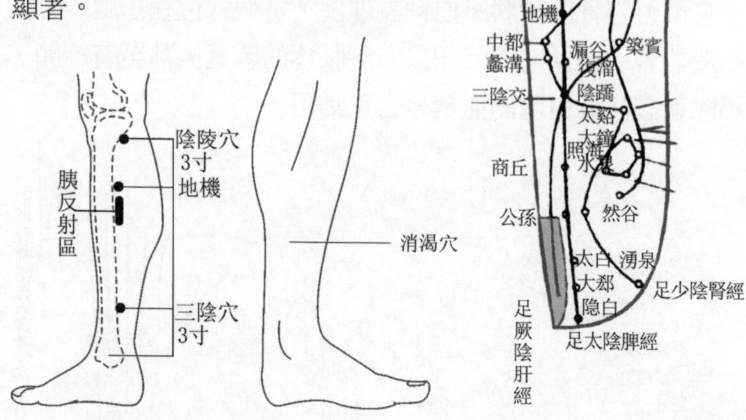

點揉消渴穴，還能有效醫治和預防糖尿病。消渴穴在人體的雙腿上各有一個，平常沒事兒時，能夠點揉此穴，左右

各 5 分鐘，保持 100 天就能起到很好的成果。而在手部小腿反射區內側（即血糖反應區），用浮摸法向心單向推 72 次，可起到同樣的調理效果。

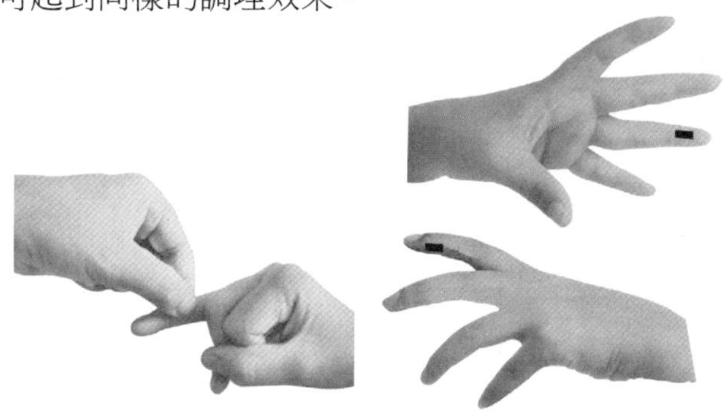

【優點】在手部循經穴位施針，安全可靠，穴位好找，不受時間、地點、環境的限制，而且患者在施針後機體可以自由活動，增強了療效，可起到立竿見影的效果。

手部全息穴的運用：

（1）**膝蓋痛：**活動腿部，手部「承扶穴」全息穴進針、點揉。

（2）**失眠：**肝氣鬱結，心氣不暢，點按手部肝、心反射區，調理肝經、心經手部全息穴位。

（3）食指出現問題，一般是腿疼、大腸經脈及胸椎出問題，可在大腸經上找痛點。

（4）**胃痛：**胸 9、胸 12 棘突下針刺，手背部全息穴針刺。

（5）**小腹部、婦科疾病：**針刺手背部全息八髎穴，注意避開血管，找敏感點。

（6）**膝關節痛**（骨痛）：針刺全息大杼穴，手部全息穴針刺。點按手部膝蓋反射區和膕窩反射區（敏感點），運用滾動法、點按法。

季秦安療法手部全息經脈腧穴圖

1. 手掌側

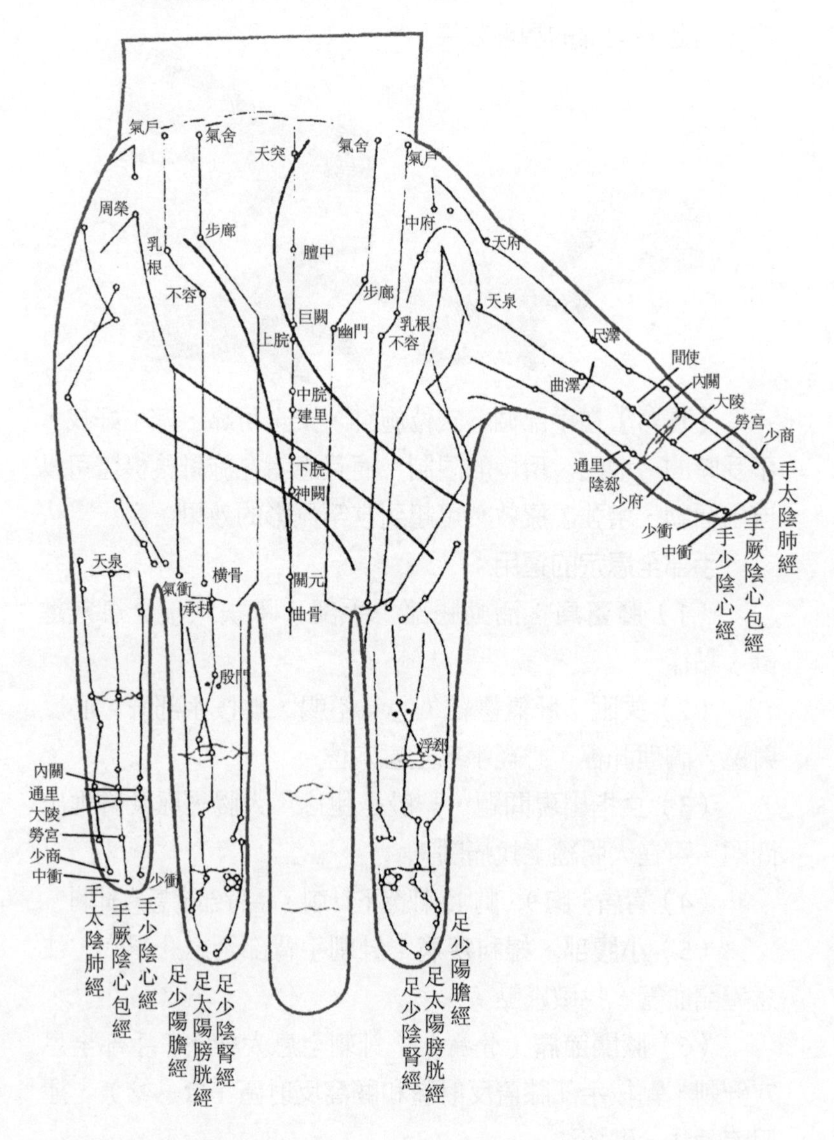

2. 手背側

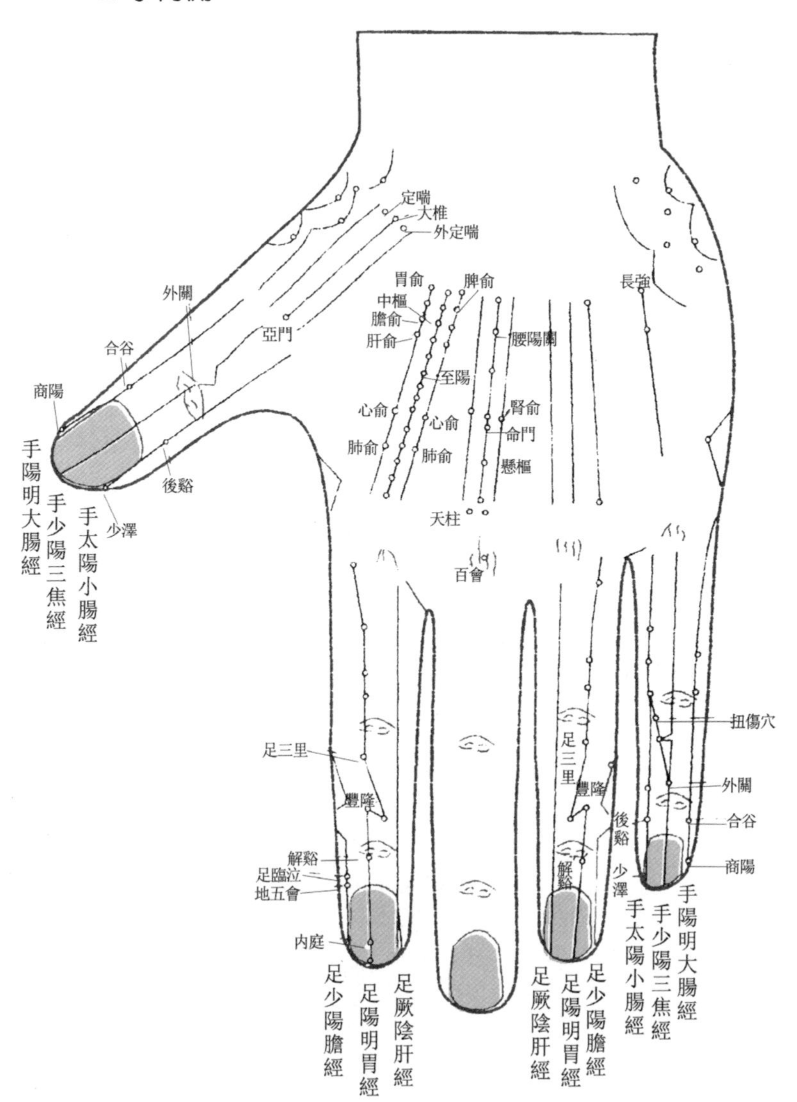
定喘
大椎
外定喘
胃俞
脾俞
中樞
膽俞
肝俞
腰陽關
至陽
心俞
腎俞
心俞
命門
肺俞
肺俞
懸樞
天柱
百會
長強
外關
合谷
商陽
啞門
後谿
少澤
手陽明大腸經
手少陽三焦經
手太陽小腸經
扭傷穴
外關
合谷
商陽
足三里
豐隆
解谿
足臨泣
地五會
內庭
足三里
豐隆
後谿
解谿
少澤
足少陽膽經
足陽明胃經
足厥陰肝經
足厥陰肝經
足陽明胃經
足少陽膽經
手太陽小腸經
手少陽三焦經
手陽明大腸經

3. 拇指掌側

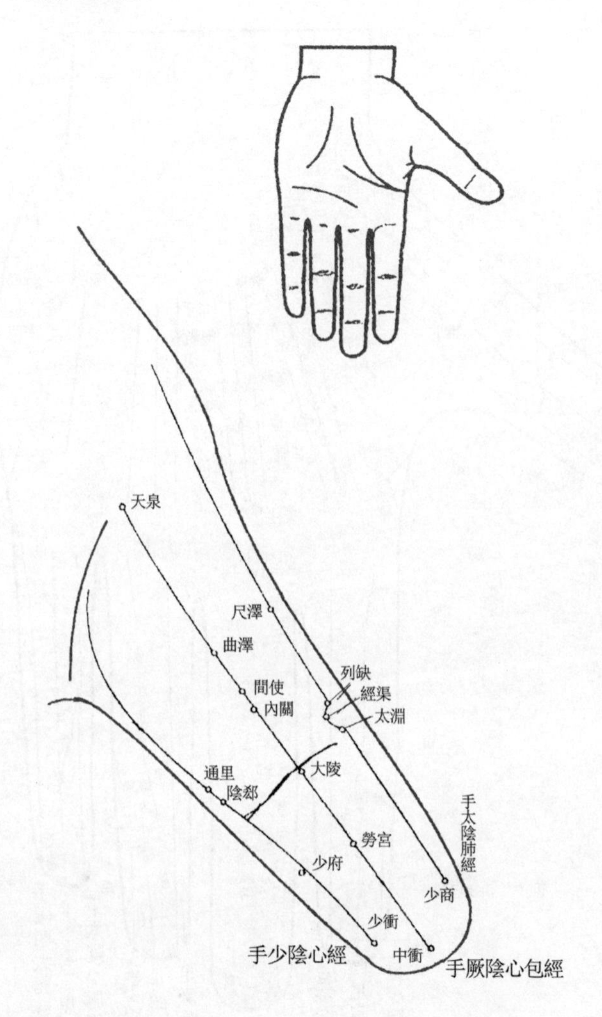

4. 拇指背側

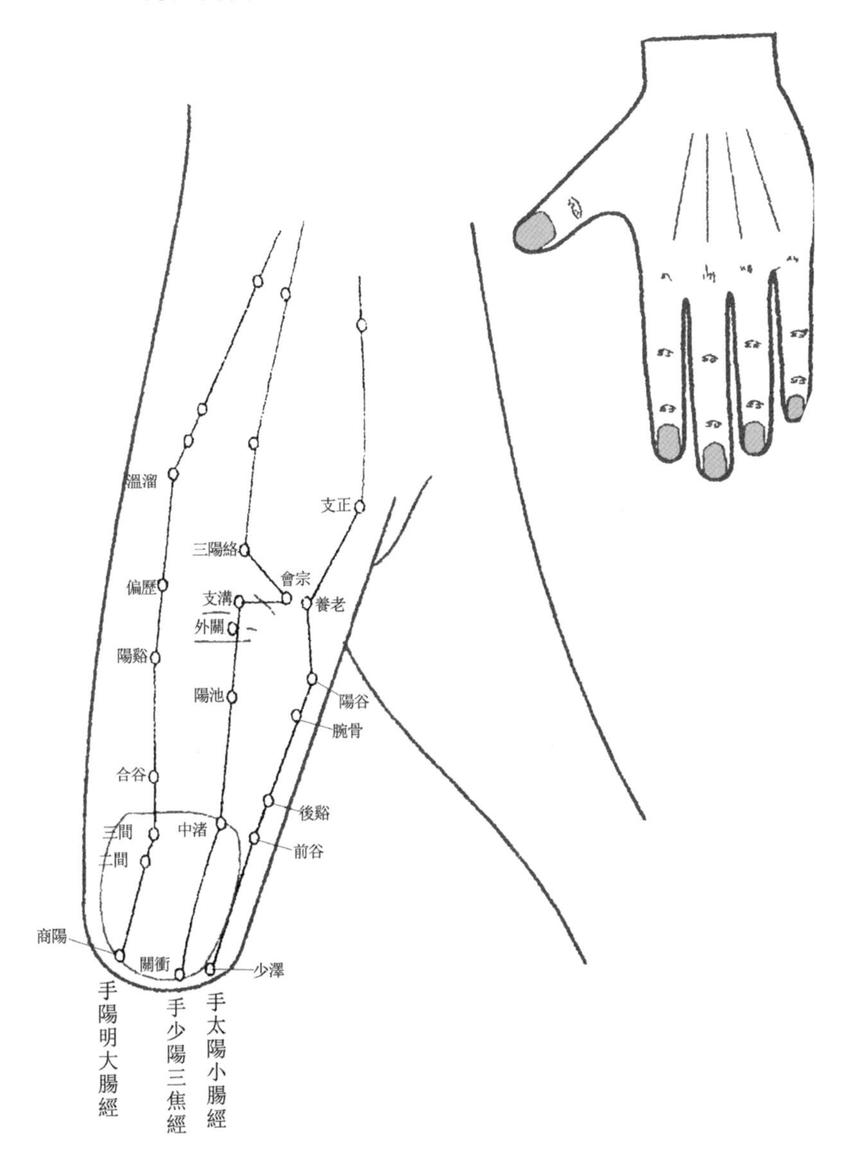
溫溜
支正
三陽絡
會宗
偏歷
支溝
養老
外關
陽谿
陽池
陽谷
腕骨
合谷
後谿
三間
中渚
前谷
二間
商陽
關衝
少澤
手陽明大腸經
手少陽三焦經
手太陽小腸經

5. 食、環指掌側

左手無名
右手食
指掌側

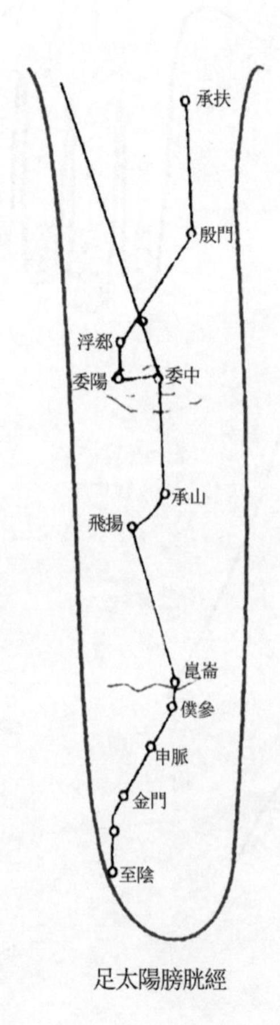

足太陽膀胱經

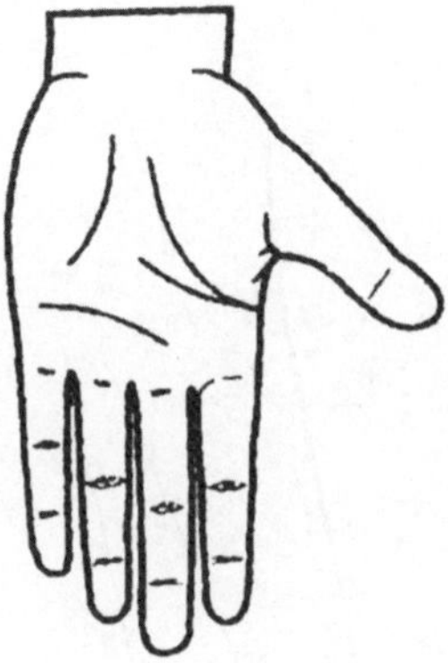

6. 食、環指背側

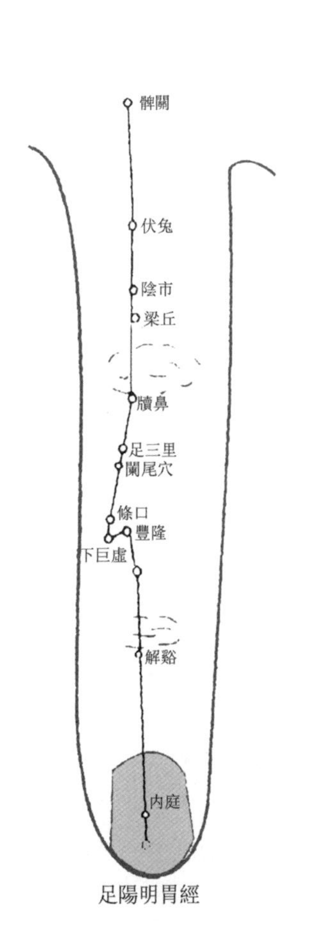

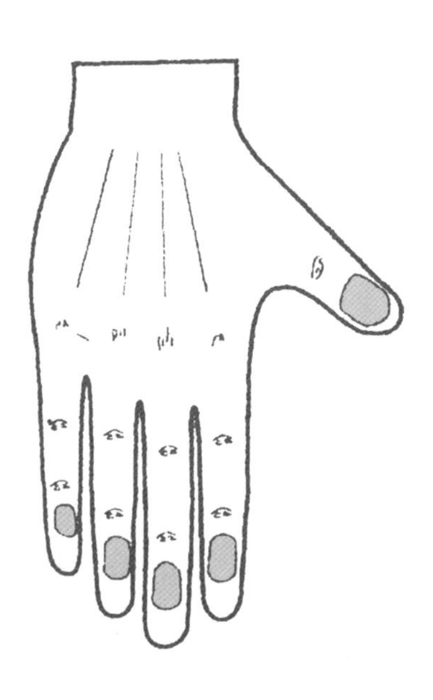

左手食指背側
右手無名指背側

7. 食、環指內側

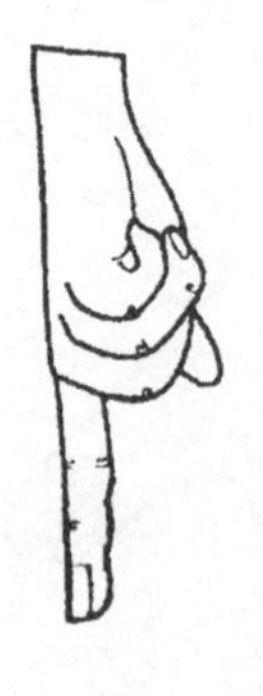

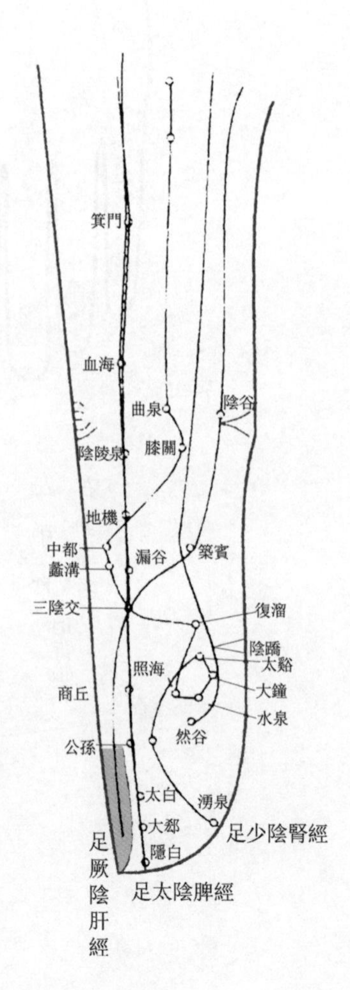

左　右
腿內側

左手　右手
食指　無名指
尺側　橈側

8. 食、環指外側

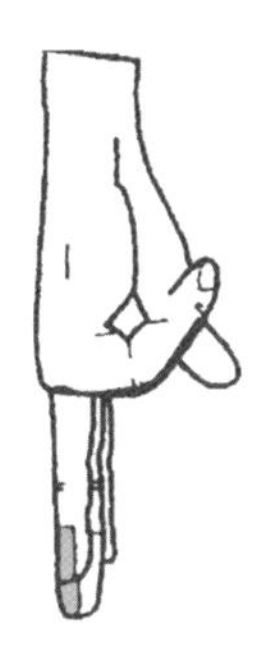

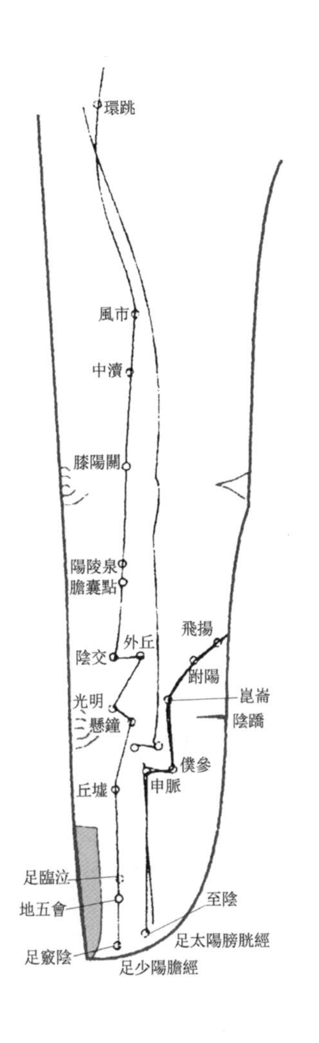

左　右

腿外側

左手　右手

無名指尺側

內側

食指橈側

9. 中指掌側

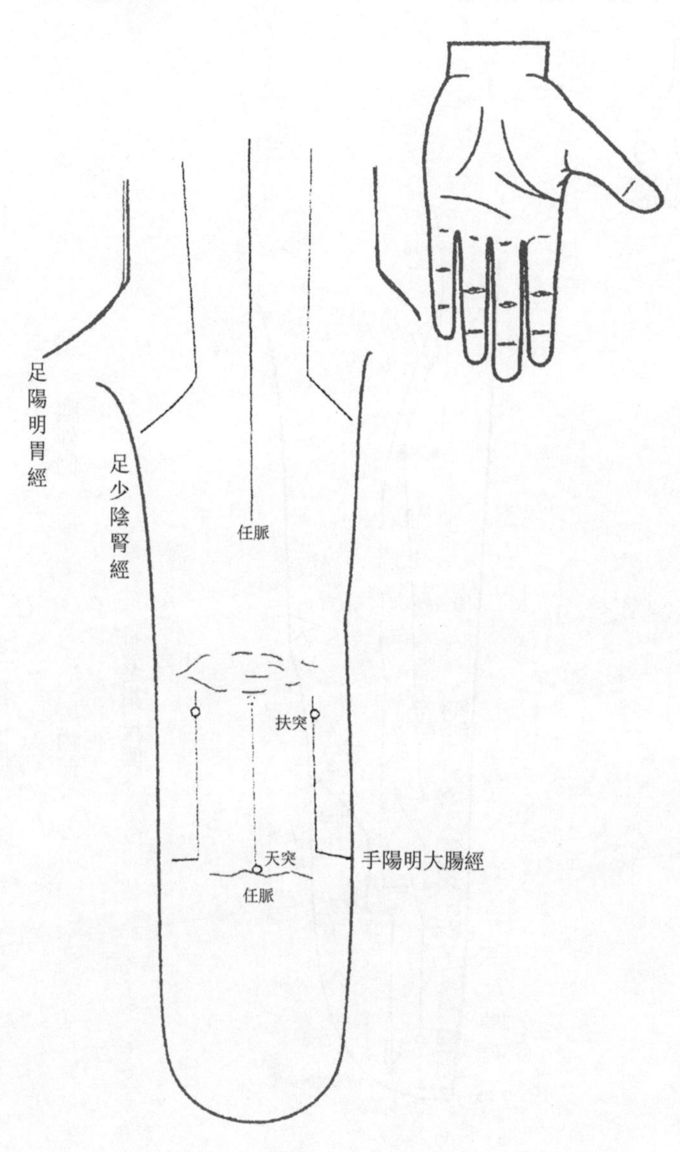

10.中指背側

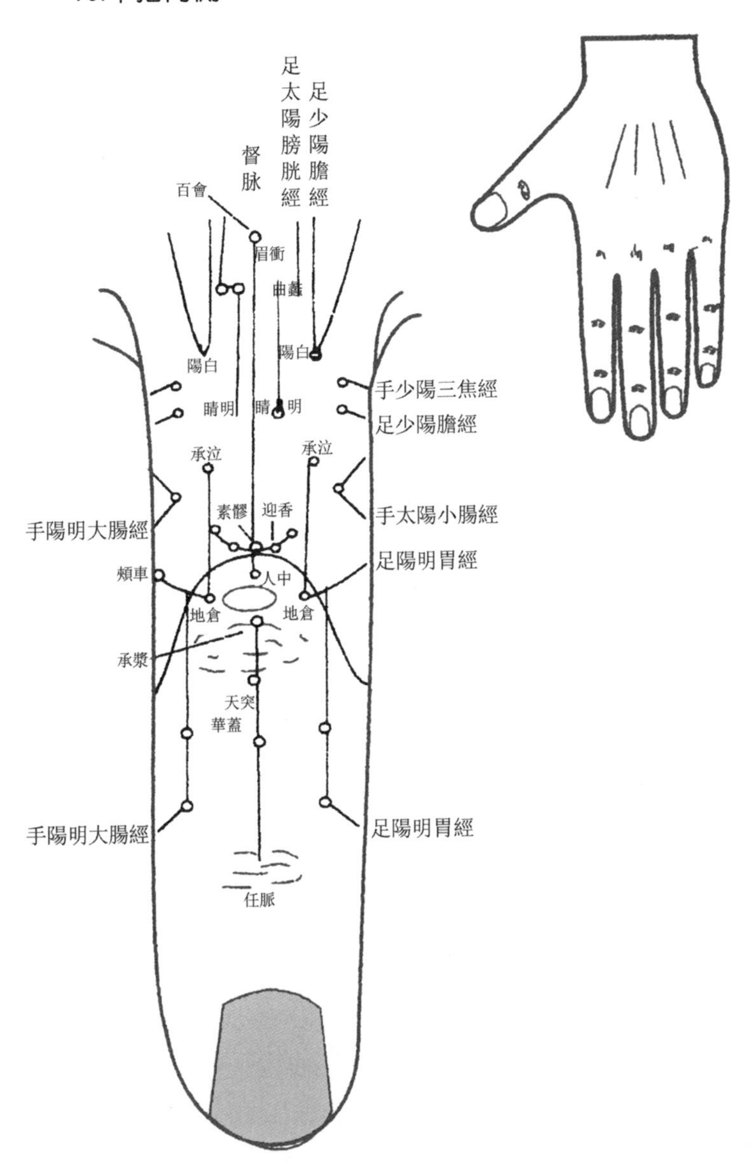
足太陽膀胱經
足少陽膽經
督脈
百會
眉衝
曲鬢
陽白
陽白
睛明
睛明
手少陽三焦經
足少陽膽經
承泣
承泣
素髎
迎香
手陽明大腸經
手太陽小腸經
足陽明胃經
頰車
人中
地倉
地倉
承漿
天突
華蓋
手陽明大腸經
足陽明胃經
任脈

11.中指旁側

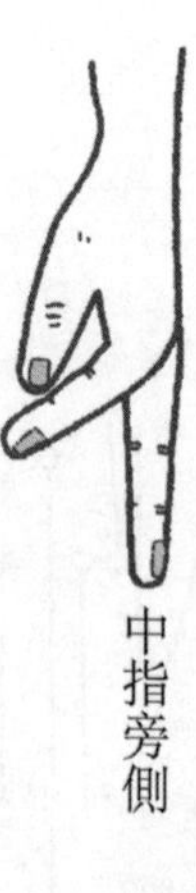

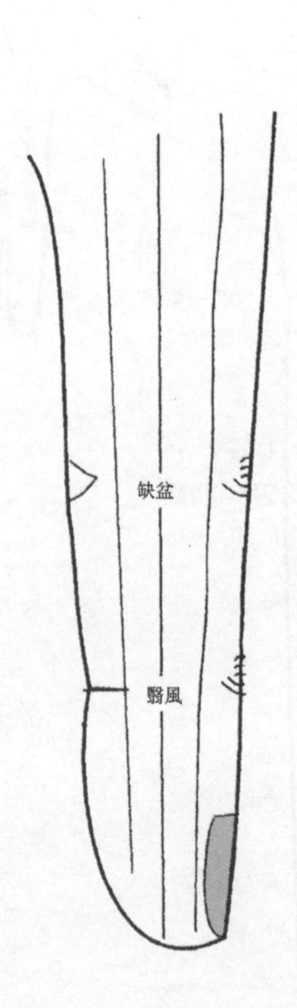

第十七章
學員學習實踐有感

手療法對一些疼痛病手到病除

周秀文

周秀文，中國新聞社退休幹部、資深編輯。生於 1928 年，現年已 86 歲高齡；副教授、主任編輯，早年從事新聞工作。愛好書法與攝影。

1990 年開始學習季秦安手診手療法，並於 1998 年開始傳授，至今已近 20 年，培養學員 700 多人。她勤學苦練，能獨立授課與為患者做健康調理。現在北京從事季秦安療法健康宣傳和培訓工作，並為老年人各種慢性疾病提供諮詢服務。

1. 牙疼

一天，我去醫院口腔科補牙，看到一位老太太捣著半個臉，顯得很痛苦。我上前瞭解，原來她已牙疼了好幾天，是來這裡治療的。當時離看病還有兩個小時，我說：「我先給你揉一下吧。」於是，我拉過她牙疼一側的手，在手中指中節指關節上的牙反射區上找到痛點後，按揉了大約兩分鐘，她說：「牙不疼了，真謝謝你！」

還有一次，我參加一個旅行團去旅遊，途中一位女性牙疼得說不了話，我見她很痛苦，就上前給她治療。我一隻手按揉她的牙反射區，另一隻手用手掌理療器刮她的臉頰下頜牙疼的地方，15 分鐘後，她的牙不疼了並且腫也消了，令圍觀者驚嘆不已。

2. 肩膀疼

一天，我去醫院看病，看見一位老太太攙著她的老伴艱難地走著，另一隻手還幫老伴揉著肩膀，從我的對面走來。我一問才知道她老伴的肩膀剛打過針，打針的地方不疼了，但另一個地方卻很疼，而且疼痛難忍。我拉過他的手，在第一掌骨底的肩反射區上找到痛點，按揉兩分鐘後，他說：「真不疼了，太好了！」

原來他的肩膀上有兩處痛點，大夫只給治了一處。我當時教會了他們如何按揉，告訴他們回家後如果又疼了，照這種辦法按摩就可止疼。

其實，我的肩膀也曾經疼過，那是在 1990 年。當時，我的肩膀疼了一個多月，平常待著不動也疼。幸運的是，正趕上李老師在北京開會，我求老師給我治一治。李老師拉過我的手，就在「肩反射區」上點著不動大約一分鐘，我覺得手特別疼，可是肩膀卻不疼了。就這一分鐘治好了我疼了一個多月的肩膀，而且從此以後，肩膀沒再疼過。

3. 腳趾疼

腳趾反射區在手的第四指尖上，從指尖的橈側到尺側就是大趾到小趾。腳趾疼，除腳趾本身的問題外，還有可能與臟腑的疾病相關，但不管是哪方面的問題，都可以先止疼再解決其他問題。

止疼的方法是用大拇指的指甲去按第四指尖尋找疼點，找到疼點後就用指甲一下一下地去按，直到腳趾不疼為止。時間不會太長就可止疼。

4. 頭疼和偏頭疼

一般性的頭疼只要在中指掌骨頭處頭部反射區找到疼點，按揉兩分鐘就可止疼。

我從小就偏頭疼，已有數十年的病史，經過這樣的按揉早已除根。找準痛點是最重要的，痛點往往是鼓起來的小沙粒，在中指高骨的骨頭周圍。我是右邊的偏頭疼，就在右手中指高骨的右邊有兩個並排的小沙粒，我每天按揉兩三分鐘，按了十多天，兩個小沙粒沒了，從此頭也不疼了。

5. 咽喉疼

急性咽喉炎，按揉一兩次就會好。而慢性咽喉炎，不管患病多少年，只要每天按揉，用不了多久就可痊癒。咽喉反射區有三個地方：第一個是在手掌側腕橫紋中間，第二個是在中指背口腔反射區下邊，第三個是在手掌面大拇指根部的橫紋上。每個人都不一樣，要先診出病人是在哪一處最疼或最敏感，就按揉哪裡。只要按對了，就一定會好。

6. 腰骶疼

急性的腰骶疼，如扭著、抻著等，一般一次就能好，慢性的治幾次也能基本痊癒。有幾次，病人都是讓人扶著乘小汽車來的，經過在腰骶反射區牽引按摩，以及臀部、骶骨反射區的痛點按揉，再加上刮痧整脊，治療好後自己不讓人扶，走著坐公車回家了，以後也沒再犯。

7. 肘部疼

有些人因肘部疼，提不了東西。在經過按揉患側小手指的中節指關節肘部反射區兩三分鐘後，肘部就不疼了。如果再疼，可每天按揉就會好了。

8. 肋間神經疼

肋間如有疼痛，只要用力按肋間神經點，一會兒肋間就不疼了。

9. 頸椎病引起的頸項疼和肩胛疼

除了在第一掌骨的頸椎反射區牽引按揉外，還要在頭部反射區的兩邊找突出的沙粒痛點，用力按揉痛點。此外，還要在手掌面的中指頸項反射區和腦垂體反射區之間的橫紋上找痛點。若從斜方肌到頭項部疼，按揉這裡即可。這兩個地方按對了，有很好的止疼效果。

10.膽囊炎疼

膽囊炎疼大多為後背疼，只要在右手膽囊反射區用力點按兩三分鐘，就可止疼。

身體其他部位的止痛法，我就不一一列舉了。有些部位疼痛不可能很快好轉，這就需要和幾個反射區一起配合按揉才能見效。

那麼，為什麼手療法止疼這麼有效呢？其實，手療法止疼，是以疼治疼。當按摩病痛部位的反射區時，患者會感到很痛，甚至會感到劇烈的疼痛，但與此同時，患者的病痛處反而感覺不到疼痛了。這是因為手療產生的這種疼痛，是一種良性的訊息疼痛，這種力量非常強大，會產生強烈的神經衝動，傳入神經中樞，阻斷了疾病病理衝動的傳入，破壞了疾病占據的位置，而以良性訊息替代。我管這種情況叫「占位法」，就是良性訊息占據了病例訊息的位置，所以能很快止疼。因此，我們就要使這種良性訊息長久化，讓中樞神經只認良性訊息，不認病理訊息。所以，我們每天都要按摩疾病反射區，不能「三天打魚，兩天曬網」，這樣才能使良性訊息坐穩位置，疾病才能痊癒。

季秦安手診手療的幸運寶寶

福建省福州市某中學班主任陳老師（化名牛鳴），於2007 年 8 月 21 日，在新浪網博客視頻「天天有健康」欄目，以「手中有福音，心中有健康」為題發表了一篇文章，細述了一個僅出生 30 個小時的女嬰，在季秦安手診手療法幫助下度過人生難關的故事，4 天的點擊次數已超過 6600次，頗為新奇，現轉載如下：

真的太可惜了！（這個）評論不能發表照片。本來想傳一張季秦安手診年齡最小的受益者照片，請各位網友見證一下，現在只好讓牛鳴陳述給各位看官了。

牛鳴有一個朋友，家住福建閩清縣溪口村，叫劉某某，今年 8 月 14 日下午在縣醫院喜得千金，初為人父的劉爸爸高興的當時就給身在武漢的牛鳴發了短信，牛鳴也為之高興。

誰想高興勁兒還沒有過，15 號晚上劉爸爸又給牛鳴發來短信，說孩子出生近 30 個小時了，只排了一次大便，小便一次都沒有。（在這）之前醫生見小寶寶不排小便，建議多多餵奶水（促進排尿），但只見孩子煩躁，還是沒有小便，家人和醫生都很著急，面對這麼小的嬰兒，真叫人不知所措。醫生建議：再沒動靜，要馬上送往福州大醫院。歡歡喜喜的一家人，（頓時）陷入了恐慌。劉爸爸事後說，當時他靠在床沿上，緊張得使整張床都在高頻率振動。處在武漢的牛鳴也為之著急。突然，他想起季秦安手診的創始人季秦安老師正應武漢千珈女子養生會所黃經理邀請在武漢考察，於是馬上聯繫黃經理（與牛鳴是好朋友），幫忙找到了季老師。

季老師聽完牛鳴的陳述後，當即教了一招：用手指在嬰兒手掌膀胱反射區（即中指根部）順時針方向輕輕按摩幾圈，然後往中指指尖方向捋幾下。牛鳴馬上把以上方法傳達給（遠在福建閩清的）劉爸爸。5 分鐘後，牛鳴接到劉爸爸電話，興奮地告訴他，寶寶小便了！不僅把包裹她的小被子濕透，還把她老爸的褲子也尿濕了一大片。

大夥兒都鬆了一口氣，聽到電話那頭他們一家人歡天喜地地逗小寶寶笑，牛鳴也非常高興。常聽說季秦安手療老少皆宜，出生才 30 個小時的嬰兒（也能）治療成功，可算是個好例子。這次治療（至少）說明了兩點：（1）季秦安手診定位十分科學，在嬰兒身上也不例外；（2）季秦安手診簡單易學，劉爸爸從來都未接觸過醫學，僅憑牛鳴在電話裡的指導就出色地完成了治療。季秦安手診手療，好！

手診手療治膽囊息肉

西安反射療法研究會　朱敬東

2004 年 10 月中旬的一天，陳廷梅老師發現我的左手膽囊反射區有直徑約一毫米的咖啡色斑點，她告訴我膽囊可能存在息肉，建議我儘快做一次超音波檢查，當時我將信將疑。

2005 年元月 8 日，我在西安車輛廠醫院進行了超音波檢查，報告提示：膽囊息肉 0.3cm，驚訝之餘，我首次感到了季秦安手診手療的神奇。

在季秦安老師指導下，我制訂了治療膽囊息肉的方案，具體操作如下：

1. 按摩雙手有關反射區

（1）首先，肺、脾、腎、輸尿管、膀胱等反射區各 36 次。

（2）其次，點按上、下身淋巴腺 81 次；重點刺激膽反射區 200～300 次。我用錐狀鑰匙點按時，疼痛鑽心，難以忍受。

（3）最後，重新按第（1）項再做一遍。

上述按摩每日早晚各一次，兩個月後，咖啡色斑點變小，顏色變淺，疼痛感也逐漸減弱。

2. 輔助治療

（1）堅持早睡早起，每天晚上十點半左右上床休息，以保證肝氣的生成。

（2）改變了原先晚飯過飽和過於油膩的不良飲食習慣，吃一些比較清淡且易消化的食物。

（3）每晚堅持用 40°以上的熱水泡腳 ，並按摩腳心及上、下身淋巴腺 100 次，重點按摩足部肝膽反射區 300 次。

當時，我考慮：（1）若治療效果不好，息肉變大，就早日手術摘除。（2）若經過治療，息肉變化不明顯，繼續堅持治療一段時間。（3）若經過治療，息肉變小或消失，這是最理想的結果。

2005 年 7 月 15 日，我到武警技術學院醫院複查，超音波檢查提示：膽囊息肉已縮小到 0.2cm，說明治療方法有效。又堅持了近一年的治療，2006 年 6 月 30 日在西安山海丹醫院進行了第二次複查，超音波結論為：息肉消失。2007 年 6 月 8 日，我又到山海丹醫院進行了第三次複查，報告提示：膽囊未見異常。

這個結果讓我十分欣喜，季秦安手診手療法真是神奇無比。它不僅為我節約了幾千元的手術費，還讓我免受一刀之苦。經過兩年多的實踐，我有以下幾點體會：

（1）膽囊息肉的形成，非一日之患，是長期不良的飲食和生活習慣造成的。所以，必須從改變不良的飲食和生活習慣做起，從源頭上切斷疾病的根源。

（2）樹立信心，堅持不懈，要有打持久戰的精神準備，絕不能半途而廢，堅持到底就是勝利。

（3）進一步印證了季秦安手診手療法的經濟實用和安全易行。

最後，我賦詩一首來表達對季老師、陳老師的感激之情：

季秦安手療真神奇，妙手回春令人喜。
安全經濟又簡易，診治結合顯威力。
持之以恆不動搖，膽囊息肉無蹤跡。
感謝季陳兩老師，為民造福除頑疾。

手診手療治癒了我的膀胱結石

西安反射療法研究會　王學功

我今年 73 歲了，退休前做了一輩子中學教師，身體狀況總體不錯，但也免不了有些小病小災。1998 年，我曾經做過一次膀胱結石手術，近些年來又發現小便過於頻繁，小腹常有不適感。

在老年大學上課時，一節課就上幾次廁所，別人不說，自己都覺得惹人討厭，往往硬憋著。時間長了，小便更困難，小腹疼痛增強，有時尿道還出現火辣辣般的針刺感。我心裡猜疑：是否又出現了膀胱結石？

在老年大學學習了手診手療方法之後，我試著在膀胱反射區按揉診斷，發現膀胱反射區靠右邊出現沙粒狀，重按有針刺感，就更加懷疑自己有膀胱結石。於是到長安區引鎮醫院做超音波檢查，檢查結果發現：膀胱有 $0.6\times1.0\text{cm}^2$ 的結石。醫生說：「這麼大的結石，吃藥是化不了的，需要到航天醫院做碎石手術。」我心裡有些恐慌。醫生說：「甭害怕，這次不開刀，只在體外做碎石手術……」於是，醫生便給我開了診斷證明，直接去航天醫院手術。

回家後，女兒對我說：「交大二附院碎石機先進，醫生醫術高明，你最好到那兒去做手術。」我想為了穩妥、效果好，就同意了女兒的意見，決定到交大二附院做碎石手術。

在此期間，我產生了一個念頭，決定把所學的反射療法知識進行一次實踐。我推測膀胱結石形成的原因可能與體內濕熱有關，特別是心火傳於小腸，出現小便短赤，尿液濃度增高，尿液中所含的礦物質逐漸聚於膀胱，加之自己本身腎陽不足，這就為結石形成創造了條件。

從學到的反射療法知識中，我瞭解到：肺是腎之母，補肺可以強腎，肺與大腸相表裡，按摩大小腸能除濕熱，按揉腎可以強化腎功能，按揉膀胱可以增強其收縮能力，按揉骶骨、尾骨可增強膀胱排泄能力，按揉上、下身淋巴腺能增強內分泌和微循環。

於是，我參考書中的方法，以強腎固本、除濕化石為本，自我按摩相關反射區：兩肺按揉 49 次，兩腎相對揉動 81 次，輸尿管離心推按 36 次，膀胱逆時針重按揉 49 次，小腸離心刮 36 次，大腸沿腸道走向按揉 49 次，尾骨、骶骨向心推按 59 次，上、下身淋巴腺點按 81 次。每天睡覺前、起床後堅持用雙手以不同方向按揉小腹 100 次，按摩的同時，內服尿石通。

三天之後，小便次數減少，每次尿量增多，但小便時快、時慢，尿道很難受，我想可能是排石反應吧，就繼續堅持，有時一天按摩多達五六次，第四天症狀有些好轉，到第五天，小便舒服了。一個多星期後，自我感覺良好，尿道疼痛消失，一切正常。

我對女兒說：「剩下的藥快吃完了，再買些尿石通，我要繼續按摩，咱不到醫院去了。」女兒以為我說氣話，就說：「你著急了，明天就到交大二附院手術，晚上不要喝水。」

第二天一大早，我空腹來到二附院，醫生看過我原來的診斷證明，就讓我上了手術台，先進行超音波複查，折騰了十幾分鐘，醫生驚奇地說：「沒有結石，就是前列腺有些肥大，如果願意做，下次來做前列腺手術。」

我心裡有說不出來的高興，對女兒說：「結石能化，前列腺肥大一定也能按摩好。反射療法真的很管用呀！」

手部按摩配合服用一般藥物，使我免除了手術之苦，身體恢復了健康，沒想到手診手療這麼神奇。希望這篇短文能對更多的膀胱結石患者起到啟迪作用，讓更多的人從中受益。

季秦安手診歌

手心出汗脾胃虛，指肚泛紅血脂高。
手心顏色紅青灰，胃部一定有疾患。
五指關節青筋暴，末梢循環定不好。
食中指根看消化，指根有縫腸胃虛。
指甲豎棱肝病變，指根突起大便差。
指甲顏色常泛白，記得補血並補腎。
食指指甲腦血管，凸棱明顯是硬化。
小白點，是栓子，鮮紅小點血要溢。
拇指近節紋理亂，胃部疾病早防範。
手腕延伸小魚際，青筋明顯腰痛酸。
左手虎口手掌面，紋理粗亂脾臟虛。
大魚際上有深紋，心律不整易心慌。
憂思傷脾要注意，寬宏大量脾胃壯。
心區凹陷氣血虛，胰區痛紅血糖高。
右手虎口手掌面，定位肝膽快又準。
泥沙顆粒膽結石，柔軟鼓起脂肪肝。
視力不好有粗紋，細紋提示筋和腱。

乳腺靠近腕橫紋，輕輕觸摸要仔細。
若不平滑有包塊，腺體增生要治療。
生殖疾病最難查，男左女右記心上。
男在中指根下找，女在中指根上摸。
女性痛經和血塊，中指指根青筋暴。
女性子宮患肌瘤，男子增生前列腺。
都有包塊和痛點，儘快治療莫延緩。
季氏手診手療法，診療同途最特色。
哪裡發現哪裡調，治煉一體保安康。

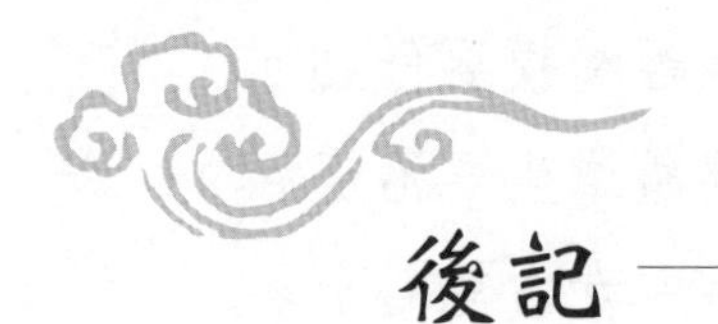

後記

春蠶吐絲，蜜蜂釀蜜，一分耕耘，必有一分收穫。從1988 年傳播推廣季秦安手診手療法開始，經過多年的教學和實踐，很多人掌握了這一簡捷明瞭、易學易用的自然療法。隨著《季氏手診手療法》、《中國手療》、《手中有福音》、《手中有福音II》、《季秦安手診手療定位圖》及光碟的出版，這一玄妙的方法不再那麼神祕，使初學者一目了然。

隨著人們對健康的重視，學習季秦安手診手療法的人越來越多，從七八十歲的老人到十一二歲的少年，既有藏、滿、維、回、鮮、瑤等兄弟民族喜好者，又有港澳台同胞以及國外友人；既有碩士研究生，又有初中學歷的老百姓；既有從事醫療行業的專業人士，又有很多醫學知識基本空白「半路出家」的門外漢，他們奔著為自己、為家人尋求健康的淳樸而善良的願望來學習。基礎雖然不同，但學習季秦安手診手療法的信心、決心並不受影響。他（她）們在學習結業後，奔赴各地及自己的家鄉，有的講學，有的開養生館，還有的在醫院工作……20 多年來，他們總結了許多臨床經驗及科研成果，使季秦安手診手療法更趨成熟，實用價值更高，也給我每次講學增添了不少新內容，使該療法更加豐富和完善。

為了使這一健康的自然療法更好地得以傳播和推廣，在同仁、朋友、徒弟、學生及山西科學技術出版社的幫助和支持下，一本全新的內容更加全面豐富的《季秦安手診手療》一書又與讀者見面了。她的某些方面可能略顯不太成熟，但經得起歲月的考驗；她也許還不精美，但卻見證了該療法的歷史，可從中看到手診手療的未來。

在該書的出版過程中，最值得一提的是楊喜群老師，在書稿的整理、校對及插圖的選用等方方面面中，楊老師都一絲不苟，認真勘校，逐字逐段，精心修改。這樣不僅保證了本書的品質，也凸顯了本書的特色。同時，衷心感謝陝西季氏泓源職業技術學校、陝西季氏泓源健康科技有限公司、北京季氏泓源科技有限公司（季秦安亞健康調理中心）、北京順源弘健康科技有限公司（香療館）、北京權品養生匯、河北省唐山史大夫中醫診所、福建省廈門羅裕安保健理療工作室、福建省廈門同安啟慧健康理療中心、黑龍江省佳木斯市季氏太極按摩康復中心、陝西省西安健源堂專業健康調理機構、首長保健局專家團，以及山西科學技術出版社等單位的大力支持。

該書的出版還得到了張華、周秀文、張炳文、季波、季娜、賈御、王利、羅裕安、由淑玲、吳香梅、史淑香、李春發、霍豔、劉永奎、劉建英、高慧英、季虹、季紅纓、左佩玖、宋偉等朋友的幫助與支持，在此一併表示感謝。

由於編者的經驗和水準有限，書中謬誤之處在所難免，殷切期望讀者批評、指正。

季秦安

於西安

參考文獻

〔1〕程莘農. 中國針灸學. 北京：人民衛生出版社，1987

〔2〕李文瑞等. 實用針灸學. 北京：人民衛生出版社，1987

〔3〕鄭思競.人體解剖學. 北京：人民衛生出版社，1988

〔4〕張穎清. 生物全息診療法. 濟南：山東大學出版社，1987

〔5〕張穎清. 全息胚及其醫學應用. 青島：青島出版社，1993

〔6〕張穎清. 全息生物學. 北京：高等教育出版社，1989

〔7〕朱文鋒. 中醫診斷學. 北京：人民衛生出版社，1999

〔8〕王琦. 中醫藏象學. 北京：人民衛生出版社，2004

〔9〕季秦安，季波. 季秦安手診手療法. 北京：世界圖書出版公司，1998

〔10〕季秦安. 中國手療. 呼和浩特：遠方出版社，2003

〔11〕季秦安. 手中有福音. 北京：新華出版社，2005

〔12〕季秦安等. 圖說按摩治百病. 北京：世界圖書出版公司，2008

〔13〕季秦安. 手中有福音Ⅱ. 北京：世界圖書出版公司，2011

〔14〕季秦安，季城羽. 季秦安手診手療法培訓教材（陝內資圖批字 2005 年 071 號）

〔15〕季秦安. 季氏療法——手部反射區定位圖. 西安：第四軍醫大學出版社，2007

〔16〕季秦安.季秦安手診手療定位圖.太原：山西科學技術出版社，2014

告讀者

陝西季氏泓源健康科技有限公司

西安市雁塔區翠華南路 229 號擎友大廈（美巢酒店）523 室

電話：029-85355086、87323069

聯繫人：李老師、楊老師

陝西季氏泓源職業技術學校

西安市雁塔區翠華南路 229 號擎友大廈 523、526 室

電話：029-87323069

聯繫人：李老師、楊老師

北京季氏泓源科技有限公司（季秦安亞健康療理中心）

北京市朝陽區望京西園三區 314 號樓 B 座 4 單元 102 室

電話：010-52895826

季氏泓源駐北京辦事處（北京順源泓健康科技有限公司・香療館）

北京市朝陽區廣渠門外大街 8 號（東三環裡雙井橋西南角）優士閣大廈 A 座 1902 室

電話：010-57200735、15110158568

聯繫人：王荔

季氏泓源駐廣州辦事處（廣州季世貿易有限公司）

廣州市海珠區新港中路麗影廣場 A 區 7 座 1801 室

電話：020-38621609、13424020801

聯繫人：季娜

權品養生匯（北京）

北京市海淀區昆明湖南路 9 號（權金城四季青店旁）

電話：010-51192999、13911965387

聯繫人：安憶

健源堂專業健康調理機構（西安）

西安市高新區科技路 195 號世紀頤園 C 座 402 室

電話：029-62619059、13571889281

聯繫人：霍豔

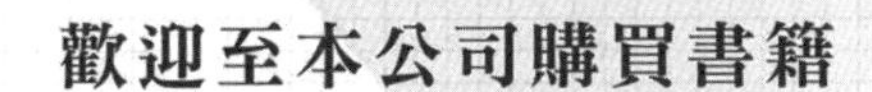

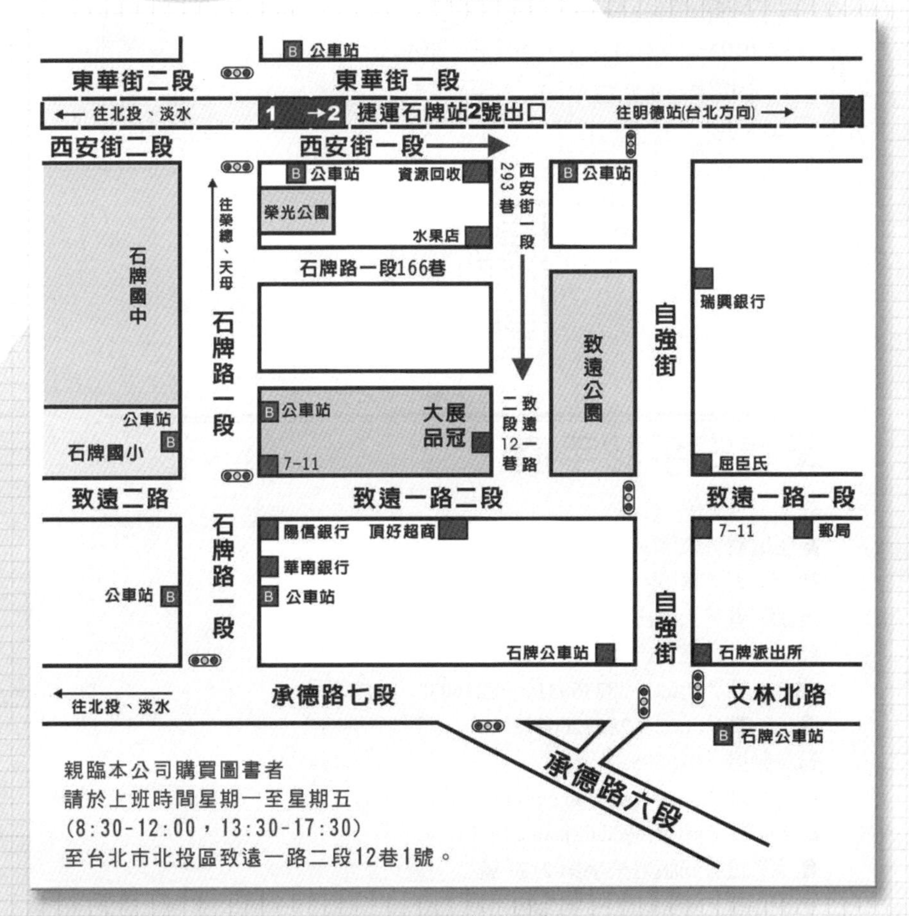

建議路線

1.搭乘捷運

淡水信義線石牌站下車，由月台上二號出口出站，二號出口出站後靠右邊，沿著捷運高架往台北方向走(往明德站方向)，其街名為西安街，約80公尺後至西安街一段293巷進入(巷口有一公車站牌，站名為自強街口，勿超過紅綠燈)，再步行約200公尺可達本公司，本公司面對致遠公園。

2.自行開車或騎車

由承德路接石牌路，看到陽信銀行右轉，此條即為致遠一路二段，在遇到自強街(紅綠燈)前的巷子左轉，即可看到本公司招牌。

國家圖書館出版品預行編目資料

季秦安手診手療 / 季秦安著
——初版——臺北市，大展，2020 [民 109.07]
面；21公分—（中醫保健站；98）
ISBN　978-986-346-305-4（平裝）
1.按摩　2.穴位療法　3.手
413.92　　　　　　　　　　109006244

季秦安手診手療

著　　者 / 季 秦 安
責任編輯 / 宋偉、李華
發 行 人 / 蔡 森 明
出 版 者 / 大展出版社有限公司
社　　址 / 臺北市北投區（石牌）致遠一路 2 段 12 巷 1 號
電　　話 /（02）28236031，28236033，28233123
傳　　真 /（02）28272069
郵政劃撥 / 01669551
網　　址 / www.dah-jaan.com.tw
E-mail / service@dah-jaan.com.tw
登 記 證 / 局版臺業字第 2171 號
承 印 者 / 傳興印刷有限公司
裝　　訂 / 佳昇興業有限公司
排 版 者 / 菩薩蠻數位文化有限公司
授 權 者 / 山西科學技術出版社
初版 1 刷 / 2020 年（民 109）7 月

定價 / 500元

大展好書　好書大展

品嘗好書　冠群可期

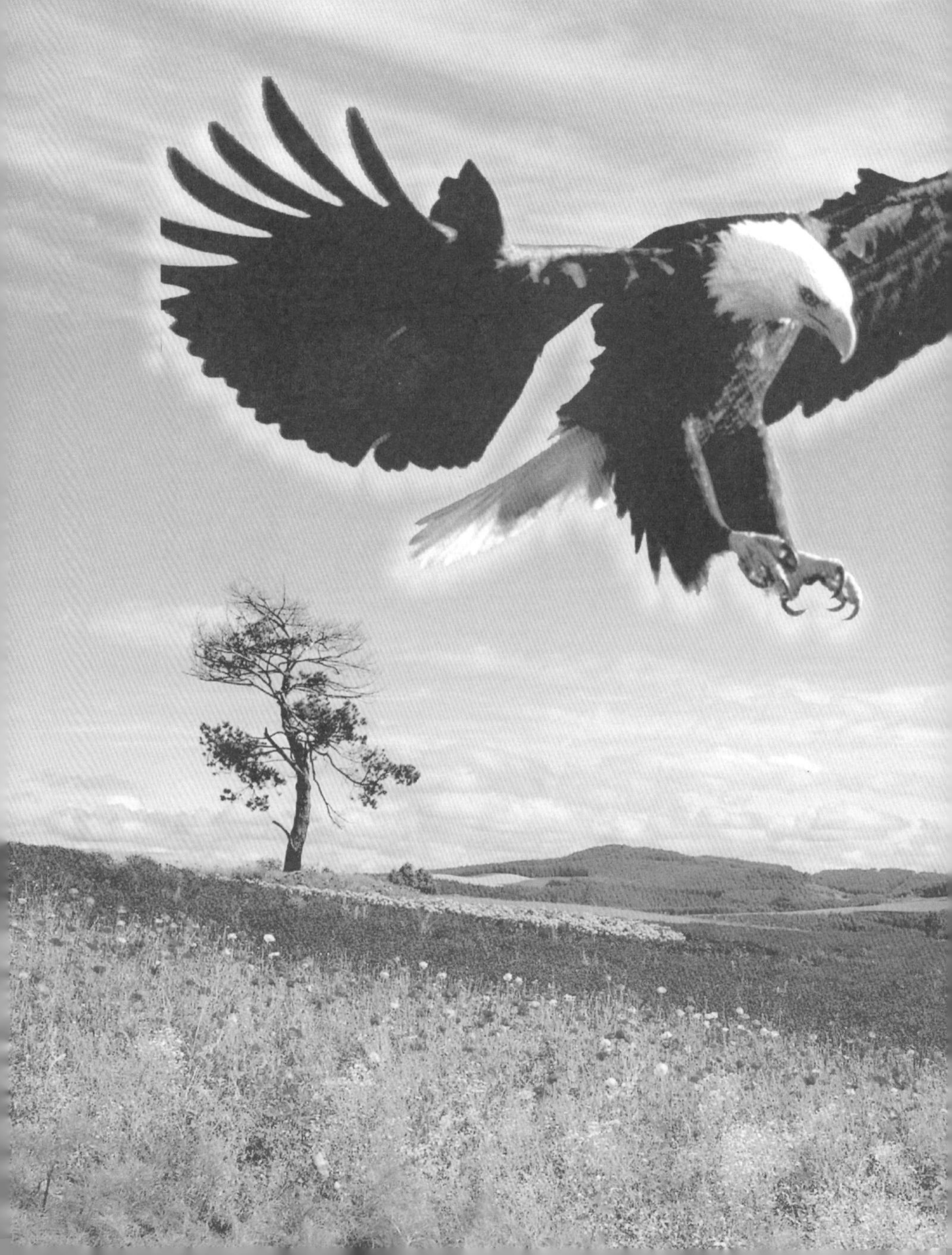

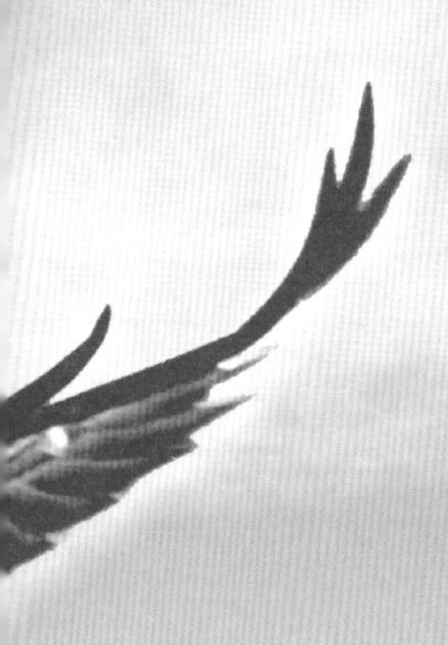